Herzlich/Pierret
Kranke gestern, Kranke heute

Claudine Herzlich/Janine Pierret

Kranke gestern, Kranke heute

Die Gesellschaft und das Leiden

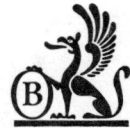

Verlag C. H. Beck München

Das französische Original erschien unter dem Titel ‹Malades d'hier, malades d'aujourd'hui. De la mort collective au devoir de guérison› 1984 im Verlag Payot in Paris. Aus dem Französischen übertragen von Gabriele Krüger-Wirrer.

CIP-Titelaufnahme der Deutschen Bibliothek
Herzlich, Claudine:
Kranke gestern, Kranke heute: die Gesellschaft und das Leiden /
Claudine Herzlich; Janine Pierret. [Aus dem Franz. übertr.
von Gabriele Krüger-Wirrer]. – München: Beck, 1991
    Einheitssacht.: Malades d'hier, malades d'aujourd'hui ⟨dt.⟩
    ISBN 3 406 35075 5
NE: Pierret, Janine:

ISBN 3 406 35075 5
Für die deutsche Ausgabe:
© C. H. Beck'sche Verlagsbuchhandlung (Oscar Beck), München 1991
Satz: Fotosatz Janß, Pfungstadt
Druck und Bindung: May u. Co.
Printed in Germany

Inhalt

Erster Teil
Die Krankheiten und die Kranken

Zweiter Teil
Das Verständnis für Krankheiten und ihre Beurteilung

Dritter Teil
Die Identität der Kranken

Einleitung

Ursprünglich sollte dies ein Buch werden, in dem die Kranken selbst zu Wort kommen: ein Buch, in dem sie die Erfahrung des Krankseins schildern und berichten, wie sie ihren Gesundheitszustand und ihre soziale Lage verstehen. Das ist jedoch nicht so einfach: Schmerzen und gesundheitliche Störungen sind für den Betroffenen immer schwer auszudrükken.

Über seine Krankheit und seinen Körper kann man nicht unbefangen sprechen. Überdies ist in unserer Gesellschaft der medizinische Diskurs über Krankheit so dominierend, daß er alle anderen möglichen Aussagen zu überlagern droht. So steht der Kranke ratlos zwischen dem Unentzifferbaren seiner Körpererfahrung und der gebieterisch ordnenden Sprache der Wissenschaft und weiß oft kaum, ob, wie und zu wem er sprechen soll.

Kann man also sagen, daß in unserer Gesellschaft über Kranke und Krankheit Schweigen herrscht? Im Gegenteil: es gibt unendlich viele Werke verschiedener Genres, worin, vermittelt durch eine Krankheit oder die Person eines Kranken, grundlegende Aussagen getroffen werden. Unlängst wurden Krankheiten als «metaphorisch»[1] bezeichnet: Metaphern des Gesellschaftlichen. Die Fachleute der Sozialwissenschaften, die seit einigen Jahren dieses für sie neue Gebiet, den Körper und seine Krankheiten, untersuchen, haben in der Tat gezeigt, daß biologische Ordnung und soziale Ordnung in allen Gesellschaften übereinstimmen. Überall und zu jeder Zeit ist es das Individuum, das krank ist, aber es ist krank in den Augen seiner Gesellschaft, in Abhängigkeit von ihr und gemäß ihren Bedingungen. Die Sprache des Kranken entwickelt sich eben aus der Sprache, die in der Beziehung zwischen Individuum und Gesellschaft herrscht; dieses Buch will daher die Wechselbeziehungen aufzeigen, wie einerseits die Kranken ihren Zustand empfinden, ausdrücken und damit umgehen, und wie andererseits die Öffentlichkeit das Bild körperlichen Elends zeichnet und interpretiert.

Folglich war es unser Ziel, ausgehend von zahlreichen weiter unten genauer dargestellten empirischen Untersuchungen, diese individuellen Erfahrungen zusammenzutragen, die jedoch stets mit den allgemeinen Vorstellungen verwoben sind, die für die Krankheit und den Kranken den gesellschaftlichen Rahmen abgeben.

Da sich diese Studien über fast zwanzig Jahre erstreckten, lag eine vergleichende Betrachtungsweise nahe. Um so mehr, als wir im Laufe der letzten zwanzig Jahre eine ungeheure Ausweitung des Gesundheitswesens und gleichzeitig eine nicht minder bedeutsame Vertrauenskrise gegenüber der Medizin erlebt haben, die sich beide auf Selbstverständnis und Verhalten der Kranken auswirken. Es war klar, daß diese Entwicklung zwischen den sechziger und den achtziger Jahren genauer untersucht werden mußte. Aber sehr bald erschien uns die Beschränkung auf einen so kurzen Zeitraum unmöglich; wir hielten es für erforderlich, die Kranken von heute in den Zusammenhang einer langen Geschichte zu stellen. Daher haben wir versucht – so sehr uns die Kühnheit eines solchen Unterfangens bewußt war –, die Erfahrung von Krankheit und die Persönlichkeit des Kranken in eine historische Perspektive zu stellen: den Kranken von gestern in Gegenüberstellung zu den Kranken von heute das Wort zu geben.

Wir müssen von Anbeginn an Grenzen und Sinn eines solchen Versuchs darlegen. Wir wollten nicht die Arbeit eines Historikers leisten. Was den Zeitraum vor den letzten zwanzig Jahren betrifft, hatten wir nicht den Ehrgeiz, Archive zu durchforschen oder neue, noch ununtersuchte Quellen zu entdecken. Im wesentlichen stützen wir uns auf historische Arbeiten und veröffentliche Dokumente – vor allem auf Chroniken, Briefe und private Tagebücher –, in denen Kranke von ihrem Leiden sprechen oder unmittelbare Zeugen Krankheiten beschreiben. Unendlich reiches Material bot uns die Literatur, vor allem Romane. Wir haben manches Mal darauf zurückgegriffen: weniger, um dort nach Berichten über die Erfahrungen von Kranken zu suchen – in diesem Falle haben wir nach Möglichkeit nichtfiktive Dokumente vorgezogen –, als vielmehr weil die Literatur offenbar an der Entstehung der öffentlichen Diskussion wie auch am allgemeinen Bild der Krankheit ihren Anteil hat.

Unser Ziel als Soziologen kann es nur sein, im Licht der Geschichte zu versuchen, den Kranken unserer Tage besser zu verstehen. Unsere begrenzten Ausflüge in die Vergangenheit bezwecken vor allem dies: zu verstehen, wie die Realität dessen, den wir heute «einen Kranken» nennen, und die Vorstellung von einem «Kranken» entstanden sind. Wir haben daher keine «Geschichte der Kranken» geschrieben, die unsere Kräfte und den Rahmen dieses Buchs weit überstiegen hätte. Dennoch haben wir versucht, eine allzu streng «genealogische» Sicht zu vermeiden, da wir in der Vergangenheit nur nach dem Ursprung der Lage des heutigen Kranken suchten und die Kranken früherer Zeiten daher nur mit unseren Kategorien erfassen. Bei dieser Arbeit stießen wir überraschenderweise gleichermaßen auf Zusammenhänge und Übereinstimmungen wie auf Brüche und große Unterschiede. Nichts ist in der Tat trügerischer, als die Lage des Kranken von heute als Ergebnis einer gradlinigen Entwicklung zu betrachten, bei der stets dieselbe Körpererfahrung, dieselben Vorstellungen, dieselben Werte und Institutionen im Spiel sind. Gerade die unterschiedliche Art der jeweils vorherrschenden Krankheiten einer bestimmten Epoche, die Entwicklung der Medizin mit all ihren Irrwegen, mit ihren Erfolgen und mit ihrem explosionsartigen Fortschritt in den letzten hundert Jahren, die plötzliche juristische Annäherung von Krankheit und Arbeit seit der Industrialisierung sind allesamt Beispiele einer Neustrukturierung, deren Auswirkungen uns zeigen, daß Kranke und Krankheit in jeder Gesellschaft ganz unterschiedlich existieren, definiert und versorgt werden.

Hier muß man also von der Soziologie zur Geschichtswissenschaft und von der Geschichtswissenschaft wieder zur Soziologie hin- und herspringen: Soziologen und Anthropologen wurden sich als erste bewußt, zumindest in den angelsächsischen Ländern, daß Krankheit, Gesundheit und Tod sich nicht auf ihren «organischen», «natürlichen» und «objektiven» Befund beschränken lassen, sondern dem Einfluß der Gesellschaft unterliegen. Sie haben gezeigt, daß die Krankheit eine historisch entstandene Realität, der Kranke eine gesellschaftlich geprägte Figur ist. Heute jedoch betonen die Historiker die «historische Gebundenheit» der Beziehungen und Institutionen, durch die sich die Lage oder, wie die Soziologen sagen, der Status des Kranken von heute herausgebildet hat. Sie zeigen uns die Relativität der Kategorien und Koordinatensysteme, mit deren Hilfe wir sie begreifen.

Weiter stellt dieses Buch die Erfahrung der Kranken, das Bild, das sie selbst von ihrer Krankheit haben, dem medizinischen Diskurs gegenüber. Man kann diesen Versuch mit einer Reihe neuerer Werke von Soziologen und Historikern vergleichen, die sich auf unterschiedliche Art bemüht haben, denjenigen das Wort zu erteilen, die es normalerweise nicht ergreifen. Das Interesse gilt dem verborgenen Gesicht, der «anderen Seite»,[2] der unbekannten Kehrseite des Legitimen und Institutionellen: Studien über eine «volkstümliche Kultur», über «althergebrachte Kenntnisse», im Gegensatz zur «Gelehrtenkultur»; Studien über Ausgeschlossene, Randgruppen und Beherrschte, in Gegenüberstellung zu den Integrierten, zu jenen, die im Mittelpunkt stehen, zu den Herrschenden. Dieses Buch reiht sich in gewisser Weise in diese Strömung ein. All diesen Kategorien von Individuen ist in der Tat gemeinsam, daß sie einem bestimmten Wissen und bestimmten Praktiken ausgesetzt sind und mächtige Institutionen sich «ihrer annehmen», die «Bescheid wissen», die verkünden, was wahr und gut für sie ist, und das auch in die Tat umsetzen. Kranke sind Teil dieser Gruppen, um die «man sich kümmert»: das Gesundheitswesen spricht häufiger über sie, als sie selbst zu Wort kommen. Aber die Begriffe, die wir bei unserer Analyse verwenden, sind weder die des «überkommenen Wissens» noch des «Volkstümlichen» in Gegenüberstellung zum «Wissenschaftlichen», noch die des «Beherrschten» angesichts des «Beherrschenden». Wir sprechen von Vorstellungen, Wissen und Verhaltensweisen der Kranken und/oder «Laien» in Gegenüberstellung zu den «Fachleuten».[3]

Diese Vorstellungen und Verhaltensweisen bilden sich nach Aussagen
der Soziologen, die diese Begriffe verwendet haben, gemäß unterschied-
licher «Perspektiven» heraus.[4] Fachleute, wie Ärzte es sind, begreifen
eine Krankheit im Rahmen einer berufspraktischen Sicht, die sich auf einen ganz bestimmten Ort und ein bestimmtes Objekt richtet: zur selben
Zeit, wie das medizinische Wissen sich mehr und mehr auf den Körper
konzentriert, wird dieser Ort und Gegenstand der Arbeit des Mediziners
ein Objekt bestimmter Regeln, deren einziger Meister der Arzt bleiben
will und auf das sich seine Macht gründet. Für den Laien, ob krank oder
nicht, beschränkt sich das Verständnis seines körperlichen Zustands nicht
darauf, physische Prozesse und die Einwirkungen auf sie zu erkennen.
Die Krankheit erfordert immer eine Deutung, die über den individuellen
Körper und seinen organischen Zustand hinausgeht. Man hat das Bedürfnis, einen bestimmten Sinn in ihr zu sehen und eine neue Beziehung zum
Gesellschaftlichen zu finden. Wie abhängig der Kranke auch vom medizinischen Wissen und von der medizinischen Praxis sein mag, diese
«Perspektive» behält ihre Autonomie.

Sicherlich sind in unserer Gesellschaft – in diesem Buch werden wir
zahlreiche Beispiele dafür sehen – die «laienhaften» Vorstellungen von der
Krankheit nicht von der Entwicklung der Medizin zu trennen, die in jeder
Epoche und heute mehr den je dazu beiträgt, sie zu formen. Dennoch
wollten wir sie in ihren eigenen Formulierungen und ihrer eigenen Logik
untersuchen, ungeachtet ihrer medizinischen «Richtigkeit», und wir hoffen, es ist uns gelungen zu zeigen, daß sie eine solche Eigenständigkeit besitzen. Darüber hinaus, dafür wird man ebenfalls Beispiele sehen, wirken
diese Beziehungen nach beiden Richtungen: vom «Fachmann» zum
«Laien», aber auch vom «Laien» zum «Fachmann». Dies gilt für die Vergangenheit, angesichts einer Medizin, deren Wissen überaus ungesichert
war; aber selbst heute, da die Medizin die volle Legitimation der Wissenschaft besitzt, steht sie in engem Zusammenhang zur Gesellschaft: der
Arzt ist mit all seinem Wissen und seiner praktischen Tätigkeit auch von
der Erfahrung der Kranken abhängig, von dem Bild, das sie von ihrem
Leiden haben; und abhängig von den kollektiven Vorstellungen über
Krankheit.

Bei unserem Versuch, in die Vergangenheit zurückzugehen, stießen wir
auf das unvermeidbare Problem, wie unsicher und unterschiedlich die
Quellenlage je nach den verschiedenen Epochen und sozialen Abstufun-
gen ist. Aus gewissen Zeiträumen, beispielsweise den Zeiten der Epidemien, ist uns keinerlei Zeugnis von Kranken selbst überliefert. Zum anderen ist es für Soziologen besonders enttäuschend, daß kaum Aussagen aus
dem einfachen Volk vorhanden sind, sondern nur von Adligen, Bürgern
und häufiger noch von Intellektuellen und Schriftstellern – schließlich
war die Kenntnis der Schrift jahrhundertelang einer Minderheit vorbehal-

ten. Der größte Teil der Gesellschaft blieb zu diesem Thema, wie auch zu vielen anderen, stumm. Wir sind uns bewußt, welch trügerisches Bild aus einer solchen Situation fast mit Sicherheit entstehen muß. Aber hierbei können wir eigentlich nur auf die generellen Schwierigkeiten des Historikers verweisen, ebenso wie auf die Problematik einer Geschichte der Mentalitäten und ihre Tücken. Andere vor uns haben diese besser geschildert, als wir es könnten. Hinzugefügt sei nur, daß unserer Meinung nach für den Soziologen der ernsthafte Versuch eines breiteren historischen Ansatzes als solcher bereits einen positiven Effekt hat, so hypothetisch die Resultate auch ausfallen mögen, weil er die Kategorien der Analyse auf die Probe stellt.

Was Kranke und Krankheiten von heute anbelangt, sind wir von mehreren empirischen Untersuchungen über unterschiedliche Zeiträume ausgegangen. Die erste wurde zu Beginn der sechziger Jahre bei etwa 80 Männern und Frauen – höhere Angestellte, Intellektuelle, Techniker und Freiberufliche aus dem Mittelstand – durchgeführt. Zum Gegenstand hatte sie Vorstellungen über Gesundheit und Krankheit; etwa ein Viertel der Befragten war zu diesem Zeitpunkt krank.[5] Eine zweite Untersuchung von 1972 über 60 Kranke beiderlei Geschlechts in Krankenhäusern in Paris und auf dem Lande befaßte sich stärker mit Landwirten, Arbeitern und Angestellten. Etwa die Hälfte der Kranken lag auf Stationen der Allgemeinchirurgie, der Orthopädie, Pneumologie, Endokrinologie oder auf Intensivstationen. Diese Studie hatte die Krankheitsverläufe und das Verhältnis zur Medizin zum Gegenstand.[6] Zwei Jahre später nahm eine Untersuchung bei 40 Patienten mit einer chronischen Niereninsuffizienz, die mit der künstlichen Niere behandelt wurden, die Fragen der vorhergehenden Studie wieder auf. Es ging dabei um Männer und Frauen im Alter von 19 bis 65 Jahren, 25 darunter wurden in ihrer Wohnung in Paris oder in der Provinz behandelt.[7] 1979 wurden weitere 112 Personen befragt; leitende Angestellte, Lehrer, Angehörige der Mittelschichten, aber auch kleinere Angestellte, Arbeiter und Landwirte in Paris, im Einzugsgebiet der Hauptstadt und im Südosten Frankreichs; Gegenstand dieser Fragen war die Bedeutung der Gesundheit.[8] Und seit 1980 schließlich haben wir etwa 20 Gespräche mit Kranken, Mitgliedern von Krankengruppen und «Gesundheitsläden» geführt, um unserer Material zu vervollständigen. Insgesamt beruht unsere Arbeit auf über 300 solcher Gespräche.

Diese verschiedenen Untersuchungen verfolgten verschiedene Ziele, und die Erfahrungen der Kranken nachzuzeichnen, war nicht das Hauptanliegen. Wahrscheinlich liegt auch hierin eine Quelle möglicher Verzerrung. Zudem kann man unserem Material vorwerfen, daß der «Katalog» möglicher Krankheiten darin nur sehr ungleichmäßig abgedeckt ist; außerdem beschränkt es sich ausschließlich auf somatische Erkrankungen.[9] Nichtsdestotrotz gründen sich sowohl die Analyse der Vorstellungen über eine Krankheit wie die Analyse der Beziehungen zum Arzt, zur Medizin, zum Krankenhaus oder zu einer speziellen Behandlungsweise wie der Hämodialyse in allen Fällen auf die Berichte dieser Kranken über ihre Krankheit, und ebendiese gemeinsame Grundlage ist Gegenstand dieses Buches. «Geschichten von Kranken» also, denn diese Kranken haben uns in der Tat ihre Geschichte erzählt; und auch wenn, wie bereits gesagt, diese Einzelerfahrungen nachträglich in notwendigerweise lückenhaften Berichten vorgetragen wurden, sind sie Teil der Geschichte der Gesellschaft und der allgemeinen Diskussion über Krankheit.

Es ist unsere Absicht zu analysieren, wie sich die Person des Kranken, wie wir ihn heute kennen, durch seine Erfahrung der Krankheit und sein Verhältnis zur Medizin herausgebildet hat. Diesem Ziel haben wir uns über zwei einander ergänzende Zugänge genähert: einerseits ausgehend von den Krankheiten, andererseits ausgehend von den Kranken.

Um den Kranken zu verstehen, muß in der Tat in einem ersten Teil die Art und Weise analysiert werden, wie in jeder Epoche durch die jeweiligen Verkörperungen des Leidens eine bestimmte Krankheit die Erfahrungs- und Vorstellungswelt beherrscht und strukturiert. Zugleich gibt die Krankheit ihrerseits Einblick in die Gesamtheit der Lebensbedingungen, der Wertvorstellungen und der Weltanschauungen einer bestimmten Zeit. Zunächst muß das Verhältnis von Kranken und Krankheit in ihrer unterschiedlichen Gestalt – wie in früherer Zeit vor allem die Epidemien, im 19. Jahrhundert die Tuberkulose und heutzutage der Krebs – geklärt werden.

Im weiteren Verlauf dieses Buches befassen wir uns mit dem Blickwinkel und den Äußerungen der Kranken selbst. Zunächst einmal kann man das Leiden auf unterschiedliche Weise lesen und interpretieren. Im zweiten Teil dieses Buches untersuchen wir daher, wie die Kranken in verschiedenen Epochen das Einwirken der Krankheit auf den Körper wahrnehmen, wie sie die medizinischen Kenntnisse der Zeit verstehen und annehmen, welche Fragen sie sich über die Ursache ihres Leidens stellen und wie sie es deuten.

Der Status des Kranken, wie er sich innerhalb einer Gesellschaft darstellt, und die Strukturierung seiner Identität stehen im Mittelpunkt des dritten Teils. Vom «Schicksal» vergangener Zeiten bis zum Kranken von heute, der sich selbst behandelt, haben wir untersucht, wie sich die Identität eines Kranken herausbildet, bestimmt von den verschiedenen Formen der Pathologie, vom Stand der medizinischen Kenntnisse und des institutionalisierten Gesundheitswesens, aber auch von den vorherrschenden Werten und Normen der Gesellschaft.

Erster Teil
Die Krankheiten und die Kranken

I. Die vormals absolute Herrschaft der Krankheit: die Epidemie

Es ist kaum möglich, etwas über Kranke auszusagen, ohne zuvor von Krankheiten zu sprechen. Die allgemein verbreiteten Vorstellungen und Ansichten sind nicht zu trennen von der jeweiligen Ereignisrealität, das heißt von den Krankheiten, die in jeder Epoche zu einer besonderen Erfahrung des Kranken wurden, die ihr Bewußtsein und ihre Identität formten. Wenn es viele Krankheiten auch schon seit jeher gab, so hat doch jede Epoche «ihre» Krankheit. Verschiedene Arbeiten über die Geschichte der Epidemiologie zeigen, daß bestimmte Krankheiten aus einem ganzen Bündel komplexer Gründe auftreten, sich verbreiten, seltener werden und dann sogar ganz verschwinden. Diese realen Vorkommnisse wirkten sich auf das Denken der Menschen aus. Zu einer bestimmten Zeit war eine bestimmte Krankheit in den Augen aller die Krankheit schlechthin, ihrer Häufigkeit und Gefährlichkeit wegen, aber auch, weil sie auf jeweils unterschiedliche Art Lebensbedingungen, Weltanschauung und Werte der Zeit umsetzte. Im Mittelalter forderte die Pest Millionen Opfer; doch darüber hinaus verkörperte sie auch stärker als jede andere Plage die Vergänglichkeit des einzelnen und machte, etwa am Beispiel der Flagellanten, ein Weltbild deutlich, das vom Gedanken an eine göttliche Bestrafung geprägt war. Im 19. Jahrhundert drückte die Schwindsucht gleichzeitig den romantischen Mythos einer vom Schicksal gezeichneten Person und das Elend der Arbeiterklasse zu Beginn der Industrialisierung aus.

Trotz des Umfangs dieser Aufgabe sollte man daher die Umrisse dieser Entwicklung und ihre Auswirkung auf das kollektive Bewußtsein nachzuzeichnen versuchen. Außerdem sollte man im Vergleich dazu die Erfahrung der Kranken und die Wirklichkeit ihres sozialen Status in groben Zügen bestimmen. Wir gehen das Risiko ein, sehr zu vereinfachen, und widmen uns ganz einer Erscheinung, die man die «vormals absolute Herrschaft der Krankheit» nennen könnte: wobei die Krankheit (was heute im wesentlichen nicht mehr der Fall ist) von drei Merkmalen geprägt scheint: von der Zahl der Betroffenen, der Ohnmacht ihr gegenüber und vom Ausschluß oder Tod; und wobei die Krankheit vor allem in der verhängnisvollen Erscheinung der Epidemie auftritt: ein kollektives und soziales Phänomen, das, in welcher Form auch immer, das Leiden schlechthin verkörpert.

Zuerst einmal macht die *Anzahl* betroffen: bei einer Epidemie ist man nicht krank, man stirbt nicht als einziger, sondern in großer Zahl; nicht das Individuum wird von der Krankheit getroffen und unterliegt ihr, sondern die Familie, das Viertel, das Dorf, die Provinz. Man muß versuchen abzuwägen, welche Bedeutung diese Tatsache in den kollektiven Vorstellungen hat: kann man darin Spuren eines individuellen Status des Kranken oder ein gemeinsames Schicksal der Menschen finden, die von der Epidemie befallen sind? Existiert «der Kranke», wenn man einzig und allein damit beschäftigt ist, die Toten zu zählen? Aber die *Ohnmacht* und der fast unausweichliche *Tod* sind ebenfalls charakteristisch für die absolute Herrschaft der Krankheit. Im Unterschied zu heute, wo eine chronische Erkrankung eine bestimmte Form des Lebens darstellt, kann man die Epidemie nur als eine Form des Todes begreifen. Meistens real und unmittelbar, wie bei der Pest; manchmal langsam und ebenso symbolisch wie real, umgeben von Ritualen, wie bei der Lepra. Angesichts dieser Bedrohung ist der *Ausschluß* die einzige Gegenmaßnahme. Die Maßnahme der Gesellschaft zur Sozialisierung der Krankheit heißt also Einsperren und Isolieren. Übrigens sind uns weit eher Einzelheiten dieser Bräuche überliefert als das individuelle Erleben: die Kranken haben kaum gesprochen. Durch diese Bräuche hat sich jedoch das Leben gegen den Tod durchgesetzt; nach und nach ist die Epidemie besiegt worden. Als Erbe hat es uns ein ganzes Netz von Praktiken und medizinisch-hygienischen Institutionen hinterlassen.

Der Ausschluß aus der Welt

Die Merkmale der Epidemie werden am Beispiel der beiden Krankheiten sichtbar, die ihren Höhepunkt im Mittelalter hatten: Aussatz und Pest. In mancher Hinsicht stellten sie einen Gegensatz dar: die eine verlief langsam, die andere rasant, aber beide waren gleichermaßen heftig und tödlich. Der Aussatz, der um das 6. Jahrhundert auftauchte und seine volle Verbreitung vom 11. Jahrhundert an erreichte, ist in unseren Vorstellungen immer noch das Symbol einer Krankheit, die zerfrißt. Der Körper zersetzt sich langsam, oft jahrelang, bis bei der tiefgreifenden Verstümmelung die Organe versagen; der Aussatz ist eine Krankheit, von der man lange nichts weiß, bis sie sich voll und ganz den Blicken darbietet und jede Ausflucht unmöglich macht.

Aussätzige konnten ihrem Schicksal keinesfalls entrinnen. Wir wissen fast nichts von ihnen, von ihren Leiden, von ihrem Verhältnis zu dieser alles überwältigenden Krankheit. Wir wissen beispielsweise nicht, wie wahr die Worte sind, die Claudel dem Aussätzigen Peter von Ulm in den Mund legt: «Hart ist die Mieselsucht, und schwer, diese schändliche Wunde mit sich zu schleppen, und zu wissen, daß man nicht genesen kann und daß nichts wider sie taugt.

Doch daß sie jeden Tag weiterfrißt und tiefer dringt und daß man allein ist und seine eigne Verseuchtheit dulden muß, und zu fühlen, wie man so lebendigen Leibes verwest . . .»[1]

Aber dafür kennen wir den Ausschluß, den gesellschaftlichen Tod, zu dem sie verdammt wurden. Seit dem 6. Jahrhundert empfahlen die Konzile von Orléans, von Arles und von Lyon die Isolierung der Kranken. Selbst ohne eine klare Vorstellung von Ansteckung erkannte man den Aussätzigen als gefährlich; er war verurteilt, und Tod war der einzige Urteilsspruch. Tot in den Augen der Welt: der Aussätzige war aus der Gemeinschaft ausgestoßen, all seiner Güter beraubt, er konnte nur von der öffentlichen Mildtätigkeit leben.

Leprosorien entstanden: in Frankreich gab es bis zu 2000, das erste lag in der Nähe von Saint-Claude im Jura. Seither vollzog sich die «Anprangerung» des Leprakranken, seine «Absonderung» oder sein «Ausschluß aus dem Jahrhundert» nach seltsamen Ritualen, bei denen die Kirche die wichtigste Rolle spielte und die alle den Tod symbolisierten: die Kirche wurde mit schwarzen Tüchern verhängt, man las die Totenmesse und warf dem Kranken Erde aufs Haupt. Dann wurde der «Sieche» in das Leprosorium gebracht, man gab ihm die Klapper, mit der er die Gesunden davor warnen mußte, sich ihm zu nähern. Im Laufe der Jahrhunderte, vielleicht im Zusammenhang mit dem Rückgang der Krankheit, wurde das Los der Aussätzigen jedoch leichter: manche Siechenhäuser, die bedeutende Stiftungen erhielten, waren reich und komfortabel. Im 14. Jahrhundert ließen sich selbst Gesunde dort nieder. Nach und nach, mit der Verminderung der Zahl der Leprakranken in Europa, die vom 16. Jahrhundert an zurückging, verloren die Leprosorien ihre Funktion und verschwanden. Die Ärzte haben sich über diesen Rückgang übrigens viele Fragen gestellt: erkennt man daran die Wirksamkeit der Absonderung? Oder ist er, wie manche meinen, das Ergebnis einer Konkurrenz zwischen dem Krankheitskeim der Lepra und dem beweglicheren der Tuberkulose?

Die Lepra wurde nun zu einer exotischen Krankheit, zu einer Tropenkrankheit, von der sich das Abendland nicht mehr bedroht fühlte. Überdies verlor sie – auf ganz geheimnisvolle Weise – an Ansteckungsgefahr. «Das ostentative Küssen eines Aussätzigen», sagte Marcel Sendrail, «bedeutet kaum mehr eine Gefahr.»[2] Dennoch hat der schonungslose Ausschluß, wie manche Texte nahelegen, lange fortbestanden. In ‹Michael, der Bruder Jerrys›, verfaßt zu Beginn unseres Jahrhunderts, beschreibt Jack London das Schicksal von Dag Daughtry, lange Jahre Steward auf der «Makombo», der sich unwissentlich bei seinem schwarzen Diener Kwaque an der Lepra angesteckt hat. Bei einer Zwischenlandung in San Francisco suchen Dag und Kwaque einen Arzt auf, um, wie sie meinen, eine Geschwulst beim Diener und Rheumatismus beim Herrn unter-

suchen zu lassen. Der Arzt, der feststellt, daß beide Männer die Lepra haben, ruft sofort die Polizei und versichert, während er auf den Diener zeigt: «‹Ich kann sagen, was ich schon vorher sagte, daß dies die größte und bestentwickelte Beule des Bazillus Leprae ist, die je ein Franziscaner Arzt die Ehre gehabt hat, der Gesundheitskommission vorzuführen.›
‹Aussatz!› rief Dr. Masters.
Und alle stutzten, als er das Wort aussprach.»[3] «Der Wachtmeister und die beiden Schutzleute rückten ängstlich von Kwaque ab; Schwester Grace griff sich, einen halb erstickten Schrei ausstoßend, mit beiden Händen ans Herz; und Dag Daughtry fragte erschüttert, aber zweifelnd:
‹Was sagen Sie, Herr Doktor?›
‹Stehen Sie still! Rühren Sie sich nicht!› sagte Walter Merritt Emory in gebieterischem Ton zu Daughtry. ‹Wollen Sie bitte aufpassen›, wandte er sich zu den andern, indem er behutsam das glühende Ende seiner Zigarre über und zwischen die Augen des Stewards ansetzte . . .
Und während Daughtry verwirrt und verlegen wartete und sich wunderte, daß der Arzt ihm nichts weiter tat, verbrannte die Glut ihm Haut und Fleisch, bis alle den Rauch und den Geruch spürten; mit einem harten, triumphierenden Lachen trat Dr. Emory zurück . . .
‹Meine Herren, Sie haben es gesehen›, sagte Dr. Emory. ‹Zwei unzweifelhafte Fälle . . . Schaffen Sie sie fort. Ich rate Ihnen eindringlich, Dr. Masters, die Ambulanz hinterher gründlich desinfizieren zu lassen.›» Dag versuchte sich aufzulehnen, aber sein Schicksal, ebenso wie das seines Dieners, ist besiegelt: beide werden in der «Pestbaracke» eingeschlossen. ««Und bleiben eine Gefahr für die Öffentlichkeit, wo immer sie sich befinden», warf Dr. Masters ein, der im Geiste bereits eine Spalte in den Abendzeitungen mit fetten Überschriften sah, in denen er als Held, als der St. Georg von San Francisco auftrat, der sich mit erhobener Lanze zwischen die Bevölkerung und den Drachen des Aussatzes gestellt hatte. ‹Fertig, marsch!› kommandierte der Wachtmeister, und die beiden Schutzleute näherten sich mit ausgestreckten Stäben Daugthry und Kwaque. ‹Kommt uns nicht zu nahe und geht ruhig weiter›, knurrte einer der Schutzleute barsch. ‹Und tut, wie wir sagen, sonst zerschlagen wir euch den Schädel.›»[4]
Unserer Zeit sehr viel näher, zeigt Georges Simenon 1938 in einem Buch, in dem die alte Vorstellung des Schicksals vorherrscht, eine andere, sicher mildere Form der Ausgeschlossenheit des Aussätzigen: vom Wissen davon ausgeschlossen zu sein. Wie alle anderen Helden aus ‹La mauvaise étoile› hat sich der «Elsässer», wie Simenon ihn nennt, von der Gesellschaft abgesondert, um in der Südsee das Paradies zu suchen. Sein Schicksal ist die Lepra, aber in dem Augenblick, da der Autor ihm begegnet, weiß er noch nichts davon. Alle um ihn herum wissen es, aber keiner will davon sprechen: eine solche Wahrheit ist nutzlos oder tabu. Für den

Elsässer ist «der Tod in den Augen der Welt» sanft, aber lange Zeit erkennt er dessen doppelte und unabwendbare Natur nicht: «Ich kannte einen auf Tahiti, den ich den Elsässer nennen werde, weil er von einer elsässischen Industriellenfamilie abstammte . . . Wie alle anderen lebte er mit einer Eingeborenen, einem schönen Mädchen, mit dem er zwei Jahre lang zusammen war. Eines Morgens wurde ein Arzt, der zur Visite kam, auf die Tahitierin aufmerksam, nahm sie beiseite und brachte sie am selben Tag fort. ‹Sie muß behandelt werden›, erklärte er dem Elsässer. Ein wenig später erkundigte dieser sich. ‹Sie ist noch im Krankenhaus. Wir schicken sie Ihnen zurück, wenn sie gesund ist.› ‹Es ist doch nichts Schlimmes?› ‹Nein, nein . . .› Seither sind Monate vergangen. Ich habe die Tahitierin im Leprosorium gesehen, ihr Körper und ihr Gesicht waren durch die Methylenbehandlung von einem schönen Blau. ‹Und er?›, fragte ich. Der Arzt schüttelte den Kopf. ‹*Ich darf ihm die Wahrheit nicht sagen. Arztgeheimnis!* Außerdem, wozu?› ‹Wie bitte?› ‹Erst einmal ist es gar nicht sicher, daß er sich angesteckt hat, obwohl er lange mit ihr zusammen war. Und dann wird die Krankheit frühestens in etwa zwanzig Jahren ausbrechen . . ., dann ist immer noch Zeit. Alle Kanaken der Halbinsel kennen die Geschichte, aber keiner würde es sich erlauben, den Seelenfrieden des großen blonden Burschen zu stören, den man jeden Morgen, strahlend vor Gesundheit, halbnackt vorbeigehen sieht, wie er mit großen Schritten zur Lagune eilt, um dort beim Schwimmen Makrelenfische zu fangen. Zwanzig Jahre hat er immerhin noch vor sich . . . Er wartet auf die Rückkehr seiner kleinen Eingeborenengefährtin, und vielleicht würde er sie nicht einmal wiedererkennen, so blau wie sie jetzt gefärbt ist . . . So wie auch er eines Tages aussehen wird.›»[5]

Die unabwendbare Geißel Gottes und ihre Opfer

Pest und Lepra scheinen Gegensätze zu sein. Trotz der weiten Verbreitung dieser Plage im Mittelalter stellt man sich unter Lepra eine Krankheit vor, die das Individuum befällt, während die Pest sofort als kollektive Geißel erscheint. Die Pest stellt die Epidemie schlechthin dar. Wir denken: *ein* Aussätziger, aber *die* Pest und *die* Pestkranken. Jede Beschreibung der großen Pestepidemien, ebenso wie später solche der Cholera, die zu derselben Thematik gehört, ist zuallererst eine Aufzählung der *Anzahl der Toten.* Samuel Pepys, ein Londoner Bürger, notiert am 20. Juli in seinem Tagebuch, das er während der Pest in London 1665 führte: «Ging dann nach Redriffe, wo, wie ich höre, die Seuche herrscht, und hat sich in der Tat fast überall ausgebreitet; diese Woche sind 1089 an der Pest gestorben.»[6] Am 27. Juli: «Wieder zu Hause, lese ich die Wochenschrift. Insgesamt 1700 Pesttote.»[7] Am 10. August: «. . . in großer Sorge, die Sterbeliste diese Woche so ansteigen zu sehen, bis über 4000 insgesamt, und davon über 3000 an der Pest.»[8] Am 20. September: «. . . der Herzog zeigte uns die Statistik der Pesttoten dieser Woche, die gestern abend vom Bürgermeister gebracht wurde, es sind 600 mehr als in der vorigen; das ist ganz im Gegensatz zu all unseren Hoffnungen und Erwartungen, die wir wegen der kühlen Witterung in der letzten Zeit hegten . . ., 7165 Pestfälle . . .»[9]

Berichte von ausgestorbenen Orten – Türen und Fenster geschlossen, leere Straßen, Stille überall – werden aber auch überlagert von Bildern leichenüberfüllter Viertel. Während der Cholera von 1832 erinnert Chateaubriand an die Pest von 1720 in Marseille: «In den Vierteln, in denen alle Einwohner verstorben waren, hatte man sie im Hause eingemauert, damit der Todeshauch nicht entweichen konnte. Von diesen Avenuen großer Familiengräber kam man zu Kreuzungen, deren Pflaster bedeckt war mit Kranken und Sterbenden, die auf Matratzen ausgestreckt lagen und ohne Hilfe sich selbst überlassen wurden. Halb verweste Leichname lagen auf alten, schmutzverkrusteten Lumpen; andere lehnten in der Haltung, in der sie gestorben waren, aufrecht an der Mauer.»[10]

Die Schilderung der Cholera von 1832 zeugt ebenfalls von der großen Anzahl, von den Massen der Kranken, die herbeiströmten, um sich behandeln zu lassen, vom Übermaß an Leichen, für die man nicht genug Transportmittel und Särge hatte. Hinzu kommt noch die Menge der Schaulustigen. ‹Der ewige Jude› von Eugène Sue erzählt von den Anfängen der Cholera in Paris: «Eine beträchtliche Menschenmenge, die die Umgebung des Hôtel-Dieu versperrt, wie wir gesagt haben, drängte sich an den Gittern, von denen die Säulenhalle des Spitals umgeben ist . . ., jeden Augenblick brachte man auf Tragbahren neue Opfer.»[11]

Und ein wenig weiter: «Von Minute zu Minute kommen mehr Cholerakranke zum Hôtel-Dieu: Da man keine Transportmittel mehr hatte, keine Tragbahren mehr, trug man die Kranken auf den Armen herbei.»[12]

Die ganze Gesellschaft wurde vom Übermaß der Toten erschüttert. Die Zeit selbst löste sich auf. Die Lepra höhlte den Körper des Infizierten langsam aus, die Pest raffte den Kranken rasend schnell hinweg. Es begann schon mit den Auslösern der Krankheit: nur wenige Stunden nach der Ankunft der Galeeren mit den Pestkranken sah man 1347 in Messina die ersten Opfer sterben. Und so nahm die Seuche ihren Lauf. Boccaccio schreibt im ‹Decamerone›: «Wieviel rüstige Männer, schöne Frauen und blühende Jünglinge, denen, von anderen zu schweigen, selbst Galen, Hippokrates und Äskulap das Zeugnis blühender Gesundheit ausgestellt hätten, aßen noch am Morgen mit ihren Verwandten, Gespielen und Freunden, um am Abend des gleichen Tages in einer anderen Welt mit ihren Vorfahren das Nachtmahl zu halten!»[13] Und Samuel Pepys schreibt 1665:

«Die Stadt wird so verseucht, daß man sich nicht darauf verlassen kann, auch nur noch zwei Tage zu leben.»[14]

Daniel Defoe erzählt die Anekdote von dem Mann aus dem Volk, der anscheinend absichtlich die Pest zu den Bürgern bringt. Er klopft, er tritt ein. «Ich habe die Krankheit und werde morgen abend sterben», erklärt der Eindringling der Familie, die beim Abendessen sitzt.[15] Eugène Sue zeigt die Plötzlichkeit des Todes: «Seit wenigen Augenblicken hörte man von weitem den Klang von Trommeln in den gewundenen Straßen der Stadt widerhallen . . ., die Trommler kamen aus den Arkaden und überquerten den Platz vor der Kirche Nôtre-Dame; einer der Soldaten, ein Veteran mit grauem Schnurrbart, schlägt seine tiefe Trommel plötzlich langsamer und bleibt einen Schritt zurück; seine Kameraden drehten sich überrascht um . . ., er war grün, seine Beine gaben nach, er stammelt noch ein paar unverständliche Worte und bricht auf dem Pflaster zusammen, bevor noch die Trommler in der ersten Reihe zu trommeln aufgehört hatten.»[16]

Bei der Lepra schloß man den Kranken aus; der Aussätzige war gesellschaftlich tot, aber eben dadurch war die Gesellschaft geschützt. Sie schaltete eine mögliche Berührung aus, stellte Regeln auf und blieb so unversehrt, wurde durch diese neuen Rituale sogar gestärkt. Angesichts der Pest jedoch – selbst wenn Quarantäne und Isolierung zeitweilig eine gewisse Wirkung zeigten – war es erst einmal unmöglich, die Krankheit auszuschließen. Wenn sie da war, war es zu spät: man konnte nur noch fliehen. Die Lebenden verließen die Stadt, zuerst die Reichen und Mächtigen, diejenigen, die auch für die Ordnung einstanden. Die Gesellschaft drohte zusammenzubrechen, alle Normen waren abgeschafft. An die Pest hefteten sich Plünderungen, Bacchanalien und Tumulte.

Die Pest schlug seit der Antike zu. Aber zur damaligen Zeit bezeichnete das Wort alle Epidemien mit hoher Sterblichkeitsrate. Es scheint beispielsweise sicher, daß die berühmte «Pest von Athen» im Jahre 430, von der Thukydides berichtet, keine Pest war. Die Pest, die Justinian beschreibt, hält man dagegen für einigermaßen sicher identifiziert. In Westeuropa begann die erste große Pestepidemie, der Schwarze Tod, im Oktober 1347 in Messina, eingeschleppt von den Passagieren der zwölf Galeeren aus Kaffa auf der Krim. Von Panik ergriffen, floh die Bevölkerung von Messina in alle Himmelsrichtungen, aber eben dadurch verbreitete sich die Krankheit: ganz Italien wurde heimgesucht, vor allem Florenz. Die Pest hatte ihren Einzug in Europa gehalten: schon bei dieser ersten Epidemie forderte sie 26 Millionen Tote. Über vier Jahrhunderte lang flackerte sie immer wieder auf.

Es wäre schwierig, auch nur für ein Land all ihre Attacken aufzuzählen. Nach P. Hillemand und E. Gilbrin zählt man in Frankreich zwischen 1600 und 1786 76 Pestepidemien.[17] Man weiß, daß es dazwischen Pausen gab, im 16. Jahrhundert beispielsweise. Man weiß auch – Daniel Panzac weist es für Smyrna im 18. Jahrhundert nach –,[18] daß manche Pestepidemien nicht besonders bedrohlich waren und nur wenige Opfer forderten. Aber wir alle kennen die Daten der großen Pestepidemien, die überdies noch ihre Chronisten gefunden haben: Boccaccio 1348 für Florenz, Manzoni 1629 für Mailand, von der Pest in London 1665 berichtet Samuel Pepys regelmäßig in seinem Tagebuch, das Daniel Defoe 1722 minuziös nachzeichnet, als die Krankheit ein weiteres Mal in der Provence wütete und man glaubte, sie sei auch bereits in England. 1799 tauchte sie in Ägypten wieder auf, wo sie die Orientarmeen von Bonaparte befiel, dann 1812 auf der Krim. Daraufhin verschwand sie aus dem Abendland.

Aber merkwürdigerweise trat gegen 1830 eine Krankheit auf, die aus dem Orient kam, den Epidemien früherer Zeiten seltsam ähnlich war und zu derselben Thematik gehörte: die Cholera. Die Choleraepidemie, die Paris im März 1832 heimsuchte, war ebenso berüchtigt wie die schlimmsten Pestzeiten. Maxime Ducamp schreibt: «Die Cholera hatte Rußland und Polen heimgesucht, aber nichts ließ voraussehen, daß sie auch uns überfallen würde, als sich am 13. März das Gerücht verbreitete, ein Pförtner in der Rue des Lombards sei zu Tode von ihr getroffen. Die Ärzte selbst zögerten, eine endgültige Meinung zu äußern, als man am 26. nacheinander den Koch von Marschall Lobau in der Rue Mazarine, ein zehnjähriges Kind in der Altstadt, eine Obst- und Gemüsehändlerin in der Nähe des Zeughauses und einen Eierhändler in der ehemaligen Rue de la Mortellerie, heute Rue de L'Hôtel de ville sterben sah. Am 31. waren von achtundvierzig Stadtvierteln sechsunddreißig befallen; *im Laufe des 12. April sind 1200 Personen erkrankt, und 814 davon sterben; am 14. zählt man 13000 Kranke und 7000 Tote. Paris verliert den Kopf,* Panik ergreift die Einwohner: man flieht, alle Geschäfte werden eingestellt, man trifft nur noch Leute in Trauerkleidung.» [19] Das ganze 19. Jahrhundert über sollte die Cholera immer wieder zuschlagen: in Frankreich 1832, 1849, 1854, 1865 und so fort.

Panik und Aufruhr

Wie hat man die Pest und die Epidemie im allgemeinen erlebt? Man weiß sehr wenig von den Kranken selbst, von ihrer Verzweiflung, ihrem Leiden, ihrer Resignation oder ihrem Aufbegehren. Niedergeworfen von einer tödlichen Krankheit, hatten sie kaum mehr die Muße, ein Tagebuch oder eine Chronik zu führen, wie sie der Historiker Bartolomé Benassar gern entdecken würde. [20] Überdies war auch ihre Umgebung kaum bestrebt, sie zu beobachten oder ihnen zuzuhören. Wohl haben Thukydides, Prokop und Gregor von Tours uns eine präzise Beschreibung der

Symptome von Epidemien überliefert. Aber im Laufe all dieser Jahrhunderte, in denen eine gewisse Gefühllosigkeit gegenüber dem geschwächten Geschöpf, wie es ein Kranker ist, herrschte, wurde der Pestkranke mehr als jeder andere geächtet: von Todesangst ergriffen, beeilte sich jeder, vor ihm zu fließen. Boccaccio schildert dies beredt: «. . . aber mit solchem Schrecken hatte dieses Elend die Brust der Männer wie der Frauen erfüllt, daß ein Bruder den andern im Stich ließ, der Oheim seinen Neffen, die Schwester den Bruder und oft die Frau den Mann, ja, was das schrecklichste ist und kaum glaublich erscheint: Vater und Mutter weigerten sich, ihre Kinder zu besuchen und zu pflegen, als wären es nicht die ihrigen.» Und weiter: «Weil die Kranken von ihren Nachbarn, Verwandten und Freunden verlassen wurden . . .»[21] Die Berichte von der Pest beschreiben daher oft den Zustand der Leichen, aber kaum die Leiden und Gefühle der Sterbenden.[22]

So herrschen in den Augenzeugenberichten der Überlebenden Angst und Panik vor. Eine Angst, die Jahrhunderte durchzog. Nach Erckmann-Chatrian beteten die Bauern im Elsaß noch am Vorabend der Revolution zu Gott, er möge sie «vor Pest, Krieg und Hungersnot» schützen.[23] Allein das Wort versetzte in Schrecken. Bartolomé Benassar bemerkt, daß man in Spanien, wenn die Pest sich mehr und mehr einer Stadt näherte, Umschreibungen für sie zu verwenden begann: so sprechen die Dokumente, die man über die Epidemie von 1599 in Valladolid gefunden hat, wohl von Pest, wenn es um Santander oder San Sebastian geht, aber als Valladolid ebenfalls heimgesucht wurde, ist von der «ansteckenden Krankheit» die Rede.[24] Aufschlußreich ist auch die Tatsache, daß das Wort «Pest» als Oberbegriff gebraucht wurde, wenn man nicht nur Epidemien generell, sondern auch alle anderen Katastrophen bezeichnete. Bartolomé de Las Casas, der 1552 das Massaker an den Indianern Amerikas durch seine Kolonisatoren beschreibt, stellt die Ankunft der Spanier als Pest dar: «Als die Christen sich wieder erholten, hatte die Stadt einen heftigen Kampf auszustehen; denn sie richteten ein schreckliches Blutbad unter den Indianern an, ermordeten unzählige Menschen und verbrannten viele große Herren lebendig. Nachdem diese entsetzlichen und abscheulichen Grausamkeiten in der Stadt Mexico, wie in vielen anderen Städten und Gegenden, verübt worden waren, griff dieses Wüten . . . *gleich der Pestilenz immer weiter um sich*, steckte endlich auch die Provinz Panuco an und verheerte dieselbe.»[25] Aber wie zahlreiche Berichte zeigen, war die Angst nicht immer und überall gleich. Nach Michel Vovelle verstärkte sie sich im Laufe der Jahrhunderte, in dem Maße, wie eine neue Auffassung vom Tod entstand; sobald dieser nicht mehr eng mit dem göttlichen Willen verknüpft war, wurde er «nicht mehr ohne Murren hingenommen».[26] Das Grauen vor ihm wuchs. Aber zu allen Zeiten scheinen einzelne Menschen von der Angst verschont worden zu sein, wenn man Samuel Pepys liest, ist man erstaunt, mit welcher Leichtigkeit, fast Gleichgültigkeit, er die Aufzählung der Pestopfer mit Berichten über seine Arbeiten und täglichen Vergnügungen vermischt: «. . . diese Woche sind 1089 an der Pest gestorben. Lady Carteret gab mir heute eine Flasche Pestwasser mit nach Hause . . . Heute nachmittag wartete ich dem Herzog von Albermale auf, und dann zu Mrs. Croft, bei der ich Mrs. Burrows traf und küßte; sie ist für eine Mutter mit so vielen Kindern eine sehr hübsche Frau. Aber mein Gott, wie sich die Pest ausbreitet!», notiert er am 20. Juli.[27]. Am 30. September schreibt er sogar: «Ich beende den Monat mit größter Zufriedenheit. Im Hinblick auf Glück, Gesundheit und Vermögen kann ich wohl sagen, diese letzten drei Monate waren vielleicht die besten meines Lebens. Mein einziger Verdruß in dieser Pestzeit ist der Gedanke an eine Ansteckung. Gelobt sei der Herr.»[28]

Pepys sieht, wie London sich um ihn leert, aber ausschließlich damit beschäftigt, sich zu bereichern und zu zerstreuen, bleibt er beinahe bis zum Schluß in der Stadt. Trauriger als über den Anblick der Sterbenden und Toten ist er über das Bild der leeren, schweigenden Stadt, in der alles Leben und Treiben zum Stillstand gekommen ist. Fast zwei Jahrhunderte später zeigte Martin Nadaud, Maurer im Departement Creuse, ebenfalls voll in Anspruch genommen von seiner Arbeit (in seinem Fall einfach, um zu überleben und die Familienschulden zu bezahlen), angesichts der Cholera von 1832 die gleiche Unerschrockenheit: «Eines Tages schickte man uns in die Rue de la Huchette, wo wir in verschiedenen Zimmern arbeiten sollten. Aber wie groß war unsere Überraschung! In diesem Viertel wütete furchtbar die Cholera, und bald sprach man in Paris von nichts anderem mehr. In dem Haus, in dem wir arbeiteten, kam es zu drei oder vier Todesfällen. Panik ergriff das Viertel . . . Schließlich gerieten wir ebenfalls aus der Fassung, aber wie die Matrosen, die vom Sturm bedroht sind, stellten wir uns lachend unter Gottes Fittiche, und er hat uns beschützt; denn wir wurden nicht befallen.»[29]

Zahlreiche Augenzeugenberichte bestätigen eines: vor allem die Reichen hatten Angst, sie flohen als erste. Daniel Defoe versichert: «. . . und die wohlhabenderen Kreise, besonders der Adel und die vornehmen Leute aus den westlichen Stadtteilen, drängten sich, mit Kind und Kegel aus der Stadt zu kommen . . .»[30] Angesichts der Cholera kam es zur gleichen Reaktion. Der Maréchal de Castellane schreibt in seinem Tagebuch: «Alle, die mehr als 200000 Livres Einkommen im Jahr haben, sind von entsetzlicher Angst ergriffen.»[31] Ebenso Louis Blanc: «Die meisten reichen Leute flohen, die Pairs von Frankreich flohen.»[32]

Im Gegensatz dazu reagierten die Menschen aus dem Volk zunächst ungläubig. «Das Volk zuckt die Achseln und lacht hellauf», sagt der Historiker René Baehrel, der die Beziehungen zwischen den Klassen in Zeiten der Epidemie untersucht hat. Chateaubriand und andere berichten, wie man 1832 auf die Cholera trank: «An der Absperrung habe ich Trunkenbolde gesehen, die an einem kleinen Holztisch vor einer Schenke saßen und ihr Glas mit dem Spruch erhoben: ‹Auf deine Gesundheit, *Morbus!*› Aus Dankbarkeit eilte *Morbus* herbei, und sie fielen tot unter den Tisch. Die Kinder spielten Cholera, die sie *Nicolas Morbus* und den *Schurken Morbus* nannten.» [33] Diese Verhöhnung der Krankheit kulminiert in den Beschreibungen Eugène Sues über den «Maskenball der Cholera».

Aber der Spott war auch ein Versuch, die bösen Geister zu vertreiben. Man wollte die Angst bezähmen, und mangels anderer Mittel versuchte man, die Krankheit zu überlisten, ihr den Platz streitig zu machen, den sie sich aneignen wollte, ihr die Opfer zu entreißen, zu denen in erster Linie die Armen gehörten. Sie waren es in der Tat, die zu allen Zeiten in erster Linie die Opfer waren. Maxime Ducamp vermerkt, daß man über die Verzeichnisse der staatlichen Fürsorge in Paris den Weg der Cholera verfolgen und die Opfer genau ermitteln kann. Diese Verzeichnisse zeigen unmißverständlich, daß es die Armen waren, die zuerst und am häufigsten heimgesucht wurden.

Direkte Augenzeugenberichte bestätigen dies: «Während der ersten Woche holte sich die Cholera ihre Opfer nur bei den Armen», schreibt der Comte de Pontmartin.[34] Dabei handelt es sich um eine Gemeinsamkeit aller Epidemien. Charles de Mertens schreibt über die Pest 1771 in Moskau: «Unter so vielen Toten weiß ich nur drei Edelmänner, die von dieser Krankheit befallen wurden, sehr wenige gehobene Bürger und nur dreihundert Ausländer von niederstem Stand, der ganze Rest kam aus dem gemeinen Volk der Russen.» [35]

Was Wunder, daß Hohn und Panik leicht in Wut umschlugen. Im Volk hielt man Pest und Cholera nicht für naturgegeben: jemand mußte sie ausgelöst haben. Im Mittelalter verdächtigte man vor allem die Juden, manchmal auch die Aussätzigen. Während der Zeit des Schwarzen Tods liefen Gerüchte um, die ihnen absonderliche Verschwörungen anlasteten. Bald folgten Ausbrüche von Gewalt: Juden wurden ausgeplündert und massakriert. Die Unruhen erreichten Schritt um Schritt die Provence, das Languedoc, Katalonien und Aragón, die Franche-Comté, Savoyen, Deutschland, Brabant, Schlesien, Österreich . . .

Im 19. Jahrhundert, mitten in einer Epoche voller Klassenhaß, wandte man sich gegen die Reichen und die Ärzte, die man gleichermaßen beschuldigte, das Volk zu vergiften. «Mehr als einmal hat man mich als Giftmischer beschimpft», versichert ein Pariser Arzt. Der Comte de Pontmartin berichtet, daß das Volk von Paris «die Reichen beschuldigt, weil sie nicht nur nicht sterben, sondern auch noch die Armen vergiften . . . Wir waren so weit, o Jammer, den Tod eines Reichen zu wünschen.» [36]

Mehrmals kam man mit knapper Not an einem Aufruhr vorbei. Im

19. Jahrhundert scheinen trotz der Bemühungen der Regierung, die versuchte, die Plage durch Vorschriften und Organisation in den Griff zu bekommen, Aufstände das Pendant zur Gesetzlosigkeit, zu den Plünderungen und Bacchanalien des Mittelalters gewesen zu sein. Die Pest hob alle Regeln auf. Sie zog auch den Schleier von den sozialen Verhältnissen.

Der gemeinsame Kampf der Gesellschaft

Wie es scheint, haben die Menschen seit der Antike zu kämpfen versucht. Gegen einen so furchteinflößenden Feind greift man gleichzeitig zu allen möglichen Mitteln. In der antiken Welt gingen Opfer an die Götter Hand in Hand mit Versuchen zur Desinfizierung und zur Aufrechterhaltung der öffentlichen Hygiene. Als die Pest im 14. Jahrhundert wieder in Europa auftrat, erschien in einer Welt, in der Kirche und christlicher Glaube eine alles beherrschende Vormachtstellung hatten, die Krankheit allen als Prüfung, die Gott in seinem Zorn den Menschen gesandt hatte. Messen, Bußübungen, Pilgerfahrten, Opfergaben, die Anrufung von Schutzpatronen wie des heiligen Rochus oder des heiligen Sebastian zählen daher zu den wirksamsten Hilfsmitteln. Selbst für die Ärzte galt jahrhundertelang, zum Beispiel noch für David Jouysse, Arzt im Rouen des 17. Jahrhunderts, daß die ärztliche Behandlung «mit der Reinigung unserer Seelen beginnen» müsse.[37] Die Prozessionen und Bußübungen kulminierten in den seltsamen Exzessen der Flagellanten, die während des Schwarzen Tods mehrere Jahre lang durch Europa zogen: «Im Gnadenjahr Unseres Herrn tausenddreihundertneunundvierzig gingen die Flagellanten um. Sie kamen zuerst aus Deutschland. Das waren Leute, die öffentlich Buße taten und sich selbst mit Ruten schlugen, die mit Eisenstacheln besetzt waren», schreibt Jean Froissart.[38] Den Flagellanten ging es darum, durch Leiden zur Reinheit der Taufe zurückzufinden und so, da nicht mehr im Stand der Sünde, der Krankheit zu entgehen.

Aber Frömmigkeit und Zuflucht zu Gott konnten nicht verhindern, daß höchst abwegiger Aberglaube aufkam und ganz und gar heidnische Gerüchte umliefen. Daniel Defoe zum Beispiel zählt die Talismane und Amulette auf, zu denen die Bevölkerung von London 1665 griff. Er berichtet von den Anzeigen der Scharlatane, die allen «ein Universal-Heilmittel für Pestkranke» und ein «niemals versagendes Abwehrmittel gegen Ansteckung»[39] verhießen, und beschreibt die Träume, Wahrsagungen und nachträglichen Interpretationen verschiedener Vorzeichen – insbesondere des Kometen, der einige Monate vorher auf geheimnisvolle Weise aufgetaucht war.[40]

Dennoch drängte sich nach und nach ein bestimmter Gedanke auf, übrigens bei der Bevölkerung klarer als bei den Ärzten: der Gedanke der

Ansteckung. Er wurde im 15. Jahrhundert von Fracastor theoretisch untermauert, der meinte, die Ansteckung vollziehe sich durch «Teilchen, die für unsere Sinne nicht erfaßbar sind»[41]. Die offizielle Medizin opponierte lange Zeit dagegen; die Bevölkerung jedoch, für die das Wort «Ansteckung» ein Synonym für die Pest war, glaubte instinktiv daran. Dieser Gedanke an die Ansteckung war es auch in der Tat, der zu Gegenmaßnahmen inspirierte. Der Kampf sollte sich über Jahrhunderte hinziehen. Von grundlegender Wichtigkeit waren das Erkennen der Krankheit und ihre Isolierung, wollte man dieser Ansteckung begegnen, die man zwar ahnte, deren Wirkungsmechanismen man aber noch kaum verstand. Von 1377 an verhängte Ragusa eine Quarantäne über Schiffe. Venedig, dann Marseille und schließlich alle Häfen folgten diesem Beispiel nach. Während der unmittelbare Reflex zu fliehen zur Verbreitung der Krankheit beitrug, entdeckte man nun, daß man nicht die Gesunden veranlassen sollte fortzugehen, sondern im Gegenteil die Kranken einsperren und die Verbindung zu ihnen abbrechen mußte. Aber zuerst mußte man sie erkennen. Im Laufe der Jahrhunderte entwickelten sich verschiedene Verfahren: wissenschaftliche Untersuchungen, Erhebungen, sobald die ersten Fälle auftraten, ebenso wie die Gesundheitszeugnisse und -bescheinigungen für Reisende, die zur Einreise in eine Stadt oder einen Hafen erforderlich waren und den Bewohnern garantierten, daß man keine Infektion einschleppte. Und wenn die Pest einmal da war, so isolierte man sie: man schloß die Häuser, in denen die Krankheit grassierte, sperrte die Kranken und ihre Familien dort ein, man verhängte eine Quarantäne über die Schiffe und alle, die Kontakt zu den Pestkranken hatten, man baute Quarantänestationen.

Diese Maßnahmen erstaunen uns zunächst wegen ihres autoritären Charakters: vom 14. Jahrhundert an verkündeten manche italienischen Städte «Pestvorschriften»; in der Folgezeit verbreiteten sie sich allgemein. Überall gründete man eine Polizei, deren Aufgabe es war, über die Einhaltung der Vorschriften zu wachen, und vom 15. Jahrhundert an wurden Gesundheitsämter eingerichtet und Gesundheitsinspektoren eingesetzt, die über diktatorische Macht verfügten. Ohne zu zögern, verhängten sie schwere Strafen über jeden, der gegen ihre Befehle verstieß. In zahlreichen Fällen antwortete man übrigens mit Tumulten und Revolten auf diese Maßnahmen, die die Leiden der Bevölkerung für den Augenblick erst einmal verschlimmerten. Daniel Defoe beschreibt, wie das Einsperren der Kranken und ihrer Familien erlebt wurde: «Denn so viele Häuser, als da gesperrt waren, so viele Gefängnisse gab es in der Stadt; und zumal die so eingeschlossenen und gefangengehaltenen Menschen keines Verbrechens schuldig, sondern nur eingeschlossen waren, weil sie sich im Elend befanden, war es wirklich um so unerträglicher für sie.»[42] Er zählt so manches Beispiel von Kranken auf, die eingeschlossen in ihren Häu-

sern verhungerten. Doch er nennt auch die tausenderlei Listen, mit denen
es den Eingeschlossenen gelang zu entweichen.

Nach allen Seiten hin wurden Maßnahmen ergriffen, auf allen Ebenen
gehandelt: Maßnahmen zur Isolierung, aber auch Erfassung der Opfer,
Hilfen für hungernde Bevölkerungsgruppen wie Arme, Bettler und
Leute ohne Arbeit, Rekrutierung von spezialisiertem Personal, Stadt-
bütteln, Aufsehern, Ärzten und Apothekern, nicht zu vergessen die be-
rüchtigten «Pestknechte», die die Toten begraben mußten. Nach und
nach entwickelte sich in Europa wirklich eine umfassende Gesundheitspolitik gegen die Pest, eine Politik, die sich zum Teil bis in unsere heutigen Institutionen fortsetzt. J. N. Biraben macht außerdem darauf aufmerksam, daß diese Politik nach und nach einen internationalen Charakter annahm. Im 17. Jahrhundert warnten sich Staaten und Städte gegenseitig vor der Pestgefahr. Auf dem Kontinent wurde die Epidemie denn
auch besiegt. Am Ende des 17. Jahrhunderts war die Pest aus Europa verschwunden, im 19. Jahrhundert vertrieb die Türkei sie in einem einzigen
Jahr aus dem Mittelmeerraum.

Nachdem man lange an die Wirksamkeit des Kampfes für Hygiene
glaubte, zweifeln heute jedoch einige Historiker daran. Ihrer Meinung
nach ist das Verschwinden der Pest aus Europa im 17. Jahrhundert eher
dem komplexen System der Ausgewogenheit zwischen Mensch, Tier und
Bakterien zuzuschreiben: einem Widerstreit zwischen Pestbazillus und
anderen Mikroorganismen, die sich aufgrund einer neuen Immunität des
Überträgertiers, der Ratte, vermehrten.[43] Aber wie wirksam dieser
Kampf tatsächlich gewesen sein mag, hat sich mit ihm doch das Bild von
der Krankheit verändert, die Pest gehört nicht mehr zu den Symbolen der
menschlichen Ohnmacht. Im 19. Jahrhundert hat die Cholera das Thema
Epidemie neu belebt; dennoch ist die absolute Herrschaft der Krankheit
gebrochen: Resignation weicht der Tat.

Die periodische Wiederkehr von Fiebern

Aber zu allen Zeiten kannte die Epidemie auch andere Formen als Lepra,
Pest oder Cholera, um die ohnmächtige und anfällige Gattung Mensch
dahinzuraffen. Der geringste Blick in die Vergangenheit zeigt uns die
Allgegenwart von «Fiebern», wie man sie damals nannte, ihre Wege
und ihr plötzliches Ausbrechen, oft im Gefolge von Handel und Reisen
wie auch von Kriegen. Zuerst begriff man sie als ganzheitliche Gebilde –
lange Zeit über bezeichnete das Wort Pest ja auch unterschiedslos alle
Epidemien –, aber allmählich bekamen die Ärzte einen Blick dafür, sie zu
differenzieren: so erhielten die Pocken, die schon im Römischen Reich
auftraten, ihren jetzigen Namen und wurden im 6. Jahrhundert von

Gregor von Tours beschrieben. Aber auch die Grippe kam bereits in der Antike vor, denn Hippokrates hat sie in seinem Buch über die Epidemien erwähnt.

Dagegen tauchte die Syphilis, 1530 von Frascator so genannt, zumindest in ihrer derzeitigen Form erst gegen Ende des 15. Jahrhunderts auf den Schlachtfeldern auf: 1494 bei der Belagerung von Neapel durch Karl VIII. Die Franzosen nannten sie «neapolitanische Krankheit», doch alle stimmten darin überein, sie als neue Geißel[44] zu betrachten, denn man glaubte, sie sei von den Seeleuten des Christoph Kolumbus aus Amerika eingeschleppt und durch spanische Söldner im Dienste verschiedener Armeen in ganz Europa verbreitet worden. Der deutsche Arzt Joseph Grümpeck beschreibt sie 1496, und in einem weiteren Werk, das 1503 erschienen ist, erklärt er, daß er selbst von dieser furchtbaren Krankheit befallen sei. «In der letzten Zeit», schreibt er im Vorwort seines Werks, «habe ich in allen vier Himmelsrichtungen Geißeln, schreckliche Krankheiten und viele Gebrechen gesehen, die über das menschliche Geschlecht kommen. Darunter schleicht sich von den westlichen Ufern Galliens her eine so grausame, so trostlose und so ansteckende Krankheit heran, daß man bisher auf der Welt nichts so Ansteckendes gesehen oder gekannt hatte.» Daraufhin beschreibt er seine eigene Schädigung: «Die abscheuliche Krankheit schoß mir ihren ersten vergifteten Pfeil in die Eichel, die durch diese Verwundung so anschwoll, daß man Mühe gehabt hätte, sie mit beiden Händen zu umspannen.»[45]

Wenn auch bestimmte Krankheiten neu auftauchten, so verschwanden andere: uns ist das Schweißfieber nicht mehr bekannt, das vom 16. Jahrhundert an gänzlich zurückging. Bei der Belagerung von Saint-Jean-d'Acre 1191 jedoch wütete diese Epidemie, befiel gleichzeitig Richard Löwenherz und Philippe Auguste und beeinflußte dadurch den Ausgang der Kämpfe. Vor allem wurden manche Erkrankungen lange Zeit verwechselt: das Wort Typhus zum Beispiel umfaßte lange mehrere Krankheiten, darunter das Gelbfieber. Außerdem unterscheidet man ihn nicht immer vom Fleckfieber. Was die Rickettsiose selbst anbelangt, die hauptsächliche Form des Typhus, die im 18. Jahrhundert von Boissier de Sauvages beschrieben wird, so ist die Rolle der Laus erst 1909 von Charles Nicolle eindeutig nachgewiesen worden. Ebenso verwechselte man lange Masern, Scharlach und Windpocken. Die Masern wurden zu Beginn des 17. Jahrhunderts als eigene Krankheit abgegrenzt, und Sydenham schildert alle Merkmale der äußerst schweren Epidemie in England von 1670 bis 1674. 1674 charakterisierte er auch deutlich den Keuchhusten, den bereits Baillou 1578 unter der Bezeichnung «Pertussis» beschrieben hatte. Wenig später nannte man ihn «Hustenanfall».

Daß auch die einfachen Menschen, ebenso wie die Ärzte, seit dem Mittelalter zahlreiche Krankheiten unterschieden haben, zeigt nichts deutlicher als ein Gedicht aus dem 16. Jahrhundert. Eustache Deschamps zählt darin die Verwünschungen einer unglücklich verheirateten Ehefrau gegen diejenigen auf, die sie zu ihrem traurigen Schicksal gezwungen haben. Was wünscht sie ihnen nicht alles! «Das viertägige Fieber und das doppelte dreitägige, die Krankheit Saint-Maur und Saint-Matelain. Zahnschmerz, am Kopf das Zipperlein, Migräne, Krämpfe im Bauch, das Zipperlein in den Seiten und die Wassersucht, Harngries achtzehnmal in der Woche, gelähmt soll sein Körper werden, und für alle Krankheiten soll er offen und geneigt sein.»[46]

Wenn man die Augenzeugenberichte einer bestimmten Epoche und eines bestimmten Ortes liest, die regelmäßigen Chroniken, in denen die Krankheit als unheilvolles Ereignis schlechthin ihren Platz hat, stellt man fest, daß ein Übel selten allein kommt. Während der Herrschaft von Heinrich III. und Heinrich IV. führte der Pariser Bürger und Kanzleidiener Pierre de L'Estoile ein Tagebuch, in dem er regelmäßig die Lebensmittelpreise ebenso wie die Entwicklung des Wetters notiert. In buntem Durcheinander berichtet er darin von Unfällen, Prozessen, verschiedenen erstaunlichen Begebenheiten, von Verbrechen, Klatsch und Hinrichtungen. Die Nennung der Krankheiten, die die gesamte Stadt oder in erster Linie die Vornehmen oder Menschen in seinem Bekanntenkreis heimsuchen, ist unausgesetzt Teil seiner Chronik. Und fast immer gehen mehrere Krankheiten gleichzeitig einher oder überlagern sich bei demselben Menschen. Für den Beginn des 17. Jahrhunderts zum Beispiel schreibt Pierre de L'Estoile im Dezember 1601 in seinem Tagebuch: «Am Donnerstag, dem 27. dieses Monats, starb Madame la Princesse de Conti in Saint Arnoul . . . Sie hatte vier Krankheiten, die Pocken, die Masern, das Purpurfieber und Blutungen.»[47]

Erstaunlich ist übrigens die Tatsache, daß Beschreibungen von Personen, die an einer Vielzahl von Krankheiten litten, noch mehrere Jahrhunderte später vorkamen. In ‹Les deux gosses›, dem nicht enden wollenden Fortsetzungsroman von Pierre Decourcelle, der am Ende des 19. Jahrhunderts veröffentlicht wurde, zählt eine der Heldinnen, die arme Rose Fouilloux, die von ihrer eigenen Tuberkulose übrigens nichts weiß, einer Nachbarin die Krankheiten auf, die ihr Kind Claudinet von Geburt an gequält haben. Die Liste ist lang: «Er hat gleich Keuchhusten bekommen, den hat er sich geholt, als ich ihn auf Eurem Boulevard spazierengefahren habe . . ., ich war müde und habe mich in einen der kleinen Gärten am Kanal gesetzt, in unserer Nähe war ein Kind mit dieser Krankheit, aber als ich es gemerkt habe, war es schon zu spät . . . Danach – vom Eitergrind will ich gar nicht sprechen – hat er Husten gehabt, als er seine Zähne bekommen hat . . ., als die Eckzähne herausgekommen sind, hatte er ganz schlimmes Fieber . . ., und dann hat er auch noch eine Bronchitis bekommen.»[48]

Aber im Tagebuch von L'Estoile liest man auch von der periodischen Wiederkehr der Attacken; zwischen jedem epidemischen Schub lagen nie mehr als ein paar Jahre. Dezember 1601: «Gleichzeitig gingen Pocken, Masern, Brustfellentzündungen und andere schwere Krankheiten, für viele tödlich, in Paris um, wo es keine Neuigkeiten gibt außer Krankheiten.» Januar 1604: «Dieser Monat war trübe, fruchtlos, unwirtlich und zu Katarrh neigend, da die Jahreszeit gar nicht ihrem natürlichen Charakter entsprach: denn in der Freitagnacht, am 9. dieses Monats, donnerte und blitzte es heftig, wodurch zahlreiche Pockenerkrankungen und plötzliche erstickende Katarrhe verursacht wurden, die Junge und Alte ins Grab brachten.» November 1607: «In diesem Monat verursachte die Unpäßlichkeit des Wetters und der Luft, die äußerst neblig, feucht und ungesund war, in Paris zahlreiche Katarrhe zusammen mit vielen Pockenfällen, Masern und Purpurfiebern bei Großen wie bei Niederen, an denen viele starben.» Mai 1608: «In Paris Fortdauer verschiedener Krankheiten, in erster Linie Katarrhe, dreitägige Fieber, Masern, Wassersucht und andere Übel.»[49]

Zeitgenössische historische Untersuchungen bestätigen den Eindruck, der sich in diesen Chroniken abzeichnet. In einer Untersuchung über Kranke und Krankheiten in der Bretagne des 18. Jahrhunderts schreibt J.-P. Goubert: «Unterschiedliche Leiden überlagern sich entweder bei denselben Kranken oder bei verschiedenen Menschen, die jedoch in derselben Pfarrei oder in einer Gruppe von Pfarreien leben.»[50] Er weist ebenfalls auf die regelmäßige Rückkehr der Krankheit hin. Die «weitestverbreiteten und verheerendsten» Pockenepidemien am Ende des 18. Jahrhunderts waren die von 1773 bis 1774, 1779, 1783 und 1785, aber, fügt er hinzu, «tatsächlich gibt es zwischen 1770 und 1790 kein Jahr, in dem die Pocken nicht aufgetreten wären».[51] Fast dieselbe Situation gilt für Typhus und Ruhr. Man kann die Jahre aufzählen: 1733, 1741 bis 1742, 1744, 1746, 1757 bis 1758, 1776 bis 1777, 1779 bis 1780, 1785 bis 1786. Das Bild, das François Lebrun für das 17. und 18. Jahrhundert im Anjou zeichnet, ist fast identisch.[52]

Die historische Bedeutung mancher dieser Ausbrüche von Epidemien ist bekannt; vor allem in Kriegszeiten, durch die innere Auflösung, die sie bei den beteiligten Armeen häufig nach sich zogen. Wir haben die Belagerungen von Neapel und Saint-Jean-d'Acre angeführt, bei denen die Angreifer, durch Krankheit dezimiert, in beiden Fällen die Belagerung aufheben mußten. In jüngerer Zeit wurden nach Ansicht vieler die Armeen Napoleons vor allem vom «General Typhus» geschlagen.[53] Und die Syphilis spielte möglicherweise eine Rolle beim Niedergang bestimmter Dynastien: so etwa bei den Valois am Ende des 16. Jahrhunderts.[54] Doch insbesondere durch die schweren und manchmal dramatischen Erschütterungen des demographischen Gleichgewichts, die sie im Laufe der Jahrhunderte mit sich brachte, war diese Infektionskrankheit, ebenso wie die Pest, zweifellos zutiefst und eng mit der Geschichte verbunden. Für das Anjou hat François Lebrun diese «unheilverkündenden Glocken, die auf tragische Weise die Kurven der Bestattungshäufungen anzeigen»,[55] analysiert. Die verschiedenen ansteckenden Krankheiten – Typhus-, Ruhr-, Grippe-, Pocken- und Malariaepidemien – haben in regelmäßigen Zeitabständen eine erhöhte Sterblichkeitsrate zur Folge, die in einer Umwelt mit insgesamt sehr hoher Sterblichkeit geradezu erschreckend ist. 1707 forderte die Ruhr im Anjou 15 000 Tote. Noch 1830 war die Grippe in Berlin ebenso tödlich wie die Cholera. Bei den Armen war die Sterblichkeitsrate insgesamt höher, da die Epidemien fast stets mit Hungersnot verbunden waren, und immer waren es die Kleinkinder, die am häufigsten betroffen waren. Von 410 Kindern, die in Challain im Anjou zwischen 1671 und 1698 geboren wurden, starben 73, bevor sie einen Monat, 144, bevor sie ein Jahr alt waren, und 218, bevor sie das Alter von 20 Jahren erreichten.[56] Allgemeiner gesprochen, scheint in dieser Bevölkerungsstatistik des Ancien Régime eine Sterblichkeitsrate bei Kindern (vor dem Erreichen des ersten Lebensjahres) von 20 bis 30 Prozent nicht außergewöhnlich gewesen zu sein, und vor allem bei den Armen ging sie erst in den allerletzten Jahren des 19. Jahrhunderts entscheidend zurück.[57]

Es geht also immer noch um die traditionelle Form der Krankheit: die Epidemie, den Fluch, der schonungslos über eine Gemeinschaft hereinbrach, sie zersetzte und dezimierte. Daher ist es nicht überraschend, daß die Augenzeugen in ihren Berichten im Extremfall erneut die klassischen Bilder der Pestzeiten aufgreifen: an erster Stelle das Bild von Fremdkörpern, die in den Bereich der Gesellschaft eindringen. In Challain im Anjou ist 1707 die Rede von zahlreichen Ruhrkranken, die «aneinandergereiht vor den Strohschobern liegen und vor Schmerzen schreien wie Besessene».[58] Man findet auch immer noch die gleiche panische Angst, die Flucht, die Aufhebung sozialer Bindungen und moralischer Barrieren. Es ist verblüffend, im Augenzeugenbericht des Pfarrers Maussion, immer noch über die Ruhr im Anjou, einen Satz zu lesen, der auch von Boccaccio über die Pest geschrieben worden sein könnte: «Es war schrecklich, die erschütterten Gemeindemitglieder zu sehen, der Vater ließ das Kind im Stich, das Kind den Vater, fast alle flohen, so gefährlich war die Krankheit.»[59]

Durch die Arbeiten verschiedener Historiker[60] wissen wir heute, auf welche Weise sich Sterbebräuche und Ansichten über den Tod in unseren abendländischen Gesellschaften entwickelt haben. Sie haben uns gezeigt, wie die Menschen von Vertrautheit und Ergebenheit in den Tod als einem Schauspiel – dem Schauspiel einer Seele, die zu ihrem Schöpfer zurückkehrt – zur Verdunkelung eines Ereignisses übergegangen sind, das in einer Gesellschaft mit veränderter Bevölkerungsstruktur unerträglich geworden war.

Wir haben gesehen, daß die Panik vor der Epidemie – die für jeden eine unmittelbare Bedrohung ist – diese Ergebenheit in regelmäßigen Zeitabständen durchbrach. Nach und nach wich jedoch die Panik, man floh seltener. Man organisierte eine Gegenwehr und drängte dabei religiöse und abergläubische Bräuche, oft, wie in Pestzeiten, eng miteinander verquickt, in den Hintergrund: die Krankheit wurde zu einer natürlichen Erscheinung, die man durch Hygiene, Isolierung und die Verteilung von Nahrungsmitteln und Medikamenten zu bekämpfen versuchen konnte. Für Westfrankreich kam diese Wende nach F. Lebrun in der zweiten Hälfte des 18. Jahrhunderts.

Hundert Jahre später wurde mit den Forschungsergebnissen, die Pasteur und seine Schüler zwischen 1878 und 1905 erzielten, eine weitere Schwelle überschritten: die Entdeckung der Art von Keimen, die für die wichtigsten Infektionskrankheiten verantwortlich sind, veränderte die Einstellung zur Krankheit. In der Praxis führte die Therapie aber nicht unmittelbar zu den erwarteten Erfolgen, und der Rückgang an Infektionskrankheiten ist ebenso dem besseren Lebensstandard zuzuschreiben wie der Medizin. Aber dank einiger aufsehenerregender Erfolge ist die Hoffnung erwacht, Infektionskrankheiten gänzlich zu besiegen, und von nun an war sie an ärztliches Tun gebunden. Diese Hoffnung hatte eine kämpferische Haltung gegen die Krankheit zur Folge, die sich selbst von den größten Hindernissen nicht entmutigen ließ. Robert Debré zum Beispiel berichtet in seinen Memoiren, wie sich seine Mutter an eine Gruppe russischer Bauern erinnerte, die sich an Tollwut angesteckt hatten: «Riesengroße Männer mit ungeheuren Pelzmützen auf dem Kopf, bärtig und struppig», die aus dem entlegensten Teil Europas gekommen waren, um Pasteur um Hilfe zu bitten.[61] 1980, kurz vor seinem Tode, erzählt Maurice Genevoix, wie sein Onkel, ein Landarzt, 1894 nicht zögerte, zum Serum des Doktor Roux zu greifen, das erst im selben Jahr entdeckt worden war, um damit zu versuchen, ihn vor der Diphtherie zu retten.[62] Aber im Gegensatz zu diesem neuen Aktivismus sehen wir in manchen Quellen vom Beginn des Jahrhunderts, wie zum Teil immer noch die alte Resignation fortlebte: so etwa angesichts der Kindersterblichkeit bei den Armen. In ‹La Maternelle› erinnert die Erzählerin, eine junge Frau bürgerlicher Herkunft, die als Hausmädchen in einer Schule in Ménilmontant arbeitete, an die Epidemien, die unabwendbar jedes Jahr die Reihen der Kinder lichteten: «Der Arzt und der Aufsichtsbeamte für die Schulen haben sich während der Pause lange mit der Rektorin unterhalten. Ich habe gehört, daß man sich wegen der unvermeidlichen Epidemien Sorgen machte, die durch den Wechsel der Jahreszeiten begünstigt werden. ‹Erinnern Sie sich noch an die unzähligen Fälle von Mumps, Scharlach und Pocken im letzten Jahr?›

Die Rektorin, die ihr kleines Völkchen sehr gern hat, lächelt traurig: ‹Ja, nach dem April gibt es Lücken wie nach einem Krieg – eine Menge Namen verschwinden . . ., dann schickt das Rathaus neue Bögen, die Löcher werden gestopft . . .›»[63]

Entstellende Krankheiten

Unter diesen Krankheiten, die alle tödlich und daher beängstigend waren, scheint uns dennoch eine von ihnen in der Vorstellung der Allgemeinheit eine besondere Rolle gespielt zu haben, da sie heftige Furcht und besonderes Entsetzen hervorruft: die Pocken. Man weiß, wie verbreitet sie waren. Im April 1754 schreibt Condamine in seiner Abhandlung an die Akademie der Wissenschaften: «Von 100 Personen, die den ersten Gefahren der Kindheit entronnen sind, werden 13 oder 14 von dieser Krankheit dahingerafft, und dieselbe Zahl trägt ihre traurigen Merkmale für das ganze Leben davon: auf 100 Personen kommen also 26 oder 28 Zeugen, die beweisen, daß diese Plage ein Viertel der Menschheit vernichtet oder schädigt.»[64] Sicher kann man die Pocken überleben; der distanzierte Augenzeugenbericht von Chateaubriand über seinen eigenen Fall kann uns davon überzeugen. Im September 1792, im Kampf gegen die Revolutionsarmeen, wurde er bei der Belagerung von Thionville verletzt. «Das Fieber zehrte an mir», schreibt er, «wegen der Schwellung konnte ich mich kaum im Sattel halten. Ich spürte, daß ich noch an einer weiteren Krankheit litt. Nach vierundzwanzig Stunden Erbrechen bedeckten Blasen Gesicht und Körper, die Pocken brachen aus; je nach der Wirkung der Luft schwanden sie oder kamen wieder.»[65]

Trotz seiner Krankheit wollte Chateaubriand weiter nach Jersey, um von dort aus die Royalisten in der Bretagne zu erreichen. Als er zunächst in Brüssel ankam, suchte er einen Arzt auf: «Der Arzt kam nicht aus dem Staunen heraus: er betrachtete diese Pocken, die ausbrachen und wieder zurückgingen, ohne daß ich daran starb, die keine natürliche Krise auslösten, wie ein Phänomen, für das die Medizin bisher kein Beispiel kannte.»[66] In Jersey angelangt, brach Chateaubriand erschöpft zusammen: «Vier Monate schwebte ich zwischen Leben und Tod. Mein Onkel, seine Frau, sein Sohn und seine drei Töchter lösten sich an meinem Krankenbett ab. Ich besaß eine Wohnung in einem der Häuser, die man entlang des Hafens baute: die Fenster meines Zimmers reichten bis zum Fußboden herab, und von meinem Bett aus konnte ich das Meer sehen. Der Arzt, M. Delattre, hatte streng verboten, daß man mit mir von ernsten Dingen sprach, vor allem nicht von Politik. In den letzten Tagen des Januar 1793 sah ich meinen Onkel in tiefer Trauer hereintreten, ich zitterte, da ich dachte, wir hätten ein Mitglied der Familie verloren: da teilte er mir den Tod unseres Königs Ludwig XVI. mit.» Er fährt fort: «Langsam erhob ich mich wieder; die Blattern waren überstanden, aber ich behielt ein Brustleiden und blieb lange Zeit schwach.» [67]

Wenn Chateaubriand, der sich mehr Sorgen um das Schicksal des Königreichs als wegen seiner Krankheit machte, sich nur in knappen Worten äußerte, so war das eine Ausnahme: im allgemeinen versetzten die Pocken in Angst und Schrecken. Denn sie verliefen nicht nur oft tödlich, sie entstellten auch. Die Geschichte ist voll von diesen «Pockennarbigen», die, wie etwa Danton oder Mirabeau, das Stigma der Krankheit trugen. Balzac läßt uns in seinem ‹Dorfpfarrer› nachfühlen, wie sehr sich die Eltern um Véronique Sauviat sorgen, die mit elf Jahren daran erkrankt. Sie stirbt nicht, aber ihre Schönheit ist zerstört: «Während der beiden Monate, in denen die Tochter in Lebensgefahr schwebte, offenbarten die Sauviats dem ganzen Stadtviertel, wie groß ihre Liebe zu dem Kinde sei. Sauviat ging nicht mehr zu Versteigerungen; er blieb die ganze Zeit in seinem Laden, stieg zu seiner Tochter hinauf, kam alle paar Augenblicke wieder nach unten und wachte zusammen mit seiner Frau jede Nacht bei ihr. Sein stummer Schmerz wirkte zu tief, als daß jemand gewagt hätte, ihn anzureden; die Nachbarn musterten ihn voller Mitgefühl und fragten immer nur Schwester Marthe, wie es Véronique gehe. Während der Tage, als die Gefahr am höchsten gestiegen war, sahen die Vorübergehenden und die Nachbarn zum ersten und einzigen Mal in Sauviats Leben, daß ihm langsam zwischen den Lidern Tränen hervorquollen und langsam in seine hohlen Wangen tropften; er wischte sie nicht weg; er war stundenlang wie betäubt; er wagte nicht, zu seiner Tochter hinaufzusteigen, er blickte vor sich hin, ohne etwas zu sehen; man hätte ihn bestehlen können. Véronique kam mit dem Leben davon; aber mit ihrer Schönheit war es aus.» [68]

Trotz inaktiver Phasen stellten die Pocken in Frankreich noch im 19. Jahrhundert eine beträchtliche Gefahr dar. 1872, in einer Zeit, die übrigens mit einem Wiederausbruch der Krankheit zusammenfiel, schrieb die kleine, damals zehnjährige Marie Bashkirtseff in ihr Tagebuch das Gebet, das sie jeden Abend an Gott richtete: «Lieber Gott, laß mich nie die Pocken bekommen, laß mich hübsch sein und gib mir eine schöne Stimme, mach, daß ich glücklich verheiratet werde und daß Mama lange lebt.» [69] Maries erste Bitte wird erhört werden: sie bekam nicht die Pocken, aber sie starb, noch blutjung, an Tuberkulose.

Dennoch spüren wir das Grauen vor der Krankheit vielleicht am besten bei der Lektüre eines Romans von Alexandre und Émile Erckmann-Chatrian, erschienen am Ende des 19. Jahrhunderts, selbst wenn es sich dabei um eine Rekonstruktion handelt. Als sie an die Anfänge der Impfung im Elsaß, in den letzten Jahren des 18. Jahrhunderts, erinnern, schreiben sie: «Die Größe dieser Wohltat verstehen Sie nur, wenn Sie sich eine Vorstellung davon machen, wie die Pocken vor 1798 hier gewütet haben. Furchtbar! Bald brach die Krankheit in diesem, bald in jenem Dorf aus; sie verbreitete sich wie ein Lauffeuer; jeder zitterte vor ihr, aber vor allem Väter und Mütter. Man sagte: Sie ist da . . . sie schreitet voran . . . So viele Menschen haben sie schon gehabt . . . diese Frau . . . dieses Mädchen sind vor allem verunstaltet worden. Der eine ist seither auf einem Auge blind . . . ein anderer ist nicht mehr wiederzuerkennen . . . So viele sind daran gestorben, so viele sind taub oder blind geworden . . .! Ach! Welches Grauen!»[70]

Trotz der Angst zögerte man vor der Impfung: sich impfen zu lassen heißt, sich der Krankheit freiwillig auszusetzen, heißt, die Krankheit in seine Körper einzulassen, während die traditionelle Therapie – Aderlässe oder Blutegel sind Beispiele dafür – immer bestrebt gewesen war, sie aus dem Körper zu vertreiben. Wir verstehen das Zögern der elsässischen Bauern: «‹Wo sind also bitte diese Cow Pox›, fragte Chauvel. ‹Sind sie hier in meiner Verbandstasche?› Und sogleich zeigte der Doktor uns den frischen Impfstoff in einer kleinen Flasche. Wir waren alle ganz überrascht; die Leute aus dem Laden, die um uns herumstanden und sich vorbeugten, sahen erstaunt zu. Wir gingen mit diesen Fremden in die Bibliothek. Die beiden anderen waren auch Ärzte. Sie erzählten uns, daß man Bläschen bekommen würde, die aufgingen und dann trockneten, daß man nur ein bißchen Fieber haben würde und daß es in ihren eigenen Familien den Kindern, die man bereits geimpft hatte, sehr gut ginge; alles sei bei ihnen so verlaufen, wie Jenner, der englische Arzt, es gesagt hatte. Trotzdem hätten weder Marguerite noch ich es gewagt, Doktor Schwan unser Wort zu halten, wenn Père Chauvel nicht gerufen hätte: ‹Das reicht. Wenn du es ausprobiert hast, Schwan, und diese beiden Bürger auch, habe ich volles Vertrauen. Versuchen wir es bei unseren Leuten. Was meint ihr?›» Der Erzähler zögert noch und will abwarten. «‹Nein›, sagte Chauvel, ‹es gibt nichts Schlimmeres als die Pocken.›»[71]

Die Impfung, die im Orient seit langem bekannt war, wurde von Lady Montagu in England eingeführt, als sie 1721 aus Konstantinopel zurückkehrte[72]. Anschließend gelangte die Methode nach Frankreich; dort führte Tenon 1755 die erste Impfung durch. Aber trotz unbestreitbarer Erfolge erhoben sich zahlreiche kritische Stimmen: vor allem die Kirche opponierte gegen die Impfung. Auch nachdem Jenner 1796 mit Kuhpocken die erste Pockenschutzimpfung vorgenommen hatte, blieb der Widerstand bestehen, die Gesellschaft gespalten. In den letzten Jahrzehnten des 19. Jahrhunderts veränderte sich jedoch die Haltung gegenüber der Impfung. Auch hier wuchs das Vertrauen in die Möglichkeit, die Krankheit auszurotten. In Frankreich geschah dies etwas später als in den anderen europäischen Ländern: die Pockenschutzimpfung wurde erst mit dem Gesetz zur Öffentlichen Gesundheit 1902 obligatorisch.

Während all dieser Jahrhunderte, in denen die Epidemie vorherrschte, gab es Sterbende und Tote in großer Zahl, aber es ist nicht sicher, daß damit auch bereits jene auf den Plan traten, die wir heute «Kranke» nennen. Die Epidemie war der Auftakt zum Massensterben, das Zeichen der Sünde, der Anlaß zu sozialen Unruhen; aber sie war kaum, wie die moderne Krankheit es geworden ist, die Grundlage für eine bestimmte Lebensweise und eine bestimmte soziale Integration.

Sicher kamen neben den Epidemien auch andere Krankheiten: Einzelkrankheiten vor, an denen man nicht starb und mit denen man leben mußte – die Nierensteine, von denen Montaigne in seinen Essais ausführlich berichtet, sind ein gutes Beispiel dafür. Desgleichen sollte man sich an die vielen Gebrechen und Behinderungen erinnern, die eine zumeist kränkelnde Menschheit bedrückten, wie die Bedeutung der Wallfahrten bezeugt, zu denen die Kranken in Massen aufbrachen. Aber diese Krankheiten und Leiden waren nicht so schwerwiegend wie die Epidemie und für die Struktur des Bildes von «der Krankheit» ohne Belang. Sie ließen die Gestalt des «leidenden Menschen» hervortreten, der für die menschliche Natur steht, aber sie drückten keinen spezifischen Status aus. So kann man auch sagen, daß die Medizin sich bis zum Ende des 17. Jahrhunderts weitaus mehr mit dem leidenden Menschen beschäftigt hat als nach der Wende in der klinischen Medizin. Zumindest bis Sydenham bezieht sich die Auffassung von der Krankheit auf Einzelfälle: zwischen einer Person und ihrer Krankheit besteht ein unauflösbares Band. Aber diese Gegenwart des leidenden Menschen in der medizinischen Kosmologie[73] geht nicht notwendigerweise mit der Strukturierung eines «Status des Kranken» einher, wie wir heute sagen. Damit sich jene Gestalt abhebt, die wir heute «den Kranken» nennen, scheinen zumindest drei Voraussetzungen erforderlich. Zuerst muß die Krankheit aufhören, eine Massenerscheinung zu sein; es darf nicht mehr sicher sein, daß man an der Krankheit stirbt, so daß sie sich ebenso als eine bestimmte Lebensform wie als eine Form des Sterbens herausbilden kann; und drittens muß die Vielfalt der Leiden zweifellos durch einen vereinheitlichenden Blick vermindert werden, der eben der Blick der klinischen Medizin sein sollte. Aus der Vielzahl körperlicher Erkrankungen sollten also eine gemeinsame gesellschaftliche Stellung und eine gemeinsame Identität entstehen: die des Kranken.

II. Von der Schwindsucht zur Tuberkulose

Nach der Zeit der Epidemie war eine andere Krankheit mehr als ein Jahrhundert lang Sinnbild des Leidens und hat neue Vorstellungen von der Krankheit geschaffen: die Tuberkulose, vor allem die Lungentuberkulose. Sie gab in der Öffentlichkeit lange Zeit Anlaß zu grenzenloser Angst und bildete zugleich über mehrere Jahrzehnte hinweg die Hauptsorge der Ärzte. Im ‹Grand Larousse› des 19. Jahrhunderts steht verzeichnet: «In keiner Epoche der Geschichte hat jemals ein Thema die medizinische Welt so beschäftigt wie dieses und in so kurzer Zeit so viele Forschungen, Experimente und Diskussionen ausgelöst. Es handelt sich in der Tat um die weitestverbreitete Krankheit, die zudem die meisten Opfer fordert.»

Die romantische Krankheit

Zu Beginn des 19. Jahrhunderts, als die Krankheit, zuerst in England, einige Jahrzehnte später in Frankreich und auf dem übrigen Kontinent ihren epidemiologischen Höhepunkt erreichte, vereinnahmte die Phantasie der Allgemeinheit die Tuberkulose und ließ ein Bild der Krankheit entstehen, das von der damals vorherrschenden Romantik durchdrungen war. Sicher lassen auch altgriechische, römische oder asiatische Texte auf das Vorkommen der Tuberkulose schließen. Man hat die Spuren der Krankheit sogar an prähistorischen Gebeinen nachweisen können: an Wirbelsäulen, die beispielsweise von der Pottschen Krankheit gezeichnet sind. Dennoch war das 19. Jahrhundert das eigentliche Zeitalter der Schwindsucht.[1] In England wurden seit 1850 recht genaue Statistiken erstellt; in Frankreich erst gegen Ende des Jahrhunderts, aber man weiß, daß die Tuberkulose bereits zur Zeit Laennecs, also im ersten Viertel des Jahrhunderts, für 20 Prozent aller Todesfälle verantwortlich war. Um 1850 lassen die vorhandenen Statistiken eine beträchtliche Sterblichkeitsziffer in den Großstädten erkennen.[2]

Man hielt die Schwindsucht damals für eine Erbkrankheit; sie befiel vornehmlich Reiche, Junge, Frauen, zerbrechliche Geschöpfe, die von den «traurigen Leidenschaften» verzehrt wurden, von denen Laennec spricht.[3] Sie war ein Leiden, das mit Lebensüberdruß, mit einer existentiellen Verwundung zusammenhing. Die Krankheit war nur Ausdruck der tiefsten inneren Wahrheit des Schwindsüchtigen, eine «Ausnahmeerscheinung» zu sein, ein Wesen, das gefährdet, dadurch aber nur um so auserlesener ist. Man rühmte seine ätherische Schönheit, die sehr zart, blaß und durchsichtig war.[4] Aber man war auch fasziniert von der Leidenschaft, die ihn verzehrte. Diese Leidenschaft äußerte sich in der Glut der Liebe, aber auch in einem besonderen künstlerischen Empfinden, im Sinn für alles Schöne, Schöpferische – das ganze Jahrhundert lang bestand eine besondere Beziehung zwischen Tuberkulose, Kunst und literarischem Schaffen. Das Fieber, die Auszehrung waren daher nur der körperliche Ausdruck eines Feuers, das bald die Glut der Sehnsucht, bald des Genies war, und die Blässe des Kranken belebte. Die glänzenden Augen, die roten Wangen waren Ausdruck eines selbstzerstörerischen Seelenfeuers: die Tage des Tuberkulosekranken verglühten.

Übrigens vertändelte er sie, zumindest wenn er reich war, in komfortablen Verhältnissen. Für ihn war die Tuberkulose auch eine Lebensform in Luxus und Müßiggang. «Es ist viel Süßigkeit darin», schreibt Kafka gegen 1920 an Milena.[5] Bei den Bürgern am Anfang des 19. Jahrhunderts durchlebte man die Krankheit vor allem zu Hause, eingeschlossen in die Behaglichkeit des Zimmers, geheimgehalten durch eine Familie, die sich die Möglichkeit vorteilhafter gesellschaftlicher Verbindungen bewahren wollte. Aber dann zeichnete sich andererseits die Utopie der Heilung versprechenden Reise ab: die Reise in den Süden, die scheinbar Höhepunkt des Lebens und ein Abenteuer war, die man aber auch als das Privileg eines unheilbaren Kranken ansah. Dann hatte die Krankheit einen eigenen Bereich: das Sanatorium. Die ersten Sanatorien wurden zwischen 1854 und 1859 in Schlesien erbaut, und Thomas Mann hat 1924 mit dem Berghof im ‹Zauberberg› den unübertreffbaren Archetypus beschrieben.[6] Der reiche Kranke führt dort ein genußreiches, verfeinertes Leben. Der Tod – ebenso wie die unangenehmen äußerlichen Aspekte der Krankheit, der Spucknapf zum Beispiel – ist dort zugleich allgegenwärtig und verborgen. Man spielt dort Leben und Gesundheit, während man sie gleichzeitig zur Illusion erklärt. Man ist von der Welt abgeschlossen, aber der «Magnetismus der Sanatoriumswelt»[7] läßt den Kranken zur gleichen Zeit glauben, hier sei das wahre Leben, und er selbst habe entschieden, «hier oben» zu bleiben.

Die Existenz dieser Welt für sich, dieser anderen Lebensform, die bei der Entstehung des Bildes von einem Tuberkulosekranken keine geringe Rolle gespielt hat, ist mit der eigentlichen Medizingeschichte verknüpft. Die Geschichte der Tuberkulose ist von den Arbeiten berühmter Ärzte geprägt: Fracastor, Bayle, Delsaut, Laennec, Villemin, Koch, Calmette. Sie haben die Beschreibung der Krankheit allmählich präzisiert und das Verständnis ihrer Ursachen verfeinert. Dieses erreichte mit der Entdeckung des Tuberkelbazillus 1882 durch Koch seinen Höhepunkt, aber die Behandlung folgte erst mit einiger Verspätung. Selbst um die Mitte des 20. Jahrhunderts waren die diätetisch-hygienische Behandlung, die «Frischlufttherapie» und das Sanatorium immer noch die hauptsächlichen Waffen gegen die Tuberkulose. Dazu kamen die Goldsalze und die Rippenresektion.[8] Diese Waffen sind nur von begrenzter Wirksamkeit. Erst in den fünfziger Jahren, mit der Entwicklung spezifischer Antibiotika, «stürzten» die Sterblichkeitskurven endgültig nach unten.[9] A. Boudard sagt, daß man das Leben der Kranken noch 1952 dank Streptomycin verlängerte, die am schwersten Befallenen jedoch nicht heilen konnte; auf manchen Stationen fand man damals «all die Übriggebliebenen aus der Zeit, bevor man das Strepto hatte, die bereits zu schwer Erkrankten, deren Krankheitsverlauf sich hinzog und deren Leben verlängert wurde, die es aber nicht mehr lange machen würden».[10]

Dennoch hatte die Krankheit bereits im Laufe des 19. Jahrhunderts, selbst vor Kochs Entdeckung des Bazillus und vor einem wirksamen medizinischen und hygienischen Eingreifen, begonnen, spontan zurückzugehen.[11] Den Zeitgenossen war das jedoch kaum bewußt: «. . . mehr oder minder fehlerhafte Lungen hat halb Westeuropa . . .», versichert beispielsweise Kafka.[12] Und in der Tat war die Furcht vor der Krankheit am Anfang des 20. Jahrhunderts am größten, zweifellos weil die Bedeutung der anderen Infektionskrankheiten und ihre Auswirkungen auf die Sterblichkeitsrate abgenommen hatten. Und zu dieser Zeit tauchte auch die Vorstellung von dieser Krankheit als «sozialer Heimsuchung» auf, die sich von der romantischen Sehweise unterscheidet, und die Gesellschaft erklärte der Tuberkulose «den Krieg».[13]

Das Proletariat als Verbreiter von Bazillen

Dieser Krieg hatte seine eigenen «Feldzüge», seine Waffen, Propaganda und Erkennungsmethoden, und seine Truppen, die Mitglieder der Ligen gegen die Tuberkulose. Und vor allem hatte er seine Feinde, den allgegenwärtigen, von Koch entdeckten Bazillus – «ein unsichtbares Ungeheuer, das gefährlicher ist als Wölfe, Tiger oder Löwen» –,[14] aber auch diejenigen, die man eben als die Keimträger par excellence entdeckt hatte: die Proletarier. Eine unwiderlegbare empirische Feststellung hat in der Tat alle früheren Gewißheiten zerstört: die Tuberkulose war nicht, wie man annahm, eine Krankheit der Reichen; sie war vor allem, genaue Statistiken bewiesen es nun, eine Krankheit der Arbeiterklasse. Die Problematik der Krankheit der Armen und Elendsviertel nahm neben der der inneren Selbstzerstörung des Bürgers und Künstlers ihren Platz ein.

Aber das Unterfangen der Prophylaxe, das nun einsetzte, hatte ebenso moralische und gesellschaftliche Komponenten wie medizinische: der Nachweis von Kranken, das Erfassen von Elendsquartieren, die Bemühung um das Einüben hygienischer Gewohnheiten bedeuteten einen

weiträumigen Feldzug zur Kontrolle und Moralisierung dieser Volksklas-
sen, die man seit einem halben Jahrhundert wegen ihrer Epidemien und
Revolutionen für gefährlich hielt. Die bakteriologischen Entdeckungen
gaben diesen alten Vorstellungen neuen Inhalt. Die Gefahr hatte einen
neuen Bundesgenossen, den Keim, und eine neue Wirkungsweise, die
Ansteckung. Man behandelte sie jedoch nicht nur als biologische, sondern auch als soziale Realität: die Bakterien entwickelten sich in den
Elendshütten ohne frische Luft und Sonne, aber man glaubte, sie entstün-
den auch durch die verabscheuungswürdigen Lebensgewohnheiten der
unteren Klassen. Der Mangel an Hygiene ist ein Aspekt des Volksverfalls.
Die Schriftstücke der Zeit, ob es sich nun um Verwaltungsberichte oder
medizinische Abhandlungen handelt, stimmen in der Anprangerung der
Lebensweise der Arbeiter überein: in erster Linie Vernachlässigung der
Hygiene, aber auch Leichtsinn oder Passivität angesichts der furchtbaren
Krankheit: «Während die Bevölkerung erschüttert ist, sobald man sie auf
einen Diphterie- oder Pockenfall aufmerksam macht, bleibt sie unbe-
wegt, wenn es sich um Tuberkulose handelt; es scheint, als sei eine
Gewöhnung eingetreten, alle erkennen die Gefahr, alle fürchten sie, und
dabei lassen die meisten es bewenden»,[15] liest man in einem Bericht der
Préfecture de la Seine.

Zahlreich sind auch die kritischen Beschreibungen, denen zufolge die
Tuberkulose in der Unterschicht vom Alkohol verursacht oder verschlimmert wird. Selbst in volkstümlichen Romanen sind sie zu finden: in ‹Les
deux gosses› ist die arme Kartenlegerin Rose Fouilloux schwindsüchtig,
aber sie beschleunigt den Verlauf ihrer Krankheit noch durch Kognak und
Absinth. Während einer Untersuchung wird sie sich des Ernstes ihres Zustands bewußt: «Sie gestand sich ein, daß sie sich bis zu dieser unheilvollen Minute, wo es ihr schien, als habe man ihr aus dem Buch des Schicksals ihr Todesurteil verlesen, falschen Hoffnungen hingegeben hatte, denn
sie hatte die Augen vor der Wahrheit verschließen wollen.»[16] Von dieser
neugewonnenen Einsicht rührt ihr Entschluß her, nicht mehr zu trinken.
Aber dieser dauert nur wenige Augenblicke: «Rose Fouilloux' Gesichtsausdruck änderte sich; sie fiel wieder in tiefste Verzweiflung . . . Ihre
guten Vorsätze zerrannen. Dort im Schrank stand das Feuerwasser, das sie
wärmte. Noch einmal konnte sie ihr Elend betäuben, noch einmal vergessen. Gierig griff sie nach der Kognakflasche und setzte sie an die Lippen,
ohne Zeit damit zu verlieren, ein Glas zu holen.»[17]

Auf derartige Angriffe antworteten Ärzte und Gewerkschaftsmitglie-
der, unterstützt von einigen Journalisten, die der Sache nachgegangen
waren, mit Gegenargumenten. Der Mangel an Hygiene, die Elendsbe-
hausungen und der Alkohol seien weniger schuld als die unzureichenden
Löhne und die zu lange Arbeitszeit. Die Tuberkulose sei vor allem eine
Arbeiterkrankheit, weil sie eine Krankheit des Elends und der Auszeh-

rung durch Arbeit ist. Vor ihnen schilderte Victor Hugo in ‹Les Miséra-
bles› das Fortschreiten von Fantines Krankheit: «Das Übermaß der Arbeit
erschöpfte Fantine», schreibt er, «der leichte, trockene Husten wurde
schlimmer.»[18] Und etwas weiter: «Sie hatte fieberglänzende Augen und
Schmerzen zwischen den Schultern. Sie hustete stark . . . Sie mußte sieb-
zehn Stunden täglich nähen.»[19]

Vierzig Jahre später sollte die Argumentation, Elend und Auszehrung
durch Arbeit seien an der Krankheit schuld, explizit gegen die Anhänger
der offiziellen Epidemiologie angeführt werden, vor allem gegen jene,
die die Krankheit auf rein physisch verstandene Gesundheitsschädigun-
gen zurückführen.[20] Ausgehend von einer Untersuchungsreihe über «die
ökonomische und moralische Lage von Industriearbeitern und -arbeite-
rinnen», die 1902 durchgeführt wurde, schrieben die Brüder Bonneff:
«Die vier Ursachen der Tuberkulose, die wir in Lille entdeckt haben, sind
daher: 1. körperliche Überarbeitung, 2. ungenügende Ernährung, 3. und
4. gesundheitsschädigende Wohnungen und Arbeiten. Man braucht keine
weitere hinzuzufügen, nicht einmal den Alkoholismus, den man bei tuberkulosekranken Arbeitern nur bei 17% festgestellt hat.»[21] Sie lassen die
tuberkulöse Ehefrau eines Textilarbeiters aus Lille sprechen: «Dieses noch
junge und kräftige Geschöpf, das dem Tod ebenso sicher versprochen ist
wie der Verurteilte am Vorabend seiner Hinrichtung, vermittelt einen besonders traurigen Eindruck. – ‹Worauf führen Sie Ihre Krankheit zurück?›
– ‹Auf die Armut. Schon als Kind habe ich gearbeitet. Ich war in einer
Tüllfabrik in Calais. Seit ich verheiratet bin, habe ich mich niemals sattgegessen.› Und dann diese Aussage, in der keinerlei Ironie lag: ‹Natürlich›
wenn man zwei Franc fünfzig am Tag verdient und zu acht ist, muß man
kärglich leben, um auszukommen.›»[22]

Fernand Pelloutier bestätigt ebenfalls: «Die Arbeiterklasse findet in der
Tuberkulose ihren tödlichsten Feind und fällt ihr nicht nur wegen ihrer
gesundheitsschädigenden Arbeit, sondern in gleichem Maße auch wegen
der niedrigen Löhne und der zu langen Arbeitszeit zum Opfer.»[23] Noch
deutlicher arbeitet er am Beispiel der Quartiers du Temple und Ménilmontant die Beziehung zwischen Gesundheitsschädlichkeit, Elend und
Sterblichkeit heraus: «Das Quartier du Temple, eines der Viertel im Zentrum von Paris, das der Gesundheit am abträglichsten ist, ist gleichzeitig
in der Hand von reichen Kaufleuten, die dort ihr Haus besitzen, und einer
Menge von Arbeitern, die jeden Tag von den sehr gesunden Hügeln von
Ménilmontant herunterkommen. Nun, wo sterben die meisten Leute? Im
Quartier du Temple? Nein, in Ménilmontant. Kommt das nicht daher,
weil gesunde Ernährung und Schonung über die Gesundheitsschädlich-
keit triumphieren, während die Reinheit der Luft nicht die Macht hat, die
Wirkung unerhörter Entbehrungen aufzuheben?»[24]

Im Laufe des 19. Jahrhunderts wurde die Tuberkulose also nacheinander in doppelter Bedeutung in Ketten gelegt; einerseits Leidenschaft, Müßiggang und Luxus im Sanatorium, das Leben «für sich», das ganz mit dem Genuß beschäftigt ist; andererseits der Bazillus, die Elendshütte ohne frische Luft und Sonne, die Entkräftung, die in einem grausamen Todeskampf endet. Für die Tuberkulose gab es so zwei unterschiedliche Bewertungen: das Preisen des Schwindsüchtigen und die Brandmarkung des Keimträgers.

Aber über diese thematische Dualität der Tuberkulose hinaus erstaunten uns die Anzahl, Unterschiedlichkeit und Breite der Texte, in denen sich ihr tieferes Wesen ausdrücken soll. Vor allem gegen Ende des Jahrhunderts entfaltete sich eine außerordentlich weitreichende Diskussion, die sich außer auf die Tuberkulose auch auf Syphilis, Alkoholismus, Neurose und Wahnsinn erstreckte, und noch allgemeiner, auf die Gesamtheit der Vorgänge in Körper und Leben. Die Diskussion zeugt von deren neuem Status: sie blieben nicht länger im Dickicht moralischer oder religiöser Interpretationen stecken, sondern wurden in das System der Wissenschaft eingegliedert. Von nun an wandte man sich an die Wissenschaft, um die Welt zu erklären. Krankheit und Körper waren bevorzugte Gegenstände für sie; sie wurden zu zentralen Bedeutungsträgern für die ganze Gesellschaft. Sie stellten zugleich Ursprung und Ansatzpunkt von zwei der entscheidenden Vorstellungen zur Ideologie der Epoche dar: der Vorstellung von der Tendenz des Individuums zur «Degeneration» einerseits und der Vorstellung von der Determiniertheit der Gesellschaft durch die «soziale Heimsuchung» andererseits.

Unter diesem Gesichtspunkt kann man beispielsweise verblüfft sein über die Vorliebe der naturalistischen Schriftsteller für die «klinische» Beschreibung von Krankheiten und Neurosen, von der Anziehungskraft, die das Faktenwissen der Ärzte auf sie ausübte. Flaubert, die Brüder Goncourt und Zola waren in Kliniken bei der Vorführung von Kranken anwesend.[25] Daudet[26] und andere führten zahlreiche Unterredungen mit berühmten Medizinern wie Charcot. Die Brüder Goncourt zum Beispiel baten den Arzt Robin um eine Beschreibung der Schwindsucht und ihrer physischen und psychischen Auswirkungen, bevor sie ‹Madame Gervaisais› verfaßten. Alle lasen eifrig medizinische Werke und Lexika. Von diesem Gesichtspunkt aus bringen übrigens ihre Schilderungen, die ganz und gar vom wissenschaftlichen Diskurs durchdrungen sind, kaum etwas für den ein, der versuche, die Sicht der Laien und die Erfahrung der Kranken miteinander zu vereinen. Die berühmte Schilderung der Krisis des Delirium tremens bei Coupeau am Ende des Romans ‹Die Schnapsbude› etwa ist nach dem Eingeständnis des Autors selbst «die wörtliche Wiedergabe eines Berichtes des Klinikchefs am Krankenhaus von Sainte-Anne».[27] Aber ihre Werke zeugen von der Auffassung, daß die Krankheit, vielleicht stärker als jedes andere Phänomen, etwas *ausdrückt*. Bisher hatte man, vor allem angesichts der Epidemie, versucht, nach der Formulierung von Pascal «den rechten Umgang» mit ihr zu lernen. Von nun an ging es darum, sie sprechen zu lassen. Sicher haben die Texte der Naturalisten den Ehrgeiz, eine klinische Realität präzise und wissenschaftlich darzustellen. Der Schriftsteller wollte sich mit dem Wissenschaftler zusammentun.[28] Aber diese realistische Beschreibung der Krankheit ist trotzdem auch immer das Bild von etwas anderem: so ist bei Zola von der Wechselwirkung zwischen Vererbung und sozialer Lage die Rede, von der Spaltung von Wirklichkeit, Kunst und Phantasie in ‹Gegen den Strich› von J. K. Huysmans. Hier haben wir ein Beispiel dafür, was Susan Sontag den Gebrauch der Krankheit als «Metapher» nennt und was Thomas Mann in seinem ‹Zauberberg› später – bezogen auf die Tuberkulose – vollendet darstellen sollte.

Das Hervortreten der Person des Kranken

Zusammen mit dieser neuen Darstellungsform der Krankheit zeigte sich nun ein Wesen, das wir bisher nur ungenau wahrnehmen konnten: *der Kranke*. Wir stellen die Hypothese auf, daß sich im 19. Jahrhundert, vor allem mit der Tuberkulose, in existentieller und sozialer Hinsicht die Persönlichkeit des Kranken in seiner modernen Form herauskristallisiert hat. Der Kranke erschien als Individuum in seiner konkreten Erfahrungswelt, aber auch, und davon untrennbar, in seinem kollektiven Status: von nun an war der Kranke durch seinen Platz in der Gesellschaft bestimmt.

Man kann mehrere Gründe dafür anführen. «Die Krankheit löst sich von der Metaphysik des Übels, mit der sie jahrhundertelang verbunden war»,[29] sagt Michel Foucault über das Ende des 18. und den Beginn des 19. Jahrhunderts. Sie fächert sich auf in verschiedene Zustände des Körpers, die für die Wissenschaft lesbar sind. Man könnte versucht sein anzunehmen, daß diese Objektivierung des Körperlichen dem Hervortreten der Persönlichkeit des Kranken entgegenstünde. Mit dem Beginn der klinischen Medizin verschwand nicht nur die religiöse Begründung des Leidens, sondern auch die Auffassung, es handle sich jeweils um Einzelfälle, endgültig; die Symptome erlauben es seither, die Natur der Krankheit zu durchschauen, sie hörten auf, ein unlösbares und spezifisches Band zwischen dem Patienten und seiner Krankheit zu sein. Offenbar verschwand der «kranke Mensch» aus der medizinischen Kosmologie, während sich der klinische Diskurs herauskristallisierte.[30] Dennoch begann sich auf der Grundlage dieser neuen Rationalität, die die Vielfalt der Symptome verminderte, ein homogener Status herauszubilden, so unterschiedlich die Formen des körperlichen Verfalls auch sein mochten. Trotz vielfältiger Krankheitsbilder bekamen die Kranken einen festen Platz in der Gesellschaft und eine gemeinsame Identität zugewiesen. Wahrscheinlich war es gerade nötig, die üppig wuchernde Individualität der Krankheit einzuengen, damit die abstrakte Persönlichkeit des «Kranken» Gestalt annehmen konnte.

Aber auch die typischen Merkmale der Tuberkuloseerkrankungen spielten hier eine Rolle. Auch wenn die Tuberkulose tatsächlich zahlreiche Todesfälle zur Folge hat, führt sie doch nicht, wie die Epidemie, zu einem massenhaften und gewaltsamen Sterben, in das der einzelne hineingezogen wird. An der Tuberkulose stirbt man individuell und langsam; sie erlaubt es dem Kranken daher, seine Lage, das Bild, das er von sich selbst hat und das andere sich von ihm machen, zu erkennen. Zunächst einmal gibt dem Patienten die lange Frist, die ihm bewilligt ist, die Zeit, sich eine Vorstellung von sich selbst und seiner Krankheit zu bilden, wie es auch der Ernst seines Zustands erfordert, während man andernfalls wohl kaum nach dem Sinn einer Erscheinung suchte, die den Körper schnell und mühelos dahinrafft. Das ist bei der Tuberkulose lange Zeit nicht der Fall, und das Suchen nach einem Sinn kann sich im allgemeinen über mehrere Jahre erstrecken. Davon zeugen die zahlreichen Tagebücher, über die wir verfügen, in denen die Kranken selbst zu Wort kommen und aus denen wir herauslesen können, wie sich ihr Verhältnis zu ihrer Krankheit entwickelte.

Aber vor allem wird die Krankheit durch ihre Dauer zu einer Lebensform,[31] bevor sie eine Form des Sterbens wird. Die «Kur», die Reise, der Sanatoriumsaufenthalt, die lange Zeit die einzigen Behandlungsweisen der Tuberkulose darstellten, verleihen dem Kranken einen eigenen Status: die Persönlichkeit des Kranken hat nicht nur eine existentielle Bedeutung, sie ist auch durch eine bestimmte Lebensweise und eine bestimmte Stellung innerhalb der Gesellschaft festgelegt. Man könnte versucht sein, darin nur eine Form des traditionellen Ausschlusses zu sehen, wie beim Aussätzigen oder Pestkranken, und zweifellos ist diese Lebensweise eine Fortsetzung davon. Aber dennoch ist sie auch ganz anders: die Lage des Kranken ist nicht mehr durch einen radikalen Schnitt geprägt, sie beschränkt sich nicht mehr auf das Eingesperrtsein, das die Krankheit und ihr Opfer verschwinden läßt. Die Tuberkulosekranken in den Sanatorien erhalten Besuch und haben Ausgang. Im Unterschied zur Eingeschlossenheit des Leprakranken bedeutet etwa das Sanatorium nicht mehr den «Tod in den Augen der Welt», sondern eine «Welt für sich», die ihre eigene Existenz besitzt und sogar faszinierend positiv sein kann. Die Kranken haben «ihre Welt», und man beginnt sie als Gruppe wahrzunehmen.

Es ist eben diese eigentümliche Stellung innerhalb der Gesellschaft, die, obwohl auf ganz unterschiedliche Art, im Mittelpunkt der gegensätzlichen Vorstellungen von der romantischen Krankheit und der «sozialen Heimsuchung» steht. Man kann erkennen, auf welche Weise beide Auffassungen frühere Leitvorstellungen sowohl übernehmen wie auch mit ihnen brechen. Zu Beginn des 19. Jahrhunderts stand der romantische Held im Mittelpunkt der Vorstellung von der Tuberkulose: die Krankheit lag ganz in ihm selbst, und er drückte sich in ihr aus. Diese Ansicht war eine Fortsetzung der früheren Auffassung von Krankheit als Einzelfall, von der man gerade abkam; sie eröffnete auch den Weg zur modernen Pathologie, die sich auf individuelle Abweichungen von der Norm stützt. Aber aufgrund der Konzentration von Patienten an bestimmten Pflegestätten begann sich auch die Vorstellung von einer «Welt der Kranken» abzuzeichnen. Bei der Tuberkulose der Unterschicht, der «sozialen Heimsuchung», lag die Betonung dagegen von Anfang an auf der Anzahl der von ihr betroffenen Armen und dem Ausmaß der Verheerung in dieser Gesellschaftsschicht, in den Armenvierteln und Fabriken; auf der Identifizierung von Bevölkerungsgruppen sowie von Orten, die man als gefährlich einstufte und die es zu beseitigen galt.[32] In dieser Hinsicht trat die «soziale Heimsuchung» die Nachfolge der früheren Epidemien an. Aber auch hier hatte eine Verschiebung stattgefunden: die schriftlichen Zeugnisse über die Epidemien zeigten uns in Auflösung begriffene Städte, Menschenmassen und Leichen; die Berichte über die Tuberkulose der Unterschichten lassen nun Wohn- und Arbeitsstätten sowie das soziale und therapeutische Netz der Familie vor unseren Augen erstehen.

Ohne sich im geringsten zu widersprechen, sind diese beiden Bedeutungsfolgen nur die zwei Gesichter einer neuen Realität: der modernen Krankheit. Aber zwischen der romantischen Sicht der Krankheit oder ihrer Auffassung als soziale Heimsuchung läßt sich auch der Einschnitt zwischen zwei verschiedenen Ansätzen der Medizin und zwei unterschiedlichen Arten des Verhältnisses zwischen Arzt und Patient ablesen. Bei der romantischen Tuberkulose bestand noch die besondere und individuelle, ja sogar einem Patronat ähnliche Beziehung zwischen einem reichen Kranken und einem Arzt, für den weder die Wissenschaft noch der gesellschaftliche Status definitiv gesichert waren. Für beide ging es nicht darum, einen Kranken zu heilen, sondern ein Bild der Krankheit zu pflegen und eine Lebensweise festzusetzen, die den teuren und unheilbaren Kranken zufriedenstellen sollte. Einige Jahrzehnte später, mit dem Auftreten der sozialen Geißel, erschien der Arzt als ein Fachmann, der sich seines Wissens und seines Status sicher war, angesichts einer Vielzahl von Kranken niederen Standes, denen er in wissenschaftlichen Fachausdrücken eine Diagnose stellte, die Krankheitsursachen darlegte und mit der neuen Autorität der Wissenschaft eine bestimmte Verhaltensweise vorschrieb.[33] Neue Vorstellungen von *der Krankheit, dem Kranken und dem Arzt* sind in wechselseitiger Abhängigkeit voneinander entstanden.

Aber eine Frage bleibt: war es den Kranken selbst bewußt, daß sich nun das herausbildete, was wir ihren Status oder ihre soziale Lage nennen?

Und, weiter gefaßt, wie erlebten sie die Tuberkulose in jener Zeit, da ihre Folgen noch gravierend waren? Und wie stellten sich die betroffenen Individuen zu den verschiedenen Meinungen, die allesamt versicherten, die Wahrheit über ihren Zustand zum Ausdruck zu bringen? In welchem Ausmaß wirkten sich diese Meinungen auf die individuelle Empfindsamkeit aus? Wurden durch diese Worte und Bilder das Erleben der Kranken und die Vorstellungen, die sie über ihre Erkrankung hatten, bestimmt?

Die Antwort ist nicht einfach: wenn Texte, Briefwechsel und Tagebücher von Bürgern, Schriftstellern und Künstlern auch im Übermaß vorhanden sind, so herrscht bei den Proletariern gähnende Leere. Wir finden kaum Hinweise außer dem Urteil von Ärzten und Angehörigen des Bürgertums, die unaufhörlich die Nachlässigkeit der Armen, ihre Sorglosigkeit angesichts der schrecklichen Krankheit anführen. Eine Passage aus ‹La Maternelle› von Léon Frapié zeigt uns in der Tat diese «Sorglosigkeit»: «Übrigens», sagte eine Mutter in Ménilmontant, «habe ich nur noch einen Lungenflügel . . ., ich hab' meinen Lebensunterhalt verdient, ich sag' ja nichts. *Nicht jeder kann noch zwei Lungenflügel haben*, ist's nicht so? Ich will Ihnen nur sagen, daß es den Kindern heutzutage gut geht . . . Meiner, behauptet der Arzt, *ist ein bißchen tuberkulös*, aber lassen wir das, wenn's so ist, braucht er nicht Soldat zu werden: um so besser.»[34] Doch der Kontext des Werkes erklärt die Bedeutung dieser «Sorglosigkeit» und die Wahrnehmung, die ihr zugrunde liegt: die Krankheit war nur eines der zahlreichen Übel, die das Überleben der unteren Klassen bedrohten, und war kaum von der Armut und Ausbeutung zu trennen, die sie verursachten.

In diesem Kontext kann man die Widerstände[35] und die Ablehnung verstehen, die das Unterfangen der Hygieniker im Arbeitermilieu hervorrief. Der Protest gegen das Eindringen von «Gesundheitsfürsorgerinnen» oder eine Unterbringung der Kinder, das vorzeitige Verlassen von Sanatorien, ja sogar Ansätze zu Revolten[36] zeigen dies: für die Armen stellte die Prophylaxe gegen die Tuberkulose, insbesondere die Volkssanatorien, kaum etwas anderes dar als eine Kasernierung, die ebenso trostlos wie unwirksam war, denn mit noch größerer Gewißheit als bei den Reichen konnte diese Krankheit nur zum Tod führen.

Die Erfahrung der Krankheit: vom Mythos zur Realität

Wenn sich die Armen auch kaum geäußert haben, so gibt es dagegen von mittelständischen Bürgern, vor allem von Schriftstellern und Künstlern, überaus zahlreiche Zeugnisse. Tschechow, Kafka, Katherine Mansfield und die noch so junge Marie Bashkirtseff beispielsweise haben uns Tag für Tag in ihrer Korrespondenz oder ihrem Tagebuch das Bild ihrer

Krankheit überliefert, an der sie alle sterben sollten. Ein schmerzlicher Weg für sie: von der Entdeckung einer Erkrankung, die sozusagen abstrakt war, da in ihrer alltäglichen Erfahrung kaum zu spüren, in ihrem Körper kaum zu erkennen, führte dieser Weg innerhalb einiger Jahre zu einer harten Konfrontation mit der Realität, der Realität des körperlichen Verfalls und des nahenden Todes.

In ihrem Fall erscheint das Geschehen zunächst wie übersättigt vom romantischen Mythos und den daraus aufsteigenden Sinngebungen. Ihr eigener Dialog ging ganz natürlich darin auf und trug dazu bei, ihm neue Nahrung zu geben. Aber im Laufe der Monate und Jahre machte der Kranke in gewisser Weise die Erfahrung, daß sich der Mythos umkehrte. Anfangs fühlte sich das Individuum durch die Krankheit außerhalb des Normalen, auf eine abstrakte und gewissermaßen «entgesellschaftlichte» Weise Auge in Auge mit dem Leiden, mit dem Tod, wobei der Körper kaum einbezogen war. Doch mit der Zeit erfuhr jeder die Schwere der handgreiflichen Einschränkungen, der Symptome, das Übergreifen der Krankheit auf das eigene Ich, die Schwierigkeit der Beziehungen zu den anderen, den Ausschluß aus der Welt. Auf diese Weise erkannte sich jeder nach und nach als «krank». Bei der anfänglichen Diagnose bestätigen dies alle: die Krankheit jagt keine Angst ein. Katherine Mansfield ist zunächst begeistert, als ihr Arzt sie im Herbst 1917 nach einer Rippenfellentzündung nach Südfrankreich schickte. Kafka schreibt in einem Brief an seinen Verleger, am Tag nach der ärztlichen Untersuchung, bei der er von seiner Krankheit erfuhr: «Die schon seit Jahren mit Kopfschmerzen und Schlaflosigkeit angelockte Krankheit ist nämlich plötzlich ausgebrochen. Es ist fast eine Erleichterung.»[37] Marie Bashkirtseffs Haltung ist zunächst Trotz. Am 10. September 1880, dem Tag, als sie bei der Untersuchung erfuhr, daß ihre «Bronchien angegriffen» seien, schreibt sie in ihr Tagebuch: «... mir wäre es schon recht, wenn mir etwas Ernsthaftes fehlte und wenn ich daran zugrunde gehen müßte. Meine Tante ist konsterniert, ich aber triumphiere. Der Tod schreckt mich nicht. Ich hätte nicht den Mut, mir das Leben zu nehmen, aber ich möchte so umkommen ... Ich möchte mir keinen Flanell anziehen und mich nicht mit Jod pinseln, *ich will nicht geheilt werden.*»[38]

Überdies trat die Krankheit, zumindest anfangs und über lange Zeiträume hinweg, kaum deutlich zutage; sie war nichts oder fast nichts: «Lieber Max, meine Krankheit? Im Vertrauen sage ich Dir, *daß ich sie kaum spüre*», schreibt Kafka an Max Brod. «Ich fiebere nicht, ich huste nicht viel, ich habe keine Schmerzen. Kurzen Atem habe ich, das ist wahr, aber beim Liegen und Sitzen spür ich es nicht, und beim Gehn oder bei irgendeiner Arbeit trägt es sich leicht, ich atme eben zweimal so schnell als früher, eine wesentliche Beschwerde ist das nicht.»[39] Die Beschreibung des Lebens, das er nach der Entdeckung seiner Krankheit im September 1917 auf dem Land führte – Erholung, Mittagsruhe in der Sonne, Milchkur – erscheint tatsächlich idyllisch: die Erkrankung blieb «leicht».[40] Übrigens schreibt er noch 1923, ein Jahr vor seinem Tod: «Mein lieber Robert, niemals kann ich aus eigener Erfahrung verstehn, niemals auch werde ich die Möglichkeit haben zu verstehn, daß man als ein sonst fröhlicher, im wesentlichen sorgloser Mensch nur an der Lungenkrankheit zugrundegehn kann.»[41]

Marie Bashkirtseff spielte mit dem Gedanken an den Tod: «Sieh an, es amüsiert mich, verurteilt oder doch fast verurteilt zu sein, es ist eine Haltung, ein Gefühl, ich trage ein Geheimnis in mir, der Tod hat mich mit dem Finger berührt; es liegt darin ein gewisser Charme. Zuerst einmal ist es neu. Und *ganz ernstlich* von meinem Tod reden zu können, ist interessant, und, ich muß es noch einmal wiederholen, es amüsiert mich.»[42] Doch paradoxerweise empfindet jeder diese fast abstrakte Krankheit zutiefst als die seine. Kafka und Marie Bashkirtseff versichern, sie vorausgeahnt zu haben. Ebenfalls am 10. September 1880 schreibt das junge Mädchen: «Ich habe schon lange einen Verdacht gehabt, ich habe den ganzen Winter über gehustet, und ich huste und ersticke gerade. Zudem wäre es erstaunlich, wenn ich nichts hätte.»[43] Und am Tag, an dem Kafka seine Diagnose erfuhr, schreibt er an Max Brod: «Aber ich klage ja nicht, heute weniger als sonst. Auch habe ich es selbst vorausgesagt.»[44] Denn von der ersten Entdeckung an war die Krankheit für sie etwas gänzlich anderes als eine materiell verursachte Beeinträchtigung des Körpers. Sie waren sofort davon überzeugt – und dabei standen sie völlig im Bann der romantischen Vorstellung –, daß sie aus ihrer Seele, aus ihnen selbst kam. Kafka vor allem drückt dies im Laufe der Monate und Jahre auf unterschiedliche Weise aus. «Allerdings ist hier noch die Wunde, deren Sinnbild nur die Lungenwunde ist»,[45] schreibt er im September 1917. Im Juni 1918: «Die körperliche Krankheit ist hier nur ein Aus-den-Ufern-Treten der geistigen Krankheit . . .»[46] Im März 1920: «. . . es ist übrigens kein eigentliches Kranksein, aber allerdings auch kein Gesundsein und gehört zu jener Gruppe von Krankheiten, die nicht dort ihren Ursprung haben, wo sie zu stecken scheinen . . .»[47]

Der Verlauf der Krankheit und ihre Heilung stehen ebenfalls in Zusammenhang mit der Psyche: «Zur Gesundung ist, da hast Du natürlich recht, vor allem der Gesundungswille nötig. Den habe ich, allerdings, soweit sich dies ohne Ziererei sagen läßt, auch den Gegenwillen»,[48] schreibt wiederum Kafka an Felix Weltsch. Auch für Katherine Mansfield erschwert das Leiden der Seele die Heilung: «Es war nicht nur eine körperliche Schwäche. *Ich muß mein Selbst heilen*, bevor ich gesund werden kann . . . Das muß ich allein und sofort tun. Hier liegt der wahre Grund, warum es mir nicht besser geht.»[49]

Aber im Laufe der Zeit ändert sich der Ton bei allen: die Krankheit hört nach und nach auf, eine abstrakte Bedrohung, eine Verwundung der Seele, der Fingerzeig des Schicksals zu sein. Sie wird ganz «einfach»,[50] wie Kafka sagt, zu einer Fülle von schmerzhaften Symptomen und immer stärkeren Einschränkungen, die mit dem schleichenden körperlichen Verfall einhergehen.

Zu Beginn äußert sich die Krankheit bei Tschechow, bei Kafka und bei Katherine Mansfield durch Bluthusten. Sie alle versichern, daß sie davon nicht übermäßig berührt wurden. Kafka schreibt an Milena: «Vor etwa drei Jahren begann es bei mir mitten in der Nacht mit einem Blutsturz. Ich stand auf, angeregt wie man durch alles Neue ist . . . ging zum Fenster, lehnte mich hinaus, ging zum Waschtisch, ging im Zimmer herum, setzte mich aufs Bett – immerfort Blut. Dabei aber war ich gar nicht unglücklich . . .»[51]

Das beständige Husten und die Atemnöte scheinen weitaus schwerer zu ertragen gewesen zu sein: «Ich huste und huste, und bei jedem Atemzug hört man ein ziehendes, brodelndes, kochendes Geräusch. Ich habe das Gefühl, als ob mein ganzer Brustkorb koche. Ich schlürfe Wasser, spucke, schlürfe, spucke. Ich habe das Gefühl, mein Herz würde brechen. Und ich kann die Brust nicht dehnen; es ist, als ob der Brustkasten zusammengebrochen wäre. *Das Leben ist – ein neuer Atemzug*: nichts anderes ist von Bedeutung»,[52] schreibt Katherine Mansfield. Wie Kafka berichtet sie mit forcierter Heiterkeit von den nächtlichen Hustenkonzerten, die sich in den kleinen Hotels in Südfrankreich wie in den Sanatorien Mitteleuropas abwechseln: «Der Mann im Zimmer neben mir hat die gleiche Krankheit wie ich. Wenn ich in der Nacht erwache, höre ich, wie er sich umdreht. Und dann hustet er. Und ich huste. Und nach einer Pause huste ich. Und er hustet wieder. So geht es eine Zeitlang fort. Bis ich glaube, wir seien zwei Hähne, die einander in einer falschen Dämmerung zukrähen.»[53]

Bei allen behauptet sich nach und nach die Realität, zunächst des körperlichen Verfalls: «Ich bin im Bett; ich fühle mich sehr krank. Ganz sonderbar – als ob ich mich zersetzte», schreibt Katherine Mansfield.[54] An anderer Stelle analysiert sie das Gefühl, sie komme sich wie ein Insekt vor, das zwischen zwei Buchseiten zerdrückt worden ist; es gibt keinen Lebensraum mehr: «Aber die Schmerzen im Rücken usw. machen mein Gefängnis fast unerträglich. Ich bringe es gerade noch fertig, aufzustehen, mich anzukleiden und ins Restaurant und wieder zurück zu gehen, ohne daß man etwas merkt. Aber das ist auch buchstäblich alles. Ansonsten komme ich mir vor wie *ein Käfer, der in einem Buch gefangen ist*, so gebunden, daß man sich bloß noch hinlegen kann. Und selbst das wird zur Qual.»[55]

Im Mai 1884, als ihr Zustand sich beträchtlich verschlimmert hat, klingt bei Marie Bashkirtseff die Angst an, bei der kein Raum mehr zum

Scherzen ist: «Sterben ist ein Wort, welches man leicht sagt und schreibt; aber denken, *glauben*, daß man bald sterben wird? *Glaube* ich es? Nein, aber ich fürchte es.» [56]

Kafka blieb angesichts seiner Symptome lange gleichmütig und lehnte es ab, ihnen irgendeine Bedeutung beizumessen. Noch ein Jahr vor seinem Tod weigerte er sich, wie wir gesehen haben, an die Gefährlichkeit der Tuberkulose zu glauben. Dennoch schreibt er im März 1921, während eines Sanatoriumsaufenthalts, bei dem er sich besonders mitgenommen fühlte, an Max Brod: «. . . es war ein Fehler, daß ich bisher nicht unter Lungenkranken gelebt und der Krankheit eigentlich noch nicht in ihre Augen geschaut habe, erst hier habe ich das getan.» [57] Angesichts der anderen Kranken gewann die Realität der Krankheit übrigens, wie auch bei Katherine Mansfield und Marie Bashkirtseff, schließlich unausweichlich Macht über ihn, und das Ergebnis der Anstrengung, die ihn allmählich mitgenommen hatte, wurde sichtbar: *er war ein Kranker geworden*. Doch hier schwand die romantische Vision dahin: er hatte geglaubt, die Krankheit hätte sein Wesen zum Ausdruck gebracht, aber sie hatte einen anderen aus ihm gemacht. Bei allen tauchte nach und nach das Problem ihrer von der Krankheit bedrohten Identität auf. Denn für diese schöpferischen Menschen betraf der Verfall nicht nur den Körper. Die Beeinträchtigung ihrer Möglichkeiten, schöpferisch zu arbeiten, ihre künstlerische Identität zu wahren, war für alle der schmerzlichste Aspekt der Krankheit. Fortwährend wurden Krankheit und Schöpfung in ihrer beängstigenden Wechselwirkung ins Auge gefaßt: die Krankheit hinderte sie an der Arbeit. Katherine Mansfield schreibt: «Aber obwohl ich einen Armsessel habe und ein Kaminfeuer und einen kleinen Tisch bequem davor, bin ich zu krank, um zu schreiben. Trop malade.» [58] Nicht schreiben zu können bedeutete für sie die Gefahr, ihr Werk unvollendet zu hinterlassen, künstlerisch bedeutungslos zu sein, was den physischen Tod verdoppeln würde: «. . . und dann bleibt mein Werk ungeschrieben. *Darauf kommt es an.* Wie unerträglich wäre es, zu sterben – und nur ‹Bruchstücke›, ‹Fetzen› zu hinterlassen . . . nichts wirklich Fertiges.» [59] Marie Bashkirtseff drückt die Bitterkeit über ihr Unvermögen im Vergleich zu ihren aktiven und produktiven Atelierkollegen aus. Nicht malen zu können, während die anderen, die Gesunden, arbeiten und Fortschritte machen, ist unerträglich: «Ich bin zutiefst bekümmert. Ich mache nichts, und mein Bild! Aber vor allem nichts zu tun! Verstehen Sie diese Verzweiflung? Die Arme hängen lassen müssen, während die anderen arbeiten, Fortschritte machen, ihre Bilder vorbereiten.» [60] Im selben Zusammenhang, als sie sich mit einer ihrer Malerkolleginnen vergleicht, die von Erfolg zu Erfolg schreitet, gibt sie sich schließlich geschlagen und bekennt sich als «brustleidend». Die anderen jungen Mädchen, die mit ihr im Atelier gearbeitet haben, sind Malerinnen geworden, sie ist nur eine Kranke. Die Krankheit hat den Platz von

Kunst und Karriere eingenommen: «Die Breslau ist ehrenvoll erwähnt worden. Sie hat Aufträge. Frau X. . . ., welche sie sehr protegiert und bei der sie die ersten Künstler kennenlernte, hat bei ihr ihr Porträt für den nächsten Salon bestellt. Sie hat schon drei oder vier Sachen verkauft; mit einem Wort, sie ist lanciert, und ich? Und ich bin brustkrank.»[61]

Die Anerkennung der Krankheit als letztendliche Identität, wenn sie auf alles übergegriffen hat, erscheint dann als tragisches Ende ihres schmerzvollen Wegs. Dieses Bewußtsein ist besonders lebhaft bei Katherine Mansfield, die es fast immer im Verhältnis zu den Gesunden ausdrückt. In der Krankheit ist eine Beziehung zum anderen, die Liebe vor allem, unmöglich, weil das Wesen selbst des Kranken zerstört wird. Immer wieder artikuliert sie dieses Gefühl: «Ich bin wirklich hoffnungslos krank. Was ist mein Leben? Die Existenz eines Schmarotzers. Fünf Jahre sind nun vergangen, und meine Fesseln sind enger denn je.»[62] Sie spricht von ihrem Leben mit dem Mann, den sie liebt, wenn sie fortfährt: «Und doch ist da ein tiefes, süßes, zärtlich flutendes Gefühl in meinem Herzen, das Liebe zu ihm und Sehnsucht nach ihm ist. Aber was nützt das jetzt, so wie die Dinge stehen? Solange ich krank bin, ist ein gemeinsames Leben nur eine beständige Qual mit ein paar glücklichen Augenblicken. Aber ein Leben ist es nicht.»[63] Unablässig kehrt das Gefühl wieder, daß eine Kommunikation mit den anderen unmöglich geworden ist: «Aber vielleicht ist all dies Unsinn für Menschen, die selbst nicht krank sind. Sie sind nie diesen Weg gegangen. Wie könnten sie verstehen, wo ich mich befinde?»[64] «Werde ich schon als posthum behandelt?»[65] fragt sie sich auch.

Dagegen liest Katherine Mansfield lange die Briefwechsel von Keats und Tschechow, die wie sie an Tuberkulose erkrankt waren. Voll Schmerz identifiziert sie sich mit ihren Fällen, mit den Leiden von Keats, ebenfalls unverstanden von der Frau, die er liebte: «Diese während einer tödlichen Krankheit geschriebenen Briefe sind für jemanden in meiner Lage schrecklich. Es ist erschreckend zu wissen, daß auch Keats diese Seelenqual gekannt hat. Und seinen Brief an Fanny vom 5. Juli 1820 zu lesen, und, noch schlimmer, denjenigen, in welchem er sagt, sie hätte kein *Recht* auf Glück, wenn sie ihn wirklich liebe . . . Mein Gott, kann eine andere Seele auf Erden diese Qual verstehen, so wie ich sie verstehe?»[66] Sie verspürt Tschechows Angst, von dem sie sagt: «Es gibt da keinen Tschechow mehr. Die Krankheit hat ihn verschlungen.»[67]

Im Verlauf seiner Krankheit und seines langsamen Wegs in den Tod gibt der Tuberkulosekranke demnach jedes romantische Bild von der Krankheit auf. Er glaubte nicht, daß sie tatsächlich sei, aber die Krankheit ist eine Tatsache. Er glaubte, sie sei sein, aber sie macht aus ihm einen anderen. Er glaubte, die Krankheit betreffe ihn allein, aber sie bestimmt seinen Platz in der Gesellschaft und manchmal selbst in der Geschichte.

III. Zonen der Erinnerung und des Vergessens

Es ist verlockend, den Bildern der Epidemie, des Massensterbens, der Krankheit, die in den Lebensraum wie in den Körper eindringt und ihn zerstört, und den Bildern der Tuberkulose, die sich in die Abgeschiedenheit zurückzieht, die Bilder der Krankheit von heute gegenüberzustellen, die sich ganz auf das Individuum beziehen und im sozialen Bereich nicht wahrnehmbar sind. Vielleicht hat uns Jean Reverzy 1954 in seinem Roman ‹Le passage› [1] das Porträt eines Musterbeispiels für den Kranken von heute gegeben; auf jeden Fall aber das Bild eines Kranken, den sich zweifellos viele Ärzte wünschen. Palabaud, sein Held, erlebt seine Krankheit ohne Hoffnung oder Schrecken, mit zurückgezogener, stiller Diskretion. Auf Tahiti, wo er seit Jahren lebt, an einer Zirrhose erkrankt, kehrt er in seine Heimatstadt Lyon zurück, um vor seinem Tode die Umgebung seiner Jugend wiederzusehen. Bis er stirbt, vergehen noch sechs Monate, in denen er anonym durch die Straßen der Stadt streift. Keiner beachtet dort seine Anwesenheit, seine Krankheit bleibt unbemerkt. Palabaud weiß, daß er von nun an außerhalb der Welt steht, aber diese Abgeschlossenheit vollzieht sich innerlich, für andere unsichtbar. Überdies lehnt Palabaud sich niemals auf, noch bringt er die anderen in Verlegenheit. Er halst niemandem die Schwere seines Todeskampfes auf. Und er zeigt äußerste Höflichkeit: er weiß, daß es heutzutage schicklich ist, sich einem Arzt anzuvertrauen, und daß man schlecht anders als in ihren Händen sterben kann. Als mustergültiger und bescheidener Besucher konsultiert er den Arzt regelmäßig und befolgt seine Anordnungen gewissenhaft, wenn auch ohne jede Illusion. Als vorbildlicher Patient weiß er bei den Untersuchungen sogar die Positionen einzunehmen, die dem Arzt die Arbeit erleichtern. Nicht weniger fügsam stimmt er zu, ins Krankenhaus zu gehen, um dort zu sterben, und erhält dort seine Belohnung: er ist dort der «persönliche Kranke» des «Chefs» und verfügt über ein Einzelzimmer. Dennoch wird zuletzt doch eine Autopsie an ihm vorgenommen.

Die Erinnerung an die Krankheit von einst?

Haben wir uns trotz einer so andersgearteten Wirklichkeit noch eine Erinnerung an die ehemals absolute Herrschaft der Krankheit bewahrt? Findet sich in unseren Anschauungen noch eine Spur dieser Jahrhunderte, in denen Krankheit vor allem Epidemie bedeutete? An unseren Metaphern stellen wir fest, daß sie in unserer Sprache überdauern: «Ich meide ihn wie die Pest», sagen wir immer noch. Und man kann erkennen, wie leicht beim erneuten Auftreten der Krankheit die alten Schemata wiederaufleben.[2] 1973 brach in Italien, in Neapel und Torre del Greco, eine Choleraepidemie aus. Schnell entstand Panik: die Einwohner schlossen sich zu Hause ein und mieden einander. Der Bürgermeister von Torro el Greco erklärte einige Jahre später: «Ich erinnere mich, daß am nächsten Morgen alle italienischen Zeitungen in großen Schlagzeilen von dem Ereignis berichteten, und daher wurde die gesamte Bevölkerung von Furcht gepackt, die die Leute zuerst einmal dazu trieb, sich zu Hause einzuschließen.»[3] Ein Arzt berichtete seinerseits: «Zu dieser Zeit versuchte jeder, Personen, die Verwandte im Krankenhaus hatten, zu meiden, aus Angst vor Ansteckung, die selbst dann erfolgen konnte, wenn man nur miteinander redete. Ich erinnere mich, daß man sich damals nicht einmal die Hand gab, wenn man sich begegnete, aus Furcht vor der Krankheit.»[4] Wer die Möglichkeit dazu hatte, verließ die Stadt: «Alle, die die Mittel dazu hatten, brachten ihre Familien weit fort.» «Nicht wenige Bürger sind fortgegangen und haben es vorgezogen, sich vom Bakterienherd zu entfernen.»[5] Und sehr schnell, wie im Mittelalter, gab man den «Fremden» die Schuld. Ein Choleraopfer klagte an: «Man hat uns mit dieser Krankheit infiziert, die aus dem Ausland gekommen ist: aus Afrika, glauben wir.»[6] Und der Pfarrer von Torre del Greco fuhr fort: «Ich persönlich glaube, daß diese Bakterien von Leuten aus dem Ausland eingeschleppt worden sind.»[7]

Aber vor allem kann man die Bedeutung des Pestmotivs in unserer Kultur feststellen. Wie wir gesehen haben, sind von Boccaccio bis Chateaubriand, von Thukydides bis Manzoni oder Daniel Defoe, Berichte in Fülle vorhanden. Selbst in unserer Epoche werden Romanautoren, außerhalb jeglicher Realität, immer noch von Pest und Cholera inspiriert: Giono, Camus, Thomas Mann, Pagnol,[8] um nur einige zu nennen. Die Pest gehört demnach zu den bedeutungsvollsten Sinnbildern unserer Kultur, da sie den individuellen oder gesellschaftlichen Zerfall an seinem Tiefpunkt ausdrückt. Niemand hat das besser formuliert als Artaud. In ‹Das Theater und sein Double› schreibt er: «Wie die Pest ist also auch das Theater ein mächtiger Anruf von Kräften, die den Geist durch das Exempel wieder an den Ursprung seiner eigenen Konflikte zurückführen . . . Wenn das wesentliche Theater wie die Pest ist, so nicht deshalb, weil es ansteckend wirkt, sondern weil es wie die Pest die Offenbarung, die Herausstellung, das Hervorbrechen einer latenten Tiefenschicht an Grausamkeit bedeutet, durch die sich in einem Einzelwesen oder in einem ganzen Volk alle perversen Möglichkeiten des Geistes lokalisieren. Wie die Pest ist es die Zeit des Bösen, der Triumph der schwarzen Mächte, die eine noch unergründlichere Macht speist bis zur völligen Auslöschung.»[9]

Und weiter: «Wie die Pest ist das Theater eine Krise, die mit dem Tod oder der Heilung endet.» [10] Bei der Lektüre der Werke, deren Thema die Epidemie ist, fällt ihr monotoner Charakter auf: jeder Autor wiederholt und zitiert den anderen. Hierbei handelt es sich um eine Notwendigkeit: um die gegenwärtige Epidemie besser schildern und verstehen zu können, ist es unerläßlich, sich auf eine andere, auf alle anderen zu beziehen. In seinem außergewöhnlichen Überblick über die Symptome der Pest faßt Artaud alle bereits bekannten Beschreibungen zusammen. [11] Als Chateaubriand die Cholera von 1832 schilderte, führte er nacheinander die Pest von Athen, den Schwarzen Tod, die Pest von Mailand, die Manzoni beschrieben hat, und schließlich die Berichte von der Pestepidemie 1720 in der Provence an. Weil man 1722 befürchtete, daß letztere auch London heimsuchen könnte, rekonstruierte Daniel Defoe minuziös die Geschichte der Pest von 1665.

Die verschiedenen Pestchroniken scheinen so den mythischen Textsammlungen vergleichbar, die in mannigfaltigen Varianten rekonstruiert wurden; die Bedeutung jeder einzelnen offenbart sich erst im Vergleich zu allen anderen voll und ganz. Denn in den zahlreichen Ausprägungen von Krankheit könnte man die Pest als die Krankheit schlechthin sehen. Zudem gehört die regelmäßige Wiederkehr der Epidemie – Zeichen des Fatums, das stets über dem Menschen schwebt, der ewigen Wiederkehr des Übels – zu ihren auffälligsten Zügen. Wenn sie auch zu ruhen scheint, muß man doch stets damit rechnen, daß diese Plage sicher wiederkehrt. Übrigens beendet Camus die ‹Pest› mit dem Hinweis auf diese Bedrohung, auf die Fortdauer der Krankheit: «Während Rieux den Freudenschreien lauschte, die aus der Stadt empordrangen, erinnerte er sich nämlich daran, daß diese Fröhlichkeit ständig bedroht war. Denn er wußte, was dieser frohen Menge unbekannt war und was in den Büchern zu lesen steht: daß der Pestbazillus niemals ausstirbt oder verschwindet, sondern jahrzehntelang in den Möbeln und der Wäsche schlummern kann, daß er in den Zimmern, den Kellern, den Koffern, den Taschentüchern und den Bündeln alter Papiere geduldig wartet und daß vielleicht der Tag kommen wird, an dem die Pest zum Unglück und zur Belehrung der Menschen ihre Ratten wecken und erneut aussenden wird, damit sie in einer glücklichen Stadt sterben.» [12]

Aber dennoch, und hierin liegt ein Paradoxon, trotz ihrer geradezu mythenhaften Verwurzelung in der Kultur ist die Pest, die Epidemie, im individuellen Bewußtsein nicht mehr gegenwärtig. Man bezieht sich nicht mehr auf sie, wenn man von der Krankheit spricht, nicht einmal, wenn man ihre früheren Erscheinungen ins Gedächtnis rufen will. Die Angst vor dieser Geißel selbst hat keine Spuren hinterlassen. Bereits 1960, im Laufe der Gespräche, bei denen wir die interviewten Personen ausdrücklich darum baten, die gegenwärtigen und die vergangenen Gesichter der

Krankheit miteinander zu vergleichen, wurden die Epidemien Pest und Cholera nur ein einziges Mal von einem Postbeamten erwähnt, und mit welcher Distanz: «Die Geschichte ist voll von diesem Elend, von Cholera, von Pest, das sind Krankheiten, die so alt sein müssen wie die Welt, die lange, nun, sagen wir nicht gerade unbekannt, aber . . . Die Leute in ihrer Unwissenheit, ihrer Schicksalsergebenheit haben das als etwas ganz Normales im Verlauf ihres Lebens damals hingenommen . . . Es gab früher, bei den Primitiven, ganze Bevölkerungsgruppen, ganze Städte, die von der Cholera dezimiert wurden. Sie haben das nicht begriffen, die armen Leute . . .»

Die Lepra dagegen, die in unserer Kultur bei weitem keine so zentrale Rolle spielt,[13] bewahrt sich im Bewußtsein oder eher in den individuellen Vorstellungen einen gewissen Platz. 1960 wurde sie von mehreren Personen spontan unter den Krankheiten genannt, die «Angst einjagen». Zwar gibt es noch heute auf der Welt, darunter sogar in mehreren Ländern Westeuropas, insgesamt etwa elf Millionen Leprakranke.[14] Aber nicht nur, weil sie eben noch vorhanden sind, bleibt die Lepra in unserem Bewußtsein gegenwärtig, sondern aufgrund ihrer Eigenart, die zu Phantasmagorien verlockt: sie ist die Krankheit eines Individuums, daher unserer Erfahrung und unseren gegenwärtigen Vorstellungen näher, sie ist die langsame und dann plötzlich sichtbare Zerstörung eines Körpers, der sich zerfrißt. Deshalb steht die Lepra in unserem Bewußtsein für das Leiden schlechthin, für den Krebs, diese andere Krankheit, die zerfrißt. Davon zeugen die Worte dieser jungen vierundzwanzigjährigen Logopädin: «Insoweit ich die äußeren Schäden der Krankheit nicht sehe, habe ich keine Angst, aber sobald ich die Schäden sehen kann . . . Eine Krankheit, die ich beispielsweise fürchten würde, wäre die Lepra, sie zerfrißt einem einfach Teile des Körpers.»

Das Zeitalter der Fieber ist vorbei

Ganz anders liegt der Fall bei den anderen ansteckenden Krankheiten. Wenn auch die Pocken heutzutage ausgerottet sind, wenn Typhus selten geworden ist, so kennen wir doch noch die Grippe, den Keuchhusten, die Masern. Aber man weist kaum mehr auf eine dieser Erkrankungen hin, wenn man Bedrohungen für die Gesundheit ins Auge faßt. Sie werden nur noch am Rande zur Sprache gebracht: die Grippe als jahreszeitlich bedingter Zwischenfall und die «Kinderkrankheiten», die jeglichen beängstigenden Charakter verloren haben, als «normale» Entwicklungsphasen: «Ich war nie wirklich schwer krank, nun ja, ich habe die Kinderkrankheiten gehabt, die Masern, Mumps, Scharlach, aber das war schließlich normal, was man als Kind so hat», sagte 1972 eine nicht berufstätige, sechsundsechzigjährige Frau. Eine achtundvierzigjährige Zugehfrau machte sich 1979 kaum Sorgen um die Gesundheit ihrer sechs Kinder, denn «sie sind nie krank. Sie haben wie alle Kinder Masern, Keuchhusten und Windpocken gehabt, aber sonst gar keine Krankheiten». Jegliche dramatische Bedeutsamkeit ist geschwunden. 1980 schildert der neunzigjährige Maurice Genevoix in seinen Memoiren den «Krupp», an dem er als ganz kleines Kind erkrankt war: «Die Mamas von heute», bemerkte er, «hätten Mühe, sich das Entsetzen früherer Eltern vorzustellen, wenn sie in der Kehle ihrer Kinder ‹den schrecklichen Hahn des Todes in seiner dunklen Dämmerung krähen› hörten.»¹⁵ Wie das Zeitalter der Epidemie ist heutzutage auch die Zeit der Fieber vorbei. Sicherlich zu Recht, was die Fakten betrifft, aber ebenso in unseren Vorstellungen: die Krankheit hat nicht mehr ihr Gesicht.

Aber diese Entwicklung ist neu. Noch gestern, man könnte sagen, noch 1960, erschienen diese Erkrankungen spontan in allen Aussagen über die Krankheit, und man wußte noch, daß sie schwerwiegend gewesen waren. Einige der Befragten, wie eine alte Dame von einundsiebzig, rufen tragische Fälle von einst in Erinnerung: «Sicher, in meiner Jugendzeit wußte ich von vielen, die an Scharlach gestorben sind, an Typhus, sogar von vielen, die an den Masern gestorben sind. Ich habe in dieser Zeit Fälle von Kindern in meinem Alter gekannt; mit fünf, sechs Jahren habe ich einen kleinen fünfjährigen Jungen gekannt, der an den Masern gestorben ist.»

Mehrere Personen erzählen von einer persönlichen Erfahrung, die dauerhafte Spuren hinterlassen hat. Typhus zum Beispiel: «Ich war krank, als ich noch sehr jung war, ich hatte mir das Typhusfieber geholt. Zu der Zeit damals konnte man das Typhusfieber noch nicht so behandeln wie heute, und von diesem Fieber ist mir eine Darmschwäche geblieben ... Ich mußte Diät halten, dann ist der Krieg gekommen, also war keine Diät mehr möglich, und so ist das dann eben chronisch geworden...», erinnert sich eine achtunddreißigjährige Hausfrau. Eine Infektionskrankheit vor allem gehörte 1960 noch zur furchteinflößenden Gegenwart. Als Krankheit «von heute» oder «moderne Krankheit» rief die Kinderlähmung Angst und sogar Entsetzen hervor. Sie war in jedermanns Bewußtsein gegenwärtig, ebenso wie Krebs, und manchmal bei den Müttern noch stärker als dieser, insbesondere etwa bei einer siebenundvierzigjährigen Mutter: «Bei Kindern kommt einem heutzutage sofort die Kinderlähmung in den Sinn ... Ich glaube, das ist die schlimmste Krankheit, und es gibt ihretwegen so furchtbar viele junge Behinderte. Sie ist schrecklich, und ich glaube, *das ist die Krankheit, die einem zur Zeit am meisten Angst macht,* der Krebs kommt erst danach.» Die Kinderlähmung ruft das Bild einer Ausgeschlossenheit hervor, das, mutatis mutandis, an die Ausgeschlossenheit erinnert, die die Opfer der früheren Plagen umgab. Ein junger Lehrer sagt: «Die Kinderlähmung ist die Herabsetzung der Persönlichkeit. Man fühlt sich verloren . . . Das Problem ist, einen solchen Menschen wieder in eine Welt einzugliedern, die keinen Platz mehr für ihn hat, man ist ein Geschöpf, das abgelehnt wird oder mit dem man Mitleid hat.» Wie bei allen großen Plagen jagt allein das Wort schon Angst ein, so etwa einem einunddreißigjährigen Geschäftsmann: «Man redet seit Jahren so viel von Polio . . . und man sieht so viele Kinder, die für ihr ganzes Leben gelähmt sind, daß ein Begriff wie dieser in uns böse Erinnerungen oder Schreckensbilder wachruft.»

Zum Zeitpunkt unserer Untersuchung war die Krankheit tatsächlich gerade rückläufig, den Antipolio-Impfstoff gab es seit etlichen Jahren. Manche Leute wußten das: sie hatten ihre Kinder impfen lassen. Für sie war «die Polio», so erschreckend sie auch sein mochte, auf dem besten Wege, bezwungen zu werden. Andere – die manchmal ein hohes Bildungsniveau hatten, wie etwa ein junger Architekt, Vater von zwei kleinen Kindern – wußten noch überhaupt nichts davon: die Kinderlähmung blieb eine dieser Geißeln, die man erst in ferner Zukunft unter Kontrolle zu bringen hoffen konnte. Sie hatte die Aura einer Krankheit ohne Hoffnung behalten: «Die Kinderlähmung macht mir große Angst . . ., und dann hat man auch den Eindruck, daß man sich keine Illusionen machen kann, man weiß, daß man die Krankheit eines Tages besser kennt und daß die Medikamente wirksamer sein werden, aber . . . im Augenblick ist es hoffnungslos.» Diese Krankheit jagte um so mehr Angst ein, als sie vor allem Kinder traf. Und es liegt noch nicht allzu lange Zeit zurück, daß die Krankheit eine ernste Bedrohung für Kinder war und ihr Leben gefährdete. Die Angst von gestern ist noch nicht völlig aus dem Gedächtnis der 1960 befragten Personen verschwunden, selbst wenn die Kindersterblichkeit zu dieser Zeit spürbar zurückgegangen war.[16] Vielleicht tritt in dieser Furcht auch eine alte gesellschaftliche Sorge zutage: die Nachkommenschaft zu sichern und den Stamm zu erhalten.

Die anderen Infektionskrankheiten stellen dagegen keinen Schrecken mehr dar; man weiß, daß sie heilbar sind. Ein ehemaliger Offizier, der von den Malariaanfällen berichtet, an denen er leidet, fährt rasch fort: «Von der Malaria kann man jetzt geheilt werden, es ist nicht sehr schlimm, wenn man die nötige Behandlung hat, danach ist es vorbei, das hört auf.» Der Zusammenhang zwischen möglicher Heilung und dem Verschwinden der Angst ist eindeutig: «Ich erinnere mich», sagt ein fünfzigjähriger Lehrer, «als ich jung war, habe ich medizinische Bücher gelesen, Berichte über die Syphilis, das hat mir Angst eingejagt, aber von dem Tag an, als man die Syphilis unter die heilbaren Krankheiten eingeordnet hat – man kann das jetzt sehr gut kurieren –, ist das für mich nebensächlich geworden.»

Was die Tuberkulose anbelangt, ist die Angst vor ihr 1960 ebenfalls gewichen. Manche Leute meinten damals übrigens, die Krankheit sei vollkommen verschwunden. So versicherte eine siebenundvierzigjährige Hausfrau und Mutter ohne jedes Zögern: «Die Tuberkulose, das ist vorbei, wegen der Röntgenbilder in der Schule stellt man das sehr schnell fest... Tuberkulose gibt es nicht mehr.» Für andere war sie zu einer Krankheit «wie jede andere» geworden. Ein Lehrer wies auf seinen eigenen Fall hin: «Mir sind da einige kleine Sachen passiert: eine Gelenktuberkulose in meiner Jugend... ja, das war tuberkulös», und er fügte sofort hinzu: «Das kann man kurieren, so etwas, es war heilbar, ich habe mich deswegen nicht aufgeregt.» Man beurteilte die Tuberkulose manchmal als weniger belastend oder beängstigend als andere Erkrankungen. So wie ein Postbeamter, der an Gastritis litt: «Ich sage mir immer: wenn man eines Tages feststellt, daß du ansteckend bist, was soll's, das überstehst du schon, du läßt dich behandeln... Ich glaube sogar, wenn sich herausstellen würde, daß ich ansteckend bin, würde ich mir darüber weniger Sorgen machen als über meinen Magen.»

Aber wenn 1960 auch jede unmittelbare Angst gebannt war, blieb die Erinnerung an den Schrecken von einst dagegen erstaunlich lebendig. Mehrere Personen, sehr unterschiedlich in Alter und kultursoziologischem Niveau, haben die Angst beschrieben, «die Zwangsvorstellung», die sie oft über Jahre hinweg empfanden. Ein neunundsiebzigjähriger Drucker in Rente sprach sicher von einer bereits weiter zurückliegenden Vergangenheit: «Früher hatte ich Angst vor der Brustkrankheit, weil meine Därme in so schlechtem Zustand waren, wegen der Dünndarmentzündung, die ich bekommen hatte; so um die vierzig war ich sehr mager, und damals hatte ich das Gefühl, daß ich vielleicht lungenkrank war. Das ist mir noch lange geblieben: *vor einer Lungenkrankheit hatte ich panische Angst.*» Aber ein leitender Angestellter, mit siebenunddreißig Jahren wesentlich jünger, sagte ebenfalls: «Im Alter von neunzehn oder zwanzig hatte ich ein sehr schweres Lungenödem und eine Art panischer Angst vor Tuberkulose, die mich ziemlich lange verfolgt hat..., und als ich jung war, lief mir jedesmal, wenn ich geröntgt wurde, der Schweiß herunter... panische Angst... danach ging ich dann wieder für ein Jahr beruhigt nach Hause.» Man hatte noch keineswegs das Gefühl der Ohnmacht angesichts der Krankheit vergessen, das «Etikett» des Schwindsüchtigen, das einem Menschen angeheftet wurde, der unausweichlich sein Todesurteil unterzeichnet hatte. Ein fünfundfünfzigjähriger Taxifahrer erinnerte sich: «Man sagte: ‹Die sind schwindsüchtig›, und damit hatte sich's dann, *man erwartete, daß es mit ihnen zu Ende ging.* Wenn man damals von einem Typen sagte, ‹er ist lungenkrank›, na ja, dann hat man halt damit gerechnet, daß er sich ganz still aus dem Staube macht... ein Schwindsüchtiger, pah! Ihm blieb nichts anderes übrig, als auf seine Stunde zu warten, und basta.»

In den sechziger Jahren war das Bild der Tuberkulose also zwiespältig; wenn sie, für jeden erkennbar, jetzt gutartig schien, so hatte sich doch das Entsetzen vor der Geißel von gestern nicht verloren. Die Erinnerung an die Angst, die sie einst ausgelöst hatte, war bei manchen stärker als vor allen jüngeren Bedrohungen. Bei dem bereits zitierten Ingenieur erreichten die gegenwärtigen Gefühle im Hinblick auf Lungenkrebs in keiner Weise die Intensität der Furcht vor der Tuberkulose, die ihn während seiner Jugend umklammert hatte: «Die Tuberkulose war die furchtbare Krankheit, das war vor allem die Krankheit, die den Verfall mit sich brachte, und dann war man verurteilt . . . wenn ich den Lungenkrebs damit vergleiche, ich möchte ihn ja nicht bekommen, aber ich glaube nicht, daß er so . . ., daß ich so eine Neurose vor ihm entwickeln könnte oder ein Gefühl, das mich im selben Maß quält.» Als eine Krankheit, die in ihren konkreten Erscheinungsformen harmlos geworden war, blieb die Tuberkulose 1960 dennoch ein Synonym für die Krankheit schlechthin.

Das Fortbestehen des Mythos

Auch heute noch können die tatsächlich von der Tuberkulose Betroffenen diese Krankheit auf zweierlei Weise erleben. Die Tuberkulose, das ist nichts von Bedeutung . . . und trotzdem: «Tuberkulose, das ist wie Kopfschmerzen, nur die Behandlung dauert länger», sagte 1980 ein Student aus Kamerun, der in Paris lebte und erst vor kurzem an ihr erkrankt war. Dennoch verrät er eine Ambivalenz, die die doppelte Realität der Krankheit widerspiegelt, die sich in den europäischen Ländern so anders zeigt als in Afrika. «Die Tuberkulose», sagt er, «habe ich auf zwei verschiedene Weisen erlebt, in bezug auf afrikanische Freunde von mir oder auf meine Familie in Afrika, und ich habe sie erlebt als jemand, der in Frankreich lebt und weiß, daß Tuberkulose absolut nichts Schlimmes mehr ist. In Frankreich», sagt er weiter, «ist Tuberkulose eine ganz banale Sache, aber wenn man an Afrika denkt, da ist das etwas völlig anderes . . . wenn man in Afrika so auf der Straße von Tuberkulose redet, ist das etwas ganz Entsetzliches.» Aber seine Aussage zeigt, daß die Krankheit, wenn sie auch heutzutage für die Gesamtheit der Bevölkerung jede Macht verloren hat, das betroffene Individuum immer noch an den Tod erinnern kann: «Ich weiß, daß ich von Zeit zu Zeit die ganzen Klischees vor mir gesehen habe, den Tod und weiß der Himmel was.»

Für einen zweiunddreißigjährigen Musiker, der 1979 befragt wurde und zwei Jahre zuvor erkrankt war, ist die Tuberkulose eine Krankheit, die «weder schlimmer noch leichter als eine andere» ist, «das war früher ernst, aber jetzt nicht mehr». Dennoch sagt er: «Es ist eine Krankheit, die mit dem Tod verbunden ist», und weiter: «Man wird empfänglicher für

alles, was stirbt, und man kann der Tatsache nicht entrinnen, daß man un-
bewußt meint, sich von innen her aufzulösen.» Die unterschiedliche Ton-
art seiner Aussagen verrät, daß das romantische Bild von der Tuberkulose
auch heute noch fortbesteht. Sie verdeutlicht, welchen Einfluß die Sym-
bole, die mehr als hundert Jahre lang mit dieser Thematik in Verbindung
gebracht wurden, noch auf heutige Aussagen haben, obwohl sich die
objektive Wirklichkeit grundlegend gewandelt hat. Für diesen Musiker,
der in reinster romantischer Tradition steht, ist die Krankheit nicht nur
ein organischer Zustand, der auf äußere Einflüsse zurückzuführen ist. Sie
liegt nicht außerhalb des Individuums, das an ihr erkrankt: «Sie ist eine
Krankheit, sie ist in gewissem Grade körperlich; ja gar keine Frage, das ist
sie, wenn man die Röntgenbilder ansieht, sieht man das ja, man sieht, daß
man krank ist . . . aber sie ist trotzdem eine intellektuelle Krankheit.»
Und weiter meint er: «Man sagt immer, daß die Tuberkulose eine Krankheit ist, die man bekommen will, *die eine Form der Selbstzerstörung ist . . .*
vielleicht ist etwas Wahres dran . . . das heißt, man versetzt sich in die
Lage, sie zu bekommen, und vor allem, sich nicht dagegen zu wehren . . .
ich glaube, was mich betrifft, stimmt das.»

Für diesen jungen Musiker war die Tuberkulose eine Grenzerfahrung,
die ihm eine Veränderung und Neubestimmung seines Ichs ermöglichte.
Sie war für ihn, sagt er, eine «Zeit der Kontrolle», sie hat eine «Grenze»
markiert: «Das ist ein Zeitpunkt, wo nichts geschieht, außer daß man
krank ist, *und daher ein Zeitpunkt, wo man zwangsläufig nachdenkt*, das
bringt notgedrungen Veränderungen mit sich, das ist schon irgendwie . . . wie eine Grenze.» Er hat in der Tat eine Grenze überschritten:
Scheidung, Wohnungswechsel, ein Wandel in seinen Beziehungen zu anderen, Suche nach neuen Erfahrungen. Sobald die Zeitspanne, «wenn
man die Krankheit richtig hat, wenn man im Bett liegt», beendet war,
veränderte er sein Leben von Grund auf: «Mein Leben hat sich geändert;
ich bin nach Paris gegangen, damals habe ich Lille verlassen, wo ich gewohnt hatte, und dann ein Leben geführt, das mich interessierte . . . Ich
hatte Lust zu entdecken, viel unter Leute zu gehen, nirgendwo stehenzu-
bleiben, in ganz Frankreich zu spielen, für wirklich alle Erfahrungen
offen zu sein und sie wirklich dort zu suchen, wo sie zu finden waren.»

Diesen ganzen Zeitraum über, sagte er, hat seine Intelligenz «sich ge-
schärft», seine Fähigkeiten zu musikalischem Schaffen haben sich erneu-
ert: «Während dieser Zeit bin ich nach Paris gekommen und habe eine
Musik gespielt, die bis ans Äußerste ging, und seitdem sage ich, daß diese
Musik etwas mit der Krankheit zu tun hatte.» Zugleich bedeutete die
Krankheit jedoch eine Art von Zerfall: «Ich habe Augenblicke des Zerfalls
in verschiedenen Bereichen erlebt, die Auflösung der Persönlichkeit, des
Körpers . . .» Aber das Bild, das ihm die Erfahrung der Tuberkulose am
besten auszudrücken scheint, ist das Bild vom «no man's land». In diesem

«nicht gerade erträglichen» Lebensraum, sagt er, dessen Strukturen aufgelöst, weil desozialisiert sind, enthüllt sich das Individuum, es zeigt sich nackt: «Als ich begann, krank zu sein, ich habe gehustet, erinnere ich mich . . . ich hatte da eine Schallplatte, die ‹no man's land› hieß . . . und irgendwann nahm ich das Auto, fuhr einfach los und fand mich auf Flughäfen wieder, in Roissy und so weiter. Wirklich komische Orte, das Ende der Stadt . . . Orte, von denen manche sagen würden, daß dort gar nichts los ist, und andere, daß sich dort alles abspielt . . . es gibt auch bestimmte Orte, wo man gezwungen ist, sich ungeschützt zu bewegen, ohne sich zu verstecken, wie die Typen, die im Maschinengewehrfeuer über die Grenze gehen. Das ist mir von dieser Zeit der Krankheit noch geblieben.»

Ein Mensch, der sich auf diese Weise ausdrückt, ist sich vollkommen der Tatsache bewußt, daß er eine Sehweise neu belebt, die älter als ein Jahrhundert ist, und daß er sich in einer perfekt kodierten literarischen Tradition befindet. Übrigens erklärt er das auch ausdrücklich, als er Tuberkulose und Krebs vergleicht: «Der Krebs hat das kulturelle und künstlerische Leben noch nicht verändert. Er ist noch ganz roh in den Köpfen der Leute, noch nicht veredelt oder ausgeschmückt, das fängt erst langsam an . . ., die Tuberkulose ist nicht nur einfach eine Krankheit; da gibt es so viele Bezüge zu einer ganzen Menge Sachen, literarisch, historisch, politisch . . . Das ist eine Krankheit, die immer noch wahnsinnig dramatisiert ist.» Aber das Bewußtsein, daß es sich um einen Mythos handelt, hindert diesen nicht daran, seine Wirkungskraft zu bewahren. In einer kürzlich erschienenen Arbeit sind Isabelle Grellet und Caroline Kruse [17] übrigens auf dieselbe Thematik gestoßen, die im Laufe der letzten Jahre von jungen Studenten formuliert worden ist. Der «Schwindsüchtige» bleibt eine der prägnanten Prototypen eines Kranken; Realität und Phantasievorstellung finden sich hier zusammen. Er hat seinen symbolischen Wirkungsgehalt beibehalten.

Siege der Medizin

In Vorstellungen der Allgemeinheit vom biologischen Übel hat sich die Vergangenheit daher auf unterschiedliche und mannigfaltige Weise festgesetzt. Dennoch erscheint ein Punkt sicher zu sein: das Jahr 1960 bedeutet für Frankreich eine Wende, einen Übergang von einer Vergangenheit, die von Infektionskrankheiten beherrscht war – die Kinderlähmung war ihre letzte Variante, die Tuberkulose ist heute noch ihr Symbol –, zu einer Gegenwart, in der das Leiden endgültig ein anderes Gesicht angenommen hat. Aber 1960 hat sich nicht nur die Erinnerung an die Bedrohung, die Infektionskrankheiten einmal dargestellt haben, lebendig erhalten; mehr noch, die «Siege», die ihre Heilung bedeuten, sind ins Bewußtsein vorgedrungen.

Wie zwanzig Jahre später und wie in den vorhergehenden Jahrhunderten – denn die Ablehnung der Medizin gibt es seit jeher – gaben Ärzte und Medizin 1960 Anlaß zu Disputen und zur Kritik, die wir noch oft wiederfinden werden. Die Infektionskrankheiten bildeten jedoch eine Ausnahme. Hier brach übertriebener Triumph aus: es ist die Rede von den – seither oft verschrieenen – «Siegen der Medizin».

Weil man sich an die Krankheiten von gestern noch deutlich erinnerte, begriff man ihr Verschwinden als eine Heldentat, der man ohne jede Reserviertheit gegenüberstand. Und man schrieb es ohne Zögern – da man von der spontanen Regression der Infektionskrankheiten nichts wußte – der Wirksamkeit ärztlichen Handelns zu. «Manche Krankheiten sind offenkundig im Rückgang, bei Kindern besonders, Gehirnhautentzündung war bei kleinen Kindern meistens verhängnisvoll, noch vor zwanzig Jahren ungefähr. *Heutzutage, mit dem medizinischen Fortschritt, kann man sich dagegen aus der Affäre ziehen* . . . Typhus war etwas ganz Schlimmes, wenn man jemanden mit Typhus geheilt hatte, sah man das als Wunder an», räumt ein sechsundvierzigjähriger Postbeamter ein.

In diesem Kampf feierte man zwei Phasen. Zuerst die Phase der Impfstoffe: die Entdeckungen von Pasteur und die Verfahren, die daraus abgeleitet wurden, weckten 1960 keinerlei Vorbehalte, wie eine junge Frau sagt: «Die Impfstoffe spielen auch eine große Rolle beim Rückgang der Krankheiten, Pocken, Diphtherie, das ist jetzt alles zurückgedrängt, es gibt nur noch ganz wenig Fälle.» Und als zweites die Phase der Antibiotika, die, obwohl in anderen Fällen sehr kritisiert, von einer sechsunddreißigjährigen Gastwirtin, ebenso wie von vielen anderen, als ganz und gar positiv angesehen werden: «Immerhin gibt es Medikamente, sehen Sie sich Typhus an, sehen Sie sich diese Krankheiten an, früher hat sich eine Frau im Wochenbett nicht mehr vom Kindbettfieber erholt . . . das kommt jetzt nicht mehr vor . . . *man hat schließlich die Antibiotika entdeckt*, die bei Infektionen doch sehr wirksam sind.»

Manchmal werden, wie bei einem vierzigjährigen Buchbinder, in einer seltsamen Zeitraffung die Begriffe von einst, noch durchtränkt von den alten Ängsten, mit dem beruhigenden Hinweis auf die Behandlungsmethoden von heute vermengt: «Ich persönlich *erwarte immer eine Heilung*, selbst wenn ich ein Baby sehe, das violett angelaufen ist, weil es Krupp oder was weiß ich hat . . . Typhus vielleicht, ich gehe immer von einer Heilung aus. Ich sage mir, na gut, es ist alles da, was man braucht, man verständigt den Arzt, schließlich gibt es Antibiotika . . . es gibt keinen Grund, warum man es nicht überstehen sollte.»

Diese traditionellen Krankheiten, obwohl mittlerweile harmlos, gehörten also 1960 immer noch zum Bild, das man sich von der Krankheit machte. Manche Personen versichern sogar, sie seien «die wahre Krankheit». So eine siebenundvierzigjährige Hausfrau und Mutter: «Eine Krankheit, nun, Bronchitis, Lungenentzündung, Rippenfellentzündung, Scharlach oder Typhus. Sehen Sie, das nenne ich wahre Krankheiten: man hat sie ... und dann heilt man sie.» Ein Verfahrenstechniker stellt fest: «Das, was ich als die wahren Krankheiten bezeichnen würde, scheint tatsächlich im Verschwinden begriffen zu sein, daher hat man immer weniger Angst vor ihnen ... Die wahren Krankheiten, die früher sehr schwer waren, verschwinden nach und nach, übrig bleiben nur einige Herzkrankheiten oder Krebs, aber Viruskrankheiten und Infektionskrankheiten haben immerhin die Tendenz, fast vollständig zu verschwinden.»

Wir verstehen den Sinn dieser Aussage: wenn von Heilung die Rede ist oder man Krankheiten denen gegenüberstellt, «über die man nichts weiß», kommt ein und derselbe Gedanke auf. Die Infektionskrankheiten als die «wahren Krankheiten» zu erklären, heißt nicht nur, sich auf eine Vorstellung der Vergangenheit zu beziehen, sondern auch, der Krankheit in ihrer Gesamtheit ein tröstliches Gesicht zu verleihen: man kennt sie, und es ist möglich, sie zu beherrschen. So versucht man, den glücklichen Ausgang, die sozusagen sichere Heilung und unseren Triumph über die Natur und den Tod zu beschwören. Die Infektionskrankheit, die als «wahre Krankheit» bezeichnet wird, läßt uns hoffen, von nun an von der Krankheit, nach den Worten Courtelins, «nur die Annehmlichkeit zu kennen, sich nicht mehr von ihr bedroht zu fühlen».[18] Im Gegensatz dazu steht das so beängstigende Bild einer Krankheit, von der wir nur allzu gern leugnen würden, daß sie eine «wahre» ist: es handelt sich um den Krebs.

1960 wurden also Erörterungen über Krankheit und Medizin janusköpfig in zwei Richtungen geführt. Man empfand zugleich die beängstigende Bedrohung, aber auch den möglichen Sieg. Wir befanden uns an einem Wendepunkt; die befragten Personen gerieten leicht von einer Stimmung in die andere. Bald war die Infektionskrankheit die «wahre Krankheit», die man besiegen kann; die andere, der Krebs, war nur eine zufällige Komplikation, die der medizinische Fortschritt bald in den allgemeinen Rahmen zurückholen würde. Doch rasch drang die andere Seite an die Oberfläche: stellte nicht der Krebs die «wahre», die einzige Krankheit dar, die der Rede wert ist? 1980 gewann diese zweite Auffassung die Oberhand. Nur der Erfolg im Kampf gegen die Infektionskrankheiten hatte sie in Vergessenheit geraten lassen. Trotz der Weiterentwicklung von Behandlungsmethoden herrscht eine gewisse Ernüchterung, und die Kritik an der Medizin hat sich verstärkt. Von nun an sucht die Furcht vor dem Krebs das Bewußtsein der Allgemeinheit heim.

IV. Die modernen Zivilisationskrankheiten

Heutzutage besteht zwischen den chronischen und degenerativen Erkrankungen, an denen die Industriegesellschaften leiden, und der Tuberkulose von gestern nur noch ein geringer Zusammenhang, und noch größer ist der Abstand zu den Epidemien, den Massenseuchen, die unsere Vorfahren dezimierten. Mit der «Krankheit» verbinden wir die Vorstellung von einer Person, die ein paar Tage wegen Grippe im Bett liegt, oder einer anderen, die seit fünf Jahren mit einem Herzschrittmacher lebt, oder auch eines Menschen, dem bei Untersuchungen eine bösartige Erkrankung diagnostiziert wurde. In all diesen Fällen haben Realität und Vorstellung der Krankheit aufgehört, allgemeingültig zu sein, sondern sind zu einer individuellen Beeinträchtigung geworden. *Das Individuum* ist krank, und dies impliziert in keiner Weise, daß sein Nachbar es ebenfalls sein muß. Seine Krankheit stellt weder eine Warnung noch eine Bedrohung für seine Umgebung dar. Sie betrifft den Menschen in seiner Körpererfahrung allein.

Individualisierung und Sozialisierung der Krankheit

Diese Individualität der Krankheit verstärkt die Einsamkeit des Kranken und verleiht ihr eine neue Bedeutung. Denn wenn er angesichts der Krankheit auch schon immer allein war, so war während der Epidemien doch ein gesellschaftlicher Mechanismus zum Schutz und zur Verteidigung der Gemeinschaft am Werk. Die Krankheit betraf viele, und die von ihr Befallenen zu meiden, indem man sie isolierte und einschloß, war das einzige Mittel, sich vor ihr zu schützen. Der Gedanke an die Ansteckung stand im Mittelpunkt dieses Mechanismus: die Krankheit entstand beim Kontakt mit dem anderen, in der Beziehung zueinander. Das gilt in solchem Maße, daß man das Pfeiffersche Drüsenfieber «die Verlobtenkrankheit» oder die «Kußkrankheit» (Mononukleose) nannte. Heute ist der Kranke allein, weil die anderen, die nicht mehr Gefahr laufen, so zu werden wie er, von seinem Zustand nicht betroffen sind. Die bakteriellen Krankheiten sind besiegt, die Ansteckung jagt keine Angst mehr ein, und bestimmte Modelle der aktuellen Ätiologie individualisieren die Krankheit noch mehr, indem sie die genetischen Mechanismen oder die komplex wirkenden immunologischen Prozesse hervorheben.

Die Individualität der Krankheit wird ebenso durch die Tatsache verstärkt, daß die schweren Krankheiten von früher – Lepra, Cholera, Pokken und Tuberkulose –, von denen manche weiterhin in endemischer oder epidemischer Form in einigen Regionen der Welt grassieren, keine Gefahr oder Bedrohung für die Menschheit mehr darstellen. Im Abendland sind sie als heutige Realität sogar aus den allgemeinen Phantasievorstellungen verschwunden, weil der wissenschaftliche und technische Fortschritt es ermöglicht, sie zu kontrollieren und einzudämmen. Aber gewisse atypische und von der Medizin nur schwer zu beherrschende Phänomene, die in Verbreitung und Schwere manchmal epidemische Dimensionen annehmen, erwecken dennoch alte Ängste wieder. Im Winter und Frühjahr 1981 haben Hunderte, die in Spanien an den Folgen einer atypischen Lungenentzündung, verursacht durch ein gepanschtes Öl, starben, für ein lebhaftes Presseecho gesorgt, ebenso wie die «Legionärskrankheit», die im Sommer 1981 in den Krankenhäusern von Paris grassierte. Bei Hunderten von jungen Amerikanern, die von einer tödlichen Krankheit befallen wurden, die in der nördlichen Hemisphäre im allgemeinen unbekannt ist,[1] konnte man sogar von einer «Krebsepidemie» sprechen. Selbst wenn diese Erscheinungen von den Epidemien von einst weit entfernt sind, bewahren sie doch manche ihrer Züge: eine rätselhafte Krankheit, die von der Wissenschaft nicht beherrscht wird, mit verhängnisvoller Prognose, und die vor allem die Jungen trifft. Die Machtlosigkeit der Medizin gegenüber einer Krankheit steht heutzutage, in einer Gesellschaft, die von Wissenschaft und Technik dominiert wird, im Zentrum der Angst, und nicht, wie früher, die Ansteckung.

Aber in derselben Zeit, in der sich die Krankheit individualisierte, sozialisierte sie sich auch. Vom 19. Jahrhundert an hat die Krankheit eine Bedeutung in bezug auf die Arbeit bekommen. Mit der industriellen Entwicklung wurde es wichtig, daß genügend Arbeitskräfte vorhanden waren, damit man den Erfordernissen der Produktion gewachsen war. Gesundheit wurde gleichgesetzt mit Arbeitsfähigkeit, Krankheit mit Arbeitsunfähigkeit, und dies in einem Maße, daß «krank sein» und «aufhören zu arbeiten» immer noch gleichbedeutend sind. Wohl handelt es sich um eine gesellschaftliche und nicht um eine natürliche Gleichsetzung, die aus den Berufssektoren, wo «die Arbeit das Kommando hat», nicht wegzudenken ist; ein Schafzüchter aus dem Hérault sagt: «Man muß gesund sein, für uns ist die Gesundheit alles.» Für die Landwirte ist die Gesundheit ein unerläßliches Kapital, das es ermöglicht, den Erfordernissen der Arbeit gerecht zu werden. Aber dieselbe Gleichsetzung findet sich auch im städtischen Milieu bei den Arbeitern wieder. Bei einem achtundvierzigjährigen Schweißer etwa, der in einer Trabantenstadt in der Umgebung von Paris lebt: «Sie ist die Grundlage von allem, und ohne Gesundheit ist man in jedem Bereich eingeengt. Wenn man dagegen gesund ist, versucht man, mehr zu geben, man kann alles machen, man kann sich

auch in fernerliegende Sachen stürzen, man ist ehrgeizig.» Eine vierzigjährige Zugehfrau in Paris: «Wenn man gesund ist, ist einem alles möglich, ich sage nicht, daß alles erreichbar ist, aber man kann arbeiten, etwas
tun.» Für sie die Gesundheit daher «ein großes Glück, ein wirklicher
Schatz».

Indem die Krankheit Bedeutung in bezug auf die Arbeit gewonnen hat,
steht sie für die Arbeitsunfähigkeit, während die Gesundheit Voraussetzung für die Produktion geworden ist. In einem solchen Kontext war
es daher äußerst wichtig, die Mittel zu finden, um die Gesundheit zu erhalten und wiederherzustellen, wenn sie bedroht war. Darum geht es in
Frankreich bei der Entwicklung der Sozialgesetze seit der Dritten Repu-
blik. Die Arbeiterbewegung hat kollektiv das Problem aufgeworfen,
indem sie für die Gesundheit unbedenkliche Arbeitsbedingungen und
Entschädigungen bei Arbeitsunfällen forderte, auch etwa um die Anerkennung der Tuberkulose als Verschleißerscheinung kämpfte.[2] Hier steht
etwas Wichtiges auf dem Spiel, wie der lange Zeitraum von den ersten
Debatten in der Nationalversammlung bis zur definitiven Verabschie-
dung der Gesetzestexte zeigt: es hat seit der ersten Vorlage von Martin
Nadaud 1880 immerhin 18 Jahre gedauert, bis das Gesetz über Arbeitsunfälle angenommen wurde; zwischen der Vorlage Laisant und der Verab-
schiedung des Gesetzes über die Renten von Arbeitern und Bauern 1910
sind zwanzig Jahre verstrichen.[3] Fast ein Vierteljahrhundert sollte es
dauern, bis nach der Vorlage des ersten Gesetzes zur Sozialversicherung
von 1921 die Krankenversicherung 1945, kurz nach der Befreiung, ins
Leben gerufen wurde.

Seit diesem Zeitpunkt ist jeder, der aufgrund seiner beruflichen Tätigkeit Lohn empfängt, ein Versicherter. Er ist ein «Anspruchsberechtigter»,
der in den Genuß einer sozialen Sicherung kommt und im Krankheitsfall
Zugang zu medizinischer Versorgung und Anspruch auf Unterbrechung
der Arbeit hat. Die Krankenversicherung garantiert das Recht auf Krankheit. Diese Sicherheit, die die Übernahme der Krankheitskosten bietet,
wird von einer jungen Argentinierin, seit 1972 in Frankreich, lebhaft
empfunden: «Alle Leute, die hier arbeiten, sind abgesichert, sie haben die
Sozialversicherung.» Aber das war nicht immer der Fall. Noch 1960 fällt
einer siebenundvierzigjährigen Handwerkersfrau, Mutter von vier Kindern, das Eingeständnis schwer, daß sie keinerlei Ansprüche hat, nur
Angst davor, eine Behandlung zu brauchen, denn «sie ist nicht sozialversichert». «Wir als Handwerkerfamilie sind nicht sozialversichert, aber ich
glaube, wenn das alles voll zurückerstattet würde, hätten die Leute weniger Angst, sich behandeln zu lassen. Ganz schlimm ist es, wenn plötzlich
eine Operation ins Haus steht. Wenn ich an die letzten Male denke, das
hat uns insgesamt mehr als 100000 Francs gekostet, aber nur 40000
Francs hat man uns erstattet, das ist alles. Furchtbar, diese Operationen,

das müßte man ändern, weil wir als Handwerker dabei die armen Teufel sind, die _überhaupt keine Leistungen beziehen_ . . . Im letzten Jahr hatte ich solche Angst wegen einer Geschwulst, ich hatte deswegen so Angst, weil ich mir gesagt habe: als Handwerkerfrau habe ich schließlich auf überhaupt nichts Anspruch.» Seit 1960 ist die Mitgliedschaft in der Sozialversicherung jedoch allgemein üblich, und im heutigen Frankreich zieht eine Erkrankung endgültig nicht mehr den finanziellen Ruin nach sich. Dementsprechend ist die Vorstellung von Krankheit heute auch immer mit dem Gedanken an Kostenübernahme verbunden: Unterbrechung der Arbeit, Rückerstattung bestimmter Kosten durch die Krankenversicherung, Selbstbeteiligung des Versicherten . . .

Die Krankheit in Abhängigkeit von der Medizin

In derselben Zeit, in der die Kosten einer Krankheit übernommen wurden, wurde sie auch zur medizinischen Domäne. Im letzten Viertel des 19. Jahrhunderts erlebte man zugleich die volle Entfaltung der Medizin als wissenschaftlicher Disziplin, die Professionalisierung der Ärzte, die sich in Vereinigungen organisierten und zusammenschlossen, und die Einführung der ersten Sozialgesetze. Trotz der Reserviertheit der meisten Ärzte den Sozialversicherungen gegenüber begreift die aufgeklärteste Gruppe unter ihnen, welches Eigeninteresse sie daran haben, daß den Armen der Zugang zur medizinischen Versorgung ermöglicht wird. Hierin liegt eine Möglichkeit, die Zahl ihrer Patienten zu erhöhen und für die Behandlung derer, die sie bis jetzt unentgeltlich versorgt hatten, eine Vergütung zu bekommen.

Von nun an sind «krank sein» und «sich behandeln lassen» Synonyme, und Krankheit ohne Inanspruchnahme eines Arztes und ohne Behandlung ist nicht mehr denkbar. Das gilt in solchem Maße, daß die Erinnerung an Krankheit für manche Leute nur aus Arztbesuchen, Untersuchungen, Medikamenten oder Spritzen besteht. Bereits 1960 sagte ein Elektrotechniker: «Ich war schon mehrmals krank, das fing schon an, als ich noch ganz klein war, mit zwei Jahren. Ich erinnere mich nicht mehr sehr deutlich an die Einzelheiten: ich weiß noch, daß ich ein wenig verärgert war, weil ich im Bett bleiben mußte, und ich war sehr gegen die Krankenschwester, die mir Spritzen gegeben hat, ich hatte große Lust davonzulaufen.» Eine sechsunddreißigjährige Frau, die im Juli 1972 in Paris in einem Krankenhaus lag, erzählt nicht die Geschichte ihrer Krankheit, sondern die Geschichte ihrer Behandlung. Sie beginnt: «Ich habe mich ganz normal um meine Gesundheit gekümmert, ich bin zu einem Arzt gegangen, ich habe gehustet, und er hat mir Antibiotika verschrieben.» Und ein Schneider in einer Fabrik hat «das Glück gehabt, den Arzt zu wechseln», genau vor dem Herzanfall, den er 1976 erlitt.

Krank zu sein ist heute daher gleichbedeutend mit der Aufnahme in eine der wichtigsten Institutionen unserer Gesellschaft: die Medizin. Als Apparatemedizin für Diagnose und Behandlung ist sie auch zu einer normsetzenden Institution geworden: krank sein heißt, sich ihren Regeln unterzuordnen, ihre Vorschriften zu befolgen und ihre Ratschläge zu beachten, denn: «man muß ein guter Kranker sein», um gesund zu werden. Der Arzt, der über ein bestimmtes Wissen und fachliche Kenntnisse verfügt, ermittelt die Krankheit, indem er alles Notwendige für eine Diagnose veranlaßt; er legitimiert die Untätigkeit, indem er den Patienten krankschreibt, und er bringt den Kranken auf den Weg zur Erholung oder Genesung, indem er eine bestimmte Behandlung vorschreibt. Pflege und Behandlung sind von nun an die obligatorische Antwort auf eine Krankheit: man muß sich behandeln lassen, wenn man krank ist, und die erwartete Genesung ist eine wirkliche «Arbeit», denn jeder hat die Pflicht, gesund zu werden.

Gestärkt durch ihre Legitimation, gegründet auf Wissenschaft und Technik, hat die Medizin ihre Kompetenzen nach und nach auch auf andere Bereiche als die Krankheit ausgeweitet. Sie neigt immer stärker dazu, eine bestimmte Form der Gesundheitspflege vorzuschreiben und die Übernahme gesunder und vernünftiger Verhaltensweisen zur Erhaltung der Gesundheit zu diktieren. Denn seit dem Ende der siebziger Jahre ist es wichtig, das Gemeingut Gesundheit zu schützen, indem man Vorsorgemaßnahmen trifft und die Bürger dazu erzieht, auf das Kapital ihrer Gesundheit zu achten. «Das Recht auf Gesundheit» wird also einem Bedeutungswandel unterworfen. In den sechziger Jahren waren damit die Entwicklung der medizinischen Infrastruktur und der Abbau von Ungleichheiten beim Zugang zum Behandlungssystem verbunden; 1980 handelte es sich darum, das Individuum verantwortungsbewußt zu machen und dazu zu veranlassen, Verhaltensweisen und Gewohnheiten des täglichen Lebens zu verändern. Die Medizin spielte eine treibende Rolle in dieser Bewegung, die dazu tendiert, aus Gesundheit einen Überwert, ein «Ziel an sich» zu machen. Für den amerikanischen Soziologen I. K. Zola äußert sich dies in der Tatsache, daß die Gesundheit zum Leben selbst geworden ist und daß die medizinische Wissenschaft von nun an den Sinn des Lebens bestimmt.[4] Man muß also, wie die Medizin es empfiehlt, alles unternehmen, um nicht krank zu sein: sich entsprechend den Vorschriften der Ernährungswissenschaftler auf diätetische Weise ernähren, den Konsum bestimmter Genußmittel wie Alkohol und Tabak, die als unnütz und vor allem gefährlich abgestempelt werden, einstellen, ein gesundes, hygienebewußtes Leben führen, indem man Sport treibt und sich an einen ausgewogenen Lebensrhythmus hält. Nach Marc Renaud kommt man so vom «Recht, krank zu sein und sich auf angemessene Weise behandeln zu lassen», zur «Pflicht, gesund zu sein».⁵

Im Verlauf dieser doppelten Entwicklung zur Individualisierung und Sozialisierung ist endgültig eine neue Kategorie zum Vorschein gekommen: *der Kranke*. In der heutigen Gesellschaft *ein Kranker* zu sein ist nicht mehr nur eine rein biologische Befindlichkeit, sondern Bezeichnung für die Zugehörigkeit zu einem Status, ja sogar zu einer Gruppe. Und so nehmen wir diese Realität mit immer größerer Deutlichkeit wahr: wir ordnen unsere Nachbarn auf fast dieselbe Weise als «Diabetiker» ein wie als «Lehrer» oder als «Maurer»; «ein Kranker» zu sein stellt von nun an eine der zentralen Kategorien der sozialen Wahrnehmung dar. Seine Bedeutung wächst überdies noch durch die Tatsache, daß die häufigsten Krankheiten heute chronisch sind und man krank oder behindert viele Jahre lang leben kann. Diese Realität wurde bereits 1960 deutlich gesehen. «Man sieht oft, daß Leute, die herzkrank sind, zehn oder fünfzehn Jahre damit leben», sagte eine vierzigjährige Frau ohne Beruf, «sie leben sehr gut, sie müssen ein bißchen vorsichtig sein, sie sind nicht ganz gesund, aber trotzdem führen sie ein einigermaßen normales Leben; sie leben eben so, genauso wie es heute Leute gibt, die mit nur einem Bein oder Arm leben, natürlich fehlt ihnen etwas, aber sie gewöhnen sich daran.» Dennoch hat sich diese Wahrnehmung in den letzten Jahren mit der Entwicklung therapeutischer Mittel, die ein Leben für Kranke, die früher verloren gewesen wären, möglich machen, beträchtlich verstärkt: chemische Substanzen, Prothesen, die versagende Körperteile ersetzen, besser beherrschte Operationstechniken . . .

Krank zu sein heißt also immer häufiger, mit einer Krankheit oder einer Behinderung zu leben, und Krankheit wird für den Kranken selbst mehr und mehr zu einer Identität, für die anderen zu einer Kategorie der sozialen Wahrnehmung. Aber diese Identität muß der Kranke sich erkämpfen, innerlich annehmen und den anderen aufzwingen. Infolge der Stigmatisierung, die immer noch mit einer Krankheit verbunden ist, bleibt dieser Identifikationsprozeß voller Unsicherheiten und Mehrdeutigkeiten. Denn krank zu sein heißt immer noch, körperlich gezeichnet zu sein, selbst wenn davon keine Spur ohne weiteres zu sehen ist: «Man sieht es einem nicht am Gesicht an, daß man Dialysepatient ist», sagt 1975 ein sechsunddreißigjähriger Mann, der seit sechs Jahren in Behandlung ist. Dennoch ist man als Kranker nicht wie jedermann, man ist anders. Und für manche chronische Kranke von heute verläuft diese Suche nach einer positiven Identität über eine Distanzierung von ihrer Krankheit und deren Objektivierung: ich bin nicht meine Krankheit, und sie ist nicht ganz ich, ich bin kein Kranker, ich habe eine Krankheit. Der Soziologe I. K. Zola, der selbst an den Nachwirkungen einer Kinderlähmung leidet, analysiert dies folgendermaßen: «Warum können die anderen mich nicht als Menschen mit einer Behinderung sehen anstatt als einen Behinderten?»[6] Diese Einstellung vertritt 1975 auch ein technischer Angestellter mit seiner chronischen Nierenschwäche: »Ich betrachte mich nicht als krank, ich habe ein Organ, das nicht funktioniert; es gibt Blinde, bei denen die Augen nicht funktionieren, und sie halten sich nicht für krank, sie sind zu Beginn vielleicht in ihrer Lebensweise behindert. Schön, die Niere ist, wenn Sie so wollen, eine Autowerkstatt. Dreimal in der Woche lasse ich einen Ölwechsel machen, und damit hat sich's. Abgesehen davon bin ich sehr gesund.»

Von nun an bedeutet Krankheit, daß man aufhört zu arbeiten, sich eine medizinische Diagnose stellen läßt, Medikamente nimmt, die den Tag rhythmisch gliedern, dreimal pro Woche zur Dialyse geht oder eben täglich Insulin spritzt. Außerhalb dieser Momente ist man oder will man «genauso sein wie die anderen». Aber: «Ist man es wirklich?» fragt sich ein junger chronisch Nierenkranker von 19 Jahren, der seit drei Jahren in Behandlung ist. Er ist auf einer schmerzlichen Suche nach seiner Identität; er fühlt sich «wie die anderen», aber «manchmal ist man es nicht mehr, dann sagt man sich: Wer bin ich? Was habe ich hier zu suchen?» Da ist der Blick der anderen, der schmerzlich an die Realität erinnert. Der Kranke, der Behinderte fürchtet die Stigmatisierung, aber auch das Mitleid. Der junge Nierenkranke «will kein monströses Tier sein, auf das man mit dem Finger zeigt und mit dem man Mitleid hat». Er lehnt es auch ab, «DER Kranke zu sein, dem man alles nachsehen muß».

Gefangen zwischen dem, was er hat, was er ist, was er gern sein würde, und der Art, wie man ihn betrachtet, stellt sich der Kranke heute weniger die Frage, wie man wie alle anderen *sein*, sondern wie man wie alle anderen *leben* könne. «Wie gelingt es, ein normales Leben wiederzufinden und zu führen?» Die Antwort auf diese Frage, die sich eine Menge chronisch Kranker und Behinderter stellen, findet man weder durch Ablehnung und Negierung der Krankheit noch durch ihre Verdrängung und die Ausgrenzung in ein Krankenghetto. Sie setzt voraus, *mit* seiner Krankheit zu *leben*, mit den Zwängen und Einschränkungen, die sie auferlegt, es muß gelingen, aus der Krankheit eine Form des Lebens zu machen.

Die neue Geißel: der Krebs

Dennoch nimmt diese Realität der Krankheit als Lebensform in der Vorstellung der Allgemeinheit nicht den ersten Platz ein, und alle pathologischen Veränderungen haben ein Phänomen der Vergangenheit nicht verschwinden lassen: die Bündelung der Ängste auch in den Industriegesellschaften vor einer Krankheit, die als Geißel verstanden und ganz und gar mit dem Tode assoziiert wird. In unseren Vorstellungen ist der Krebs die spezifische Krankheit unserer Gesellschaft, der Prototyp der «modernen Krankheit», die das Bild des Übels von heute prägt. Er steht so sehr im Mittelpunkt, daß er die Vielfalt der Erkrankungen, an denen wir heute leiden, in den Schatten zu stellen droht und ganz allein DIE Krankheit darstellt. Um ihn kreisen die mannigfaltigsten und manchmal widersprüchlichsten Vorstellungen.

Für uns alle ist der Krebs DIE Krankheit von heute. Manchmal geht man so weit, ihm in der Vergangenheit jegliche Existenz abzusprechen; so wie 1960 eine sechsundsiebzigjährige Frau versicherte: «Krankheiten wie Krebs waren früher viel weniger häufig als jetzt . . . Ich könnte mich nicht erinnern, in meiner Jugendzeit in unseren Kreisen solche verheerenden Folgen gesehen zu haben, wie der Krebs sie heute in den Kreisen meiner Kinder hat.» Sicher haben andere eine differenziertere Meinung. 1980 sagte eine Bäuerin aus der Dordogne: «Sie glauben nicht, daß es den Krebs schon immer gegeben hat? Die Leute auf dem Lande sagten, sie würden an einer Krankheit im Bauch sterben, aber an welcher Art von Bauchkrankheit denn, hm? Damals hatte sie noch keinen Namen, und man hatte noch nicht herausgefunden, was das war, und außerdem haben sich die Leute schließlich auf jeden Fall weniger behandeln lassen als heute. Meine Schwiegermutter, die vor zehn Jahren gestorben ist, hatte in ihrem Dorf Fälle von Hautkrebs gekannt. Man holte sich Fleisch beim Metzger und legte es auf die Wunde, um zu verhindern, daß der Krebs die Haut und das Fleisch zerfraß. Sie sehen also, das hat's sogar damals schon gegeben, man hat das nur nicht Krebs genannt.»

Zahlreiche Fakten und Augenzeugenberichte bestätigen in der Tat das Alter dieser Krankheit und zeigen, daß man auch früher bereits an Krebs starb: Anna von Österreich starb 1666 an Brustkrebs[7], ebenso wie 1820 die reiche Herzogin von Orléans nach einem Stoß, den ein herunterfallendes Buch verursacht hatte.[8] Im Protokoll über die Autopsie Napoleons findet man die Begriffe «Krebsgeschwulst» und «krebsartige Masse». Alfred de Vigny starb 1863 an Magenkrebs, Rimbaud 1891 an einem Knochentumor.

So ist der Krebs schon seit langem bekannt und wird auch untersucht.[9] Sicher wurden Krebs und Tuberkulose bis zum 19. Jahrhundert kaum voneinander unterschieden, und der Begriff «Auszehrung» wurde unterschiedslos für beide Krankheiten verwendet. Dank Virchow und der Entwicklung der Zellpathologie erkannte man um 1850 die Rolle der Zelle bei einem Krebstumor. Aber bereits Galenus hatte eine Krankheit beschrieben – «karkinos» auf griechisch, «cancer» auf lateinisch –, für die eine Geschwulst, eine Beule charakteristisch war und die ihren Namen von der Ähnlichkeit der vom Tumor geschwollenen Venen mit den Scheren des Krebses hat. Im ‹Oxford English Dictionary› findet man als erste Definition des Krebses: «Alles, was langsam und insgeheim nagt, aushöhlt, verdirbt oder auszehrt.» Thomas Paynell schreibt 1528: «Ein Krebsgeschwür ist eine melancholische Geschwulst, die Teile des Körpers auffrißt.»[10]

Bis zum Ende des 19. Jahrhunderts blieben die Beschreibungen und Differenzierungen der Krebserkrankungen ungenau; dennoch hatte Sir Percival Pott schon 1775 den Hodenkrebs bei Kaminkehrern perfekt geschildert und klar und deutlich den Kausalzusammenhang zwischen einer Berufsgruppe, den Kaminkehrern, einer Substanz, dem Ruß, und schließlich dem pathologischen Zustand dargelegt.

Selbst mitten in der Zeit der Besessenheit von den «sozialen Heimsuchungen» waren die Ärzte am Krebs nicht ganz und gar uninteressiert. Die Untersuchung von G. Jacquemet über die «Volkskrankheiten in Paris» vom Ende des letzten Jahrhunderts beweist es: von 22 400 medizinischen Doktorarbeiten, die zwischen 1860 und 1913 in Paris verteidigt wurden, befassen sich 908 mit der Tuberkulose, 586 mit der Syphilis und 301 mit dem Krebs.[11] Auch die Öffentlichkeit war in Sorge über diese Krankheit, wie populärwissenschaftliche Veröffentlichungen von Ärzten zeigen, zum Beispiel das Buch des Arztes Constantin James, veröffentlicht 1822, ‹Médicine pratique des familles. Premiers soins à donner avant l'arrivée du médecin›, das einen dritten Teil mit dem Titel ‹De la cure radicale du cancer› hat.

Dennoch, während Enzyklopädien und wissenschaftliche Werke bei anderen schweren Krankheiten – Pocken, Syphilis, Tuberkulose – der Geschichte der Krankheit im allgemeinen großen Raum widmen, ist es dagegen schwierig, einen historischen Überblick über Krebs zu finden, als sei der Krebs für die Wissenschaft wie auch für die Öffentlichkeit erst vor kurzem aufgetaucht, genau zu dem Zeitpunkt, da die Bedrohung durch die anderen Krankheiten abnahm. Allen erscheint der Krebs als Krankheit ohne Vergangenheit, völlig der Gegenwart zugehörig, eine Metapher der Gesellschaft und ihrer aktuellen Konflikte. Aber paradoxerweise lebt das Übel von gestern in der Krankheit von heute wieder auf: die Vorstellungen und Phantasien, die daran gebunden sind, bilden das moderne Äquivalent zur Geißel von einst. Die geläufigen Redensarten über Krebs haben ihre Wurzeln in einer fernen Vergangenheit, der Zeit der Epidemien, und nehmen die archaischen Vorstellungen über das Leiden wieder auf: das plötzliche Auftreten und die Grausamkeit der Krankheit, ein unvorhersehbares und unheilbares Leiden, ein schneller Tod: «Man kann noch so gesund sein – ohne zu wissen, warum und wieso, wird man plötzlich operiert, und drei Monate später liegt man auf dem Friedhof», sagte 1980 ein Landwirt aus dem Hérault. Die Zahl der betroffenen Personen ist hoch: man spricht von «Verheerungen» durch den Krebs, von Kranken, die «sterben wie die Fliegen»; der Krebs, so heißt es, schlägt ohne Ansehen von Alter, Geschlecht oder Gesellschaftsklasse zu: «Er betrifft alle Schich-

ten der Gesellschaft, das ist sicher», sagte man 1960. Wie an die Krankheit
von einst heften sich auch an den Krebs Phantasmagorien von einer Fäulnis, die in den Körper eindringt, von Tieren, die ihn zerfressen und zerstören.

In diesem Zusammenhang überrascht es nicht, daß die Furcht, die er
heutzutage jedem einjagt, den großen Ängsten, von denen die Menschen
früher heimgesucht wurden, einigermaßen ähnelt. 1960 war sie offenbar
im Bewußtsein der Allgemeinheit vorhanden: ein sechsundfünfzigjäh-
riger Taxifahrer sagte: «Immer den Krebs im Sinn zu haben, von der
Angst vor dem Krebs ganz durchdrungen sein.» Eine Frau ohne Beruf:
«Der Krebs ist die Plage des Jahrhunderts; was früher die Tuberkulose
war, das ist heute der Krebs.» Ein Malermeister, der im Juli 1974 wegen
Nierenkoliken ins Krankenhaus kam und der «einen Fleck auf dem Kopf
[hatte], der immer größer und größer wird», hoffte, daß «es nicht Krebs
ist, im Augenblick redet man ja nur noch davon». Jedes verdächtige Anzeichen läßt den Gedanken an Krebs entstehen. 1979 ebenso wie 1960 bei
einer Mutter: «Man hat ein Kind, das blutarm ist, *und sofort denkt man an
Leukämie*, an Blutkrebs, während früher ein Stärkungsmittel . . . Es gibt
Frauen mit einem Knoten in der Brust, man operiert sie, man sagt, daß
man Analysen machen will, *man will untersuchen, ob es bösartig ist*. Man
geht zum Arzt, läßt sich röntgen, und oft sagt er einem dann schon selbst:
‹Sie können beruhigt sein, es ist nicht Krebs.›» Keine Angst vor Krebs zu
haben, so definierte 1980 eine Lehrerin aus der Dordogne den Begriff Gesundheit: «Gesundheit heißt, nicht diese Krankheitspsychosen zu haben,
zum Beispiel nicht sofort an Krebs zu denken, wenn man eine Geschwulst hat.»

Krebs jagt in solchem Maße Angst ein, daß man oft nicht darüber zu
reden wagt, nicht einmal das Wort ausspricht. Selbst der Name der
Krankheit scheint mit magischer Kraft behaftet und ihn auszusprechen
kommt tatsächlich einer Verurteilung gleich, wie es bereits für die Tuberkulose im 19. Jahrhundert galt. Karl Menninger schrieb, daß «schon dem
bloßen Wort ‹Krebs› nachgesagt wird, manche Patienten zu töten, die der
Bösartigkeit ihrer Krankheit, an der sie leiden, sonst nicht (so schnell) er-
legen wären.»[12] Die Furcht, davon zu sprechen und ihn beim Namen zu
nennen, schimmert auch durch eine Unterhaltung, die eine einundsechzigjährige Frau, die 1974 im Krankenhaus lag, wiedergibt: «Im letzten
Jahr, als mein Bauch dicker geworden ist, habe ich eine Dame getroffen,
die ich sehr gut kenne, und sie hat zu mir gesagt: ‹Ach Gott, ach Gott, das
würde mir vielleicht Sorgen machen, ich würde mir sagen, jetzt ist es
soweit.› Da habe ich zu ihr gesagt: ‹Aber Sie können einen wirklich demo-
ralisieren», weil *man das niemandem sagt*, und ich denke überhaupt nicht
daran. Es ist ja nicht so, daß man um sich herum nur noch Kranke sieht,
Krebs ist eben das, was jeder denkt. Und selbst wenn man überall um sich

herum nur noch Kranke sehen würde, braucht man schließlich trotzdem nicht gleich zu denken: es ist soweit, ich hab' das.»

Leiden und Tod verbergen sich hinter dem Begriff Krebs, aber man verheimlicht auch dem Kranken und den anderen seine Krankheit. Oft will der Kranke sie vor sich selbst verbergen. In diesem Fall vermeidet er es womöglich überhaupt, einen Arzt aufzusuchen. Ein Auszug aus dem Tagebuch von André Gide von 1934 zeigt, daß die Furcht vor dem Krebs zu dieser Zeit bereits existierte, zugleich aber auch der Wunsch, es «nicht zu wissen». Von Zeit zu Zeit biß sich der Schriftsteller durch eine ungeschickte Kaubewegung immer an derselben Stelle auf die Zunge. Die kleine Wunde schmerzte; eines Tages beunruhigte ihn das und rief in ihm den Gedanken an Krebs hervor. Er stellte sich vor, wie er reagieren würde; er würde es so lange wie möglich vermeiden, zu einem Arzt zu gehen: «Immerhin könnte die kleine Wunde, so unbedeutend sie sein mag, aber doch immer wieder dieselbe, an derselben Stelle, sehr wohl schließlich Anlaß zu einer Krebswucherung werden . . . Man muß dem kalt ins Auge zu sehen wagen. Das finge etwa mit einer kleinen fast schmerzlosen Verhärtung an, wegen der ich nicht einmal den Arzt zu konsultieren wagte; und wenn ich mich endlich dazu entschlösse, könnte mir der Arzt leicht zu verstehen geben: zu spät.» [13] Während heute manche Leute regelmäßigen Arztbesuchen große Bedeutung beimessen, um notfalls rechtzeitig behandelt zu werden, denn «man kann ja nie wissen», halten andere es im Gegenteil für unnütz, zum Arzt zu gehen: «Wenn die Krankheit kommt, ist immer noch Zeit.»

Erst in den letzten Jahren beginnt man in Frankreich, das Schweigen über den Krebs zu brechen. Es geschieht immer noch selten, daß man anzuzeigen wagt, eine bestimmte Person sei an Krebs gestorben und nicht an einer «langen und schweren Krankheit». Es geschieht auch selten, daß die Kranken sich über ihr Leiden äußern. Aber 1980 spricht und singt die Sängerin Pia Colombo darüber, und der Minister Norbert Ségard legt im Fernsehen Zeugnis davon ab. Ein Artikel, der zum Zeitpunkt seines Todes erschienen ist, beschreibt seinen letzten öffentlichen Auftritt: man schiebt ihn in einem Rollstuhl herein, er hat sein Haar verloren, und sein Gesicht ist von Cortison aufgedunsen, «ein Augenblick des Entsetzens, der Saal schreckt hoch», und der Journalist fährt fort: «Norbert Ségard stört. Man stellt seine Krankheit, sein Leiden, sein Sterben nicht so zur Schau. Das ist anstößig. Aber dieser Kranke ist Minister und weiß das. Er benutzt das dazu, um der Welt der Lebenden das Schauspiel seiner Krankheit aufzuzwingen. Weniger als Herausforderung, als um Zeugnis davon abzulegen.» [14]

Die Vielfalt der heutigen Krankheitsbilder

In unseren Vorstellungen ist Krebs allein mit dem Tod verbunden, er hat heute nur dieses einzige Gesicht. Wenn doch jemand auf Fälle von geheilten Krebskranken oder von Operierten hinweist, die nach dem Eingriff noch zehn oder fünfzehn Jahre leben, ist es meistens der Versuch, das Schicksal zu beschwören. So wie eine Kellnerin, die 1974 mit Darmkrebs im Krankenhaus lag, niemals den Namen der Krankheit aussprach und im Laufe des Gesprächs alle *geheilten* Krebskranken in ihrer Familie Revue passieren läßt. Zum Beispiel diesen: «Ich habe einen Schwager im Loiret-Cher, der vor fünf Jahren an einem Kieferkrebs operiert worden ist. Er hatte keine Zähne mehr, weder oben noch unten; er hatte ein Loch in der Halsgrube, durch das er ernährt wurde, und in der Nase hatte er kleine Schläuche, damit er atmen konnte. Wir haben ihn gesehen, mein Mann und ich, vielleicht drei Wochen vor seiner Operation, man hätte nicht sagen können, daß das noch ein lebender Mensch ist. Und heute lacht er und sagt zu mir: ‹Schau mich an, jetzt lebe ich schon fünf Jahre und liege nicht im Loch, also verlier vor allem nicht den Mut.›»

Aber wieder einmal ist die Realität anders: Krebs ist heute nicht die Krankheit, an der man am häufigsten leidet und stirbt. Er ist nach den Kreislauferkrankungen (37,1 %) erst die zweithäufigste Todesursache. Es stimmt, daß der Krebs seit 1930 rasch an Bedeutung gewonnen hat, da er bis 1978 von 8,8 auf 23 Prozent gestiegen ist, aber während dieses Zeitraums hat sich die Sterblichkeitsstruktur tiefgreifend verändert: Infektionskrankheiten spielen als Todesursache keine Rolle mehr (1930 lag ihr Anteil bei 17,4 %), und die Erkrankungen der Atemwege haben sich ziemlich genau auf ein Drittel reduziert (von 18,2 auf 6,7 %).[15]

Da die statistischen Daten sehr unterschiedlich und lückenhaft sind, kann man die Zahl der Krebskranken nur sehr schwer genau ermitteln.[16] Man weiß jedoch, daß bösartige Tumore 1977 bei den Diagnosen der aus öffentlichen Krankenhäusern Entlassenen (hier sind auch die Todesfälle inbegriffen) an sechster Stelle stehen (11,6 %), nach den Verletzungsfolgen (38,7 %), den Herz- und Gefäßkrankheiten (24,7 %), Altersschwäche und unbestimmten Ursachen (20,3 %), Erkrankungen des Verdauungsapparates (17,6 %) und der Atemwege (14,2 %).[17] Trotzdem bleibt das methodologische Problem, daß der Krebs als vorherrschende Krankheit eingeschätzt wird, voll und ganz bestehen.[18]

Zudem ist Krebs nicht *eine* Krankheit, sondern umfaßt verschiedenartigste Abweichungen von der Natur, denen eine ungehemmte Wucherung von Zellen des Organismus gemeinsam ist. Diese Zellstörung kann verschiedene Körperstellen befallen und verursacht *verschiedene Krebsarten*. Darüber hinaus haben junge oder alte Menschen, Männer oder

Frauen, Arbeiter oder Beamte nicht denselben Krebs, und es besteht für sie nicht dieselbe Wahrscheinlichkeit, daran zu erkranken und zu sterben. G. Desplanques hat für die männliche Bevölkerung zwischen 45 und 54 Jahren gezeigt, daß die Wahrscheinlichkeit eines Krebstodes bei Lehrern und Hilfsarbeitern in einem Verhältnis von 1 zu 2,5 steht.[19] M. H. Bouvier und N. Varnoux haben die unterschiedlichen Lokalisierungen des Krebses je nach sozialer Hierarchie dargelegt. Bei Männern von 25 bis 64 Jahren waren es im Jahre 1975 Landarbeiter, kleine Angestellte und Arbeiter, die am häufigsten an Krebs starben, vor allem an Krebs im Bereich des Verdauungsapparates (Mundhöhle, Speiseröhre, Rachen und Magen), was man mit dem Alkoholismus in Zusammenhang bringen kann, den man in diesen berufssoziologischen Kategorien beobachtet. Wenn die Sterblichkeit bei Krebserkrankungen der Atemwege (Luftröhre, Bronchien, Lunge) auch am höchsten war, so variierte sie hier wenig nach berufssoziologischen Kategorien, während Prostatakrebs selten vorkam und vor allem bei mittleren Führungskräften beobachtet wurde. Frauen, die Angestellte, Handwerkerinnen oder Kauffrauen waren, starben häufiger an Brustkrebs, während Gebärmutterkrebs öfter Frauen traf, die zum «Dienstleistungspersonal» gehörten. Diese Ergebnisse ziehen die Aufmerksamkeit auf die «Risikofaktoren», die an diese beiden Tumorarten gebunden sind: späte Mutterschaft und wenig Kinder für Brustkrebs, eine hohe Kinderzahl und verfrühte Sexualität für Gebärmutterkrebs.[20]

Die epidemiologischen Daten bieten daher ein komplexes Bild der krebsartigen Erkrankungen, und man sollte als Krankheit von heute nicht allein den Krebs sehen. Dennoch hat die Angst vor Herz- und Gefäßkrankheiten, die immerhin im Brennpunkt der Krankheitslehre unserer Gesellschaft stehen, weil sie unter den Todesursachen den ersten Platz einnehmen, nichts mit der Angst vor dem Krebs gemeinsam. Sicher ist eine «Herzkrankheit» seit langer Zeit mit der Möglichkeit eines plötzlichen Todes verbunden. So machte sich Balzacs Mutter im Mai 1849 in einem Brief an ihren Sohn Sorgen: «Du schreibst mir zu kurz über dein Herz . . . Ich befinde mich in der Hölle, so weit von dir, mein Lieber! Ich weiß, wie nervös du bist und wie schlecht du dich befinden mußt, denn jede Herzkrankheit führt dazu, daß man sich tot glaubt.»[21]

Aber heutzutage kann man das Herz behandeln und zu überleben hoffen; wie 1960 eine junge sechsunddreißigjährige Gastwirtin sagt: «Meine Tante ist mit 78 Jahren an allem und an nichts gestorben, wenn man so sagen kann. Sie hatte vor einigen Jahren einen Herzinfarkt, das war schon eine ernste Sache. Nun gut, sie hat sich trotzdem aufgerafft, *man hat sie doch immerhin behandeln können*, sie war im Krankenhaus Broussais, und *sie hat es geschafft, sich wieder davon zu erholen*, denn sie ist nun einmal nicht daran gestorben.» Man stellt sich eine kardiovaskuläre Krankheit als zumindest teilweise beherrschbar vor, denkt dagegen aber, daß der Krebs die Medizin, trotz all ihrer intensiven Bemühungen, in Schach hält. Dieselbe Gastwirtin wies auf den Fall ihrer elfjährigen Cousine hin, die einen Herzklappenfehler hatte und die «geheilt wurde, obwohl das ja doch eine Herzkrankheit war . . . man hat also auf diesem Gebiet immerhin mehr Erfolge als beim Krebs».

Auch die Berufskrankheiten und Arbeitsunfälle stehen nicht im Vordergrund des allgemeinen Bewußtseins. Wenn man auch sagt, daß «die Arbeit krank macht», handelt es sich doch zumeist um eine stereotype Aussage, die man kaum konkret auf seinen persönlichen Fall anwendet.[22] So brachte 1980 ein sechzigjähriger Eisenbahner seinen vor kurzem erlittenen Herzinfarkt mit der Aufregung bei der Geburt seiner Enkeltochter in Verbindung, sah aber keinerlei Zusammenhang mit seinen Arbeitsbedingungen, obwohl er des langen auf seine unregelmäßigen Arbeitszeiten, seine «Mahlzeiten aus dem Henkelmann», sein beeinträchtigtes Familienleben und die schwere Verantwortung eingegangen war, die zum Führen eines Personenzuges gehört. Dennoch kommt auf vierzehn Lohnabhängige jedes Jahr ein Arbeitsunfallopfer, und 1600 Todesfälle im Jahr sind auf die Arbeitsbedingungen zurückzuführen.[23]

Aber hinter diesen trockenen Zahlen verbirgt sich die Tatsache, daß nicht jeder Lohnabhängige bei seiner Arbeit im selben Maße der Gefahr ausgesetzt ist. In der Tat sind die «Arbeiter»,[24] die 55,8 % der Lohnempfänger ausmachen, Opfer von 82,2 % aller Arbeitsunfälle, wobei zum Beispiel 1979 angelernte Arbeiter, die 19,8 % der Lohnempfänger darstellen, 30,1 % aller Unfälle erlitten und 25,7 % der Unfälle, die dauerhafte Schädigungen nach sich zogen, während Facharbeiter, mit 21,1 % ungefähr gleich stark vertreten, 42,3 % der Unfälle hatten und 42 % der Unfallrenten erhielten.[25]

Die Definition der Kategorien «Arbeitsunfälle und Berufskrankheiten» ist daher ein wichtiger Punkt und hängt von ökonomischen, politischen und sozialen Kräfteverhältnissen ab. Diese Kategorien sind übrigens noch weit davon entfernt, sämtliche Gesundheitsstörungen im Zusammenhang mit bestimmten Arbeiten zu umfassen. Ein Beispiel: die 66 Erkrankungen im Verzeichnis der Berufskrankheiten entsprechen genau definierten Kriterien; zumeist handelt es sich um Staublungen und Hautkrankheiten. Kein Platz wird dagegen den Schlafstörungen von Nachtarbeitern eingeräumt, den Sehstörungen, die bei bestimmten Berufen beobachtet werden, oder den Magen- und Darmgeschwüren, die mit bestimmten Tätigkeiten im Zusammenhang stehen. Dennoch hat es die Gewerkschaftsbewegung schwer, in den Betrieben aus dem Zusammenhang von Arbeit und Gesundheit ein wirkliches Kampfmotiv zu machen, und mit Ausnahme der Auseinandersetzung bei Pennaroya, bei der die Gewerkschaftsorganisationen zwischen 1972 und 1975 im Verein mit Ärztegruppen um die Anerkennung des Zusammenhangs von Bleivergiftung und

Arbeitsplatz kämpften, sind soziale Konflikte, bei denen es in erster Linie um Krankheit und Gesundheit geht, selten.

Von Begriffen wie «Überarbeitung», «Abgespanntheit», «Nervosität», «Depression», «Kraftlosigkeit» und «psychische Probleme» werden unsere Vorstellungen dagegen reichlich gespeist. Weniger furchterregend als Krebs, werden diese Störungen doch ebenfalls als «moderne Zivilisationskrankheiten» betrachtet, die von der städtischen Lebensform abhängen, bei der Arbeitsbedingungen, die Fahrt zur Arbeit, Wohnen und Ernährung untrennbar miteinander verbunden sind, die in ihrer Gesamtheit krank machen und so zur Ursache für das «Übel des Jahrhunderts» werden. Bereits 1960 erklärte ein hoher Beamter: «Die Neurose ist für das 20. Jahrhundert dasselbe wie die Tuberkulose im 19. Jahrhundert, sie ist das Übel des Jahrhunderts.» Gegen Ende der siebziger Jahre dominierte die Gesamtheit dieser sogenannten «psychischen» Störungen den Sprachgebrauch der Zeit: «Das psychische Wohlergehen wird durch die großstädtische Lebensweise geschädigt», sagte eine Journalistin 1979: «Natürlich geht es nicht um Irresein im wörtlichen Sinn, aber wenn man eine Erhebung über den Konsum von Tranquilizern, Weckaminen oder Schlaftabletten machen würde, wäre das Ergebnis sicher beeindruckend. Die Leute sind nervös, aggressiv, sie leiden unter offensichtlichen Streßerscheinungen und leben immer mehr mit Tabletten, um den harten Großstadtalltag auszuhalten.» Bei anderen, wie einem vierzigjährigen Lehrer, taucht folgender Gedanke auf: «Die Krankheiten von heute haben nervöse Ursachen, die Arbeitsbedingungen, die Wohnverhältnisse, das häuft sich alles, und noch dazu die langen Fahrzeiten. Irgendwann brechen die Leute dann zusammen. Ich weiß auch nicht genau, wie sich das abspielt, aber ihre Nerven sind überbeansprucht, die Leute sind total überfordert. Nervöse Anspannung, Angst, Streß, das sind wirklich Probleme.» Herz- und Gefäßerkrankungen werden übrigens häufig im Zusammenhang mit dieser Lebensweise gesehen. Verursacht durch «Überarbeitung», «Unruhe», durch «Ängste» und «Unannehmlichkeiten», durch den «Streß» der modernen Lebensweise, gehören Herzkrankheiten ebenfalls zu den Prototypen der «modernen Zeitkrankheiten», die beängstigend sind. «Vor allem die Leute, die ein besonders hektisches Leben führen, die sich ständig überarbeiten, bekommen einen Herzinfarkt», sagte ein Postbeamter 1960. Dasselbe dachte zur gleichen Zeit ein sechsundvierzigjähriger technischer Angestellter: «Gerade die Menschen, die besonders hektisch und betriebsam sind, sterben daran. Das ist eine Krankheit unserer Zeit, das hängt mit dem überaktiven Leben zusammen, für das der Mensch einfach nicht geschaffen ist.»

Das Bild der modernen Zivilisationskrankheiten

Mit diesem letztgenannten Gedanken – Krankheit verursacht durch eine «Lebensweise, für die der Mensch nicht geschaffen ist» – treffen wir auf einen der Punkte, die für das Bild der modernen Zivilisationskrankheiten grundlegend sind. Bestimmte Krankheiten sind typisch für unsere Zeit, aber mehr noch sind es Krankheiten, die durch unser modernes Leben erst hervorgerufen wurden. So betrachtet, werden auch gewisse Aspekte beim Thema Krebs verständlicher, und man begreift, an welchen Punkten sich die bildlichen Vorstellungen der Geißel von gestern und der Krankheit von heute treffen. Durch seine enge Verbindung mit dem Tod, durch die Angst und die Reaktionen, die er erzeugt, ähnelt der Krebs den Plagen von einst, aber die Interpretationen und Theorien seiner Ursachen sind völlig modern. Obwohl die Krankheitsursachen bei Krebs noch nicht erkundet sind, haben sich seit Ende des letzten Jahrhunderts parallel zueinander zwei Auffassungen herausgebildet, die sowohl bei Ärzten wie auch bei Laien verbreitet sind. Die eine begreift den Krebs als Krankheit des Individuums, die andere Auffassung versteht ihn als Krankheit einer bestimmten Lebensweise und Gesellschaftsform. In der Tat – und in diesem Punkt treffen sich die verschiedenen Interpretationen, die den Krebs zum Prototyp der Krankheit unserer Zeit machen – ist der Krebs *die Krankheit des einzelnen in seinem Verhältnis zur Gesellschaft*: die Krankheit eines Individuums, das jedoch nur in seiner Beziehung zur Gesellschaft gedacht werden kann; eine Krankheit, die durch die Gesellschaft verursacht wird, dabei aber deutlich hervorhebt, welche Schwachstellen das Individuum von heute haben kann.

Nach Ansicht mancher Psychologen und Psychoanalytiker hat der Krebs seinen Ursprung in der individuellen Biographie und der psychischen Einstellung der jeweiligen Person. Diese Vorstellung ist nicht neu, wir haben sie bereits bei der Tuberkulose angetroffen, aber sie stellt sich nun in neuer Form dar: Krebs als Krankheit der unterdrückten Gefühle und unterdrückten Lebensenergie. Groddeck ist der Meinung, daß der Mensch seine Krankheiten selbst erzeugt; ihre «Ursachen» dürfen nicht außerhalb von ihm gesucht werden. So schreibt er: «Der Mensch geht eben, wenn er an Krebs erkrankt, an Kraft und Lebensmut zurück.»[26] W. Reich vor allem hat die Theorie entwickelt, die den Krebs als Krankheit der Verdrängung begreift. Die Hemmung der sexuellen Energie, der Lebensenergie par excellence, die Unterdrückung der «orgastischen Potenz» lösen die Krankheit aus. «Die Krebsindividuen», sagt er, «zeigen überwiegend emotionelle Milde und charakterliche Resignation.»[27] Zum Beispiel analysiert er den Fall einer Kranken: «Unsere Patientin zeigte deutlich die funktionelle Einheitlichkeit von seelischer Resignation und biopathischer Schrumpfung . . . Die charakterliche Resignation», versichert er, «geht der Schrumpfung des Lebensapparates voraus.»[28]

Doch Tolstoi war den Psychoanalytikern bereits zuvorgekommen, als er 1860 die Krebserkrankung Iwan Iljitschs in Zusammenhang mit seiner Resignation dem Leben gegenüber und seiner Zurückgezogenheit auf sich selbst brachte.[29] In unseren Tagen zeigte der japanische Filmemacher A. Kurosawa 1951 einen unterwürfigen, gewissenhaften, pingeligen und resignierten Beamten auf der Leinwand, der die Freuden des Lebens entdeckt und zu *leben* beginnt, als er erfährt, daß er Magenkrebs hat. Und unserer Zeit noch näher, schreibt Fritz Zorn, Pseudonym eines jungen Schweizers aus gutbürgerlicher Familie, der 1976 im Alter von 32 Jahren gestorben ist, er habe, als er sah, wie sich ein Tumor an seiner Kehle bildete, sofort gedacht: «. . . ich betrachtete den Tumor als ‹verschluckte Tränen›. Das bedeutete etwa so viel, wie wenn alle Tränen, die ich in meinem Leben nicht geweint hatte und nicht hatte weinen wollen, sich in meinem Hals angesammelt und diesen Tumor gebildet hätten, weil ihre wahre Bestimmung, nämlich geweint zu werden, sich nicht hatte erfüllen können.» Und er fährt fort: «Das ganze angestaute Leid, das ich jahrelang in mich hineingefressen hatte, ließ sich auf einmal nicht mehr in meinem Inneren komprimieren; es explodierte aufgrund seines Überdruckes und zerstörte bei dieser Explosion den Körper.»

Diese Erklärung der Krebserkrankung, die sich in seinem Roman ‹Mars› aufdrängt, hat für ihn nur wenig mit der medizinischen Diagnostik zu tun, denn, so schreibt er: «Die Ärzte wissen zwar eine Menge über den Krebs, aber was er wirklich ist, wissen sie nicht. Ich glaube, *daß der Krebs eine seelische Krankheit ist, die darin besteht, daß ein Mensch, der alles Leid in sich hineinfrißt, nach einer gewissen Zeit von diesem in ihm steckenden Leid selbst aufgefressen wird.* Und weil ein solcher Mensch sich selbst zerstört, nützen auch die medizinischen Behandlungsmethoden in den meisten Fällen überhaupt nichts.»[30] Diese Suche nach einer Bedeutung der Krankheit macht offenbar, daß es sich um Resignation angesichts des Lebens handelt, denn wenn man sich zu konform verhalten will, stirbt man daran, wie Fritz Zorn einige Seiten weiter schreibt: «Ich bin mein ganzes Leben lang unglücklich gewesen, und ich habe mein ganzes Leben lang nie ein Wort darüber gesprochen, aus dem wohlerzogenen Empfinden heraus, daß sich so etwas ‹nicht schicke›. In der Welt, in der ich lebte, wußte ich, daß ich traditionellerweise um keinen Preis stören oder auffallen durfte. Ich wußte, daß ich korrekt und konform sein mußte, und vor allem – normal. So wie ich die Normalität aber verstand, bestand sie daraus, daß man nicht die Wahrheit sagen, sondern höflich sein soll. Ich war mein ganzes Leben lang lieb und brav, und deshalb habe ich auch Krebs bekommen.»[31]

Die Krankheit ist hier Folge eines vorbildlichen Lebens, das man damit verbringt, sich so zu benehmen «wie es sich gehört», um nicht «zu stören»; sie ist zugleich der Preis dafür, die Strafe, die für Fritz Zorn «. . . das einzige noch mögliche Mittel gewesen ist, mich vom Unglück meiner Resignation zu befreien».[32]

Hier sehen wir den Unterschied zur romantischen Vorstellung von der Tuberkulose. Für sie war die Krankheit die Enthüllung des Charakters, der Ausdruck der Seele des Individuums und vor allem seiner Lebensglut und seiner Leidenschaft. Im Gegensatz dazu entstünde Krebs aus der Unfähigkeit des Individuums, seine Leidenschaften auszudrücken und zu leben. Susan Sontag, selbst krebskrank, hat diese Interpretation vor kurzem zurückgewiesen, sie hat gezeigt, welch «moralistische und strafende»[33] Untertöne dabei für den Kranken mitschwingen, der in einer Gesellschaft lebt, in der die Suche nach Vergnügungen und das freie Ausleben der Persönlichkeit hoch bewertet werden.

Im übrigen scheint uns dieser Erklärungsansatz – Krebs als Krankheit eines Individuums – in der Gesamtbevölkerung nicht sehr verbreitet zu sein. Bei einer Fernsehsendung, die Anfang des Sommers 1982 ausgestrahlt wurde, befragte man Krebskranke, ob es ihnen möglich sei, einen bestimmten Grund für ihre Krankheit zu erkennen. Warum, glaubten sie, hätten sie Krebs bekommen? Ein Kranker, der Darmkrebs hatte, stellte in der Tat eine Verbindung zwischen sich selbst und seiner Krankheit her. Aber im Gegensatz zu der psychoanalytischen Erklärung brachte er sie nicht in Zusammenhang mit Resignation und Lebensangst, sondern mit maßloser Leidenschaft und Dynamik. «Ich habe mir gedacht», sagte er, «das könnte von meiner leidenschaftlichen Art kommen, die ich bei allem habe, und daß ich die Maschine vielleicht seit zwanzig Jahren viel zu sehr beansprucht habe. Ich habe mich für besonders groß und stark gehalten, aber in Wirklichkeit bin ich wie alle anderen. Darauf sollte man vielleicht aufpassen. Vielleicht ist es das. Ich kenne mich da nicht aus, aber das hat sicher eine Auswirkung.»[34]

Die Personen, ob krebskrank oder nicht, die wir im Laufe der letzten 20 Jahre befragt haben, messen den Begriffen «besondere Anfälligkeit» und «Veranlagung» große Bedeutung bei; diese «begünstigenden Faktoren» wirken äußerst beunruhigend. 1960 sagte ein Taxifahrer, dessen Mutter vor kurzem an Krebs gestorben war, ohne Zögern: «Mir persönlich jagt vor allem der Krebs Angst ein, seit dem Tod meiner Mutter habe ich ständig Angst davor. Jedesmal, wenn mir irgend etwas fehlt, wenn mir an irgendeiner Körperstelle öfter etwas wehtut, mache ich mir nicht nur Sorgen deswegen, sondern kaufe auch Illustrierte und medizinische Zeitschriften und stürze mich darauf.» In unseren Tagen ist dieselbe Angst bei einer einundfünfzigjährigen Frau zu beobachten, deren Mutter und Großmutter an Brustkrebs gestorben sind: «Ich bin sehr empfänglich für dieses Problem, weil ich da *ein schweres Erbe zu tragen habe*. Wenn man

Radio hört oder Krebsspezialisten im Fernsehen sieht, wird nie ausgeschlossen, daß es das Risiko einer besonderen Veranlagung gibt. Man sagt, daß Krebs viel häufiger bei Frauen vorkommt, deren Mütter und Großmütter die Krankheit schon hatten. Also, Sie sehen, ich habe größere Chancen oder ein größeres Risiko, Krebs zu bekommen, als irgend jemand anderer.»

Die Vorstellung vom Krebs als Krankheit des Individuums, das für seinen Zustand selbst verantwortlich sei, taucht auch jedesmal auf, wenn man, sei es nun zustimmend oder distanziert, die verschiedenen Informationskampagnen erwähnt, die sich zum Ziel setzen, bestimmte Verhaltensweisen als krankheitserregend anzuprangern: Trinken, Rauchen, Sich-in-die-Sonne-Legen. Der Zusammenhang von Rauchen und Krebs ist bereits seit 1960 bekannt und Bestandteil der Diskussion. Ein technischer Angestellter sagte: «Es ist bewiesen, daß starke Raucher Lungenkrebs bekommen können.» Ein Postbeamter, der «jeden Tag eine Schachtel» raucht, steht dieser Information eher ambivalent gegenüber: «Ich lese ständig in der Zeitung, daß alle, die Lungenkrebs haben, Raucher sind. Lungenkrebs führt man auf das Rauchen zurück . . . das macht mir keine Angst, stellen Sie sich vor. Ich rauche gern, vor allem die Zigarette nach dem Abendessen . . ., aber wenn ich mir ansehe, wieviel ich rauche, glaube ich nicht, daß mir das schadet. Ich sehe so viele Leute um mich herum, die mehr rauchen und auch nicht krank sind, also gibt es keinen Grund, warum die Zigaretten mich krank machen sollten.»

Aber für die meisten sind unsere individuellen Verhaltensweisen mehr oder weniger durch das Milieu diktiert und durch unsere materielle und soziale Umgebung bestimmt. «In unserer Zeit ist es so, daß die Umwelt weitaus mehr Einfluß auf die kleinen Leute ausübt als die kleinen Leute auf die Umwelt», sagte ein Journalist 1960. 1979 äußerte eine junge Postangestellte ebenfalls: «Sicherlich hat jeder als Individuum eine gewisse Verantwortung für seine Gesundheit, aber weiter oben gibt es eine viel höhere, viel wichtigere Verantwortung. Ich meine zum Beispiel, daß die Schuldigen an der Umweltverschmutzung wesentlich mehr Verantwortung trifft als uns einzelne.» – Zwischen der Auffassung, der Krebs gehe aus dem Individuum hervor, und der anderen Auffassung, er sei eine Zivilisationskrankheit, liegt also kein Bruch. Krebs als Krankheit der Umweltverschmutzung und einer immer ungesünderen Umgebung; Wasser und Luft sind durch Industrieabfälle und die Abgase von Autos und Fabriken verschmutzt, in unseren Lebensmitteln sind giftige chemische Substanzen enthalten. Für einen fünfzigjährigen Lehrer war es 1960 vor allem die Ernährung, die am Anstieg der Zahl der Krebserkrankungen schuld ist. Er klagte «die Hormone» an: «Es ist einfach Wahnsinn, wie viele Leute ich an Krebs sterben sehe, und ich glaube, das kommt von der Ernährung. Diese ganzen Pflanzen, die man mit Hormonen zum

Wachsen bringt . . . Übrigens gibt es Tierarten, die aussterben, seit man diese Hormone hernimmt . . . seit der Anwendung dieser angeblich harmlosen Stoffe, aber wenn sie für die Tiere gefährlich sind, verstehe ich nicht, warum sie auf dem Weg über die Pflanzen für den Menschen ungefährlich sein sollen.» Für den bereits zitierten Taxifahrer, der von sich sagte, er sei «vom Gedanken an Krebs verfolgt», erklärt das Zusammenwirken aller Elemente des modernen städtischen Lebens den Anstieg von Krebserkrankungen: «Die körperliche und nervliche Überbeanspruchung, der wir in den Städten ausgesetzt sind, und dann vor allem das Atmen der Luft, in der wir leben, voll von Kohlendioxyd und Schwefeldioxyd. Also, nicht wahr, meiner Meinung nach ist der Krebs, vor allem in den Großstädten, darauf zurückzuführen, daß die Leute zum Teil überbeansprucht sind. Und im übrigen glaube ich, daß *die Überanstrengung die conditio sine qua non für den Krebs ist*, diese Überanstrengung, diese Anspannung des Menschen alles in allem, die das Entstehen dieser ganzen Krebskrankheiten ermöglicht, und dann diese verschmutzte Luft, in der wir in der Großstadt leben, die Chemie in den Nahrungsmitteln, das begünstigt die arithmetische oder geometrische Vermehrung von Krebs.»

Für ihn steht die Bedrohung durch Krebs in einem komplexen Zusammenhang: zu der «besonderen Anfälligkeit», die sich am Krebs seiner Mutter gezeigt hat – «Ich habe das Gefühl, im Vorstadium von Krebs zu sein, in einem Zustand, der den Ausbruch von Krebs begünstigt», gestand er –, gesellen sich die schädlichen Auswirkungen unserer Lebensweise, sowohl in physischer wie in psychischer Hinsicht. Die Angst, die das Großstadtleben, das er als «industriell», «unnatürlich» und «chemieverseucht» bezeichnete, in ihm auslöst, kommt zu seinen schwächeren Abwehrkräften noch hinzu. So sagte er: «Ich glaube, Krebs wird durch einen Verlust an Tempo, an konstantem und raschem Tempo verursacht, den ich persönlich spüre, durch einen Mangel an Vitalität, und ich weiß, daß man im allgemeinen dann an Krebs erkrankt, wenn man diesen physischen Tempoverlust erleidet.» Die Lösung wäre eine Veränderung seiner Lebensweise: «Wenn ich die Möglichkeit hätte, aus Paris wegzugehen, wieder natürlicher zu leben, natürliche Sachen zu essen, die nicht voller Chemie sind, nicht verfälscht, dann könnte ich wieder mehr Lebenskraft gewinnen, vor allem ein seelisches Gleichgewicht, das es mir ermöglichen würde, mich effektiv zu wehren und nicht krebskrank zu werden.»

Krankheit des Individuums oder Krankheit der Gesellschaft? Kommt der Krebs aus mir heraus oder habe ich ihn von der Umwelt, fragt sich der Kranke. Diese beiden Interpretationsschemata, weit davon entfernt, einander zu widersprechen, treffen sich also. Ebenso vereinen sich in den Vorstellungen von Krebs die Bedrohung durch den Tod, Zeichen einer symbolischen Fortdauer der Geißel von einst, und die Gefahren des modernen Lebens, die Krankheitsauslöser von heute. Wenn der Krebs, wie alle schweren Krankheiten, deren Einfluß auf das allgemeine Bewußtsein wir nachzuzeichnen versucht haben, wirklich eine Metapher ist, dann eine Metapher, die unendlich weiter greift, als Susan Sontag sagt: eine Metapher, die die archaische und die moderne Sicht der Krankheit aufeinandertreffen läßt; eine Metapher, die ebenso unsere heutige Beziehung zur Welt zeigt, wie sie unsere Vergänglichkeit als Individuen offenkundig macht.

Die Rückkehr der Epidemie? Die Wissenschaft in der Auseinandersetzung mit der Gesellschaft: Aids

Im Umfeld einer Medizin, die mit dem Krebs ringt, aber Infektionskrankheiten unter Kontrolle hat, kommt es nun zum Schock: im Juni 1981 geben amerikanische Ärzte das Auftauchen einer Krankheit bekannt, die sehr rasch zum Tode führt und junge, vor allem homosexuelle Männer trifft. Im Januar 1982 nimmt die französische Presse auf diese rätselhafte Epidemie Bezug und spricht von einer «Krebsepidemie», vom «Homosexuellensyndrom» oder vom «Schwulenkrebs» und später von einer «Aidsepidemie». Bereits bei Bekanntwerden der Krankheit standen alle grundlegenden Momente fest: die Rückkehr der Epidemie, die Behauptung einer Verbindung zwischen Krankheit und Homosexualität, die Nichtbeherrschbarkeit der Krankheit durch die Medizin und die heutige Bedeutung der Massenmedien bei der Verbreitung von Informationen.[35]

Aber weshalb sprach man schon von einer Epidemie, als es sich erst um einige Fälle handelte, die vom Center for Disease Control in Atlanta erkannt wurden? Sicher liegt es daran, daß diese Krankheit von Anfang an durch ihren neuartigen, seltsamen und tödlichen Charakter überraschte, selbst als ihre Übertragbarkeit noch nicht bewiesen war. Man stellte verschiedene Hypothesen über die Ursachen der Krankheit auf, aber sehr schnell wandten sich die Forschungen der Frage eines infektiösen und viralen Ursprungs zu. Anfang 1983 stand die Übertragbarkeit über das Blut nicht mehr in Zweifel. Die Homosexuellen waren nicht mehr die einzigen Betroffenen, sondern auch die Drogensüchtigen, die sich Rauschgift in die Venen spritzten, die Bluter, die Frauen, die Sexualpartnerinnen von Erkrankten waren, und die Kinder, die eine Bluttransfusion bekommen hatten oder von angesteckten Müttern geboren wurden. Bestimmte «Risikogruppen» wurden festgestellt und ausfindig gemacht, selbst wenn die Krankheit das Milieu der Homosexuellen nicht eigentlich verlassen hat: mehr als 70% der Erkrankten sind homosexuell.

Zahlen wurden in Umlauf gebracht: die Anzahl der Kranken verdoppelt sich halbjährlich. Das erste betroffene Land, die Vereinigten Staaten, verfügt über ein effizientes und leistungsfähiges Überwachungsnetz. In Frankreich wurde schnell eine Arbeitsgruppe gegründet; im Dezember

1982 zählte man in den USA 800 Fälle, 278 darunter tödlich, in Frankreich 44 Fälle, 15 davon tödlich. Die Weltgesundheitsorganisation WHO veröffentlichte am 15. Oktober 1984 eine erste Statistik: seit Sommer 1981 mehr als 8000 Kranke, darunter 6402 in den USA und 559 in 15 europäischen Ländern (221 in Frankreich, wo die meisten Fälle gezählt werden; 110 in der Bundesrepublik Deutschland; 88 in Großbritannien; 33 in der Schweiz). Am Ende des Jahres 1989 wurde weltweit die Zahl von 203 599 Fällen erreicht, darunter fast 110000 in den USA und über 28000 in Europa, darunter 8025 in Frankreich und 3872 in der Bundesrepublik.

Was an Aids verblüfft, ist nicht so sehr die nicht zu widerlegende Zahl der Fälle, sondern ihr rasches Ansteigen und die Ausdehnung auf immer größere Bevölkerungsgruppen: Anfang 1981 noch unbekannt, verschont die Infektion heute kaum noch ein Land. Aber was bedeuten die 8000 Fälle, die man in Frankreich im Laufe von sieben Jahren festgestellt hat, gegenüber den jährlich 10000 Unfalltoten? Diese Zahlen müßten es möglich machen, den epidemischen Charakter von Aids etwas zu relativieren. Da Aids von Anbeginn an als Epidemie dargestellt wurde, kann man es nicht mehr anders wahrnehmen, trotz der nüchternen Sprache der Zahlen und trotz aller Versuche einer entdramatisierenden Richtigstellung. Hier entkommt man der Symbolik der Krankheit nicht mehr. Aids drückt in modernen Begriffen, konzentriert und erneut aktuell geworden, all das aus, was die großen Geißeln von einst bedeuteten. Und in der Tat, wenn man an den Epidemien von früher den hervorstechend gesellschaftlichen Charakter der Krankheit ablesen konnte, so ist mit Aids eine neuerliche Schwelle überschritten: Aids wird als eine Art Metapher für eine gesellschaftliche Krankheit zweiten Grades angesehen. Diese Krankheit bietet zugleich das Bild der Pest und der Syphilis. Mehr noch, sie bringt die komplexen Zusammenhänge ans Licht, die heutzutage zwischen Wissenschaft, Medizin, Politik und sozialen Bewegungen bestehen. Und außerdem greift Aids vor allem junge Menschen in den besten Jahren und Kinder an, was dazu beiträgt, daß diese Krankheit als unerträglich und furchtbar empfunden wird: in New York ist sie die hauptsächliche Todesursache von Männern zwischen 29 und 39 Jahren. Und Aids ist keine Krankheit, sondern ein Syndrom: auch der vielgestaltige Charakter von Aids trägt zur Steigerung der Angst bei.

Der Übertragungsweg über das Blut und sexuelle Kontakte weckt erneut die alten Tabus, die man mit der Bekämpfbarkeit der Syphilis bereits verschwunden wähnte. Mit Verblüffung findet man hier bestimmte Charakteristika der Epidemien früherer Zeiten, ja sogar von übertragbaren Krankheiten wie der Tuberkulose oder der Syphilis wieder: die Identifizierung und Etikettierung von Risikopersonen führt unmittelbar dazu, daß man sie ablehnt und zu Außenseitern macht. Man sucht nach einem Sündenbock, wie es früher die Hexen, die Juden oder die Proletarier waren. Auch heute werden Verantwortliche für die Verbreitung der Krankheit stigmatisiert, angefangen bei den Homosexuellen bis zu den Afrikanern und den Drogenabhängigen.

Paradoxerweise ist es aber eine bestimmte Art der Verwendung wissenschaftlicher und medizinischer Erkenntnisse, die dazu beigetragen hat, eine Bewegung der Angst, in manchen Fällen sogar der Panik, auszulösen. Die epidemiologische Feststellung von «Risikogruppen» hat dabei seit 1983 eine gewisse Rolle gespielt. Mit der Identifizierung des Virus und dem Bekanntwerden des Nachweises von Antikörpern im Blut ein Jahr später tauchten Begriffe wie «aidspositiv» und «gesunde Überträger» auf der Bühne der Öffentlichkeit auf. Wer sind diese geheimnisvollen Infizierten, deren Zahl weltweit zumindest annähernd auf Millionen geschätzt wird? Sie können die Infektion übertragen, ohne selbst krank zu sein, aber es ist auch möglich, daß bei manchen innerhalb von Monaten, sogar Jahren, die Krankheit ausbricht. Nun ist Aids zwar übertragbar, aber nicht unter allen Bedingungen. Das Aidsvirus, das durch sexuelle Kontakte und auf dem Blutweg übertragen wird, ist weniger ansteckend als zahlreiche andere Viren, wenn es auch zu den gefährlichsten zählt.

Damit ist die Debatte eröffnet: muß man wissen, ob man ein «gesunder Überträger» ist oder nicht, soll man einem Menschen sagen, er sei aidspositiv oder nicht? Die Verpflichtung, dies zu wissen, stellt sich in besonders scharfer Form für die Blutspender, und im Frühjahr 1983 haben Frankreich und die USA die Einführung von Maßnahmen erwogen, die die Verbreitung von Aids durch Blutbanken verhindern sollen. Die Verpflichtung zum systematischen Nachweis von Antikörpern bei Blutspendern trat in Frankreich am 1. August 1985 in Kraft.

Wenn Aids sich auch von den Epidemien vergangener Jahrhunderte sowohl im Hinblick auf den Umfang des Phänomens und die Zahl der Todesfälle als auch im Hinblick auf Bedeutung und Vorgehen bei der Bekämpfung durch die Allgemeinheit unterscheidet, so ist es doch eine Krankheit der heutigen Zeit, die ihre Wurzeln in der Vergangenheit hat und ihr bestimmte Aspekte entnimmt: die Interpretation des Phänomens mit Begriffen wie Strafe und Fluch, die Identifizierung von Verantwortlichen und die Suche nach Sündenböcken, Widerstreit und Abwägung zwischen dem Respekt vor den kranken Individuen und der Verteidigung ihrer Rechte einerseits und dem Schutz der Allgemeinheit andererseits.

Als private und individuelle Krankheit berührt Aids jedoch auch Bevölkerungsgruppen und -kreise, die dafür eintreten, daß etwas unternommen wird, um gegen die Krankheit zu kämpfen. Da Aids übertragbar ist, stellt sich das Problem des Schutzes von Individuum und Öffentlichkeit durch die Verbreitung von Informationen, die individuelle Praktiken und Verhaltensweisen verändern und eine Politik der Vorbeugung entwickeln sollen. Als neue und schwere Krankheit hat Aids die gesamte Welt der

Wissenschaft betroffen, die große Anstrengungen unternommen hat, um das «Rätsel» Aids aufzuklären und gegen seine Verbreitung zu kämpfen. Als internationale Krankheit hat Aids der Öffentlichkeit die komplexen Beziehungen zwischen Wissenschaft, Medien und Politik aufgezeigt. Wenige Krankheiten haben heutzutage so offenkundig gemacht, wie schnell die Fortschritte der Medizin und wie bedeutend die Mobilisierung der Wissenschaft sind: innerhalb von wenigen Jahren wurden eine bislang unbekannte Krankheit erkannt, ihre Übertragung auf sexuellem Wege oder über das Blut und die Plazenta nachgewiesen, das Virus identifiziert, Maßnahmen zur Erkennung der Krankheit ergriffen und Behandlungsmethoden erforscht. Selbst wenn bisher keine entscheidende Antwort gefunden wurde, ist die Verwendung von Azidothymidin oder Zidovudin dennoch der erste Schritt in Richtung auf eine wirksame Behandlung. Aber das Auftauchen von Aids seit Ende 1981 wirft vor allem ein Licht auf die Art und Weise, wie heutzutage Wissenschaft und Politik in Krankheit und Medizin eingreifen und interagieren. Bei dem riesigen intellektuellen, ökonomischen und politischen Einsatz steht viel auf dem Spiel. Der Wettlauf zwischen dem französischen Forscherteam um Professor Montagnier und dem amerikanischen Team um Professor Gallo um die Identifizierung des nunmehr HIV genannten Virus, der zum Wettbewerb zwischen zwei Nationen wurde, hat gezeigt, worum es für die Welt der Wissenschaft und Medizin ging. Für die Pharmaindustrie, die die Tests zum Krankheitsnachweis und zukünftig den Impfstoff vermarktet, geht es um wirtschaftliche Interessen. Der politische Aspekt: in den USA wie in Frankreich und zahlreichen anderen Ländern hat das Eingreifen der Regierungen es ermöglicht, bedeutende Kredite für die Aidsforschung freizugeben oder Gesetze über den obligatorischen Test in Blutbanken zu verabschieden. Um gesellschaftliche und kulturelle Interessen geht es bei den betroffenen Gruppen, vor allem den Homosexuellenvereinigungen, die ein Netzwerk zur Information, Vorbeugung und Hilfe aufgebaut und sich für Forschungskredite eingesetzt haben, dabei aber auch erreichen wollten, daß Homosexualität gesellschaftlich anerkannt wird. Und schließlich spielen die Massenmedien, die durch die Verbreitung von Informationen über die Krankheit ein «gesellschaftliches Phänomen» aus ihr gemacht haben, eine überaus wichtige Rolle: Aids ist zweifellos die erste «medienvermarktete» Krankheit.

Zweiter Teil
Das Verständnis für Krankheiten und ihre Beurteilung

V. Vom grauenerregenden Körper zum Körper als Sitz der Krankheit

Bevor wir uns weiter mit dem Status des Kranken befassen – dem Kranken früherer Zeiten und dem Kranken von heute –, müssen wir uns fragen, wie der Kranke seine Krankheit wahrnimmt und interpretiert: zuallererst wird sie auf der Ebene des *Körpers* wahrgenommen. Widerschein und Spiegel, der erst sichtbar wird, wenn er etwas spiegelt, Ort des Seins und des Scheins, an dem sich gesellschaftliche Bräuche feststellen lassen und an dem man die Zeichen der Zeit ablesen kann, ist der Körper zugleich Sitz der Arbeit, der Lust und des Wohlbefindens, wie auch Sitz der Krankheit, des Schmerzes und des Todes. Was liest man vom kranken Körper ab, und wie begreift man den kranken Körper? Aber auch: was können wir über ihn sagen, was wissen wir über ihn zu sagen? Es gibt in der Tat körperliche Vorgänge, die unsäglich sind; über manche Bereiche herrscht ein Schweigen, in dem sich kein Schrei artikulieren kann. Angesichts von Verwüstungen unseres Körpers sind wir immer stumm und überwältigt. Aber wenn es uns gelingen soll, ihn kennenzulernen und etwas über ihn auszusagen, muß der Blick, den wir auf unseren Körper richten, unter anderem aus diesem Grunde aus einer gewissen Distanz kommen, die Äußerungen des Körpers auswählen, systematisch gliedern und in Zeichen umwandeln. Die Interpretation des Körpers ist immer eine Konstruktion: des Körpers selbst und seiner Beziehungen zur Krankheit. Historisch gesehen, ist sie auch, wie das langsame Reifen des medizinischen Diskurses gezeigt hat, eine Reduzierung, die aus dem leidenden Fleisch, dem entstellten Körper des kranken Menschen ein Objekt des Wissens und den Sitz der Krankheit macht.

In der historischen Entwicklung des Bildes vom kranken Körper spielt sicher eine objektive Realität mit: die Morbidität. Wie auch immer der Blick sein mag, den man auf die Krankheiten richtet, ihre Zeichen sind nicht immer dieselben: im Zeitalter der Epidemien einerseits und im Zeitalter der chronischen Krankheit andererseits machte man sich ein verschiedenes Bild vom Körper. Aber die Betrachtungsweise hängt in erster Linie auch von der Art ab, wie es die Medizin nach und nach gelernt hat, den kranken Körper zu sehen, ihn zu verstehen und seine Störungen in Worte zu fassen. Auf dieser Ebene, mehr als auf jeder anderen, hat sie unsere Vorstellungen geprägt: unsere Vorstellung vom Körper hat nach und nach in den anatomisch-physiologischen Fachausdrücken Form erhalten und durch die Sehweise der Medizin und durch medizinische Begriffe Gestalt angenommen. Dennoch handelt es sich um eine junge Entwicklung: unsicher, schwankend und jahrhundertelang wenig formalisiert, war das medizinische Wissen nicht immer und für alle von gleichem Gewicht; lange Zeit ließ es breiten Raum für althergebrachte Kenntnisse. Vor allem reflektiert die Wahrnehmung des kranken Körpers, einschließlich der Erfassung durch die Ärzte, auch eine Ordnung von weiterreichender kultureller Bedeutung, eine Ordnung, die für den, der den Blick auf sie richtet, mancherlei Kenntnisse vermittelt. Ein Weltbild und ein Menschenbild, das sich in der Vorstellung vom Körper als Mikrokosmos in Übereinstimmung mit dem Makrokosmos des Universums äußert, sowie allgemeine Einstellungen angesichts des unbeherrschbaren Unglücks und der Sünde, als die man die Krankheit begriff, haben zweifellos die frühere Beurteilung des kranken Körpers als Sitz des sich nach außen zeigenden Bösen geprägt. Heute trägt die moderne Vorstellung vom Körper als Maschine dazu bei, aus dem Körper den stummen und gewissermaßen neutralisierten Sitz einer von der Medizin kontrollierbaren Krankheit zu machen.[1]

Das Grauen vor den äußeren Zeichen

In den zahlreichen Chroniken der Epidemien, der Pest vor allem – von Prokop bis Boccaccio, von Gregor von Tours bis Daniel Defoe, abgesehen von den Berichten anonymer Augenzeugen –, steht die Beeinträchtigung des Körpers nicht an erster Stelle: Leichenhaufen, Verhaltensweisen der Menschenmassen, Panik, Ausschweifungen und Revolten, oder aber Praktiken aller Art, um sich vor der Epidemie zu schützen, werden häufiger geschildert als der leidende Körper. Und überdies verlief die Pest sehr schnell: kaum hatte man den Kranken bemerkt, war er auch schon tot. Bei der Cholera sollte es später genauso sein. Kaum hatte man den Verdacht, daß ein Körper befallen war, wurde er auch schon grün und brach zusammen. Dennoch stellte sich in den verschiedenen Berichten bald eine Systematik der Symptome ein: hohes Fieber, Husten, Erbrechen, Flecken, Beulen, unregelmäßiger Puls, Krämpfe . . . Beulen und Flecken werden beim Schwarzen Tod von 1348 anschaulich bei Boccaccio geschildert: «. . . es kamen zu Anfang der Krankheit gleichermaßen bei Mann und Weib an den Leisten oder in den Achselhöhlen gewisse Geschwulste zum Vorschein, die manchmal so groß wie ein gewöhnlicher Apfel, manchmal wie ein Ei wurden, bei den einen sich in größerer, bei den andern in geringerer Anzahl zeigten und schlechtweg Pestbeulen genannt wurden. Später aber gewann die Krankheit eine neue Gestalt, und viele bekamen auf den Armen, den Lenden und allen übrigen Teilen des Körpers schwarze und bräunliche Flecke, die bei einigen groß und gering an Zahl, bei andern aber klein und dicht waren. Und so wie früher die Pestbeule ein sicheres Zeichen unvermeidlichen Todes gewesen und bei manchen noch war, so waren es nun diese Flecken für alle, bei denen sie sich zeigten. Dabei schien es, als ob zur Heilung dieses Übels kein ärztlicher Rat und die Kraft keiner Arznei wirksam oder förderlich wäre . . . *und fast alle starben innerhalb dreier Tage* nach dem Erscheinen der beschriebenen Zeichen; der eine ein wenig früher, der andere etwas später, die meisten aber ohne alles Fieber oder sonstigen Zufälle.» [2]

1720 hat die äußerst lebensgefährliche Pest von Marseille die Zeitgenossen vor allem durch ihre Plötzlichkeit mit Grauen erfüllt. Ihre Beschreibung ist besonders furchterregend, aber man findet darin dieselben Elemente: «Auf einen Schlag *sah man hundert verschiedene Gesichter in hundert verschiedenen Farben vom Tode gezeichnet,* der eine hatte ein bleiches Kadavergesicht, der andere war feuerrot; bald aschfahl und leichenblaß, bald bläulich und violett, und hundert andere Nuancen, die sie entstellten; erloschene Augen, funkelnde Augen, matte Blicke, dann wieder verstörte, alle mit einem Ausdruck von Unruhe und Angst, die sie unkenntlich macht . . . man hörte alle Arten von Wehklagen, von Schmerzen im Kopf und an allen anderen Körperteilen, heftiges Erbrechen, Krämpfe im Bauch, Eiterbeulen und all die anderen Folgen der entsetzlichen Krankheit: der eine lag entkräftet da und sagte kein Wort, der andere redete unablässig in seinem Delirium; kurzum, eine Vielzahl aller Arten von Beschwerden, die durch die Kühle der Nacht noch heftiger und grausamer wurden . . .» [3]

Wir haben bereits gesagt, wie bis in moderne Zeiten alle diese Berichte, wie die Varianten eines Mythos, die vorigen wiederholen. Denn es handelt sich darum, das Unglück vorstellbar zu machen. Der Bericht wurde also im Laufe der Zeit in eine feste Form gegossen, die man immer wieder erneuern muß: in der Wiederholung erscheint der Sinn fixiert, im selben Maße, wie sich die Angst legt. Noch im 20. Jahrhundert stellte Antonin Artaud mit erstaunlicher Präzision das Verzeichnis der Pestsymptome auf. Es ist eine literarische Komposition von seltsamer formaler Schönheit, eine meisterhafte Synthese aller früheren Schilderungen, die im Rahmen derselben Thematik doch über sie hinausgeht, um aus der Pest den Mythos des absoluten und plötzlich fleischgewordenen Übels zu machen. Vermittelt durch die Turbulenzen des Körpers, sind es die «perversen Möglichkeiten des Geistes», die mannigfaltigen Gestalten des Übels, die Artaud zusammenstellt: «Vor allem physischen oder psychischen, nur allzu oft charakterisierten Unwohlsein überziehen rote Flecken den Körper, die der Kranke erst dann plötzlich bemerkt, wenn sie ins Schwarze umschlagen. Er hat keine Zeit, darüber zu erschrecken, da fängt sein Kopf schon an zu brodeln, wächst durch sein Gewicht ins Riesenhafte, und er stürzt. Nun bemächtigt sich seiner eine fürchterliche Müdigkeit, die Müdigkeit einer zentralen magnetischen Saugwirkung, seiner in zwei Teile gespaltenen, von ihrer Vernichtung angezogenen Moleküle. Es kommt ihm so vor, als galoppierten seine erschrocknen, verwirrten, gehetzten Säfte durch seinen Körper. Sein Magen hebt sich, das Innere seines Bauches scheint durch die Zahnkanäle quellen zu wollen. Sein Puls, der bald sich verlangsamt, bis er zum Schatten wird, zur bloßen Möglichkeit eines Pulses, und bald dahingaloppiert, gehorcht dem Brodeln seines inneren Fiebers, der rieselnden Verwirrung seines Geistes. Dieser Puls, der so überstürzt schlägt wie sein Herz, der heftig, füllig, dröhnend wird; dieses rote, entzündete, dann glasige Auge; diese riesige, dicke Zunge, die hechelt und anfangs weiß, dann rot, dann schwarz ist und gleichsam kohlehaltig, rissig: alles kündet ein organisches Gewitter ohnegleichen. Bald suchen die Säfte, durchfurcht wie Erdreich vom Blitz, wie ein Vulkan von unterirdischen Wettern, nach einem äußeren Ausgang. Inmitten der Flekken bilden sich glühendere Punkte, rings um diese Punkte schwillt die Haut zu Brandblasen an wie Luftblasen unter einer Lavaoberfläche, und diese Blasen sind von Ringen umgeben, deren letzter, vergleichbar dem Saturnring um das weißglühende Gestirn, die äußerste Grenze einer Pestbeule anzeigt. Von ihnen wird der Körper durchfurcht. Aber wie Vulkane bestimmte Punkte auf der Erde bevorzugen, so bevorzugen auch die Pestbeulen bestimmte Stellen auf der menschlichen Körperoberfläche. Zwei oder drei Fingerbreit von der Leiste entfernt, unter den Achseln, in den wichtigen Gegenden, wo die arbeitenden Drüsen getreulich ihre Aufgaben erfüllen, treten Pestbeulen auf, durch die der Organismus sich entweder seines inneren Eiters oder aber seines Lebens entledigt. Ein heftiger, an einer Stelle konzentrierter Aufruhr zeigt meistens an, daß das innere Leben nichts von seiner Kraft eingebüßt hat und daß ein Nachlassen des Leidens, ja seine Heilung möglich ist. Gleich der kalten Wut ist die Pest am schlimmsten, die ihre Merkmale nicht augenscheinlich werden läßt.» [4]

Der gepeinigte, veränderte Körper

In den alten Schilderungen werden die Symptome aufgezeigt; dagegen kommt es selten vor, daß das Leiden, wenn es auch immer durchschimmert, im Vordergrund der Aussage steht, wie in diesem Auszug aus Daniel Defoe: «Die Schwellungen, die gewöhnlich am Hals oder an den Lenden auftraten, waren, wenn sie hart wurden und nicht aufgehen wollten, so schmerzhaft, daß es der ausgesuchtesten Marter gleichkam; und manch einer, nicht mehr imstande, die Qual zu ertragen, stürzte sich aus dem Fenster oder erschoß sich oder machte sonstwie seinem Leben ein Ende, und ich erlebte verschiedene scheußliche Szenen diese Art. Andere, unfähig sich noch zu beherrschen, erleichterten sich von dem Schmerz durch unaufhörliches Brüllen, und wenn wir über die Straße gingen, mußten wir so laute und jammervolle Schreie hören, daß es einem das Herz durchdringen konnte, wenn man nur daran dachte.» [5]

Es liegt in der Natur der Epidemie, daß Augenzeugenberichte von außerhalb kommen: es ist nicht der Kranke, der zu uns spricht. Und meist bewahrt der Blick, der sich auf ihn richtet, eine gewisse Distanz: das Augenmerk liegt weniger auf seiner Person und seinem Leiden als auf der Krankheit, dem Unglück, das er in sich trägt. In Thukydides' Bericht von der «Pest von Athen» von 430 v. Chr. – wobei man heute nicht mehr annimmt, daß es wirklich die Pest war – ist vom Schmerz nur zwischen den Zeilen oder versteckt hinter den Symptomen die Rede: was man herauszulesen sucht und was von Bedeutung ist, sind der Gallenfluß, der Husten, das Fieber und der Durchfall, die Anzeichen der Krankheit. Aber dennoch findet man in diesem Text – eine der ältesten Beschreibungen der Epidemie – einen der charakteristischen Züge der körperlichen Erkrankung von einst und ihrer Wahrnehmung: die totale und radikale Veränderung des Körpers. Nichts entkommt der Krankheit, und fast immer führt sie bis zum bitteren Ende. Thukydides legt Nachdruck auf die Schädigung der Extremitäten und auch auf die Tatsache, daß Gedächtnis und Persönlichkeit zerstört sind, selbst wenn man dem Tode entrinnt: «Wer schon vorher ein Leiden hatte, dem ging es immer über in dieses, die andern aber befiel ohne irgendeinen Grund plötzlich aus heiler Haut zuerst eine starke Hitze im Kopf und Rötung und Entzündung der Augen, und innen war sogleich alles, Schlund und Zunge, blutigrot, und der Atem, der herauskam, war sonderbar und übelriechend. Dann entwickelte sich daraus ein Niesen und Heiserkeit, und ziemlich rasch stieg danach das Leiden in die Brust nieder mit starkem Husten. Wenn es sich sodann auf den Magen warf, drehte es ihn um, und es folgten Entleerungen der Galle auf all die Arten, für die die Ärzte Namen haben, und zwar unter großen Qualen, und die meisten bekamen dann einen leeren Schlucken, verbunden mit einem heftigen Krampf, der bei einigen alsbald nachließ, bei andern auch erst viel später. Wenn man von außen anfaßte, war der Körper nicht besonders heiß, noch auch bleich, sondern leicht gerötet, blutunterlaufen und bedeckt von einem dichten Flor kleiner Blasen und Geschwüre; aber innerlich war die Glut so stark, daß man selbst die allerdünnsten Kleider und Musselindecken abwarf und es nicht anders aushielt als nackt und sich am liebsten in kaltes Wasser gestürzt hätte. Viele von denen, die keine Pflege hatten, taten das auch, in die Brunnen, vor dem unstillbaren Durst. Es war kein Unterschied, ob man viel oder weniger trank. Und die ganze Zeit quälte man sich in der hilflosen Unrast und Schlaflosigkeit. Solang die Krankheit auf ihrer Höhe stand, fiel auch der Körper nicht zusammen, sondern widerstand den Schmerzen über Erwarten. Entweder gingen daher die meisten am neunten oder siebten Tag zugrunde an der inneren Hitze, ohne ganz entkräftet zu sein, oder sie kamen darüber weg, und dann stieg das Leiden tiefer hinab in die Bauchhöhle und bewirkte dort ein starkes Schwären, wozu noch ein wäßriger Durchfall auftrat, so daß die meisten später an diesem starben, vor Erschöpfung. Denn das Übel durchlief von oben her, vom Kopfe, wo es sich zuerst festsetzte, den ganzen Körper, und hatte einer das Schlimmste überstanden, so zeigte sich das am Befall seiner Gliedmaßen: denn nun schlug es sich auf Schamteile, Finger und Zehen, und viele entrannen mit deren Verlust, manche auch dem der Augen. Andere hatten beim ersten Aufstehen rein alle Erinnerung verloren und kannten sich selbst und ihre Angehörigen nicht mehr.»[6]

Die Krankheit wird als nach außen sichtbares Grauen dieses verwandelten Körpers begriffen. Der kranke Körper vergangener Zeiten stellt sich in den Berichten, die auf uns gekommen sind, vor allem als Körper dar, der für sich selbst und für die anderen ein grauenhafter, monströser Anblick geworden ist. Ein Körper, dem man seine Krankheit von Anfang an ansieht und dessen Tod man mit Sicherheit vorhersehen kann, wie bei dem Fall einer Mutter, die entdeckt, daß ihre Tochter Pestflecken hat, von dem Defoe berichtet: «Während das Bett auslüftete, entkleidete die Mutter das junge Mädchen, und eben als man es ins Bett legte, entdeckte sie, mit einer Kerze den Körper der Tochter ableuchtend, plötzlich auf der Innenseite der Schenkel die tödlichen Zeichen. Die Mutter, nicht fähig, an sich zu halten, warf die Kerze zu Boden und stieß einen so markerschütternden Schrei aus, daß es genügt hätte, das stumpfeste Herz der Welt mit Grauen zu erfüllen; ... Was das junge Mädchen angeht, so war es von dem Augenblick an so gut wie eine Leiche, denn der Brand, welcher die Flecken hervorruft, hatte sich über den ganzen Körper ausgebreitet, und sie starb in weniger denn zwei Stunden.»[7]

Das körperliche Grauen nahm mannigfaltige Formen an: Austrocknung und Schwärzung des Fleisches in der «gräßlichen Skorbutepidemie», die das Lager der Kreuzritter unter Ludwig dem Heiligen dezimierte und von der Joinville im 13. Jahrhundert berichtet: «Die Epidemie verlief auf folgende Art: das Fleisch unserer Schenkel wurde ganz und gar trocken und die Haut fleckig, schwarz und erdbraun, wie ein alter Stiefel. Darüber hinaus hatten wir Abszesse am Zahnfleisch; und keiner entkam der Krankheit außer durch den Tod, der sein Herannahen durch Nasenbluten ankündigte.»[8] Zerfressene Gesichter wie von Aussätzigen, die vom «Antonius-Feuer» ausgezehrt wurden, die «ihr Gift unter der bleichen, aufgedunsenen Haut einspritzt, das Fleisch von den Knochen trennt und zerfrißt»;[9] reduziert auf den Zustand von Eitermasse, wie die Krebskranke, die von der heiligen Johanna de Chantal gepflegt wird. Der Krebs, an dem sie leidet, hat «ihr die Lippen zersetzt, so daß die

Zähne bloßliegen, er griff die Ohren an und fraß unter dem Kinn weiter, so daß die Augäpfel und die Zähne allein unversehrt waren in einer Masse eitrigen Fleisches.»[10]

Über die – von der Kirche nicht anerkannten – Wunderheilungen durch die religiösen Schwärmer des Klosters Saint-Médard im 13. Jahrhundert liegt eine Reihe von Augenzeugenberichten über den Zustand der Kranken vor, die auf der Suche nach Hilfe gekommen waren. Zweifellos lassen diese Berichte ein gewisses Interesse daran erkennen, die Schwere der Krankheiten zu übertreiben: um das Wunder zu beweisen, ist es bedeutsam, daß die durch Wunder Geheilten, wie eine vierunddreißigjährige Madame Brochet aus Saint-Prest, auch wirklich «die Medizin zur Verzweiflung»[11] brachten. Aber wenn diese Beschreibungen eine Tendenz dazu haben, das Grauen, das diese Körper befiel, zu vergrößern, können sie uns wenigstens darüber informieren, was man damals für die Quintessenz allen körperlichen Übels hielt. Ein Körper, an dem man die Krankheit ablesen kann, ist zum Beispiel der aufgeblähte Körper; Madame Brochet aus Saint-Prest hat «einen Bauch, der ungewöhnlich dick ist, Hals, Schultern, Arme, alle Glieder bis hinab zu den Knien sind extrem aufgebläht».[12] Oder, im Gegensatz dazu, der bis zum Skelett abgemagerte Körper: «Sein ganzer Körper war von einer solchen Leichenblässe und von solcher Magerkeit, daß man ihn für einen Leichnam gehalten hätte»,[13] liest man über ein elfjähriges Mädchen. Der deformierte Körper: von einer anderen Frau heißt es, daß sie «einen monströsen und verzerrten Körper hat, die Beine verkrümmt».[14] Der Körper, der seine Farbe ändert: ein junges Mädchen erzählt: «Plötzlich fand ich mich im Gesicht und an den Händen durch ein gelbliches Grün entstellt, das sich auf diesen Körperteilen ausbreitete.»[15]

Sicher muß man diese Beschreibungen eines nach außen sichtbaren Grauens wieder mit der Realität der Krankheitsbefunde von früher in Verbindung bringen: Pest, Lepra, Syphilis und Pocken sind in der Tat Krankheiten, die den Körper nach außen zeichnen. Aber sie sind auch ein Produkt der gesellschaftlichen Sicht von der Krankheit als einer durch den Menschen nicht beherrschbaren Plage, als Beweis seiner Sündhaftigkeit. Und zweifellos muß man darin auch den tatsächlichen Entwicklungsstand von Medizin und Chirurgie sehen, die kaum andere Möglichkeiten hatten, als zu versuchen, diese Symptome mit den brutalsten Mitteln zurückzudrängen. Weit davon entfernt, die Krankheit zu lindern, trugen sie oft noch dazu bei, sie entsetzlich und furchterregend erscheinen zu lassen. Joinville zum Beispiel berichtet uns, wie die Bader die Skorbutepidemie der Kreuzfahrer behandelten: «Die Epidemie im Lager begann sich dermaßen zu verschlimmern, daß die Bader genötigt waren, das tote Fleisch vom Zahnfleisch der Kranken zu entfernen, um ihnen so zu ermöglichen, zu kauen und Nahrungsmittel zu schlucken. Es war jammervoll, die

Menschen, denen man diese Wucherungen wegschnitt, vor Schmerzen brüllen zu hören: *man hätte meinen können, es seien die Schreie von Frauen im Kindbett.*»[16] Auch bei der Pest wurde die Krankheit durch medizinische Behandlung nur noch furchtbarer: «Der Schmerz der Geschwülste im besonderen war äußerst heftig und für manche unerträglich; und man kann sagen, daß die Ärzte manch ein armes Geschöpf gar zu Tode gemartert haben. Wenn bei manchen die Geschwülste hart wurden, legten sie Ziehpflaster oder Breiumschläge auf, um sie zum Aufbrechen zu bringen, und wenn das nicht half, schnitten sie die Geschwüre und stachen sie auf, was fürchterlich war. Bisweilen wurde die Härte nur zu einem Teil durch die Gewalt der Krankheit, zum andern aber dadurch hervorgerufen, daß zu gewaltsam an ihnen herumkuriert wurde, und sie wurden so hart, daß sie sich mit keinem Instrument schneiden ließen, und dann brannte man sie mit Ätzmitteln, *so daß viele, rasend vor Schmerzen, dabei starben,* und manche mitten in der Operation.»[17]

Darüber hinaus waren das Wissen über körperliche Funktionen und therapeutisches Handeln vom Ende des Mittelalters bis zur Epoche der klinischen Medizin auf zwei Berufsstände aufgeteilt: auf die Ärzte und die Wundärzte. Erstere waren zuständig für Vorgänge im Körperinneren, und ihr Verständnis stützte sich auf Theorien, bei denen die Lehre von den Säften lange Zeit eine wesentliche Rolle spielte; letzteren oblag es, von außen Eingriffe am Körper vorzunehmen. Aber da die Untersuchungsmöglichkeiten äußerst gering waren, konnte die Interpretation innerer Körperfunktionen zumeist nur von der Kenntnis äußerer Anzeichen ausgehen und blieb lange sehr unsicher. Noch zu Beginn des 17. Jahrhunderts kam es selten vor und war kompliziert, eine Leiche zu sezieren. Wohl berichtet uns Pierre de L'Estoile von der Autopsie des von Ravaillac ermordeten Königs Heinrich IV. am 15. Mai 1610: «Am Samstag den 15. Mai wurde der Leichnam des Königs geöffnet, in Gegenwart von sechsundzwanzig Ärzten und Wundärzten, die alle Körperteile in so gutem Zustand vorfanden, daß er dem Laufe der Natur nach noch dreißig Jahre hätte leben können.»[18] Bereits 1605 schildert er die Autopsie von siamesischen Zwillingsschwestern, die bei der Geburt gestorben waren, durch die Ärzte der École de Médicine in Paris. Seine Beschreibung der verschiedenen Organe ist recht genau: «Beim Sezieren der inneren Partien, das in den Medizinschulen in Paris vorgenommen wurde, fand man nur eine Leber, ein Herz, zwei Mägen, und die restlichen natürlichen Teile waren durch eine gemeinsame Haut getrennt. Die Leber war sehr groß und saß in der Mitte, oben vereint und unten fortlaufend, in vier Lappen aufgeteilt, in die zwei Nabeladern flossen. Ebenso war das Herz sehr groß, es saß in der Mitte der Brust, hatte vier Klappen, vier Herzkammern und acht Gefäße, vier Venen und vier Arterien, als habe die Natur zwei Herzen machen wollen; und obwohl es zwei Unterleiber gab, war es doch nur eine Brust, die von den Unterleibern nur durch eine Scheidewand getrennt war.»[19]

Der Körper als Hülle: Verwesung und Ausdünstungen

Dennoch blieb die allgemein verbreitete Furcht vor dem Körperinneren groß, und vielleicht muß man das Bild eines «Körpers als Hülle», das zahlreiche Beschreibungen durchschimmern lassen, in Verbindung dazu bringen: das Grauenhafte, das durch die Krankheit äußerlich sichtbar wird, ist also das, was aus dem Körper nach außen dringt. Dieser Körper – «Diskretes Behältnis unserer Übel», nach dem Wort des Arztes David Jouysse aus Rouen[20] – umschließt ein unsichtbares und geheimnisvolles Ganzes, in dem sich die Krankheit in einem unbeschreibbaren Verbrennungsprozeß entwickelt, um nicht nur in Form von Flecken, Beulen und Geschwüren zutage zu treten, sondern auch durch seröse Flüssigkeiten, Blut und Eiter, oder selbst durch verschiedene Gerüche und Ausdünstungen. In ihrem Bericht über den Tod Annas von Österreich erwähnt Madame de Motteville diese üblen Ausdünstungen des kranken Körpers: «Wenn man sie verband, so hielt man ihr seit einigen Tagen Duftsäckchen unter die Nase, um den üblen Geruch zu lindern, der aus der Wunde kam.»[21] Ebenso die Schilderungen über die wundersam Geheilten im Kloster Saint-Médard: «Sein Mund, in dem der Krebs seinen Ausgang genommen hatte, war zu einer abscheulichen Kloake geworden, die beständig den gräßlichsten Gestank verbreitete, der auf zehn Schritte alle Luft verpestete»,[22] heißt es da über das bereits erwähnte Mädchen. Aber auch abstoßende Flüssigkeiten wurden vom Körper abgesondert: «Aus dem Munde kam mir eine große Menge verdorbenen Blutes»,[23] liest man im Zeugenbericht von Catherine Chartier, 37 Jahre alt, Tochter des Hauptgerichtsschreibers der Admiralität. Ein anderes Dokument erwähnt, daß die Wunden einer vierundsechzigjährigen Frau «beständig rötliches Wasser ausstoßen».[24]

Man muß diese Bilder auch im Zusammenhang mit der Vorstellung vom Körper als einem Mikrokosmos sehen, der mit dem Makrokosmos des Universums übereinstimmt, einer Vorstellung, die in den westlichen Gesellschaften zumindest bis zur Renaissance vorherrschend war und nur allmählich unserer Sehweise vom Körper als Organismus und Maschine Platz machte. Jede Störung der Harmonie, von der die Krankheit herrührt, greift gleichzeitig beide Ordnungen an, die Ordnung des Körpers und die der Natur. Diese Vorstellungen wirken auch im Bewußtsein der Allgemeinheit von heute noch nach. In einer jüngeren Untersuchung über ein Dorf in Burgund berichtet Yvonne Verdier, daß die burgundischen Bauern das Menstruationsblut als eine Unordnung des gesamten inneren Körpers erklärten. Noch heute sagt man von den Frauen, die ihre Regel haben: «Wenn man in diesem Augenblick in das Innere des Körpers einer Frau sehen könnte, wäre das fürchterlich, das ist eine Unordnung, alles ist durcheinander, man kann dem keinen Namen geben.»[25] Für sie, wie auch in anderen Landstrichen, dauert der Glaube fort, daß die menstruierende Frau allein durch ihre Gegenwart sowohl die Mayonnaise gerinnen als auch den Speck im Pökelfaß schlecht werden läßt. Der biologischen Störung der Frau entspricht die Fäulnis des tierischen Produkts. Körperliches Unwohlsein und Störung in der Ordnung der Natur stimmen eng überein.

Im Zusammenhang mit diesen verschiedenen Vorstellungen dominieren die Begriffe von Verwesung und Fäulnis daher lange Zeit die Beschreibungen der inneren Krankheiten: der Körper schwitzt, verwest, sondert Eiter ab und verbreitet Gestank, die Organe versagen. Diese Aspekte sind bereits in den ‹Miracles de la Sainte Vierge› gegenwärtig, durch die im 12. Jahrhundert in Soissons die am «Heiligen Feuer» Erkrankten geheilt wurden.[26] Sie bestanden auch noch im 18. Jahrhundert fort – Catherine Chartier, bereits zitiert, sagt: «Die wenigen Nahrungsmittel, die ich zu mir nahm, verwandelten sich sofort in Fäulnis und Verderbnis»[27] – und herrschten in bezug auf die Syphilis auch noch im 19. Jahrhundert vor: in der allgemein verbreiteten Phantasievorstellung stellt sich der Syphiliskranke als «verfault» dar. 1861 beschreiben die Brüder Goncourt in ihrem Tagebuch den Tod ihres Kollegen Henri de Murger, der an den Folgen dieser Krankheit litt: «Murger stirbt an einer Krankheit, durch die man bei lebendigem Leib verfault, an einem Altersbrand, kompliziert durch Karbunkel. Es ist etwas Furchtbares, das ihn buchstäblich in Stücke zerfallen läßt. Als man ihm neulich den Bart stutzte, fiel mit den Haaren die ganze Lippe ab.»[28] 1905 erschien der Roman von Charles-Louis Philippe, ‹Bübü von Montparnasse›: der Held, der Zuhälter Maurice, genannt Bübü, befürchtet, daß seine Geliebte, die Prostituierte Berthe, ihn mit Syphilis angesteckt hat. Er wird verfolgt von Bildern der Fäulnis: «Aber die Seuche! Er erinnerte sich an eine Geschichte seiner Kindheit. Er war vierzehn Jahre, als einer der Nachbarn zweiundzwanzigjährig starb. Die Nachbarinnen sagten: ‹Er ist als ein wahrer Düngerhaufen gestorben. *Man sagt, daß er durch und durch verfault war*›... Durch und durch verfault sein... Er stellte sich rote und feuchte Wunden vor, Verbände und Watte, und sah sich in einem Spitalsbett liegen mit einem grünlichen und durch und durch verfaulten Leib.»[29]

In dieser Hinsicht steht die Syphilis also in direkter Nachfolge zur Krankheit von früher. Mit den Pocken dagegen drückte sich, zumindest vom 19. Jahrhundert an – vielleicht deshalb, weil man nun häufiger davon geheilt werden konnte –, eine Dimension des körperlich Grauenerregenden aus, die sich deutlich von der unterscheidet, die früher mit der unmittelbar tödlich wirkenden Epidemie verknüpft war. Das Grauenvolle, das sich des Körpers bemächtigte, kündigte nicht mehr den Tod an, aber es zeichnete ihn fürs Leben, man war lebenslang ausgestoßen, selbst wenn man geheilt wurde: die Kranken waren für immer entstellt, wie all diese Frauen im 18. Jahrhundert, von denen die Brüder Goncourt schreiben, daß ihr einziger Ausweg das Kloster war.[30] Im ‹Dorfpfarrer› beschreibt Balzac das Gesicht von Véronique Sauviat nach ihrer Krankheit. Bevor sie krank wurde, war Véronique schön wie Tizians kleine Maria auf seinem großen Gemälde vom Tempelgang Mariä. Aber nun: «Jenes Gesicht, in dessen Tönung Braun und Rot harmonisch miteinander verschmolzen gewesen waren, blieb durchsiebt von tausend Grübchen, die die Haut, deren fruchtige Weiße ganz dunkel geworden war, grob machten. Die Stirn hatte dem Wüten der Seuche nicht entgehen können; sie war braun geworden und blieb wie gehämmert. Nichts ist eine größere Dissonanz als diese ziegelsteinfarbenen Tönungen unter blondem Haar; sie zerstören die prästabilierte Harmonie. Die hohlen, willkürlichen Risse des Hautgewebes hatten die Reinheit des Profils verändert, die Feinheit des Gesichtsschnitts und der Nase, deren griechische Form kaum noch wahrnehmbar war, des Kinns, das erlesen gewesen war wie der Rand einer weißen Porzellantasse. Die Krankheit hatte nur das verschont, was sie nicht hatte erreichen können: die Augen und die Zähne.»[31] Im 19. Jahrhundert wichen die Epidemien zurück, und mit ihnen ging eine gewisse unmittelbare Furcht vor körperlicher Krankheit verloren oder machte doch einen Bedeutungswandel durch. Aber paradoxerweise wurde das Grauen vor dem kranken Körper mehr und mehr in der Literatur ausgedrückt. Bereits bei Balzac und vor allem bei den Naturalisten ist die ausführlich und minuziös beschriebene Krankheit das Spiegelbild der Qualen der Seele, ihrer Leidenschaften und Laster. Der Körper ist für sie, wie J. Starobinski schreibt, «der zerbrechliche Ort, an dem das Schicksal der Leidenschaften seinen Schlußakt spielt».[32] So muß man etwa auch die Beschreibung des Zustands des Baron de Maulincour in Balzacs ‹Ferragus› und das Entsetzen, das sie auslöst, verstehen: «Er vermochte den eleganten jungen Herrn nicht in einem Etwas wiederzuerkennen, das, nach Bossuets Ausspruch, in keiner Sprache einen Namen trägt. Tatsächlich, es war ein Leichnam mit weißem Haar; Knochen, die kaum mit einer faltigen, welken, ausgedörrten Haut bedeckt waren; weiße, starre Augen; ein abscheulich klaffender Mund, wie ihn die Irren haben oder die an ihren Ausschweifungen zugrunde gehenden Wüstlinge. Auf der Stirn, in keinem der Züge war noch eine Spur von Intelligenz vorhanden, genausowenig wie in dem schlaffen Fleisch eine Röte oder ein Anzeichen von Blutkreislauf. Kurzum, es war ein zusammengeschrumpfter, in Auflösung begriffener Mensch; er war in den Zustand gelangt, in dem sich die Mißgeburten befinden, die im Museum aufbewahrt werden, wo sie in mit Alkohol gefüllten Glasgefäßen schwimmen.»[33] Aber wenn Maulincour so auf diesen Zustand eines Monsterwesens zurückgeworfen ist, darf man darin nicht nur die Auswirkung der Vergiftung sehen, die ihn tötet, es ist auch der körperliche Ausdruck seiner bösen Seele und seiner schlechten Handlungen: er versucht Madame Desmarets, hinter deren Geheimnis er gekommen ist, zu erpressen. Auch die minuziöse Schilderung von Nanas Tod ist von den ‹Recherches sur la variole› von J. J. Barthélémy inspiriert, denn wie alle naturalistischen Schriftsteller legte Zola Wert darauf, der wissenschaftlichen Beschreibung möglichst nahezukommen; darüber hinaus scheint gerade ihm die Fäulnis nicht nur am besten auf die Ausschweifung hinzudeuten, sie ist im wörtlichen Sinne deren Inkarnation: «Nana blieb allein, das Gesicht im Licht der Kerze nach oben gerichtet. Es war ein Beinhaus, ein Haufen von Säften und Blut, eine Schaufel verdorbenen Fleisches, das dort auf ein Kissen hingeworfen war. Die Blattern hatten das ganze Gesicht überschwemmt, und eine Pustel berührte die andere; und welk, verfallen, von schmutziggrauem Aussehen, ähnelten sie bereits dem Schimmel der Erde auf diesem unförmigen Brei, auf dem die Gesichtszüge nicht mehr wiederzufinden waren. Ein Auge, und zwar das linke, war völlig im gärenden Eiter eingesunken; das andere, das halb offen war, bohrte sich ein wie ein schwarzes und zersetztes Loch. Die Nase eiterte noch. Von einer Wange ging eine ganze rötliche Kruste aus und überwucherte den Mund, den sie zu einem scheußlichen Lachen verzerrte. Und über diese entsetzliche und groteske Maske des Nichts floß in goldenem Geriesel das Haar, das schöne Haar, das seinen flammenden Sonnenglanz bewahrt hatte. Venus verweste. Es schien, als sei der Krankheitskeim, den sie in den Gossen von dem dort geduldeten Aas aufgenommen hatte, als sei dieser Gärungsstoff, mit dem sie ein Volk vernichtet hatte, ihr wieder ins Gesicht zurückgeschlagen und habe es zum Faulen gebracht.»[34]

Die unsichtbare Krankheit

Vielleicht aus ebendiesem Grunde, weil die Bedrohung nun weniger real war, wurde das Grauenerregende, die nach außen sichtbare Mißbildung des kranken Körpers, zur Metapher. Aber gleichzeitig war die Krankheit, die das Ende des Jahrhunderts sowohl tatsächlich wie auch in den Phantasievorstellungen dominieren sollte, die Tuberkulose, nicht äußerlich sichtbar, zumindest nicht im selben Maße: die Krankheit war nicht mehr unmittelbar zum Entsetzen und sofort als solche zu erkennen. Hans Castorp, der Held des ‹Zauberbergs›, findet seinen Cousin Joachim, den er im Berghof besucht, zunächst «so gesund aussehend wie in seinem Leben noch nicht».[35] Zu Beginn ist die Tuberkulose, wie Kafka gesagt hat, «leicht».[36] Sicher treten Symptome auf, die erschrecken und an den Tod gemahnen können. Katherine Mansfield hat Angst, als sie im Februar 1919 zum erstenmal Blut hustet: «Erwachte früh, und als ich die Fensterläden öffnete, war die volle, runde Sonne gerade aufgegangen. Ich begann die Shakespeare-Zeile aufzusagen: ‹Lo, here the gentle lark weary of rest›, und sprang ins Bett zurück. Der Sprung machte mich husten – ich spuckte aus – es hatte einen seltsamen Geschmack – es war hellrotes Blut. Seitdem spucke ich jedesmal, wenn ich huste, ein wenig mehr. O ja, natürlich habe ich Angst. Aber bloß aus zwei Gründen. Ich möchte nicht krank sein, so weit entfernt von Jack. Jack ist mein erster Gedanke. *Zweitens möchte ich nicht feststellen müssen, daß es wirklich Schwindsucht ist,* vielleicht geht es ganz schnell – wer weiß? –»[37]

Drei Monate vor seinem Tod zwingen Fieber, Mattigkeit, Husten und Auswurf Kafka dazu, seine Freiheit aufzugeben und ins Sanatorium zurückzukehren: «Sehr ungern gehe ich von hier fort, aber den Gedanken ans Sanatorium kann ich doch nicht ganz abweisen, denn da ich wegen des Fiebers schon wochenlang nicht außerhalb des Hauses war, im Liegen mich zwar stark genug fühle, aber irgendwelche Wanderungen noch vor dem ersten Schritt den Charakter der Großartigkeit annehmen, *ist manchmal der Gedanke, sich lebend-friedlich im Sanatorium zu begraben, gar nicht sehr unangenehm.* Und dann doch wieder sehr abscheulich, wenn man bedenkt, daß man sogar in diesen für die Freiheit vorbestimmten paar warmen Monaten die Freiheit verlieren soll. Aber dann ist wieder der stundenlange Morgen- und Abendhusten da und das fast täglich volle Fläschchen –, das arbeitet wieder für das Sanatorium.»[38] Die Symptome erschrecken die Umgebung, manche fliehen entsetzt. Balzac zeigt uns die Art von «Fluch», die Raphael, dem schwindsüchtigen Helden des ‹Chagrinleder›, plötzlich anhaftet, als er einen Hustenanfall erleidet: «In diesem Augenblick überfiel ihn ein furchtbarer Hustenanfall. Er hörte kein einziges der gleichgültigen und banalen Worte, die in der guten Gesellschaft, wo sich eine Anzahl Menschen durch Zufall zusammengefunden haben, wenigstens eine Art höfliches Mitleid heucheln; im Gegenteil machten sich feindselige Rufe und leise gemurmelte Beschwerden geltend. Die Gesellschaft gab sich nicht einmal mehr die Mühe, sich für ihn zu verstellen, vielleicht weil sie es doch erraten hätte. ‹Seine Krankheit ist ansteckend . . .› ‹Die Direktion müßte ihm verbieten, ins Kurhaus zu kommen.› ‹Es ist ja wahrhaftig polizeiwidrig, so zu husten!› ‹Jemand, der so krank ist, soll nicht ins Bad reisen . . .› ‹Er wird mich von hier verjagen . . .›»[39]

Aber solche Symptome treten unregelmäßig auf; zwischen den einzelnen Anfällen kommt es vor, daß der Kranke sich wieder gesund fühlt. Darüber hinaus ist die körperliche Erscheinung nicht ein für allemal gezeichnet. «Dieser Widerspruch zwischen dem Aussehn des Gesichts und der Lunge»[40] ist zum Beispiel für Kafka ein Charakteristikum der Tuberkulose. Der Kranke bleibt er selbst und kann weiterhin schön sein. Man schreibt dem Tuberkulosekranken sogar eine besondere Schönheit zu; wie zum Beispiel im ‹Chagrinleder› die Schönheit Raphaels, der einige Stunden vor seinem Tod im Schlaf wie verklärt erscheint: «Es war um Mitternacht. Um diese Stunde strahlte Raphael – dank einer der Launen der Physiologie, die das Staunen und die Verzweiflung der medizinischen Wissenschaft sind – in seinem Schlaf vor Schönheit. Ein lebhaftes Rot färbte seine Wangen. Auf seiner Stirn, die liebreizend war wie die eines jungen Mädchens, lag das Siegel des Geistes. Das stille und friedliche Gesicht schien wie blühendes Leben. Er sah aus wie ein Kind, das unter der Obhut der Mutter eingeschlafen ist. Sein Schlaf war gut, über seine roten Lippen kam ein gleichmäßiger, reiner Atem, er lächelte: ein Traum spiegelte ihm gewiß ein schönes Leben vor. Vielleicht war er hundert Jahre alt, vielleicht saß er auf einer ländlichen Bank in der Sonne unter dem Blätterdach und schaute wie der Prophet auf dem Berggipfel das gelobte Land in der Ferne.»[41] Der Kranke selbst ist manchmal überzeugt von seiner Schönheit. Einige Monate, nachdem sie von ihrer Erkrankung an Schwindsucht erfahren hatte, beschreibt Marie Bashkirtseff in ihrem Tagebuch voll Entzücken ihr Aussehen: «Ich bin seit gestern weiß und frisch und hübsch, daß ich mich selbst darüber wundere. Mein Auge ist hell und lebhaft. Die Linien meines Gesichtes erscheinen hübscher und feiner, nur ist es schade, daß dies in einem Augenblick zum Vorschein kommt, wo ich niemanden sehe. Es ist vielleicht dumm, wenn ich es eingestehe, aber ich habe eine halbe Stunde vor dem Spiegel gestanden und habe mich angeschaut; das ist mir schon seit langer Zeit nicht mehr passiert.»[42]

In der allgemeinen Vorstellungswelt ist das Thema der Schönheit übrigens verknüpft mit dem romantischen Bild der Tuberkulose. Man kann über die übliche Darstellung der Auszehrung in der Literatur nur erstaunt sein: kraftlose Geschöpfe, langgliedrige, zerbrechliche Körper, die schnell ermatten, aber voller Anmut sind, abgezehrte Gesichter mit durchscheinender Haut, hohlen Wangen, aber von zartem, feinem Teint, mit rosigen Wangenknochen. Diese dekadente Schönheit der unheilbar Kranken, die in Langeweile leben und zusehen müssen, wie die Zeit verstreicht, die ihnen nur noch knapp bemessen ist, rührt uns immer wieder an.

Der Körper des Proletariers dagegen ist zur selben Zeit irreversibel von der Krankheit gezeichnet. Im Fall der Tuberkulose bei Arbeitern versetzt der «Unheilbare» den Betrachter allein durch seine Erscheinung in Schrecken; so etwa beschreiben die Brüder Bonneff in ihrer Untersuchung über die Elendsquartiere von Lille eine Arbeiterin: «Wie alt würden Sie die Frau schätzen, die Sie gerade sehen? – 45 bis 50 Jahre. – Sie ist 26. Auf einem kaputten Stuhl sitzt eine Frau, in Lumpen gekleidet, die ohne

Unterlaß hustet und spuckt. Sie ist so mager, daß die Schulterknochen unter ihrem Tuch hervortreten und ihre Wirbelsäule sich unter dem Hemd abzeichnet. Sie stützt sich auf einen Tisch voller Arzneiflaschen und Töpfe. Sie kann sich nicht aufrecht halten.»[43] Aber ist im Fall der Tuberkulose bei Arbeitern das Erscheinungsbild des kranken Körpers nicht übersättigt mit anderen Bedeutungen als nur der Krankheit? Das Elend und die Gefahren, mit denen die Ideologie dieser Zeit die Krankheit in Verbindung brachte, läßt sich im Bild des körperlichen Verfalls entschlüsseln: Promiskuität und Infektion – der tuberkulosekranke Arbeiter war ein «Bazillenverbreiter» –, Alkoholismus, Unmoral und Kriminalität.

Die Unversehrtheit des Äußeren und die Beeinträchtigung der Bewegungsfreiheit

In unseren Tagen ist der kranke Körper nur noch äußerst selten Gegenstand des Entsetzens; die Krankheit drückt dem Körper nicht mehr grausam den Stempel des für unsere Sinne Grauenerregenden auf. Die fürchterlichsten Symptome sind verschwunden oder selten geworden. Sicher bleiben manche Krankheiten «furchterregend», wie es 1960 ein Techniker formulierte, dessen Sohn an Asthma litt: «Asthma ist wirklich sehr, sehr furchterregend ... Ich weiß nicht, was das Kind empfindet, aber allein die Tatsache, das Kind schwer atmen und um Luft ringen zu sehen, es geht nämlich darum, daß er nicht richtig Luft bekommt ... das ist wirklich furchterregend ... man hat den Eindruck, das Kind erstickt ... man sieht das keuchende Kind, es wird blau, bekommt keine Luft mehr, man hat das Gefühl, es hat etwas anderes als Asthma, es wird von einem Augenblick zum anderen sterben.» Im selben Jahr 1960 drückte eine junge Frau ihre Angst vor dem aus, «was man von außen sieht»: «Solange ich die äußeren Schäden der Krankheit nicht sehe, habe ich keine Angst, aber sobald ich diese Schäden sehe ... zum Beispiel, ein innerer Krebs erschreckt mich nicht, aber ein äußerer Krebs macht mich wahnsinnig vor Angst. Wenn ich Leute sehe, die nur noch eine Backe haben, in der Metro habe ich schon manchmal welche gesehen, bin ich sicher, daß es Krebs war ... Dann glaube ich, daß ich das auch bekommen würde, *ich würde viel mehr darunter leiden, etwas Äußerliches zu haben*, das man sehen kann, nicht so sehr, weil ich Angst hätte, daß ich damit nicht fertig werde, sondern vielmehr deswegen, weil das an mir wäre, weil ich es äußerlich tragen würde.»

Für diese junge Frau ist eine Krankheit von einst, die Lepra, das Symbol für eine furchterregende Krankheit,[44] weil sie den Körper äußerlich angreift. Aber ihre Reaktion ist außergewöhnlich geworden. Während der letzten 20 Jahre äußern die befragten Personen nicht mehr die Furcht vor einer nach außen sichtbaren Krankheit: die moderne Krankheit ist eine Krankheit, die man nicht sieht, und die Angst von heute ist eher mit diesem Fehlen einer sichtbaren Realität, dieser scheinbaren Unwirklichkeit der Krankheit verknüpft. Ein Beispiel dafür war 1960 das Unbehagen eines Handwerkers angesichts der Leukämie eines kleinen Mädchens, das aussah, als sei es ganz gesund: «Ich habe eine kleine Cousine, die Leukämie hat, das ist fürchterlich, Leukämie, das ist Blutkrebs . . . die Kleine sah großartig aus, mit ihren rosigen Backen war sie fast der Schrecken aller Eltern in Paris, das kleine Mädchen vom Land mit solchen Backen, und ein halbes Jahr später erfährt man, daß die Kleine Leukämie hat. Seit eineinhalb Jahren kann man ihr Leben verlängern, indem man ständig Blutproben nimmt, aber trotzdem, es gibt keinen Ausweg . . . und rums, man hielt sie für ganz gesund, aber sie war es nicht.»

Diese Eigenart der modernen Pathologie – Herz- und Gefäßkrankheiten und eine große Anzahl von Krebsarten und chronischen Erkrankungen sind äußerlich sehr unauffällig – wird verstärkt durch die Entwicklung der medizinischen Techniken. In den letzten Jahrzehnten ist die Medizin, selbst wenn sie nicht heilen kann, mehr und mehr dazu in der Lage, zahlreiche Symptome zu lindern. Das ist etwa bei vielen Nierenerkrankungen der Fall, und hier handelt es sich um einen erst jüngst errungenen Sieg. Von Februar bis Juli 1942, bis zu seinem Sterbedatum, führte der Arzt René Allendy, ein bekannter Psychoanalytiker, Tagebuch über seine Krankheit: damals verlief eine Niereninsuffizienz tödlich und zeichnete den Körper grausam. Im Februar beschreibt Allendy «diese Knöchel, die von Ödemen geschwollen sind, Finger, die von Schwellungen ganz kraftlos sind, wenn ich sie bewege . . . dieses Gesicht, in dem ich mich selbst nicht mehr wiederfinde».[45] Einige Zeit später notiert er voll Entsetzen die radikale Veränderung seines Organismus, die er besonders schlimm empfindet, wenn er unter großen Schmerzen erwacht; sein Körper ist ihm fremd und flößt ihm Abscheu ein: «Nach und nach schmerzen meine Seiten mehr, meine Glieder fühlen sich wie zerschlagen an, meine Beine sind schwer. Im Mund verspüre ich einen Geschmack wie von Asche, und mit dem Husten kommt ein übler Beigeschmack von Ammoniak, der für mich Ausdruck des inneren Giftes, des Harnstoffes ist. Dabei habe ich es eilig, diesem Koma, das mir tödlich erscheint, zu entkommen, und ein Grauen davor, meine verfallende Gestalt so wund und zerrissen, *meinen Körper, der mich abstößt*, zu spüren. Wieder zurück zu müssen in diese schmerzhafte, feuchte, ungesunde Haut erscheint mir ebenso entsetzlich, wie es für den erschöpften Soldaten entsetzlich ist, wenn er seine nassen, schmutzigen, stinkenden, zu steif und zu eng gewordenen Kleider, die schwer zu ertragen sind, wieder anziehen muß.»[46]

1974, 30 Jahre später, litten die chronisch Nierenkranken, die mit der Hämodialyse behandelt wurden, nicht mehr auf diese Weise, und die

Krankheit veränderte ihren Körper nur sehr unauffällig.[47] Viele von ihnen sagten mit großer Befriedigung: dank der Behandlung «sieht man das nicht», und die Behandlung selbst hinterläßt keine Spuren. Die Dialysepatienten führen die Unversehrtheit ihrer körperlichen Erscheinung sogar an, um ihre Normalität zu bezeugen: viele von ihnen lehnen es ab, sich als «krank» zu betrachten. Ein siebenunddreißigjähriger Arbeiter sagte: «Ich glaube übrigens, alle, die ich kenne, sind auch nicht anders, man merkt es nicht, daß ich Dialysepatient bin. Man sieht das nicht, nur an dem Morgen, wenn ich von der Dialyse komme, habe ich einen Verband, nur dann sieht man etwas, das ist alles, und auch nur im Sommer, weil ich im Winter einen Pulli anhabe, *man sieht das nicht, also ist man nicht krank.* Man hat gar nichts, wenn die Leute es nicht genau wissen, können sie nicht auf dem laufenden sein . . . viele Leute lassen sich so auch täuschen . . . Nun ja, sagen wir, daß drei Viertel am Anfang gelb waren . . . ihr Teint sah aus wie Wachs, aber trotzdem, ich habe das nicht bekommen, ich habe nichts, was auf die Dialyse hinweist . . . man ist nicht krank.» Diese Feststellung eines unversehrten Körpers entspricht einer Realität, aber auch dem weitverbreiteten Wunsch nach dem «guten Image» der Krankheit von heute. Alle, ob krank oder gesund, wollen wir, daß der Körper, von dem wir wissen, daß er krank ist, sich nicht verändert.

Dagegen begreift man heute unter einem kranken Körper in erster Linie eine Beeinträchtigung der Bewegungsfunktionen, die Schwierigkeit oder Unfähigkeit, «etwas zu tun», die daraus resultierende Verurteilung zur Untätigkeit. Manche schweren Krankheiten, über die die Medizin trotz allen Fortschritts nur wenig Macht hat, manifestieren sich heute auf diese Weise. 1972 beschrieb ein junger Mann von 18 Jahren, der infolge einer Kinderlähmung seit dem vierten Lebensjahr vollständig gelähmt ist und seither dank einer künstlichen Lunge in einem Reanimationszentrum lebt, dem Befrager seine Bewegungsunfähigkeit: «Ich fühle alles . . . ja . . . wenn man mich pieksen oder zwicken würde, ich würde schreien . . . ja . . . das ist kein Problem, das spüre ich genau wie jeder andere, wirklich! Aber man kann sich nicht bewegen, man liegt fest, man ist . . . als hätte man überhaupt keine Kraft mehr, irgendwie am Boden zerstört! Wenn man versucht, sich zu bewegen, ist alles schwer, man kann nicht, man hat das Gefühl, als wollte man Tonnen und Tonnen heben . . . die Muskeln reagieren nicht mehr . . .» Eine Frau beschreibt das langsame Fortschreiten der Krankheit ihres Mannes, der multiple Sklerose hat, indem sie die Tätigkeiten aufzählt, die er mit der Zeit nicht mehr ausführen konnte, obwohl sein Körper noch völlig unversehrt schien: «Seit 1947 hatte mein Mann alle möglichen Beschwerden, an der Leber, an der Gallenblase, am Rücken, an manchen Tagen war er furchtbar matt, und er dachte, daß es an seiner Arbeit liegen könnte (er hatte ein Geschäft für

Heizungen und Sanitäranlagen). 1973 war er so abgespannt, daß er seinen Beruf aufgegeben hat, weil er dachte, er sei für ihn zu anstrengend. Er hat sich einen Schulbus gekauft, er ist immer gern Auto gefahren. Er hatte in beiden Beinen kaum mehr Gefühl, und von 1976 an ist er nicht mehr auf die Jagd gegangen, weil er nicht mehr so schnell gehen konnte wie seine Jagdfreunde, und er hat gesagt: ‹Ein Bein ist lahm›, jeder wußte, daß mein Mann ein lahmes Bein hatte. Wenn wir eingeladen waren, immer dasselbe, er konnte nicht tanzen, aber das war nebensächlich. *Und die Leute glaubten nicht, daß er krank war, so wie er aussah, war er anscheinend sehr gesund, muskulös, robust* . . . Und jeden Tag war es eine Anstrengung für ihn aufzustehen und sein Tagespensum zu erfüllen . . . am 14. Januar 1980 ist er ganz plötzlich auf einem Auge blind geworden . . .» Der achtundvierzigjährige ehemalige Taxichauffeur, der ebenfalls an multipler Sklerose erkrankt ist und seinen Beruf aufgeben mußte, analysierte die Beschränkungen, denen er ins Auge sehen muß, sehr präzise: «Sie sehen mich bis zur Tür gehen, ich mache zwei Schritte, und dann halte ich mich fest . . . wenn ich mit jemandem die Straße entlang gehe, nehme ich seinen Arm, ich habe keinen Stock, aber ich brauche jemanden, der mich stützt. Wenn ich allein bin, habe ich einen Stock; ich hinke nicht, wenn Sie so wollen, aber ich schwanke, weil ich kein Gleichgewicht mehr habe. Nun, sehen Sie, ich war immer sehr aktiv, ich habe gern getanzt, ich bin gern Ski gelaufen, ich bin gern dahin und dorthin gegangen. Vor drei Tagen bin ich bei einer Einladung gewesen, ich habe einen, zwei Slowfox getanzt . . . immerhin kann ich noch Slowfox tanzen, aber wissen Sie, so toll ist das nicht . . .»

Arthrosekranke veranschaulichen die Erkrankungen, die sie in der Bewegung behindern, besonders deutlich. An den beiden folgenden Beispielen kann man auch feststellen, daß die Einschränkungen nicht für jeden Fall dieselbe Bedeutung haben und daß es dem einen leichter, dem andern schwerer fällt, sie zu überwinden: für einen sechsundfünfzigjährigen Maurer, der 1972 ins Krankenhaus kam, bedeuteten sie das Ende der Arbeitsfähigkeit: «Am Anfang, ich habe es so gegen 1958, 1959 bemerkt, konnte ich nicht mehr arbeiten . . . Bei unserer Arbeit ist es so, daß man oft Leitern hinaufsteigen muß, oder viele Maurer müssen oft auf den Knien liegen, damit sie an die Leitungen herankommen, um sie einzuputzen, oder einfach beim Mauern . . . Aber ich konnte schließlich nicht mehr auf die Leiter steigen, oder nur ‹wie ein Huhn auf der Leiter›, wie man so sagt, ein Bein nach dem anderen. Also war es mir unmöglich zu arbeiten, auch wenn ich es um jeden Preis versucht habe . . . Ich konnte nur noch mit zwei Stöcken laufen, nicht arbeiten, nichts, mich nicht einmal mehr bücken.» Eine zweiundachtzigjährige alte Dame findet sich mit den Einschränkungen ab, die ihre Krankheit mit sich bringt. Dennoch legt sie Wert darauf, sich eine minimale Bewegungsfähigkeit zu erhalten:

«Ich habe bei mir niedrigere Stufen machen lassen, damit ich leichter hinuntersteigen kann . . . ich möchte doch ein wenig auf die Straße hinaus . . . Ich bin an den Armen behindert, weil ich Arthrose in den Armen habe, seit zehn Jahren habe ich einen Stock, aber trotzdem bin ich gelaufen, ich bin aufs Land hinaus . . . Ich konnte nicht mehr in einen Zug oder einen Bus einsteigen, aber ich habe dann einfach ein Taxi genommen, um hinauszukommen, um acht Kilometer wegzukommen, habe ich ein Taxi genommen. Ich war behindert, sicher, aber man ist ja nicht richtig bettlägerig, ich kann aufstehen, mich hinlegen, im Haus herumgehen, ich schnappe immer noch ein wenig Luft draußen, was will man mehr? Mein Gott, mit 82 . . . man kann ja nicht das Unmögliche verlangen.»

Eine Beeinträchtigung der Bewegungsfunktionen ist nicht nur ein Symptom wie alle anderen. In einer Gesellschaft, in der wir uns als Schaffende auffassen, ist Krankheit gleichbedeutend mit Untätigkeit geworden. Deshalb halten wir heute einen Körper vor allem wegen seiner Unfähigkeit, etwas zu tun, für krank, weitaus mehr als wegen einer Veränderung der Erscheinung. Diese Unfähigkeit stellt für viele Menschen das wahre Zeichen der Krankheit dar. Etwa für eine Krankenschwester, die 1972 zur Untersuchung im Krankenhaus lag: «Eines Tages habe ich bemerkt, daß mir die rechte Brust wehtat . . . daß es mir zum Beispiel schwergefallen ist zu bügeln oder mit der rechten Hand zu arbeiten . . . dann habe ich meine Brust abgetastet und festgestellt, daß da schmerzhafte kleine Knoten waren . . . es war sehr lästig, weil meine Brüste manchmal, etwa während der Menstruation, ganz dick waren und schmerzten, ich konnte keine manuellen Arbeiten mehr verrichten, weil das so lästig war.» Beschwerden bei der Bewegung und das Reduziertsein auf Untätigkeit markieren die Schwelle, den Übergang von Gesundheit zu Krankheit: «Krankheit, nun ja, das ist dann, wenn man nichts mehr tun kann», sagte ein Handwerker 1960. Hier liegt die wahre Grenze der Krankheit, und umgekehrt dazu wollen sich heute zahlreiche chronisch Kranke, wie die Dialysepatienten, eben als Menschen, die weiterhin «etwas tun» können, die weiterhin aktiv sind, verstanden wissen, wenn sie sich um positive Identität bemühen: «Die Dialyse macht es mir möglich, ein normales Leben zu führen», sagte 1974 ein fünfundvierzigjähriger Eisenbahnangestellter, «das heißt, ich arbeite, ich arbeite ganz normal, ich fange morgens um halb acht an bis mittags, dann von zwei bis halb sechs.»

Die Medizin als Ursache von Schmerzen und Schädigungen

Dennoch zeigen manche der zitierten Beispiele, daß die Angst, selbst angesichts eines äußerlich unversehrten Körpers, nicht immer verschwunden ist; und man kann nur schwer abschätzen, ob das Schweigen über den kranken Körper von heute mehr Angst erzeugt als das deutlich geäußerte Gräuen vor dem Körper von gestern. Sicher ist sie anderer Natur und nimmt nicht dieselben Formen an: früher Panik und Entsetzen vor einem unerträglichen Anblick, heute stumme Beklommenheit vor einem Körper, dem nichts anzusehen ist. Übrigens wäre es falsch zu meinen, alle modernen Krankheiten hätten von nun an diesen Charakter der Unauffälligkeit und die Medizin wäre fähig, alle unsere Symptome unter Kontrolle zu bringen: es gibt immer noch unerwartete Komplikationen, die dasselbe Entsetzen wie einst hervorrufen können. Insbesondere, wenn Blut zu sehen ist: es behält weiterhin seinen symbolischen Wert als Synonym des Lebens; starker, plötzlicher Blutverlust wird sofort mit dem Tod assoziiert. Wir sehen dies in gleicher Weise bei drei verschiedenen Kranken, zuerst bei einer krebskranken Angestellten, 1960 befragt, bei der sich die Angst in der Vorstellung eines gewaltsamen Todes ausdrückt: «Nach der Gewebsentnahme bin ich nach Hause gegangen, und plötzlich hatte ich einen Bluterguß, meine Brust war dreimal so groß wie zuvor, und ich heulte vor Schmerz, es war furchtbar . . . und in der Nacht . . . mein Verband war ganz voller Blut, und dann floß plötzlich Blut aus meiner Brust . . . in Strömen . . . und das stundenlang . . . Mein ganzes Bett war rot . . . *Man hätte meinen können, jemand wäre ermordet worden* . . . Es war schrecklich . . . also da ging es mir wirklich schlecht, diese Blutung hat mir Angst gemacht, ich mußte meine kleine Tochter um Hilfe schicken, und ich hatte das Gefühl, wenn sie eine Viertelstunde später wiederkommen würde, verstehen sie, wäre ich ganz ausgeblutet . . . Wenn man sieht, wie durch einen ganz festen Verband richtige kleine Fontänen kommen, keine Wasserfontänen, sondern Blut, das einem das Bett überschwemmt, und daß . . . das strömt so weiter und nichts hilft, ich hatte ja alle Mittel genommen, damit es aufhört . . . Nichts hat diese Blutung gestoppt, und da habe ich wirklich gedacht, daß . . . immerhin weiß ich ja, daß eine solche Blutung etwas Ernstes ist.» Dieselbe Panik findet man bei einer einundvierzigjährigen Frau, die versucht, uns das – vielleicht unsagbare – Gefühl mitzuteilen, das man hat, wenn man «sich sterben fühlt»: «Ich hatte am Ende der Schwangerschaft eine fürchterliche Blutung, ganz auf einen Schlag kam das. Na, was soll ich sagen, man verliert dabei so schnell an Kraft, man verliert so schnell sein Blut, obwohl man doch sonst noch alle Fähigkeiten behält, also . . . da sieht man es, man fühlt es, damals hatte ich wirklich . . . die Erinnerung . . . *eine schreckliche Panik, zu fühlen, daß man stirbt.* Und Sie sehen ja, es hat nicht gestimmt, ich bin ja nicht tot. Aber wenn man fühlt, wie das ganze Blut ausläuft, wenn man diese Blutung spürt, hat man wirklich das Gefühl, daß man stirbt.» Bei dem Tischler, der 1972 Opfer eines Arbeitsunfalls wurde, drückt sich die Angst durch die Wiederholung vom «fließenden Blut» aus. Bei allen dreien übrigens bricht der Satz ab oder wiederholt sich, alle drei reden stockender als gewöhnlich. Ist die Angst, die sie umklammert hat, überhaupt mitteilbar? «Es floß unheimlich viel Blut, eine Ader war verletzt, und das Blut lief und lief. Immerhin war das eine Ader, zwar eine Vene, aber doch trotzdem eine Ader, hier unter dem Daumen, die ganz schön dick ist. Das Blut lief wirklich ganz schön. Und dann . . . als ich bei der Aufnahme ankam, hat man eine Blutprobe gemacht, und dann den Ehering heruntergeschnitten, weil ich einen Ehering trug, man hat mir einen Verband gemacht . . . sagen wir, ich habe nicht wenig Blut verloren, denn ich habe gespürt, wie der Verband dicker wurde, und wenn ich die Hand gehoben habe, lief mir das Blut über das Handgelenk, fingerdick ist das gelaufen, so dick wie mein kleiner Finger . . . Die Zeit kommt einem schon lang vor, weil man soviel Blut verliert, und man fühlt sich doch ein wenig schwächer. Wenn man so viel Blut verliert, denkt man ja schließlich doch, es geht zu Ende, irgendwie meint man, es ist aus.»

Ebenso behält der Schmerz eine Realität bei, die die Medizin noch nicht recht unter Kontrolle gebracht hat. Heute wie gestern gehört er in den Bereich des Unsäglichen. Übrigens ist das genau das, was die Menschen sagen, die eine sehr schmerzhafte Krankheit haben oder eine sehr schmerzhafte Behandlung über sich ergehen lassen müssen. «Man kann körperlichen Schmerz nicht definieren, man kann ihn nicht beschreiben, man kann ihn nur selbst erfahren», sagte 1960 eine einundvierzigjährige Frau, die einen schweren und schmerzhaften Unfall erlitten hatte und seitdem geschädigt war. «Man kann ja nicht durch Großbuchstaben ausdrükken, wie groß der Schmerz ist», fügt sie hinzu, «es ist eine ununterbrochene Aufeinanderfolge von Sekunden, von Minuten, und das ist es, was den Durchhaltewillen so hart auf die Probe stellt.»

Unter den Zeugenberichten aus der Vergangenheit sind Beispiele, in denen ein Kranker versucht, seine Schmerzerfahrung zu schildern, recht selten. Wir besitzen jedoch das Tagebuch von Alphonse Daudet,[48] in dem er über mehrere Jahre hinweg die hartnäckige Entwicklung seiner Krankheit aufzeichnete, einer Auszehrung syphilitischen Ursprungs, die ihn allmählich lähmte. Der Schriftsteller versuchte körperliches Leiden zu beschreiben, das für ihn übrigens wie für die 1960 befragte Patientin nicht eine Einheit ist, sondern ein Nebeneinander verschiedener Schmerzen: «Manchmal ein Schnitt an der Fußsohle, winzig, ganz winzig, ein Haar oder aber Messerstiche unter dem Zehennagel. Die Folter der Spanischen Stiefel an den Knöcheln. *Sehr scharfe Rattenzähne, die an den Zehen nagen.* Und bei all diesen Leiden immer das Gefühl, daß eine Granate hochsteigt und steigt, um im Kopf zu krepieren.»[49] Dieses Bild von einem Tier, das die Knochen zerfrißt, findet sich in den Erklärungen mancher Kranker von heute wieder, die ihre Leiden zu beschreiben versuchen. Die zweiundachtzigjährige alte Dame, die an Arthrose litt und 1972 ins Krankenhaus kam, sagte: «Ich habe Schmerzen hier in den Handflächen, an den Schultern, an den Ellbogen, am Rücken, man leidet und leidet . . . Sehen Sie, in meinen Schultern ist es manchmal so, als würde dort ein kleiner Kocher brennen. Das brennt und brennt, man könnte meinen, daß *Hunde meine Knochen zernagen.*» 1981 benützte eine zweiundfünfzigjährige leitende Angestellte, die übrigens auch Diabetikerin war, annähernd die gleichen Worte, als sie von den Schmerzen der rheumatischen Polyarthritis sprach: «Polyarthritis ist extrem schmerzhaft, es tut sehr weh. Ich erinnere mich an Nächte, die ich in meinem Zimmer verbracht habe, ich bin weinend und heulend auf und ab gegangen, weil ich so gelitten habe. Und dann dieses Gefühl, daß *man einem die Knochen zernagt,* das ist furchtbar.»

Aber vor allem Daudet zeichnete Tag für Tag auf, wie der Schmerz in seinem Leben überhandnahm: «Schmerz, der sich überall in mein Blickfeld schleicht, in meine Empfindungen, meine Urteile, eine wahre Infiltration.» [50] Etwas weiter zeigt er uns, auf welche Weise der Schmerz sein Leben beherrschte, ohne daß sich etwas anderes in dieser Leere, die er schuf, an seine Stelle hätte setzen können: «In meinem armen, ausgehöhlten Kadaver, leer durch Blutarmut, hallt der Schmerz wider wie die Stimme in einer Wohnung ohne Möbel und Wandbespannung. Tage, lange Tage, an denen nichts in mir mehr lebendig ist als das Leiden.» [51] Die Kranken von heute drücken sich nicht so lyrisch aus, aber sie bestätigen alle: man gewöhnt sich nicht an den Schmerz. Die bereits zitierte Frau sagt zum Beispiel: «Meiner Meinung nach gewöhnt man sich absolut nicht an den Schmerz, und selbst nach mehreren Monaten oder Jahren tritt genau das Gegenteil ein: je mehr man leidet, desto mehr Angst hat man davor . . . es ist eine Art Panik, die Angst vor den Schmerzen wird immer größer, je mehr man den Körper leiden läßt, desto mehr lehnt er sich auf, um so weniger akzeptiert er sein Leiden.» Heute wie gestern werden wir vom Schmerz beherrscht, und zu oft zeigt die Medizin, mit ihm konfrontiert, ihre Ohnmacht.

Aber die Krankheit unserer Tage hat noch einen anderen, paradoxen und besonders mißlichen Aspekt: den der durch die Medizin Geschädigten. Heutzutage, da die Medizin oft Symptome lindern kann, selbst wenn sie nicht heilt, kommt es auch oft vor – und wir wissen, daß dies die Kehrseite ihrer Wirksamkeit ist –, daß sie diejenigen, die sie behandelt, zeichnet und schädigt. In dem Roman ‹Krebsstation› will der Kranke Kostoglotow die Bestrahlungsserie unterbrechen, obwohl sich sein Zustand gebessert hat, weil er ihre längerfristigen Folgen fürchtet. «Neue Bestrahlungen – neues Leiden. Wozu?», [52] versichert er dem Arzt, der, durchdrungen von medizinischer Logik, die Behandlung fortsetzen will. Unter den Personen, die wir befragt haben, wiesen mehrere Krebskranke schmerzgepeinigt auf die Folgeerscheinungen hin, die die «Strahlen» hinterlassen haben. 1960 sagte eine Angestellte, die sich geweigert hatte, ihren Brustkrebs operieren zu lassen, und daher zahlreiche Bestrahlungen über sich ergehen lassen mußte: «Ich glaube, meine Mattigkeit ist eine Folge der Bestrahlungen . . . denn die Strahlen, schließlich ist das schon eine komische Geschichte, schließlich ist das ja auch etwas Furchterregendes. *Ich bin völlig verwandelt, in drei Jahren bin ich um zwanzig Jahre gealtert* . . . physisch, geistig überhaupt nicht, aber physisch ja . . . Diese Strahlen sind wirklich eine schreckliche und gefährliche Waffe, der Radiologe, der mir die Strahlen verpaßt hat, ist nicht richtig damit umgegangen, denn meine Brust ist jetzt entsetzlich anzusehen, nun ja, sie ist verbrannt, sie ist völlig verhärtet, und also tut sie mir auch weh, und ich glaube nicht, daß das irgend etwas mit dem Krebs zu tun hat, aber es ist eine furchtbare Gewebeverhärtung, also ich bin wirklich . . . Auf der einen Seite bin ich weiß, auf der anderen violett, und das ist schlimmer geworden. Am Anfang war die Verbrennung einfach wie eine richtige Verbrennung, wie eine schlimme, tiefe Verbrennung, dann hat sich neues Fleisch gebildet. Und allmählich wurde die Brust ein wenig rosa . . . wie verbrannte Haut, die schlecht verheilt ist, sie wurde immer dunkler . . . Ich habe eine weinrote Brust, das beweist Ihnen, daß die tiefen Verbrennungen erst hinterher auftreten, daß die Verhärtungen von jeder kleinen Vene kommen.»

In dem langen Bericht vom körperlichen, aber auch seelischen Leiden einer Kellnerin, die 1972 wegen Darmkrebs behandelt wurde und das Wort Krebs nicht ausspricht, läßt sie auch durchblicken, daß sie sich selbst nicht wiedererkennt. Sie erträgt es nicht, sich in einem Spiegel zu betrachten; sie ist «keine Frau mehr»: «Man hat mir eine Art Zyste an der linken Leiste herausgemacht, das heißt sozusagen, daß es Verbindungen zu dem Polypen gab, den ich am After hatte . . . Und dann habe ich mit Bestrahlungen angefangen . . . nach diesen Bestrahlungen ging es mir automatisch gut, aber dann ist es passiert, daß ich zuviel bekommen habe und verbrannt wurde . . . Meine rechte Seite war verbrannt, mein Ischiasnerv ist abgestumpft, automatisch habe ich Ödeme bekommen. Jetzt sehen Sie mich ja wieder ganz in Form, ich stelle etwas dar, aber wenn Sie mich damals gesehen hätten, *ich war keine Frau, das war entsetzlich.* Man hat mir starke Bestrahlungen verschrieben, denn zu dem Zeitpunkt war ich robust, in einem solchen Augenblick erkennt man ja die Veranlagung von jemandem, ich hatte immerhin 64 Kilo, es ging mir gut, mein Herz war kräftig, meine Lungen auch, der Blutdruck war immer tadellos, und dann diese Ödeme, zuerst am Becken . . . danach stieg es dann bis zum Herzen . . . Im Magen war es auch, am Magen habe ich auch gelitten, und dann hat es mich am Hals erwischt, im Gesicht, *ich war . . . etwas Entsetzliches* . . . Ich sage Ihnen, mein Körper . . . oh, ich habe wirklich furchtbar ausgesehen . . . am Ende des Korridors hing ein Spiegel, na, ich schwöre

Ihnen, ich habe nicht hineingesehen, weil ich mir gesagt habe: ‹Mein Gott!›» Durch chirurgische Eingriffe und die operative Entfernung von Organen verletzt die Medizin, selbst wenn sie heilt, auf andere Weise, sie beeinträchtigt das Gefühl der körperlichen Unversehrtheit. Dieses Problem wird von den Kranken unterschiedlich erlebt. Nach der Entfernung der Gebärmutter hat eine fünfundvierzigjährige Frau, die sich selbst als «erfolgreich Operierte» bezeichnet, keine Bedrohung ihres «Frauseins» empfunden: «Nach der Geburt der Jüngsten wußte ich, daß ich eine Geschwulst an der Gebärmutter und Zysten am Eierstock hatte, und letztes Jahr im Mai hat man dann eine Totaloperation gemacht. Ganz einfach. Und ich habe das alles sehr gut durchgestanden, ohne besondere Angst, es war ein bißchen schwierig, nach der Operation wieder an Boden zu gewinnen, klar, aber in körperlicher Hinsicht, will ich sagen, weil mich das in meinem Wesen als Frau, wie manche Leute sagen, überhaupt nicht erschüttert hat, für mich war das überhaupt kein seelischer Schock, nein . . . Ich weiß, daß es Frauen gibt, die sich weniger als Frau fühlen, wenn man ihnen nur die Gebärmutter entfernt hat, mir hat man die Gebärmutter und die Eierstöcke entfernt, ehrlich, das hat mir überhaupt nichts ausgemacht, ich muß sogar sagen, daß es mir besser geht als vorher, ich habe gar keine zusätzlichen Beschwerden, Hitzewallungen oder dies oder jenes, an meinem Leben hat sich nichts geändert . . . im Gegenteil, ich finde es prima, die Regelblutungen los zu sein . . . Nun, ich bin sehr geradeheraus, hören Sie, ich bin jetzt 45, ich habe mir kein Kind mehr gewünscht, nicht wahr . . . ob die Wechseljahre ein bißchen früher oder später kommen . . . ich fühle mich dadurch gar nicht betroffen . . . ich fühle mich wie vorher.» Eine Neununddreißigjährige dagegen, die an chronischer Niereninsuffizienz litt und Dialysepatientin war, bedauert es, daß sie der Entfernung ihrer Nieren zugestimmt hat: «Ich hatte einen sehr hohen Blutdruck. Man hat Untersuchungen und alles gemacht, und dann hat man mir gesagt: ‹Nun, es liegt am Blutdruck, daß Ihre Nieren krank sind.› Also hat man mich operiert, man hat beide Nieren entfernt, und jetzt komme ich zweimal in der Woche zur Dialyse. Aber wenn ich jetzt in dieser Lage wäre, hätte ich mir die Nieren nicht mehr entfernen lassen, es war der Blutdruck, der Blutdruck, das ist alles, denn ich hatte keine Schmerzen, ich hatte weder Kopfschmerzen noch Schmerzen an den Nieren . . . nichts, mir hat nichts wehgetan . . . man hat mir gesagt: ‹Gut, wir operieren Ihnen die Nieren heraus, und dann machen wir eine Transplantation.› Und darauf warte ich bis heute . . . Also, wenn ich jetzt in dieser Lage wäre, sage ich immer . . . immer habe ich das gesagt: Wenn ich jetzt in dieser Lage wäre, hätte ich mir die Nieren nicht entfernen lassen.›»

Plötzliche Zwischenfälle, wie etwa starke Blutungen, Verstümmelungen durch die Medizin, die Erfahrung des Schmerzes, der ein Individuum überfällt, in sein Leben eindringt und es beherrscht: all diese Fakten erinnern uns also daran, daß trotz des neuen Bildes von der Krankheit das andere Gesicht im stillen weiterexistiert. Selbst wenn wir es gern verdecken wollen, das Grauen vor dem kranken Körper taucht manchmal wieder auf. Dennoch ist es nicht mehr dominant, aber vielleicht schreckt es uns um so mehr auf, weil es heute eine seltenere Erfahrung ist.

Die verborgene Krankheit und der Körper als Maschine

Da die Krankheit von einem äußerlich unversehrten Körper nicht mehr so leicht abzulesen ist, wendet sich unser Blick nach innen: heute entschlüsseln wir die Krankheit im Körper, nicht mehr am Körper. Wir mußten das erst lernen, vermittelt durch ein medizinisches Wissen, das im Laufe der Zeit allmählich genauer und sicherer wurde. In der Medizin sind die beiden letzten Jahrhunderte besonders geprägt durch die Entwicklung der anatomisch-klinischen Methode – eine Kombination der örtlichen Sehweise der pathologischen Anatomie, die die Krankheit im Körper lokalisiert, und der zeitlichen Sehweise, die die Symptome in chronologischer Reihenfolge feststellt und klassifiziert – und durch das Eindringen in das Körperinnere und das Verständnis seiner Funktionsweise dank immer leistungsfähigerer Untersuchungsmittel. Vom 18. Jahrhundert an wurden immer häufiger Autopsien vorgenommen, aber bald kam zur Erforschung von Leichen die des lebenden Körpers: durch das Stethoskop kann das Ohr mehr hören, und seit etwa 1880 kann das Auge mit dem Endoskop in die Gänge und Höhlen des Körpers eindringen. Das Mikroskop ermöglicht es, fast unendlich kleine Dinge sichtbar zu machen. Am Ende des 19. Jahrhunderts schließlich hat die Verwendung von Röntgenstrahlen die Erkennung zahlreicher Krankheiten revolutioniert.

Das neue Verständnis des Körperinnern, das man schon in der Schule lernt, das sich aber auch im Kontakt mit dem Arzt immer mehr einstellt, hat für den Laien zu neuen Schemata der Körperwahrnehmung geführt. Sicher, das Bild vom Körper als Maschine begann sich von der Renaissance an langsam zu entwickeln und hat sich an die Stelle der alten Vorstellung vom Körper als Mikrokosmos gesetzt. Im 17. Jahrhundert wurde häufig der Begriff «Maschine» verwendet, wenn man vom Körper sprach. «Die Maschine zerfiel», schreibt zum Beispiel Madame de Sévigné.[53] Rousseau, der etwas Physiologie studiert hatte, wie er uns sagt, begriff im 18. Jahrhundert seinen Organismus ausdrücklich als Maschine, zwischen deren einzelnen Teilen komplexe Beziehungen bestehen und deren Krankheiten Defekten entsprechen, die von abgenutzten oder kaputten Teilen herrühren: «Um das Maß vollzumachen, hatte ich mich, nachdem ich ein wenig Physiologie in meine Lektüre einbezogen, auf das Studium der Anatomie geworfen. Indem ich nun die Menge und das

Spiel der Teile, die meinen Organismus bildeten, überblickte, erwartete ich, daß all das zwanzigmal am Tag in Unordnung geriete. Weit entfernt, erstaunt zu sein darüber, mich sterbend zu finden, war ich erstaunt, daß ich noch leben konnte, und ich las keine Beschreibung einer Krankheit, ohne daß ich sie für die meinige hielt.»[54] Heute ist diese Ansicht ganz und gar vorherrschend, aber manchmal tauchen auch ältere Vorstellungen noch auf; bei einem Landwirt, der an Lungenkrebs erkrankt war und der 1972 im Krankenhaus von Blois lag, verband sich das Bild von der Pumpe mit einer Metapher anderer Art; der Körper wurde mit einem Teil der Natur, mit einem Fluß verglichen: «Ich habe mich da erkältet ... man hat mich hierhergebracht ... ich bekam keine Luft mehr, und seit Dezember werde ich punktiert. Ich habe Wasser in den Lungen, und wenn die Lunge voll Wasser ist, schwimmt das Herz darin ... Je mehr das ist, um so mehr ersticke ich ... ich bekomme keine Luft mehr ... Wenn man mich dann punktiert hat, geht es ... Man spürt, wie das Herz wieder arbeitet ... Neulich habe ich lachend zum Assistenzarzt gesagt, haben Sie mir nicht vielleicht manchmal ein Rohr und eine Pumpe an die Lunge angeschlossen ... ich habe das Gefühl, die ganze Loire fließt da durch ...»

Aber bei den meisten ist das Verständnis ganz entschieden mechanistisch. 1960 sagte ein dreiunddreißigjähriger Techniker, der Körper «funktioniere», solange kein Organ von einer «Havarie» betroffen sei: «Krankheit ist ein anormaler Zustand, wo ein Organ betroffen ist und nicht mehr unter denselben Bedingungen funktioniert, ja ... man kann das Individuum als äußerst perfektionierte Maschine auffassen, und sobald da ein Organ angegriffen ist, das nicht mehr normal funktioniert, muß man es reparieren, wenn die Havarie ernst ist.» Mit Ausdrücken von Organen, die funktionieren oder eben nicht, sprechen also die Kranken von heute von ihrem kranken Körper. Die chronisch Nierenkranken etwa, die zur Dialyse kommen, stellen sich eine langsame Verschlechterung ihrer Nieren vor: «Das hat bei meiner ersten Schwangerschaft angefangen», sagte eine dreiundfünfzigjährige Frau. «Ich hatte viel Eiweiß im Harn während dieser Schwangerschaft und auch bei den anderen, ich hatte Nierenentzündungen, bei jeder Schwangerschaft sehr schwere Nierenentzündungen. Offensichtlich haben meine Nieren sich bei jeder Entzündung verschlechtert ... und das viele Eiweiß im Harn, und plötzlich fing der Harnstoff an zu steigen: 0,80 Gramm, dann ein Gramm Harnstoff, und das hatte ich ständig. Ich habe Kuren gemacht, eine bestimmte Zeit lang haben mir die Kuren geholfen, aber am Schluß hat das fast gar nichts mehr ausgemacht. *Man spürte, daß meine Nieren vollkommen geschädigt waren.* Ich hatte mehr als zehn Prozent Eiweißverlust über die Niere aufgrund zu hoher Durchlässigkeit. Man hat gesehen, daß meine Nieren früher oder später versagen würden, und eines schönen Tages hatte ich zwei Gramm Harnstoff, und meine Nieren haben nichts mehr gefiltert.»

Diese Art der Wahrnehmung ist jedoch nicht ganz problemlos: es ist nicht immer leicht, die Wahrnehmung der Symptome und die Lokalisierung des befallenen Organs in Übereinstimmung zu bringen. Bei Befragungen im Jahr 1960 drückten zahlreiche Personen ihr Mißtrauen gegenüber Erscheinungen im Körper aus, deren Zusammenhänge unklar erscheinen. Ein Ingenieur sagte: «Oft stellt man zufällig fest, daß Kopfschmerzen mit einem wehen Zahn zusammenhängen, daß Bauchschmerzen von einem Nierenleiden kommen; das ist nicht immer so richtig lokalisiert.» Konflikte mit der medizinischen Diagnose traten auf. 1972 lehnte ein Elektriker, der wegen eines Leberabszesses im Krankenhaus lag, diese Diagnose ab und zog ihr die Vorstellung einer aus verschiedenen Komponenten zusammengesetzten zerfressenden Krankheit vor: «Auf einen Schlag hat mich das erwischt, das ist alles . . . Ich habe angefangen abzumagern, und dann bin ich auf Null gesunken, ich hatte überhaupt keine Kraft mehr . . . auf einen Schlag keinen Appetit mehr, gar nichts mehr . . . Ich war am Ende. Ruhig Blut, habe ich mir gesagt, was hat mich da erwischt? Ich habe Quintonine genommen, das ich in einen Liter guten Wein getan habe. Danach ist es ein bißchen besser gegangen . . . Ich habe wieder mehr gegessen. Und dann schließlich habe ich mich im Krankenhaus wiedergefunden. Basta. Das kommt von einer Gürtelrose, die ich gehabt habe . . . Ich habe das schon bemerkt, *aber ich habe nicht geglaubt, daß meine Gürtelrose mir die roten Blutkörperchen auffrißt*, aber sie hat alle gefressen, und ich habe auf der Nase gelegen. Die Ärzte haben mir gesagt, daß ich einen Abszeß an der Leber haben soll, aber daran leide ich überhaupt nicht . . . Ich habe noch nie Leberbeschwerden gehabt.»

Mehr und mehr jedoch veranlaßte die Medizin den Kranken, seinen Blick auf das Körperinnere zu richten und ihre Sicht der Krankheit anzunehmen. Im ‹Zauberberg› bereits gefallen sich manche Patienten darin, die Röntgenbilder ihrer kranken Lungen bei sich zu tragen, die sie selbstgefällig betrachten und herzeigen. Zu Beginn des Jahrhunderts war es zweifellos außergewöhnlich, einen solchen Zugang zum Bild seines Körperinneren zu haben; heute ist das eine gängige Methode. Für manche bleibt dieses Bild beängstigend. Die Autoren einer kürzlich in Bordeaux vorgenommenen Befragung über «Krankenhausaufenthalt, Kranke und behandelnder Arzt» berichten von einer geradezu jähen Reaktion: «Man hat mir einen Schlauch eingeführt und gefragt: ‹Wollen Sie ihren Magen sehen?› Ich habe ihnen gesagt: Nein, mein Magen ist mir ganz egal!»[55] Hier fühlt sich der Kranke von diesem Wissen, das nicht das Seine ist, nicht betroffen. Aber in den meisten Fällen – und in dieser Hinsicht hat sich in den letzten 20 Jahren sicher eine Entwicklung vollzogen – wird die Wahrnehmung des Körperinneren, vermittelt durch die medizinische Technik, jetzt akzeptiert, selbst von Personen, die durch ihr Bildungsniveau diesem Spezialwissen von vornherein fernstehen. Das Bild vom

Körperinneren, vor allem durch die Röntgenuntersuchung, liefert über das äußere Symptom hinaus, das möglicherweise nicht vorhanden oder nicht sehr deutlich ist, den materiellen Beweis für eine Krankheit oder eine Heilung; das Individuum kann darauf die Spuren der Krankheit oder ihres Verschwindens feststellen. Wie die Großbürger im ‹Zauberberg› 1905 nahm ein Straßenwärter, der 1972 wegen Tuberkulose ins Krankenhaus kam, bei der Entlassung das Röntgenbild seiner Lungen mit, als Zeichen seiner Genesung: «Schön, ich habe ein bißchen gehustet, nicht wahr, dann hat man ein Röntgenbild gemacht, in einem von diesen Bussen, wo man die Untersuchungen macht . . . zwei Monate ist das her, ja, fast zwei Monate, daß ich hier bin, und es ist wieder in Ordnung. Ich nehme meine Röntgenbilder und alles mit, alles ist gut, alles ist ausgeheilt, alles hat seine Richtigkeit!» Weil eine Narbe auf den Röntgenbildern zu sehen ist, akzeptiert ein Eisenbahner im Ruhestand 1980 die medizinische Diagnose, er habe einen Herzinfarkt gehabt: «Ich habe immerzu gegähnt, ich habe geschwitzt, ich bin ans Fenster gegangen, um ein wenig Luft zu bekommen, und ich hatte ein komisches Gefühl, irgend etwas in der Speiseröhre hat mich gestört, aber ich habe keinen Druck gespürt, nichts, gar nichts. Und nach dem EKG hat der Arzt gesagt: ‹Es ist ein Infarkt.› Ich war vollkommen perplex. Also, meine Herzkranzgefäße sind zu 80 Prozent zugepfropft, und wenn die Herzkranzarterien durch Fett verstopft sind, wird der Herzmuskel nicht mehr durchblutet, so ist das . . . Ich kann kaum daran glauben, aber trotzdem, ich habe die Beweise in der Hand, gar keine Frage, *ich habe die Beweise des EKG* vom ersten Tag, und dann die Koronarangiographie und die Röntgenbilder, die man gemacht hat, das ist gar keine Frage, man sieht die Narbe, die Narbe ist schließlich da.»

Der Sitz der Krankheit hat sich also ins Innere des Organismus verlagert, doch gleichzeitig ist der Kranke aufgeschlossen für die medizinische Wahrnehmung der Krankheit und den technischen Zugang zum Körper und macht sich beides zu eigen. Übrigens ist heute nicht nur die Krankheit Gegenstand dieser technisierten Methoden. Bei der Überwachung von Schwangerschaft und Geburt werden jetzt zahlreiche Techniken zur Untersuchung des Körperinneren angewandt. Fruchtwasserentnahme, Ultraschalldiagnostik, Kardiotokogramm . . . So hat eine Frau nicht etwa Zugang zu einem Krankheitsbild, sondern zu einer bewegenden Wahrnehmung, die ihr bis vor wenigen Jahren noch verschlossen war: sie kann einen Blick auf das keimende Leben werfen. Eine vierzigjährige Forscherin beschreibt im Oktober 1981 ihre erste, kurz zurückliegende Schwangerschaft: «Zwei Dinge haben mich während der Schwangerschaft ziemlich beeindruckt, die Ultraschallbilder, das erstemal, als ich gesehen habe, wie sich dieses kleine Ding bewegt, das hüpfte wie ein Floh. Wirklich, das hat mich sehr beeindruckt! Und was noch toller war, als man mich im dritten Monat das Herz des Babys hören ließ, diese Art kleines Leben, das sich ganz eigensinnig anhört, weil es durch einen Apparat verstärkt wird. Es war sehr rührend.» Sehr oft entschlüsselt sich die Krankheit noch auf andere Weise: durch die Ergebnisse biologischer Untersuchungen, die immer häufiger und vielseitiger werden. Nicht durch ein Bild also – in dem immer eine konkrete «Wirklichkeit» des Körpers vorhanden gewesen war –, sondern durch Prozentsätze und Formeln, Beweise biochemischer Prozesse auf Zellularebene, werden körperliche Empfindungen, organische und funktionale Signale weitergegeben. Der Bereich der Krankheit, zu dem die Medizin uns Zugang verschafft, liegt also für den Kranken jenseits des Körpers. Die Krankheit erscheint als losgelöst von der Realität, abgehoben, abstrahiert vom konkreten Körper, den wir kennen. Das ist vor allem der Fall, wenn die Medizin eine Krankheit unabhängig und vor jedem Auftauchen von Symptomen aufspürt. Dies ist Aufgabe und Ziel systematischer biologischer Untersuchungen, aber nun ist die Beziehung zwischen Körperwahrnehmung und der Entschlüsselung der Krankheit zutiefst verwandelt: der Körper ist noch stumm, aber das Individuum weiß, daß die Krankheit da ist oder da sein wird. In einem kürzlich erschienenen Werk[56] analysieren die Psychoanalytikerinnen Ginette Raimbault und Radmila Zygouris folgenden Fall: alarmiert durch die Krankheit ihrer Nichte, läßt eine Mutter den Urin ihres sechsjährigen Kindes in einem Spezialkrankenhaus untersuchen. Sie tut das, wie sie später sagt, «ohne zu wissen, warum». Die Untersuchung ist positiv: das Kind zeigt eine biologische Anomalie, die noch minimal ist, aber selbst hat es keinerlei klinische Anzeichen, es «ist nicht krank». Die Mutter läßt die Untersuchungen mehrmals wiederholen, und schließlich kommt die Krankheit zum Ausbruch: ein Alport Syndrom, eine schwere, erbliche Nierenkrankheit. Mehrere Jahre lang ist die Krankheit also zugleich da und nicht da: objektiv faßbar in Formeln, ist sie doch in der konkreten Realität nicht vorhanden. Noch nicht mit dem Erleben des Kindes verbunden, ist sie doch in den Untersuchungsergebnissen und in der Angst der Mutter latent vorhanden.

Es ist verblüffend zu sehen, daß heute manche chronisch Kranken, wie Diabetiker oder Nierenkranke, die mit der künstlichen Niere behandelt werden, dieses Näherrücken ihres Organismus verinnerlicht zu haben scheinen. Die einen wie die anderen überwachen die Entwicklung ihrer Krankheit und nehmen ihren Körper von da an durch Messungen von Blutzuckerspiegel, Blutdruck, Kalzium-Phosphor-Quotient und dergleichen mehr wahr. Eine einundfünfzigjährige Frau, 1981 befragt, seit 21 Jahren Diabetikerin, die außerdem noch andere Krankheiten hat,[57] ist der Prototyp dieser «neuen Kranken». «Zuerst einmal kenne ich die Symptome jeder meiner Krankheiten. Also, sobald ich mich seltsam schwach fühle, lasse ich schnell die Transaminasen und die alkalischen Phosphatase untersuchen. Man kann sofort erkennen, ob es ein Rückfall der Leber ist oder nicht, oder ob es etwas anders ist. *Ich habe immer ein Labor, wo man bereit ist, mir im Notfall Analysen zu machen* . . . Eines Tages hatte ich einen Blutzuckerspiegel von 7,40 Gramm, also, wissen Sie, das muß man erst einmal haben, normalerweise liegt man da schon im Ketoazidose-Koma. Ich halte zu hohe Blutzuckerwerte sehr gut aus . . . Zuerst spürt man die unmittelbaren Anzeichen, man hat oft Durst, man muß oft auf die Toilette, und wenn der Blutzucker sehr hoch ist, hat man auch Azeton. Bei mir ist nun das Risiko, daß der Diabetes sich zersetzt, nicht sehr groß, ich denke mir, ich habe einen Diabetes, der sich nicht zersetzt, das ist ein Glück; ich habe nur ganz selten Azeton. Sobald ich fünf Einheiten normales Insulin spritze, ist das Azeton weg, deshalb glaube ich, na, ich klopfe lieber mal auf Holz, daß ich nicht riskiere, jemals ein Ketoazidose-Koma zu bekommen, aber es gibt Leute, die mit einem Blutzuckerspiegel von 3 oder 4 Gramm schon im Koma liegen können.» Für sie sind objektivierte Kenntnis von Prozentsätzen und Formeln, von physiologischen Prozessen wie der Wirkungsweise verschiedener Therapien in die Wahrnehmung des konkreten, fühlenden und leidenden Körpers integriert, die sie so erweitert und vertieft. Die Vorstellung vom Körper ist hier entscheidend von der Medizin und ihren Untersuchungsmethoden geprägt, aber dieses Wissen erarbeiten sich die Kranken, und als Wissen, das ihnen nicht mehr fremd ist, integrieren sie es in ihre eigene Wahrnehmung.

Eine weitere Schwelle ist im Fall der chronisch Kranken überschritten, die nur dank ständiger therapeutischer Maßnahmen überleben, dank äußerer Hilfsmittel oder dank Prothesen, die den versagenden Körperteil vertreten; die tägliche Spritze des Diabetikers, die Dialyse der chronisch Nierenkranken zwei- bis dreimal pro Woche: biochemischer Körper des Diabetikers, Körper als Maschine beim Dialysepatienten. Wie werden diese «Ersatzorgane» wahrgenommen, die es ermöglichen, zu leben oder zu überleben? Woran hängt mein Leben? Was ist Teil meines Körpers? So lautet die grundlegende Frage, die diese Kranken sich stellen. Für manche Dialysepatienten, wie einen achtundvierzigjährigen Textilarbeiter, der sich selbst mit der Heimniere behandelt, ist die Maschine in gewisser Weise eine Verlängerung des eigenen Körpers, ein symbolischer Teil seines Ich. Eine besitzergreifende Maschine, zu der man narzißtische Beziehungen unterhält und die Vergnügen bereitet, weil sie es erlaubt, Verbote in der Ernährung zu übertreten. Eine Maschine zum Leben: «Für mich ist die Maschine die Hauptsache, das Wesentliche, schließlich ist sie mein Leben. *Wie ein bestimmtes Nahrungsmittel eigentlich*, das ist ungefähr dasselbe. Ich brauche die Maschine, ich nehme sie, ich brauche ein Stück Brot, ich esse es, sehen Sie, sie spielt eine ebenso große Rolle wie die Nahrung. Natürlich nimmt das einen großen Raum ein, und dann dauert das den ganzen Tag, jeden Tag, das ganze Jahr, das ganze Leben eigentlich. Man denkt nur noch daran, kaum ist man fertig, muß man schon wieder an die Vorbereitungen denken, man hat also immer diese Maschine im Kopf, das werde ich nicht mehr los. Ich denke vorher daran, ich denke nachher daran, ich denke währenddessen daran, irgendwie denke ich dauernd an sie! Mehr als an meine Frau. Wenn ich die Maschine nicht sehe, denke ich an sie, *ich denke mehr an die Maschine als an meine Frau*. Sie ist wie eine zweite Frau. So ist das, wenn Sie fragen, welchen Raum die Maschine einnimmt, sie nimmt sehr viel Raum ein.»

Ein sechsunddreißigjähriger technischer Angestellter, seit fünf Jahren in Dialyse-Behandlung, zuerst im Krankenhaus und seit einem Jahr bei sich zu Hause, zieht dagegen einen strikten Trennungsstrich zwischen der Maschine, einem technischen Mittel, das sein Überleben gewährleistet, und seinem Körper und seinem Leben. Die technische und die anderen Ebenen durchdringen einander nicht; jeder ist Herr seines Lebens, es liegt bei jedem einzelnen, seinen Körper wieder in seine Funktion einzusetzen: «Die Maschine garantiert das Überleben, wenn Sie so wollen, *sie ist eine Autowerkstatt*, dreimal in der Woche lasse ich in der Werkstatt einen Öl-wechsel machen, und damit hat sich's! Ob das nun gegen Null geht oder eine riesige Rolle spielt. Wenn man findet, daß es eine riesige Rolle spielt, sollte man vielleicht etwas anderes ins Auge fassen. Wenn man findet, daß es bei Null liegt, ist alles perfekt in Ordnung. Wenn jemand sich dialysiert und die Zeit damit verbringt, über seinen Zustand zu jammern, ist es nicht der Mühe wert, genauso kann man gleich seinen schönen Tod ster-ben, und dann spricht man nicht mehr davon. Es gibt doch trotzdem so viele Dinge zu tun, man will doch leben, man hat etwas, wofür man lebt, eine Familie, man liebt das Leben. Von dem Augenblick an, wo man wirklich leben und die Behandlung ertragen will, erscheinen einem alle Probleme minimal, wenn man eine ganze Welt daraus macht, ist es nicht der Mühe wert.»

Auch für einen Achtzehnjährigen, der seit vierzehn Jahren in einem Reanimationszentrum in der Provinz dank einer künstlichen Lunge lebt, ist die Maschine eine Maschine zum Leben. In seinem Fall scheint jedoch die Angst durch, angesichts dieses Maschinenkörpers, der «versagen» kann: «Die künstliche Lunge verschafft mir Luft, und wenn sich der Regulierknopf bewegt, kann ich den Apparat einstellen, ich kann die At-mung ein wenig regulieren. Für mich ist das eine Maschine zum Leben, ganz und gar äußerlich, aber immerhin muß sie immer neben mir stehen, sie darf nicht versagen.» Denn die Kehrseite des Überlebens ist die Ab-hängigkeit des Kranken; und zwischen Körper-Maschinen, Körper und künstlichem Leben liegt nur ein Schritt. Eine vierzigjährige Angestellte sagt von der Hämodialyse: «Trotzdem hat man das Gefühl, ich jedenfalls habe das Gefühl, künstlich zu leben . . . weil man an eine Maschine gebunden ist. Es ist einem ja schließlich klar, sehen Sie . . . wenn es die Maschine nicht gäbe . . .»

In unseren Tagen ist die Krankheit ein individuelles Phänomen und nicht mehr eine gesamtgesellschaftliche Plage; man kann sie auch kaum noch von unserer äußeren Erscheinung ablesen. In gewisser Weise ist sie von der Realität losgelöst: der «Körper der Krankheit» und der «Körper des Kranken», die nicht immer übereingestimmt haben, wie Foucault gezeigt hat, neigen erneut dazu, sich zu trennen. Um seine Krankheit zu entziffern, befragt das Individuum heute nicht mehr das globale Bild seines Körpers, nicht einmal die fühlbare Realität seiner Symptome; er wendet sich an Botschaften «jenseits der körperlichen Erfahrung», die das medizinische Wissen liefert. Das Bild, das wir uns vom Kranken machen, und das Bild, das er von sich selbst hat, haben sich dadurch tiefgreifend verwandelt. Darüber hinaus wird die Individualisierung der Krankheit noch verstärkt, denn oft weiß nur der Kranke von der Existenz dieser Krankheit, die für den Beobachter nicht sichtbar ist. Aber gleichzeitig hat die Erkennung der Krankheit zwiespältige Folgen: der Kranke kann auch und vor allem als untätiges und unproduktives Individuum gesehen werden. Krankheit und kranker Körper haben heute die Bedeutung eines sozialen Status – den der Handlungsunfähigkeit: heute wirken die plötzliche Unfähigkeit, etwas zu tun, und die Loslösung aus dem sozialen Netz einerseits, die Beziehung zur Medizin andererseits stärker bestimmend auf den kranken Körper als die Veränderung der äußeren Erscheinung.

VI. Von den Ursachen zu den Bedeutungen

Wenn körperliche Beeinträchtigung und Veränderung für die Kranken ein Mittel sind, sich ihrer Krankheit bewußt zu werden, so stellen sie sich doch auch Fragen über die «Ursachen» dessen, was ihnen zustößt, und suchen nach Erklärungen. In den sogenannten «traditionellen» Gesellschaften hat die Krankheit, als für das Individuum wie für die Gruppe einschneidendes Ereignis, immer Fragen und Erklärungen ausgelöst, die über das Körperliche hinausgehen. Das Problem der Kausalität des biologischen Übels steht daher im Mittelpunkt des Glaubenssystems jeder Gesellschaft und der Zustände, die die Anthropologie beobachten und worüber sie Theorien entwickeln will. Es steht auch im Mittelpunkt der Medizingeschichte. «Wenn man den Ursprung der wahren Menschheit auf den Augenblick datieren will, da das bewußte kausale Denken entsteht», sagt Walther Riese, «ist dessen Geburtsstunde zugleich der Beginn einer rationalen und daher wissenschaftlichen Medizin.» [1]

Der Begriff der Ursache und die Erklärung der Krankheit

Hier liegen jedoch zahlreiche Fallstricke, von denen der Begriff der Ursache selbst nicht der harmloseste ist. Die Versicherung von Walther Riese zeugt von dem zentralen Status, den der Begriff der Ursache in einer bestimmten Wissenschaftskonzeption besitzt, aber in der Geschichte der Medizin war dieser in Wirklichkeit lange Zeit nicht so klar umrissen. Foucault etwa zeigt, daß für die Medizin, die Krankheiten nach bestimmten Arten klassifiziert, noch am Ende des 18. Jahrhunderts gilt: «Ähnlich wie der Stammbaum trotz seiner an die Einbildungskraft appellierenden Metaphorik einen bestimmten Raum impliziert, in dem die Verwandtschaft formalisiert werden kann, so impliziert das nosologische Tableau eine Figur der Krankheiten, die weder eine Verkettung der Ursachen und Wirkungen ist noch die chronologische Reihe der Ereignisse oder ihr sichtbarer Weg durch den menschlichen Körper.» [2] Das Verfahren, die Krankheit zu verstehen, gründet sich nicht auf die Unterscheidung von Ursache und Wirkung; die Wirkung kann in manchen Fällen dieselbe theoretische Gesetzmäßigkeit haben wie die Ursache. Ebenso analysiert Foucault für den Wahnsinn die im medizinischen Denken so lange wirkende Unterscheidung von «fernen Ursachen» und «unmittelbaren Ursachen»: in der Tat unterscheidet sich die «unmittelbare Ursache» zumeist kaum von dem

Symptom, das sie erklären soll; sie ist kaum etwas anderes, sagt Foucault, als «eine qualitative Transkription all dessen . . ., was in den Manifestationen der Krankheit am sichtbarsten ist».[3] Die Welt der fernen Ursachen ist dagegen unendlich, und im Fall des Wahnsinns wurde sie im Laufe des 17. und 18. Jahrhunderts stets reicher und konnte alles, was die Seele bewegt – Leidenschaften, Trauer, auch Studien und Meditationen –, aber auch alle Ereignisse der umgebenden Welt ebenso wie klimatische Erscheinungen und verschiedene Aspekte des Lebens in der Gesellschaft umfassen. Kurz, Foucault zeigt «die Polyvalenz und die Heterogenität der kausalen Verkettung in der Genese des Wahnsinns»,[4] die man nicht nur in den Schriften der Mediziner, sondern bis in ihre Wirkungen auf die Anstaltspraxis ausmachen kann.

Im übrigen ist es sicher ein Fehler, den Begriff der Ursache mit dem Entstehen eines wissenschaftlichen Denkens, das im Gegensatz zu allen magisch-religiösen Vorstellungen steht, gleichzusetzen, wie Riese es tut. Hier treffen sich die Ergebnisse der Medizingeschichte mit denen der Anthropologie. Der Historiker Sigerist zum Beispiel zeigt, daß in der Medizin des alten Ägypten[5] einerseits die empirischen und magisch-religiösen Elemente eng miteinander verknüpft sind und andererseits sich die magisch-religiöse Therapie auf eine kausale Vorstellung stützt: der Dämon oder der Vorfahre, den man aus dem Körper des Patienten vertreiben muß, ist «die Ursache» der Krankheit. Für die empirisch-rationale Therapie dagegen zählt allein das Symptom, das durch die konkrete, zum Beispiel pflanzliche Arznei beseitigt werden soll. Ebenso zeigen zahlreiche anthropologische Befunde, daß man schwerlich «personalistische» Theorien – wonach die Krankheit dem aktiven und absichtlichen Eingreifen eines Menschen, eines Geistes oder einer Gottheit zuzuschreiben ist – und «naturalistische» Theorien – wonach die Krankheit vom Einfluß natürlicher Kräfte oder Elemente hervorgerufen wird – einander gegenüberstellen kann, wie es etwa der Anthropologe G. M. Foster[6] erst vor kurzem getan hat. Noch schwieriger ist es, hier einen unlösbaren Gegensatz zwischen gänzlich magischen Anschauungen und solchen, in denen man den Beginn von Wissenschaftlichkeit finden kann, zu erkennen.

Es liegt nicht in unserer Absicht, hier den Versuch einer Synthese der einzelnen anthropologischen Beiträge zu unternehmen oder die Geschichte der ätiologischen Theorien in der Medizin nachzuzeichnen. Aber die Schwierigkeiten mit dem Begriff der Ursache dürfen nicht dazu führen, daß wir unterschätzen, wie stark überall das Bedürfnis ist, die Krankheit zu erklären. Daher ist es nicht unnütz zu versuchen, sich die Fragen vor Augen zu führen, die die Kranken oder zumindest die Nicht-Ärzte an das körperliche Leiden gestellt haben, und zu ermitteln, mit welchen Ereignissen und Phänomenen sie die Krankheit in Verbindung gebracht haben, ob das alles nun in ein Kausalmodell paßt oder nicht. Kann man so angesichts unserer heutigen «Infragestellungen» verstehen, welches Gewicht die Fragen und Interpretationen von gestern noch haben, und in ihnen den Ausgangspunkt der Erklärungen von heute finden? Hier taucht jedoch das Problem der Autonomie des laienhaften Denkens – das Denken der Kranken und ihrer Umgebung – gegenüber der Denkweise der Ärzte auf: ist es auf dieser Ebene überhaupt noch unabhängig oder ist es gänzlich den Ärzten unterworfen? Wir befinden uns hier in der Tat auf einem Gebiet, auf dem die Medizin trotz aller Umwege mit der Zeit am deutlichsten ihren Machtanspruch geltend gemacht hat: die «wissenschaftliche» Erklärung, die der Arzt uns gibt, besitzt heute vollkommene Legitimität. Die laienhafte Wahrnehmung der Kausalität von Krankheiten ist daher niemals unabhängig von der Entwicklung ätiologischer Modelle in der Medizin. Dennoch wäre es falsch, daraus zu folgern, die eine Erklärung würde der anderen einfach untergeordnet: zahlreiche Beispiele[7] zeigen, daß sich die gelehrte Medizin selbst zu Beginn des 19. Jahrhunderts noch nicht endgültig gegen verschiedene volkstümliche Erkenntnisse durchgesetzt hat. Jahrhundertelang gab es daher nicht eine einseitige Abhängigkeit, sondern einen Kreislauf und ein Hin und Her zwischen gelehrtem und laienhaftem Denken.

Wenn auch unsere Vorstellung vom Körper, wie wir gesehen haben, allmählich in anatomisch-physiologische Begriffe übergegangen und durch das medizinische Wissen geformt ist, kann man doch die Hypothese aufstellen, daß Fragen über den Ursprung der Krankheit von der Medizin niemals völlig zufriedenstellend beantwortet worden sind. «Warum ich?» «Warum jetzt?» – diese Fragen tauchen auch heute noch auf, wenn die Krankheit uns trifft. Sie verlangen eine Interpretation, die über das Problem des individuellen Körpers und der medizinischen Diagnose hinausgeht. Die Antwort darauf wird jenseits der Suche nach den Ursachen zu einer Suche nach dem Sinn. Man versucht immer, die Krankheit mit einer Weltordnung oder einem Gesellschaftssystem in Zusammenhang zu bringen.

Das Bestreben, die Krankheit letztlich zu erklären, sprengt so den Rahmen dessen, was die Medizin beantworten kann, weil die Suche nach einem Sinn, der dahintersteht, nicht ihre Sache ist; aber das Streben nach Erklärung bestimmt auch ihre Konturen, denn seine Krankheit erklären können, bedeutet andererseits auch tägliche Beobachtung und Anschauung, die für jeden durchführbar ist. Wir alle meinen, die Natur mancher Krankheiten sicher und nur mit unseren Sinnen wahrnehmen zu können. Hier erweist sich das ärztliche Wissen irgendwie als überflüssig. Dies hat Montaigne ausgedrückt, als er über die Nierensteine, die ihn quälten, schrieb: «Ich bemerke noch diese besondere Bequemlichkeit dabei, daß es eine Krankheit ist, bei welcher es nicht viel zu erraten gibt. Wir werden mit der Mühe verschont, in welche uns die andern durch die Ungewißheit ihrer Ursachen, ihrer Beschaffenheit und ihres Fortgangs versetzen, welches eine sehr peinliche Mühe ist. Wir bedürfen keiner Konsultation und Diagnose gelehrter Doktoren. Die Sinne zeigen uns, daß sie ist und wo sie ist.»[8] Selbst in unseren Tagen, da wir mit wissenschaftlicher Systematik vertraut sind, spielt der Hinweis auf unsere Sinneswahrnehmungen noch eine Rolle bei der Erklärung einer Krankheit. 1972 sagte zum Beispiel ein siebzehnjähriges Mädchen, das wegen einer Rippenfellentzündung im Krankenhaus lag: «Ich habe mich erkältet. *Zuerst habe ich es gespürt*, dann haben die Ärzte mir gesagt, daß das von einer Erkältung kommen könnte. Am Vorabend hatte ich es gespürt: Ich bin ausgegangen, und ich habe die Erkältung gespürt.» Ebenso beruft man sich häufig auf die sinnlich wahrnehmbare Beschaffenheit unserer Umgebung, vor allem der Luft, um mit einem Gefühl unmittelbarer Gewißheit eine Schädlichkeit für den Organismus vorherzusagen. In den sechziger Jahren vor allem äußerte man oft das Gefühl einer «Vergiftung», die durchaus ihren Grund hat: «Der Lärm der Straße, der Gestank, das alles greift mich an», sagte zum Beispiel eine fünfundfünfzigjährige Übersetzerin; «sobald ich morgens hinausgehe, *spüre ich tausend Dinge, die meine Gesundheit angreifen.* Der Gestank . . . wenn ich an einem Lastwagen vorbeigehe, spüre ich, daß ich Gift einatmne. Aber dieser Eindruck von Gestank ist eine Abwehrreaktion, weil ich es spüre, ich bin vergiftet.»

Körperliches Leiden, Störungen der Natur und Strafe Gottes

Hat die Bedeutung, die *Luft, Klima und Jahreszeiten* so lange in der medizinischen oder laienhaften Erklärung der Krankheit hatten, ihre Wurzeln darin, daß man die Luftqualität so deutlich spüren, klimatische Phänomene leicht beobachten und ihre Veränderungen unmittelbar wahrnehmen kann? Es ist erlaubt, das anzunehmen. Alle diese Elemente gehören in der Tat auf unterschiedliche Weise mit zu den ältesten Formen für die Erklärung körperlichen Leidens, deren Spuren wir heute noch finden. Mit ihr kam in der Medizin sehr früh, zuerst bei Hippokrates, eine Ansicht auf, die sich von der Auffassung der Krankheit als ausschließlich göttlichen Ursprungs befreite und sie im Gegenteil in das System der Naturerscheinungen einordnete. Die «Lufttheorie», wonach Luft und Klima die ersten Faktoren bei der Erklärung von Krankheit sind, überdauerte Epochen; aber am Ende des 18. Jahrhunderts ging man im klimatischen Determinismus vielleicht am weitesten. Beunruhigt über tödliche Epidemien und Viehseuchen, die eine Bedrohung der Wirtschaft waren, beschloß die königliche Administration in Gestalt Turgots 1776 die «Société Royale de Médecine» zu gründen, deren Leitung Vicq d'Azyr übertragen wurde. 16 Jahre lang stellten mehr als hundert Ärzte gewissenhaft die Zusammenhänge zwischen Epidemien, Sterblichkeit, Klima und Jahreszeiten her und errichteten ein gesundheitspolizeiliches Bild Frankreichs, das zuvor ohnegleichen war.[9]

Aber diese Vorstellungen, nach denen vor allem Luft und/oder Klima und die Jahreszeiten Krankheiten verursachten, waren weit verbreitet, und den Schriften der Nicht-Ärzte aus mehreren Jahrhunderten ist zu entnehmen, wie tief sie in der Gesamtgesellschaft verwurzelt waren. Sie zeigen uns auch ihre Komplexität. Pierre de L'Estoile zum Beispiel verweist wiederholt darauf; zumeist ist es für ihn die Feuchtigkeit, die der hauptsächliche Faktor zu sein scheint: «Die Beschaffenheit dieser Jahreszeit, unfruchtbar, unwirtlich und feucht, wo kein Tag und keine Nacht ohne Regen vergeht, hat in Frankreich schwere Krankheiten mit merkwürdigen und plötzlichen Todesfällen verursacht» (Januar 1610).[10] Aber es kann auch die Kälte sein: «Mehrere plötzliche Todesfälle kommen in diesem Monat in Paris vor. Viele Personen sind am Ende desselbigen durch die unvermutete außergewöhnliche Kälte, die gar nicht in die Jahreszeit gehört, plötzlich von Katarrhen, Bauchfluß und Ruhr überrascht und heimgesucht worden» (Oktober 1608).[11]

Die Luft kann «schädlich» und «verdorben» sein. «Viele andauernde Fieber, sogar Purpurfieber, Zeichen großer Verdorbenheit», schreibt ebenfalls Pierre de L'Estoile im August 1609.[12] Die Vorstellungen von «verdorbener Luft» oder «Verdorbenheit» standen im medizinischen Diskurs jahrhundertelang an zentraler Stelle, vor allem in bezug auf Epidemien. Zehn Jahre früher, 1599, berief sich ein Arzt aus Burgos, den B. Benassar zitiert, auf sie: «Es ist nicht die Pest im eigentlichen Sinne, da die Pest eine allumfassende Ursache wie verdorbene und verfaulte Luft voraussetzt»,[13] schreibt er über die Epidemie, die in Spanien wütet. Aber diese Vorstellung findet sich auch bei Laien. Während ihrer Reise durch die Türkei 1717 spricht Lady Montagu von «verseuchter» Luft, um die Pest zu erklären. «. . . auch machte man mir vor, daß unser zweiter Koch nur an einer starken Erkältung litte . . . Jetzt hat man mir das Geheimnis entdeckt, daß er die Pest gehabt habe. Viele kommen davon, denn die Luft ist nicht immer davon verseucht.»[14] Am Ende des 18. Jahrhunderts hing Louis Sébastien Mercier in seinem ‹Tableau de Paris› derselben Vorstellung an. Auch für ihn war die Luft einer der hauptsächlichen Überträger der Krankheit: «Sobald Luft nicht mehr gesund ist, tötet sie, leider jedoch ist die Gesundheit unter allen Gütern dasjenige, dem der Mensch die geringste Aufmerksamkeit schenkt. Enge, schlecht angelegte Straßen, viel zu hohe Häuser, die der freien Zirkulation der Luft im Wege stehen, Schlächtereien, Fischmärkte, Jauchegräben und Friedhöfe – all dies trägt zum Verderb der Atmosphäre bei, sättigt sie mit schädlichen Partikeln und bewirkt damit, daß die Luft überall dort, wo sie eingeschlossen bleibt, dick und unbekömmlich wird.»[15] In ‹Jane Eyre›, 1847 erschienen, sind es immer noch die Miasmen und Nebel eines ungesunden Klimas, denen Charlotte Brontë, die von der Rolle der Laus nichts wußte, den Grund für eine Typhusepidemie zuschreibt: «Unsere Schule lag auch wirklich sehr malerisch, doch ob diese Gegend auch gesund war, ist eine andere Frage. Jenes waldige Tal, in dem Lowood lag, war nicht nur eine Brutstätte für Nebel, sondern auch für Seuchen, die mit der fortschreitenden Jahreszeit an Kraft zunahmen. Die Krankheitskeime drangen in das Waisenhaus ein und brachten den Typhus in die überfüllten Klassen- und Schlafzimmer. Ehe noch der Mai herankam, hatte sich die Schule bereits in ein Krankenhaus verwandelt.»[16]

Wie wir sehen, kann sogar die Verdorbenheit der Luft verschiedene Ursachen haben: eine «bösartige» Kombination von Hitze und Feuchtigkeit, Miasmen des Bodens, Sümpfe, faulige Ausdünstungen von Leichen oder Tierkadavern, aber auch Ausdünstungen lebender Körper und besudelter Kleidung, die stehende Luft in den zu engen Straßen der Städte, all diese Vorstellungen tragen dazu bei und vermengen sich. Im Rahmen dieser Darstellung wäre es müßig, der Entwicklung dieser Formulierungen folgen zu wollen oder ihre komplexe Sinngebung zu entwirren. Im Text von L. S. Mercier zum Beispiel erscheint die Erwähnung von «engen und schlecht angelegten Straßen» den Beginn einer Diskussion über Hygiene anzuzeigen, die im 19. Jahrhundert anheben sollte, aber der Hinweis auf die «Partikel», die Vorstellung von der «drückenden Luft» zeigen eher den Einfluß der Korpuskeltheorie von Boyle, die am Ende des 18. Jahrhunderts vor allem von S. Hecquet[17] auf die Medizin übertragen wurde: alle Körper atmen extrem feine Korpuskeln aus und bilden somit ihre Atmosphäre, die vom Zentrum zur Peripherie immer dünner wird. Die Erde selbst ist ein großer Körper, der unter bestimmten Feuchtigkeitsbedingungen eine verdorbene Atmosphäre ausströmt. Diese «dicke» oder «drückende» Luft, Träger der krankmachenden Körperdämpfe, ist die Quelle der Krankheit.

Aber diese Vorstellungen vermengten sich zumindest bis ins 18. Jahrhundert hinein mit Bezügen auf eine ganz andere Gesetzmäßigkeit. An die Luft und an das Klima gebunden, steht das körperliche Leiden auch mit anderen Störungen der Natur im Zusammenhang: mit merkwürdigen meteorologischen Phänomenen wie Sonnen- oder Mondfinsternis, Erdbeben, Stürmen und Gewittern, dem Stand der Sterne, «Himmelskörpern» und Kometen. Man erinnert sich an den Kometen, auf dessen Erscheinung Daniel Defoe bei der Pest von London aufmerksam machte. Aber die Krankheit ist auch verbunden mit Störungen der Seele, die sich nicht Gottes Willen gemäß verhält. Die beiden Kategorien von Phänomenen können übrigens auch gleichzeitig wirksam sein. Boccaccio suchte die Pest von 1348 teils durch «Himmelskörper», teils durch den Hinweis auf Gott zu erklären: «... als in die herrliche Stadt Florenz ... das tödliche Pestübel gelangte, welches – entweder durch Einwirkung der Himmelskörper entstanden oder im gerechten Zorn über unseren sündlichen Wandel von Gott als Strafe über den Menschen verhängt (. . .)»,[18] führt er aus. Eine Passage aus dem Tagebuch von L'Estoile zeigt uns ebenfalls, wie sich Erscheinungen des biologischen Lebens, ungewöhnliche, wohl auch furchteinflößende Naturphänomene – Stürme und Unwetter – und schließlich Erscheinungen des gesellschaftlichen Lebens und der Sitten zu einer synkretistischen Vorstellung verquicken können: «Die Stimmung der Luft war bösartig, erfüllt von Donner, Stürmen, Regengüssen und Unwettern; sie symbolisieren die Säfte der Jahreszeit und vertreiben eine große Zahl daraus, ohne nach Alter, Geschlecht oder Stand zu unterscheiden. Durchfall, Gehirnschläge und verschiedene plötzliche und merkwürdige Todesfälle bringen andererseits auch eine große Menge um und erstaunen das Volk, das sich darob jedoch kaum bessert» (August 1609).[19] Bereits im Januar 1606 stellte er eine Verbindung dieser Art her, bei der auch Gott ins Spiel kam; nachdem er auf die «schweren Krankheiten», verursacht durch die «Beschaffenheit der Jahreszeit» hingewiesen hat, schreibt er: «Zahlreiche Morde, Anschläge, Diebereien, Exzesse, Anstößigkeiten und alle Arten von Lastern und Gottlosigkeiten haben in dieser Jahreszeit ungewöhnlich stark geherrscht . . . Ein armseliger Jahresbeginn, der uns für das Ende wegen der Beschaffenheit des Wetters mit noch Schlimmerem droht, denn es ist so jämmerlich, daß es unsere Sünden, begangen aus Mangel an Furcht vor Gott, der heute nicht mehr unter den Menschen weilt, zu beweinen scheint.»[20]

Körperlichen Störungen entsprechen also gleichermaßen die Verdorbenheit der Luft wie der Sitten. Zur Störung der Ordnung tragen Erscheinungen der Natur, des Organismus und das Verhalten der Menschen gleicherweise bei. Aber über allem schwebt Gottes Wille. In letzter Instanz ist er es, der entscheidet, ob den Menschen Krankheiten geschickt werden. Diese Anschauung galt im christlichen Abendland über mehrere Jahrhunderte stillschweigend als Grundlage des medizinischen Denkens wie der Denkweise der gesamten Gesellschaft. Sicher kann man «Ursachen» verschiedener Art für Krankheiten finden, aber Gott allein ist die «erste Ursache».

Hier stoßen wir also, wie vorherzusehen, auf die Grenzen der Erklärung von Krankheiten allein in Begriffen der Kausalität. In der Tat gehört eine Auffassung, für die Gott und die Sünde Untergrund für die Krankheit sind, nicht nur dem Bereich einer ätiologischen Auffassung an. Die Bezugnahme auf Gott erscheint in der Diskussion manchmal auf derselben Ebene wie jede andere «Ursache», aber untergründig spielt diese Beziehung tatsächlich eine ganz andere Rolle. Sie bringt die Wahrheit der Weltordnung zum Ausdruck und zeigt uns, daß die Krankheit außerhalb von ihr nicht denkbar ist. Der Gedanke des körperlichen Leidens ist im-

mer zugleich auch Gedanke über die Welt und die Gesellschaft: in den
Epochen, deren großes Prinzip Gott ist, kann die Krankheit ihm nicht
entrinnen. Aber sieht man die biologische Störung im Wirkungsfeld gött-
licher Gesetze, so ist das weit mehr als die Zuweisung einer Ursache, und
sei es auch die primäre; damit gibt man der Krankheit einen Sinn und
weist dem Kranken einen Platz in der Ordnung der Welt zu.

Die Ansteckung

Wie wir gesehen haben, können verschiedene Bezugsordnungen gleichzeitig wirksam sein. Wenn Gott die letzte Zuflucht ist, hindert das nicht
daran, daß sich allmählich empirische ätiologische Konzeptionen entwik-
keln: die *Ansteckung* zum Beispiel, die häufig mit verdorbener Luft in Verbindung gebracht wurde. Wir wissen, daß hier das Denken der einfachen
Menschen dem medizinischen und gelehrten Denken voraus war. Wohl
hatte Frascator bereits um die Mitte des 16. Jahrhunderts eine Theorie der
Ansteckung formuliert und dabei drei Formen unterschieden: die Anstek-
kung eines Menschen bei einem anderen, die indirekte Ansteckung über
Dinge, die die Krankheit übertragen können, und schließlich die Anstek-
kung aus der Entfernung ohne zwischenmenschlichen Kontakt oder Austausch von Gegenständen. Aber die Ärzte waren keine Anhänger dieser
Ideen, die unter dem Volk dagegen sehr verbreitet waren und verschiedene Praktiken der Hygiene und der Isolierung anregten. In der Volks-
sprache war Ansteckung ein Synonym für Pest; in diesem Sinne gebrauchte auch Montaigne das Wort bei der Rückkehr von einer Reise.
Aber er drückte auch die Vorstellung einer Übertragung ohne Kontakt
aus; sie hing von der Qualität der Luft ab. Eine sehr gesunde Luft konnte
«giftig werden» und die «Ansteckung» mit sich führen; und diese wäre
noch virulenter, weil sie eine eher gesunde Luft «überwunden» hat:
«Draußen und drinnen in meinem Haus befiel mich eine Pest, die heftiger
als alles bisher war. Denn wie gesunde Körper schwereren Krankheiten
unterworfen werden, weil sie nur von diesen bezwungen werden können, erzeugte auch meine sehr gesunde Luft, in der man seit Menschenge-
denken nichts von einer Ansteckung wußte, die sich festgesetzt hätte,
selbst wenn sie in der Nachbarschaft war, einmal vergiftet, merkwürdige
Wirkungen.»[21]
    Im August 1603 erwähnte Pierre de L'Estoile einen Fall indirekter An-
steckung über importierte Waren: «Am Ende dieses Monats entdeckte
man in der Rue des prêcheurs in Paris, beim Schild des Hahnen, Fälle von
Pest, von der man in Paris sehr lange Zeit nichts gehört hatte. Man sagte,
sie sei mit einigen Waren aus London gekommen, wo man jede Woche
2000 Personen zählt, die daran sterben.»[22] Was die Ansteckung von

Mensch zu Mensch anbelangt, auf sie wurde deutlich in einem Bericht von 1740 über eines der Wunder bei den religiösen Schwärmern vom Kloster Saint-Médard hingewiesen.[23] Es handelt sich, liest man, um einen «sehr einfältigen jungen Mann, der von Skrofeln befallen war, da er bei einem Verwandten seines Herrn geschlafen hatte, der an derselben Krankheit leidet». Dennoch wurde diese Vorstellung im 18. Jahrhundert noch nicht von allen Ärzten akzeptiert. Die Korpuskeltheorie, die wir erwähnt haben, neuformuliert von Stéphen Hecquet als Theorie der Miasmen, ist eine der Thesen, die von der Ansteckung ausgingen. Andere sprachen vom «Pestkeim» oder brachten den Ursprung der Epidemie mit Lebewesen, Würmern oder Insekten, in Verbindung. Aber den Gegnern der Ansteckungstheorie – übrigens in Übereinstimmung mit der politischen Macht, die darauf bedacht war, die Panik zu bekämpfen, die sich mit der Idee der Ansteckung verband – mangelte es ihrerseits nicht an Einwänden: sie betonten den Zusammenhang von Pest und Hungersnot, und vor allem argumentierten sie mit dem Wesen der Ansteckung als «Vorurteil im Volk» und wiesen, manchmal nicht unbegründet, einen Zusatz von «Aberglauben» nach.[24]

In der Medizin sollte die Debatte um die Ansteckung und ihre Wirkungsweise bis zu den Entdeckungen Pasteurs andauern und zahlreiche plötzliche Wendungen vollziehen: die weitblickende Einschätzung Bretonneaus zu Beginn des 19. Jahrhunderts reichte nicht aus, um die Erkenntnis, daß Diphterie und Typhusfieber ansteckende Krankheiten sind, allgemein durchzusetzen. In der Mitte des Jahrhunderts hatte Semmelweis in Wien mit dem Kindbettfieber kaum mehr Glück. Die Tuberkulose wurde in Frankreich erst 1889 zur ansteckenden Krankheit erklärt, während das in Italien und Spanien bereits zu Beginn des Jahrhunderts geschehen war.

Aber mit der Entdeckung von Bakterien und der Ausarbeitung des Pasteurschen Modells der spezifischen Ätiologie wandelte sich die Gesamtheit medizinischer Konzeptionen, und die Lehre von der Hygiene gewann einen neuen Inhalt. Dort, wo sich die Hygieniker des 18. und des 19. Jahrhunderts eine kombinierte, aber in ihrem Ablauf unklare Wirkung vielfältiger Umweltfaktoren vorstellten, von stofflichen Einzelheiten bis hin zu sozialen Bedingungen, richtete die aufkommende Bakteriologie die Aufmerksamkeit auf das letzte und entscheidende Kettenglied beim Ausbruch der Krankheit, das Bakterium. Seither wurde in den Volksschulen bei zahlreichen Generationen die Vorstellung von der «spezifischen bakteriellen Ursache» der Krankheit verbreitet, die von nun an als unbestreitbare Wahrheit galt. Beim Lesen verschiedener Äußerungen von Kranken von heute oder gestern könnte man glauben, das bakteriologische Modell identifiziere sich in unseren Vorstellungen unmißverständlich mit der ausschlaggebenden Ursache der körperlichen Krankheit. 1961 bestätigte ein dreißigjähriger Ingenieur: «Krankheiten werden vor allem von Bakterien verursacht.» Ebenfalls zu dieser Zeit sagte eine einundvierzigjährige Frau: «Ich glaube, heutzutage ist die Krankheit wirklich *rein eine Sache von Bakterien* oder Viren, die erfolgreich sind, sich vermehren und mehr oder weniger resistent gegen Antibiotika oder Impfstoffe oder andere Mittel der Abwehr werden, die man gegen sie erfunden hat.»

Aber dennoch, selbst 1960 – und das galt 20 Jahre später noch stärker – besetzte «die Bakterie» nicht den ganzen Spielraum der Interpretation von Krankheiten. Zum Beispiel bei Krebs, der beängstigendsten Krankheit, bestand eine fast magische Vorstellung der Ansteckung fort, unabhängig von jeder Kenntnis der Bakterien. 1960 erzählte eine dreiundfünfzigjährige Angestellte, die an Brustkrebs litt, auf welche Weise der Krebskranke und seine Umgebung irrigen Vorstellungen von der Ansteckung begegnen: «Ich habe mir gesagt: ich bin jetzt ein Gegenstand des Grauens. Ich habe den Arzt gefragt: Sagen Sie mir doch, ist das ansteckend? Er hat mir gesagt: ‹Aber Sie sind ja verrückt, ganz und gar nicht. Die Leute wissen nicht Bescheid, die Leute sind Idioten ... aber ich bitte Sie, essen Sie ruhig vom Teller ihrer Tochter, das können Sie wirklich tun.›» Wir sehen, welche positiven oder negativen Auswirkungen das für den Kranken haben kann: wenn die Umgebung des Kranken seine gespenstischen Ängste verscheucht, kann sie ihm am ehesten vermitteln, daß gefühlsmäßige und soziale Bindungen fortbestehen, daß er nicht ausgeschlossen ist. Die Kranke fährt fort: «Freunde von mir haben mit mir aus demselben Glas getrunken, als ich krank war, um mir zu zeigen, daß sie mich immer noch gern hatten. Es war wirklich ganz toll, es scheint zwar nur eine Winzigkeit zu sein, aber das hat mich unter anderem wieder aufgerichtet.» 20 Jahre später, 1980, als Informationen über Krebs weitaus verbreiteter waren, sagte eine neunundvierzigjährige Bäuerin aus dem Südwesten immer noch: «Ich glaube, es gibt Leute, die sogar Angst haben, etwas anzufassen, das einen Bezug zu einem Krebskranken hat. Ich glaube, das kann sogar so weit gehen. Es gibt eine Anzahl von Leuten, die Angst davor haben, die sagen, das sei ansteckend.»

Für manche, auch wenn sie die Existenz von Bakterien einräumen, gibt es keine «Krankheitsursachen». So dachte eine vierundzwanzigjährige Frau 1960: «Das finde ich bei der Krankheit so furchtbar, ich finde, es gibt einfach keine Ursachen dafür. Weil es Bakterien gibt, bei den ansteckenden Krankheiten zum Beispiel. Bei anderen, wie bei der Tuberkulose, weiß man es nicht. Oft wird gesagt: ‹Weil er überarbeitet ist.› Hat er sie einfach nur durch einen Bazillus bekommen? Solche Dinge kann man einfach nicht sicher sagen.» Manchmal scheint hinter dem spezifischen Faktor, einem Bakterium oder einem Parasiten, unmittelbar der gesellschaftliche Aspekt auf. Ganz wie früher kann er das unheilbringende Gesicht des «Fremden» annehmen. In der Vergangenheit haben Fremde Brunnen vergiftet oder die Pest eingeschleppt; nach den Worten einer 1979 befragten vierunddreißigjährigen Ehefrau eines Buchhalters, die in der Umgebung von Paris wohnte, bringen sie Läuse und Krätze mit: «Die Parasiten in den Schulen, glauben Sie mir, das ist eine Katastrophe hier . . .Läuse, Krätze . . . zu Schuljahrsanfang müßte man die Kinder wirklich systematisch und gründlich kontrollieren. Schön, kann man sagen, bei den ganzen Ausländern hier ist das kein Wunder. Am Anfang, als ich hierhergekommen bin, waren hier nicht so viele Leute, und es hat auch keine Parasiten gegeben. Dann haben die Ausländer sich hier niedergelassen, und jetzt gibt es so viele . . . und dreckig sind sie auch, sie haben uns Läuse und Krätze und Grind eingeschleppt . . . bald werden wir auch noch Cholera haben . . .»

Bakterien reichen also zur völligen Erklärung der Krankheit nicht aus. Immer noch, wie in den alten Regeln, muß man eine «primäre Ursache» finden, die ihr Auftreten und ihre Wirkung erklärt. Sonst bleibt für den Kranken etwas Unbekanntes bestehen, wie für eine 1972 befragte Einundsechzigjährige, die sich eine Virushepatitis, die sie vor einigen Jahren «erwischt» hatte, nicht recht erklären kann: «Eine Virushepatitis kann man leicht erwischen, ohne daß man wüßte, wie, das ist ein Virus . . . man kann es im Krankenhaus bekommen, man hat keine Ahnung, man kann mit jemandem in Berührung gekommen sein. Und warum? *Schließlich hüpft einem das ja nicht einfach so auf den Leib!* Aber man kann nie wissen, man kann etwas von jemandem angefaßt haben, oder auch durch die Spritzen . . . Ich habe ein- oder zweimal in der Woche eine Spritze bekommen . . . Habe ich das also einfach so erwischt? Ich habe keine Ahnung. Man kann es einfach nicht wissen, es ist so schwierig.» In derselben Zeit fragte sich auch ein siebzehnjähriger Maurer, der wegen einer Lungeninfektion im Krankenhaus lag, wie er «das erwischt» hat, ohne wirklich eine Antwort darauf zu finden: «Ich weiß nicht, wie ich das aufgeschnappt habe. Sie wissen es auch nicht: anscheinend ein Bazillus. Sie wissen nicht, wie: ob es von einer Erkältung kommt, ob es ein Bakterium ist, das ich bei der Arbeit oder weiß der Himmel wo auf der Straße aufgeschnappt habe. Man dachte, daß es an einem Zahn liegen könnte, man hat mir einen Zahn gezogen: das war's nicht . . . Man hat immer noch weitergesucht und mich gefragt, ob ich zu Hause Vögel habe. Ich habe gesagt, nein, aber manchmal fange ich eine Taube auf dem Fensterbrett. Da haben sie mir gesagt, daß es daher kommen könnte, durch einen Bazillus. Oder eine Fliege, die ich verschluckt habe, aber es kann auch vom Motorradfahren kommen, ich fahre nämlich Motorrad. Oft wird gesagt, wer Motorrad fährt, kann leicht Tuberkulose bekommen. Das ist bestimmt nicht der Fall. Ich glaube nicht, daß es daher kommt.»

Hinter der allzu spezifischen Erklärung durch ein Bakterium zeichnen sich also deutlich Unzufriedenheit und ein Mangel ab: ein Mangel an einer Konzeption, die es dem Individuum ermöglichen würde, mehrere Ursachen zu integrieren. «Für den Tod eines Menschen gibt es mehrere Ursachen», sagte ein Dorfbewohner an der Elfenbeinküste zu einem Ethnologen.[25] «Mehrere Ursachen müssen zusammentreffen, damit man Krebs bekommt», versicherte 1979 eine junge Postangestellte ganz ähnlich. Außerdem besteht für den Kranken das Bedürfnis, seine Krankheit mit der Gesamtheit seiner Umgebung und seines Lebens in Verbindung zu bringen und ihr dadurch eine bestimmte Bedeutung zu unterlegen. Erst wenn man sie in ein multikausales Modell miteinbezieht, scheint die Krankheit wirklich erklärbar zu sein. So ließ Rimbaud 1891 die Gesamtheit seiner Lebensbedingungen in Harar Revue passieren, um seiner Mutter den Krebs zu erklären, an dem er sterben sollte und den er für Krampfadern hielt. Die Krankheit zog den ganzen Sinn seiner persönlichen Geschichte während dieser harten Jahre auf sich und brachte ihn an seinem Körper zum Ausdruck: «Die schlechte Ernährung, das ungesunde Quartier, zu leichte Kleidung, Sorgen aller Art, Verbitterung, der ständige Ärger mitten unter ebenso dummen wie schurkischen Negern, das alles wirkt sehr nachhaltig auf Mut und Gesundheit, in sehr kurzer Zeit. Dadurch ist ein Jahr hier soviel wie fünf anderswo.»[26]

Lebensweisen, die Krankheiten erzeugen

In der Vorstellung von der «modernen Lebensweise» vollzieht sich heute diese Integration verschiedener Faktoren, durch sie wird die Kausalität der Krankheit wirklich mit Bedeutung befrachtet. Diese Vorstellung tauchte bereits im Zusammenhang mit den Bakterien auf, wenn diese – wie die Ansteckung in den alten Konzeptionen von der unreinen Luft – mit der Luft assoziiert wurden. Der spezifische Faktor wird also in einen weiteren Kausalzusammenhang integriert, wobei die Umwelt verantwortlich gemacht und ein wesentlicher Gegensatz ausgedrückt wird: zwischen der städtischen Lebensweise und dem Leben auf dem Land. 1960 sah eine Handwerkersfrau einen Zusammenhang zwischen Landleben, Luft und Abwesenheit krankmachender Wirkungen von Bakterien einerseits und Mangel an Luft und Raum in der Stadt, Bakterien und Krankheit andererseits: «Auf dem Land gibt es genügend frische Luft, und die Bakterien haben lange nicht den Einfluß wie hier . . . In Paris sind die Wohnungen so eng, das spielt auch eine Rolle, denn wenn zu viele in einem Zimmer sind, ist nicht mehr genug Luft da, und sobald einer krank ist, sind Bazillen da.» 1979 glaubte ein Bauer im Hérault, daß die Landluft die Bazillen in die Städte treibt: «Auf dem Land hat man saubere Luft, und das ist das Wichtigste: man wird weniger infiziert. Und wenn man sagt, die Fliegen brächten Krankheiten, nun, das ist nicht wahr! Dabei haben wir hier wegen der Schäferei mehr als genug Fliegen. Und die viele Luft, die man hier hat; *die Bazillen haben gar keine Zeit, hier anzuhalten,* sie fliegen weiter bis in die Stadt.»

Aber heutzutage, und auch schon 1960 war das so, ist die Luft weniger aufgrund von Bakterien ungesund, als durch Verschmutzung. So kommt es zur Vergiftung der Natur und der Umwelt der Menschen durch deren «Lebensweise» und durch die städtische Gesellschaft. Eine Ursachenkette zeichnet sich ab, die eine spezifische Substanz, bakteriell oder toxisch, die Beschaffenheit der Umwelt und die gesamte Gesellschaft miteinander verbindet. Die Umweltverschmutzung, die «Gifte» – 1960 sprach man auch von «der Chemie» – sind Begleiterscheinungen der städischen Zusammenballungen und Aktivitäten, Produkte unserer Industriegesellschaften; sie rufen Krankheiten hervor. 1960 sagte ein fünfunddreißigjähriger Maler: «Die Atmosphäre in einer Stadt wie Paris kann ganz schön schädlich sein. Die Kohlendioxyd-Menge, die die Leute in Paris einatmen, macht absolut anämisch, und dann die sauren Dämpfe von Brennstoffen, die sicherlich verhängnisvoll für die Schleimhäute sind, das muß auch Bakterien begünstigen, sicherlich gibt es dadurch mehr Grippe, Bronchitis oder andere Krankheiten.» Ein Ingenieur dachte an schwerwiegendere Störungen: «Man hat die Luft von Paris analysiert und herausgefunden, daß die Fabrikdämpfe und die Autoabgase die Luft extrem verschmutzt haben, sie haben die Luft mit bestimmten Molekülen belastet, von denen die Leute Probleme mit dem Blut oder mit den Nerven bekamen, sogar eine bestimmte Krebsart.» 1979 nahm eine junge Postangestellte dasselbe Thema auf: «Wenn man zum Beispiel in einer Gegend oder einem Viertel wohnt, wo es viele Grünflächen gibt, hat man sicher weniger Krankheiten als in einer Stadt neben einer Fabrik, die ihr ganzes Gift und die ganzen Abgase, die giftig sein können, ausspuckt.» Die Luftverschmutzung gehört zu den wesentlichen Merkmalen des Lebens in der Stadt, zur «modernen Lebensweise», deren Preis die Krankheit ist.

Die «moderne Lebensweise» steht heute daher im Mittelpunkt unserer Vorstellung von der Kausalität körperlicher Erkrankungen.[27] Sicher hat diese Auffassung auch Vorläufer, so etwa die von Rousseau geprägte Anschauung von den Beziehungen zwischen Natur und Gesellschaft. Vor allem am Ende des 18. Jahrhunderts fand sie in medizinischen Topographien oder aber in den Schriften von Beobachtern der Gesellschaft wie Louis Sébastien Mercier oder Rétif de la Bretonne ihren Ausdruck. Für ersteren war die Hauptmotivation für sein ‹Tableau de Paris› die Anprangerung der Stadt und ihrer schädlichen Auswirkungen: «Wenn man mich fragt, wie man in dieser schmutzigen Lasterhöhle bleiben kann, in der alle Übel herrschen, wo eins zum anderen kommt, inmitten einer Luft, die von tausend fauligen Dämpfen vergiftet ist, zwischen Friedhöfen, Krankenhäusern, Metzgereien und Kloaken . . . inmitten des ständigen Rauchs

dieser unglaublichen Menge an Holz, inmitten von arsenhaltigen, schwef-
ligen und bituminösen Dämpfen, die ohne Unterlaß aus den Werkstätten
entweichen, in denen man Kupfer und Metall bearbeitet; wenn man mich
fragt, *wie man in diesem Abgrund leben kann*, in dem die schwere und stin-
kende Luft so dick ist, daß man sie in einem Umkreis von mehr als drei
Meilen sehen und riechen kann . . . warum vegetiert der Mensch in diesen
Gefängnissen, während doch die Tiere an seinem Pflug, ließe er sie los,
aus purem Instinkt hastig fliehen würden?»[28]

Aber heutzutage ist die Vorstellung von «der modernen Lebensweise
als Krankheitsursache» nicht mehr nur beschränkt auf eine medizinische
Sehweise oder auf Bildungseliten, die das Volk beobachten. Sie ist eine
gängige Vorstellung, die auf sehr komplexe Weise formuliert wird: auf individueller Ebene ist die «Lebensweise» Krankheitsursache; auf der Ebene
der gesamten Gesellschaft bestimmt sie Formen und Verteilung der
Krankheit: wir haben die Prägnanz der «Zivilisationskrankheiten» im
vorherrschenden Bewußtsein gesehen. Noch weiter gefaßt, liegen in der
«Lebensweise» alle Faktoren, die Auswirkungen auf die Gesundheit
haben können, und unsere Lebensweise prägt diese Faktoren, häufig im
negativen Sinn. Durch diese Zusammenschau, die es gestattet, in den Begriff «Lebensweise» verschiedene Elemente des individuellen räumlichen
und zeitlichen Rahmens, den Lebensrhythmus und manche Verhaltensweisen einzubeziehen, wird die «Lebensweise» zum integrierenden Begriff, *zum Schwerpunkt der Kausalität der Krankheit*. Und auch hier, hinter
der Suche nach den Ursachen, hinter den Möglichkeiten zu Kombination
und abgestufter Wertung, die der Begriff der «Lebensweise» mit seinem
vielfältigen Inhalt ermöglicht, taucht wieder die Suche nach einer Bedeutung auf. Wenn die Lebensweise Krankheit erzeugt, wird diese wiederum
zur Sinnträgerin: sie verkörpert auf der objektiven biologischen Ebene
die negative Beziehung, die wir zum «Gesellschaftlichen» haben.

In diesem Paradigma ist auch die Ernährung mit eingeschlossen. Es wäre
zu langwierig, auch hier die Entwicklung der Gedanken nachzuzeichnen,
die eine Verbindung zwischen Ernährung und Gesundheit sehen, wie wir
es beim Ursachenkomplex Luft – Klima – Ansteckung – Bakterium
unternommen haben. Um so mehr, als diese Verbindungslinien stark und
alt sind. In all den Jahrhunderten, die von der Furcht vor Hungersnöten
heimgesucht waren, war gute Ernährung in den Köpfen gewissermaßen
gleichbedeutend mit guter Gesundheit. Zudem war sie lange Zeit fast die
einzige Behandlung, die den Kranken in den Spitälern zugesichert wurde.
F. Lebrun zum Beispiel zählt die Bestandteile der Diät auf, die den «armen
Kranken» 1588 durch die Hausordnung des Hôtel-Dieu in Angers verordnet wurde: jeder von ihnen erhielt täglich einen halben Liter Wein und
einen «Laib Brot aus Roggengetreide von acht Loth Gewicht».[29] Gebra-

tenes oder gekochtes Fleisch wurde jeden Tag aufgetischt, außer an Freitagen und bestimmten Fastentagen. Im selben Geist enthalten viele medizinische Bücher im 17. und 18. Jahrhundert[30] umfangreiche Kapitel, die sich bald mit der Diät der armen oder reichen Kranken, bald mit der Kost von gesunden Menschen, arm oder reich, von Kindern und Genesenden befassen.

In unseren Tagen hat sich eine radikale Umkehrung vollzogen: über Jahrhunderte hinweg wurden Krankheiten, Epidemien vor allem, von jedem mit Nahrungsmangel, Hungersnöten und schlechten Erntejahren in Verbindung gebracht. Der Arzt von Burgos, den Bartolomé Benassar zitiert, schreibt: «Die augenblickliche Krankheit hat eine besondere Ursache, den Nahrungsmangel der Armen.»[31] Am Ende des 18. Jahrhunderts machte man den Nahrungsmangel immer noch verantwortlich für eine meist tödlich verlaufende Ruhrepidemie in Anjou: «Ich kann Ihnen nicht verhehlen, daß das Hungerjahr der Keim dieser Krankheit war», schreibt 1783 der königliche Verwaltungsbeamte von Tours, Du Cluzel.[32] Ein Jahrhundert später betrachtete man Unterernährung noch als einen der Hauptgründe für die Schwindsucht. Der Leser erinnert sich vielleicht an den schrecklichen Satz einer tuberkulosekranken Textilarbeiterin aus Lille, die von den Brüdern Bonneff zitiert wird: «Seit ich verheiratet bin, habe ich mich nie mehr sattgegessen», sagte sie einfach.[33] Und noch 1914 veröffentlichte Maurice Bonneff einen Roman, ‹Didier homme du peuple›, der das Leben eines gewerkschaftlich organisierten, tuberkulosekranken Arbeiters schildert. Auch hier spielt die Unterernährung wieder eine Rolle; der Autor schreibt über seine Figur: «Er hat nun das schwierige Alter der Unterernährten erreicht. In der Jugendzeit ißt man sich nicht satt, aber das ist nicht weiter beunruhigend. Zwischen 25 und 30 Jahren bezahlt man bitter. Man leidet an den Eingeweiden oder an der Brust. Man hustet, sagt, man hätte einen Frosch im Hals oder eine gottverdammte Erkältung.»[34]

Weniger als 50 Jahre später war das Übermaß an Nahrung in den Augen aller, und nicht nur bei den vom Glück Begünstigten, für all unsere Krankheiten verantwortlich. 1960 versicherte ein Taxifahrer: «Die Leute sind überernährt, und das ist verhängnisvoll, das weiß man jetzt sicher.» Ein Postbeamter erwähnte fast neidvoll die Völker, die nicht genug zu essen haben: «Man sagt, die Franzosen schaufeln sich ihr Grab mit Messer und Gabel, das hört man oft. Es gibt Nationen, die Hindus zum Beispiel, die essen sich nicht satt, und trotzdem sind sie vielleicht von Krankheiten verschont, an denen wir leiden.»

Aber vor allem ist unsere Art der Ernährung heute von den Auswirkungen der «modernen Lebensweise» gezeichnet, die auch die Nahrungsmittelproduktion verändert hat. Seit 1960 betonte man, daß wir Produkte essen, deren «natürlicher» Charakter durch Hinzufügen chemischer Bestandteile verändert ist. Vor allem Düngemittel wurden dafür verantwortlich gemacht. Unter Dutzenden von anderen Personen sagte ein sechsundvierzigjähriger Postbeamter: »Ich bin schon so weit, daß ich einem Hühnerei gegenüber Zweifel habe, es heißt, man soll Eier essen, aber das Huhn hat Körner gepickt, die mit chemischen Düngemitteln gewachsen sind; auch die Kuhweiden werden chemisch gedüngt. Soll das natürlich sein? Heißt das etwa, die Prinzipien der Natur zu respektieren?« Er stellt dem alte Techniken der Lebensmittelherstellung gegenüber, bei denen nicht nur die Zusammensetzung des Produkts, sondern auch der «natürliche» zeitliche Rhythmus der Reifezeit respektiert wird: «Als ich in den Ferien noch bei meinen Großeltern in der Auvergne war, gab es da einen alten Backofen, und wenn Brot gebacken wurde, man machte es immer für vierzehn Tage, ließ man es einen ganzen Tag lang aufgehen, und es blieb drei Stunden in einem Holzofen. Im Ölofen bäckt der Bäcker das Brot heute in einer Viertelstunde . . . Aber trotzdem, _es gibt natürliche Bedingungen, die nicht mehr beachtet werden_ . . . der Teig braucht seine natürliche Zeit, um aufzugehen, und er muß so lange gebacken werden, wie es nötig ist, ich glaube, das ist für die Gesundheit der Menschen sehr wichtig.» Für ihn wie für viele andere könnte diese schlechte Ernährung, diese «chemische» Ernährung eine Ursache für Krankheiten sein, vor allem für Krebs; er fuhr fort: «Kürzlich habe ich in der Zeitung von einer Margarine gelesen, an der sich in Holland oder Belgien Leute vergiftet haben, die Art dieser Vergiftungen ist in der Presse nicht genau genannt worden . . . aber _diese Chemie_ in der Ernährung muß den Anstieg von Krebserkrankungen meiner Meinung nach begünstigen.»

20 Jahre später waren diese Gedanken, die übrigens von den Ergebnissen mancher epidemiologischer Arbeiten gestützt werden, noch stärker verbreitet. Das Bild von verschiedenen chemischen Bestandteilen, die der Nahrung zugefügt werden und ihre «Natur» verändern, wird durch die Begriffe «Zusätze» und «Konservierungsmittel» präzisiert. «Künstliche», «verfälschte», «gepanschte» Produkte, bei denen jeder Eingriff mit einer zweifelhaften Manipulation gleichzusetzen ist, wecken im Menschen das Gefühl der Ablehnung angesichts einer Gesellschaft, die die lebenswichtigsten Grundstoffe verfälscht und so Krankheit erzeugt. Im März 1979 sagte ein fünfundvierzigjähriger Setzer etwa dasselbe, was man auch 1960 gesagt hätte: «Sehen Sie sich diese großen Wohnsiedlungen an, diese riesigen Geschäfte, wo man gezwungen wird, dieses oder jenes Produkt zu konsumieren, weil es einem vor die Nase gehalten wird, weil es nur das gibt, und die Leute nehmen es zwangsläufig. Sie konsumieren Dinge, die wirklich sehr schlecht für ihre Gesundheit sind: Konservierungsmittel, Produkte, die nicht für den menschlichen Organismus gemacht sind, und mit ein paar Mahlzeiten aus schlechten, künstlichen Lebensmitteln kann man sich kaputtmachen.»

Der Verschleiß durch Arbeit

Die Wahrnehmung einer Verbindung zwischen Krankheit und *Arbeit* ist über andere Wege verlaufen. Heute gehört die Arbeit wie die Ernährung zu den wesentlichen Faktoren einer Lebensweise, die Krankheit erzeugt. Aber in der Vergangenheit wurde bei den Kranken jahrhundertelang darüber geschwiegen. Die Ärzte dagegen haben sich sehr früh mit Berufskrankheiten beschäftigt: schon im 13. Jahrhundert interessierte sich Arnaud de Villeneuve für die Arbeitshygiene; er analysierte schädliche Faktoren wie Hitze, Feuchtigkeit, Staub, Gifte und bestimmte Körperhaltungen bei der Arbeit, die gesundheitliche Störungen bei den Arbeitern hervorrufen können.[35] Im 16. Jahrhundert interessierte man sich für das Syndrom der Bleivergiftung, und im 18. Jahrhundert beschrieb Tenon die Quecksilbervergiftung.[36] 1701 veröffentlichte Ramazzini seinen ‹Traité des maladies des artisans›,[37] der Studien über mehr als 50 Berufe enthält. Im 18. Jahrhundert erschienen die Arbeiten Villermés und anderer Hygieniker.[38] Die Laien, zumindest diejenigen, von denen man Augenzeugenberichte entdecken kann – Adlige, Bürger und Gelehrte, die, selbst wenn sie nicht ganz müßig waren, doch die Last einer allzu harten Arbeit nicht am eigenen Leib verspürten –, haben nichts davon gewußt oder wollten nichts davon sehen und berichten. Louis Sébastien Mercier zum Beispiel beschreibt, wie hart Lebensbedingungen und Arbeit des Volkes von Paris waren: «Der Reisende, dessen erster Blick weitaus besser urteilt als der unsrige, der durch Gewöhnung verdorben ist, würde uns sagen, daß das Volk von Paris das Volk der Erde ist, das am meisten arbeitet, am schlechtesten ernährt ist und am traurigsten zu sein scheint.»[39] Er führt aus: «Gebeugt unter der ewigen Last von Erschöpfung und Arbeit, bauend und schmiedend, tief unten in den Steinbrüchen, hoch oben auf den Dächern, enorme Lasten befördernd.»[40] Aber wir haben gesehen, daß es die Luft und «die Stadt» im allgemeinen sind, die er als Krankheitsfaktoren anprangert.

Diejenigen, die körperliche Arbeit zu verrichten hatten – Bauern, Handwerker, Arbeiter und auch Arbeiterinnen, die seit dem Mittelalter zahlreich waren, wie Madeleine Rebérioux nachgewiesen hat[41] –, begannen erst im 19. Jahrhundert mit der Industrialisierung und den sozialen Kämpfen, sich mündlich und schriftlich zu äußern. Im Zusammenhang mit den Manifesten und offenen Briefen, mit denen die politischen Unruhen von 1830 oder 1848 geschürt wurden, erscheint im «Wort der Arbeiter» das Thema Arbeit und Erschöpfung, die die Gesundheit untergraben und Ursache für Krankheit sind, mit einer Einstellung, die wir heutzutage «militant» nennen würden. So antwortete 1833 der Schneidergeselle Grignon auf das Manifest der Schneidermeister, die behaupteten, ihre Arbeiter seien die bestbezahlten und glücklichsten der Hauptstadt: «Unsere Art von Arbeit ist vielleicht die gesundheitsschädlichste von allen; unser Stand ist es, wie wir versichern, der den Krankenhäusern die meisten Kranken liefert.»[42]

Alle Berufsgruppen sind in diese Anschuldigungen miteinbezogen, die zumeist auf den vorzeitigen Tod von Arbeitern aufmerksam machen wollen. Anläßlich einer Untersuchung über die Arbeit, die 1848 von der Nationalversammlung begonnen wurde, bezeugt ein Bergarbeiter aus dem Departement Loire: wenn die Lebens- und Arbeitsbedingungen nicht verbessert werden, «würde man in einiger Zeit sehen, daß der größte Teil der Arbeiter im Alter von 35 oder 40 Jahren invalide ist». Er fügt hinzu: «Es ist bekannt, daß ein Arbeiter durchschnittlich nicht älter als 38 oder 40 Jahre wird.»[43] Im April 1870 berichtete die Zeitung ‹La Marseillaise› vom Einwurf eines Arbeiters während einer Streikvollversammlung in einer Zuckerraffinerie: «Die Arbeit nach Stückzahl bringt uns um und ruiniert uns; daher kommt die Krankheit; und dann beschuldigt man uns, wir seien unmäßig, und wenn wir krank und müde sind, setzt man uns zwei Tage lang auf die Straße. Wenn wir nicht zusammenbrechen wollen, müssen wir unbedingt etwas weniger arbeiten und etwas mehr verdienen.»[44] Von nun an war es die Ausbeutung durch Arbeit, die in Frage gestellt wurde und deren Auswirkungen auf den Körper man tadelte. Man erinnerte sich auch an die Kontroverse um die Tuberkulose, die am Ende des 19. Jahrhunderts ausbrach:[45] war sie die Krankheit der Elendshütten, wie die Medizin glaubte, oder die Krankheit durch «Arbeitsverschleiß», wie die Gewerkschaften versicherten? Die Arbeit verschleißt, manche Berufe bringen den Menschen um: die Brüder Bonneff nannten eine ihrer Untersuchungen über Berufskrankheiten ‹Berufe, die töten›. Sie bestätigen darin: «Die Departements, in denen sich die Großindustrie angesiedelt hat, weisen die höchste Sterblichkeitsrate an Tuberkulose auf. *Um diesen Zustand der Dinge zu verbessern, müßte man nicht länger nur hygienische Vorschriften erlassen. Die soziale Frage müßte gelöst werden.*»[46]

Auch heute finden wir noch manchmal die Tatsache der Abnutzung durch Arbeit bestätigt, vor allem von älteren Arbeitern. So wie ein Fünfundsechzigjähriger, der 1972 wegen schwerer Atemnot ins Krankenhaus gekommen war. Für ihn stellte sich das Problem der Rente: wie soll man von geringeren Einkünften leben, wenn man nicht mehr arbeitet? Er hat sich, wie seine Kameraden früherer Generationen, «bei der Arbeit verbraucht»: «Mein Asthma habe ich seit dem Krieg, zum einen, weil ich als Gefangener im Wasser geschlafen habe, und dann ist es immer schlimmer geworden. Zuerst ein Emphysem, dann war wegen der Arbeit auch das Herz angegriffen. Die Mehrarbeit, das hat mir dann den Infarkt eingebracht, und jetzt kippe ich wegen nichts und wieder nichts um. Ich habe meine Mutter, die 85 ist, meine Frau, die seit sieben Jahren schwer krank ist, und ich habe sehr viel gearbeitet, weil ich für die Zeit der Rente vorsorgen wollte. Ich hatte Angst, daß ich meine Miete in Paris nicht mehr zahlen kann, das Telefon und alles, ich habe sehr schwer gearbeitet, um mir ein Häuschen kaufen zu können, das macht mich vor allem krank. *Meine Krankheit ist normal, ich habe viel gearbeitet, ich bin verbraucht.* Denken Sie, ich habe mit elf Jahren angefangen, und jetzt bin ich 65.» Im selben Jahr machte ein Drucker seine Arbeitszeiten für sein starkes Herzklopfen verantwortlich, vor allem das Wechselschichtsystem «3 mal 8»: «Vorher hatte ich kein Herzklopfen, ich hatte nicht dieselbe Arbeit; aber heute mache ich das, und ich kann eines sagen: man ist schwer eingespannt. Nicht im Hinblick auf die Arbeit, sondern im Hinblick auf die Arbeitszeiten. Ich arbeite in drei Schichten, ganz klar, daß das anstrengend ist. Man muß zugeben, daß es sehr hart ist, der Organismus bekommt dabei schon etwas ab.»

1960 wies ein fünfunddreißigjähriger Maler ebenfalls auf die durch die Dauer des Wegs zur Arbeit verlängerten Arbeitszeiten in der Großstadt hin: «Man sagt uns, daß die Arbeitszeiten heute wesentlich kürzer sind als 1900. In Wirklichkeit ist das gar nicht so großartig, denn wenn 1900 jemand zehn Stunden gearbeitet hat, wohnte er neben der Arbeit, und nach zehn Stunden Arbeit legte er sich hin und ruhte sich aus. Heute arbeitet jemand acht Stunden, nur muß er danach erst eine Stunde mit der Metro fahren, dann eine Stunde mit dem Bus, und dann noch eine halbe Stunde mit dem Zug . . . Offensichtlich erzeugt das einen Mangel an Erholung, *nervöse Spannungen, Angst,* was extrem schädlich für die Leute ist.» Hinter dem Gegensatz von «Heute» und einem vielleicht etwas mythischen «1900» taucht erneut der Gedanke einer «modernen Lebensweise» auf, die durch die Arbeit geprägt ist, sich der Arbeit unterordnet und Krankheiten hervorruft. 1960 war diese Auffassung vorherrschend, aber für die Angehörigen der Mittelschicht handelte es sich weniger um organische Abnutzung als um Schädigung durch psychische Spannung: man spricht von «Unausgewogenheit», von «Erschöpfung» oder «nervöser Spannung», von Angst, wie zum Beispiel ein Taxifahrer, der über seinen persönlichen Fall hinaus seinen Beruf dafür verantwortlich macht: «Ganz offenkundig, wenn man in Paris lebt, ist eine nervöse Erschöpfung unvermeidlich, schon von Berufs wegen, wir leiden unter großer nervöser Anspannung. Ich bin also auch erschöpft wie viele, aber das ist kein persönliches Problem, es ist bei allen mit diesem Beruf der Fall: alle beklagen sich über nervöse Erschöpfung, das ist der Verkehr, das Leben in Paris.» Ein anderer Taxifahrer spricht für die Allgemeinheit: «In den Städten, mit dem modernen Leben, gibt es viele Leute, die sicher übertriebene Sorgen haben. Das moderne Leben, so wie es ist, führt dazu, daß man zu viele Sorgen hat, oft wegen der Arbeit, wegen der Verantwortung, der Überbeanspruchung, die dazu führen, daß die Leute in einer gewissen Angst leben. Eine gewisse nervöse Anspannung, die wahrscheinlich indirekt Folgen für das Herz oder die Arterien haben kann.»

Diese Auffassung der Beziehung zwischen Arbeit und Krankheit, wie auch die Vorstellung von einer schädlichen Lebensweise insgesamt, ist nicht ohne einen gewissen Schematismus. Man spricht weniger von seinem persönlichen Gesundheitszustand, seinen konkreten Arbeitsbedingungen und den sozialen Beziehungen, die damit verknüpft sind, sondern prangert allgemein und abstrakt «Aufregung», «Überbeanspruchung» und «Angst» des modernen Lebens an, in gewisser Weise ein globales Umweltphänomen, das alle Menschen gleichermaßen betrifft. Ebenso handelt es sich bei dieser «Infragestellung» des «sozialen Lebens» um den Ausdruck unserer Beziehung zu ihm; die Krankheit fungiert hier als Zeichen, als Unterstützung für die Verurteilung dessen, was wir die «Gesellschaft» nennen. Aber das Bild, das sich darin ausdrückt, wird dennoch «naturalisiert»: das «soziale Leben» wird zu materiellen Umweltbedingungen objektiviert, verschmutzte Luft, verfälschte Nahrungsmittel und dergleichen mehr. Die Krankheit verkörpert in strengem Wortsinn die unbefriedigende Beziehung, die wir zur Gesellschaft haben, aber erst wenn sie greifbar wird und auf die Natur einwirkt, indem sie sie pervertiert, kann der Körper davon in Mitleidenschaft gezogen werden; und das betrifft alle gleichermaßen.

In den sechziger Jahren herrschte also die Auffassung vor, eine Krankheit werde ausgelöst durch eine bestimmte «moderne Lebensweise», das heißt, durch eine nachteilige Umgebung, deren vor allem materiell begriffene Auswirkungen als global betrachtet wurden. Im Gegensatz dazu standen Menschen, die zugleich ähnlich und isoliert, gewissermaßen losgelöst von sozialen Bindungen lebten. Verblüffend ist übrigens die Tatsache, daß Berufskrankheiten damals in den Vorstellungen der Angehörigen der Mittelschichten, die wir befragt haben, fast völlig fehlten. Von den siebziger Jahren an erwachte dagegen ein gezieltes Bewußtsein für die Verbindungen zwischen Arbeitsbedingungen und Gesundheit, wie wir sehen werden.[47]

Stark war jedoch das Gefühl von Vergegenständlichung und Eingeengtheit, ausgedrückt im Bild der Beziehung zwischen Individuum und Gesellschaft, das die Grundlage der Auffassung einer «Lebensweise, die krank macht», darstellt. Eine fünfzigjährige Übersetzerin zum Beispiel analysierte sehr konkret die Zwänge, die ihre Lebensweise auf sie ausübte; es war unmöglich, sie zu verändern: «Wenn ich zum Arzt gehe, sagt er mir: ‹Verändern Sie die Beziehungen zu Ihrer Umgebung, zu Ihrer Tochter, Ihrem Mann, Ihrer Arbeit, Ihren Kollegen . . . dann werden sie gesund.› Was soll ich von solchen Ratschlägen halten? Psychologisch ist das vielleicht vollkommen richtig, aber in der Praxis taugt das nichts, weil man sein Leben nicht völlig neu organisieren kann. Man steckt nun mal in einer bestimmten Situation, sie ist da. Ein Arzt sagt zu mir: ‹Geben Sie Ihren Beruf auf.› Sehr schön, und wenn ich zu ihm sagen würde: Geben doch Sie Ihren Beruf auf? Man müßte seine ganze Lebensweise verändern, und das ist nicht möglich.»

Das Gefühl, sich in seinem Leben «nicht zurechtzufinden», wurde von den befragten Personen häufig ausgedrückt. Es ist, sagten sie, «nicht für sie gemacht», es ist allgemein nicht für den Menschen gemacht, dachten sie: «Ich glaube, die menschliche Maschine ist nicht sonderlich für diese Lebensweise geschaffen», sagte beispielsweise eine junge Lehrerin; «die Städte im allgemeinen machen die Leute krank.» Mehr als die Kausalität der biologischen Krankheit stellt diese Sehweise die Bestimmung der Gesellschaft und der Natur des Menschen in Frage. Mehrere Personen brachten den Gedanken zum Ausdruck, daß der Mensch durch die moderne Lebensweise und die moderne Gesellschaft in seiner eigentlichen Natur verändert wird. Wieder einmal glauben wir einen Nachhall der Betrachtungsweise von den Beziehungen zwischen Natur und Gesellschaft zu hören, die sich im 18. Jahrhundert entwickelte: «Ich glaube», sagte 1960 ein Postbeamter, «daß die Natur des Menschen, trotz der guten Seiten des Fortschritts, schließlich verfälscht wird.» «Woher kommt es, daß der Mensch seine Natur so leicht verleugnet? Muß er wie ein Baum oder ein Tier immer auf dem Boden leben, wo er geboren ist? – Ich glaube es»,[48] schrieb Rétif de la Bretonne am Vorabend der Französischen Revolution. Das Individuum ist also Opfer der sozialen Evolution, und der Kranke ist sein exemplarischer Vertreter. Die Ansicht von einer «Lebensweise, die krank macht», zu äußern, hat daher einen viel weitreichenderen Sinn, als die zum organischen medizinischen Status hinzutretenden sozialen Ursachen der Krankheit herauszustellen, die leicht übersehen werden. Die Krankheit wurde zuerst als Zeichen und als Protest im Körper des Individuums betrachtet, verursacht durch das Scheitern der modernen Gesellschaft und die negative Reaktion des Menschen. 20 Jahre später wurden diese Gedanken präziser formuliert, und manchmal stößt man bereits auf eine allgemein verbreitete Ausdrucksweise.

Laienhafte Vorstellungen und medizinische Debatte

Die Gesamtheit dieser Anschauungen steht in engem Zusammenhang mit einer eigenen Richtung der heutigen Medizin. Infolge der zunehmenden Beherrschbarkeit der Infektionskrankheiten und des häufigeren Auftretens von chronischen Erkrankungen hat sich die Medizin vor allem in den letzten zehn Jahren anderen ätiologischen Problemen als dem der spezifischen Ursache zugewandt. Gestützt auf die Kritik an den Grenzen der modernen Medizin bei der Beherrschung von Krankheiten und unter

Betonung der Notwendigkeit vorbeugender Maßnahmen, legt eine ganze Literatur Wert darauf, bei der Kausalität von Krankheiten unbedingt verschiedene Faktoren zu berücksichtigen. Allein eine ganzheitliche Betrachtungsweise, die sich bemüht, die Wechselbeziehungen zwischen verschiedenen Variablen zu analysieren, ermögliche es, das Verständnis der Krankheit voranzutreiben. Diese weitergefaßte Konzeption von Gesundheit und Krankheit muß in erster Linie Einflüsse der Umwelt und des materiellen und sozialen Milieus einschließen. In einem polemischen Artikel, der in den angelsächsischen Ländern großen Widerhall fand, zeigt John Powles, wie bestimmte Verbesserungen der «Lebensweise» (verbesserte Ernährung und Hygiene) ebenso wie der medizinische Fortschritt einen günstigen Einfluß auf den Rückgang von Infektionskrankheiten hatten.[49] Aber, fügt er hinzu, «diese neue Lebensweise hat unglücklicherweise ihre eigene Bürde an Krankheiten produziert, da sie so weit von allem entfernt ist, woran sich der Mensch in der Evolution angepaßt hat. Diese Krankheiten der verlorenen Anpassung nehmen in vielen Fällen zu.»[50]

Diese Ideen werden jedoch nicht allgemein befürwortet, die Debatte teilt die Welt der Medizin in zwei Lager. Der Arzt Lewis Thomas, Direktor des Krebsforschungsinstituts der Sloan Kettering Foundation in New York, glaubt, es gebe einen kausalen Mechanismus für jede Krankheit, unabhängig von unserer «Lebensweise»: «Für jede Krankheit existiert ein einziger Kausalmechanismus, der den Rest dominiert. Wenn man nach einer wirksamen Behandlung oder Vorbeugung sucht, muß man zuerst diesen Mechanismus finden und dort ansetzen . . . Ich glaube, eines Tages wird man entdecken, daß Krebs das Resultat eines einzigen schädlichen Störfaktors irgendwo in den Tiefen der Zelle ist. Ich bin der Meinung, daß es in der Umwelt eine unzählige Menge an krebserregenden Substanzen gibt, die alle die Krankheit auslösen können, aber im Mittelpunkt steht dieser Störfaktor, der nur erst entdeckt werden muß.»[51]

Wie muß dieser Zusammenhang zwischen Vorstellungen von Laien und medizinischer Debatte verstanden werden? Befinden wir uns vor einer geglückten Verbreitung von wissenschaftlichen Begriffen und Theorien, die in die große Öffentlichkeit gedrungen sind und dort ihr Echo gefunden haben? Über manche genau präzisierte Punkte – zum Beispiel den Zusammenhang von Rauchen und Lungenkrebs – oder über spezifische Umweltverschmutzungen sind vor allem während der letzten Jahre Informationen weit verbreitet worden. Aber die Auffassung von einer Lebensweise, die Krankheiten erzeugt, geht weit über das Phänomen der Verbreitung wissenschaftlichen Gedankenguts hinaus, das Problem ist unendlich komplexer. Zunächst kann man feststellen, daß Informationen über diese Themen in den sechziger Jahren – populärwissenschaftliche Bücher oder Artikel, Informationen in den Massenmedien oder im

Fernsehen – noch recht vereinzelt waren. Überdies wurden gerade manche bereits «bekannten» Faktoren, wie der Zusammenhang von Rauchen und Krebs, nur sehr skeptisch erwähnt, die Informationen darüber wurden als unglaubhaft aufgefaßt.[52] Die allgemeine Vorstellung von einer schädlichen Lebensweise scheint weit eher ein Phänomen zu sein, das zumindest teilweise große Eigendynamik besitzt. Anthropologische Grundmuster – wie etwa das Bild einer körperlichen Krankheit, einer allumfassenden Krankheit, die einen durchaus gesunden Menschen erfaßt – verknüpften sich hier mit der sinnlichen Wahrnehmung einer Umwelt und von Lebensbedingungen, die durch industrielle Tätigkeit und Verstädterung geprägt sind, ein Bewußtsein, das bis ins 18. Jahrhundert zurückgeht. In diesen Rahmen gelangten verschiedene grundlegende Informationen aus wissenschaftlichen Publikationen und medizinischen Debatten, aber nur aufgrund ihrer Übereinstimmung mit den bereits bestehenden gesellschaftlich-symbolischen Grundmustern wurden sie assimiliert und erhielten eine Bedeutung.

Wie das Beispiel der Ansteckung bereits gezeigt hat, muß man sich das Verhältnis zwischen wissenschaftlichen und laienhaften Konzeptionen als in beide Richtungen wirkend vorstellen. Zudem ist die aktuelle Orientierung in der Medizin auf Umwelt und Vorbeugung nicht neu. Sie stellt eine Wiederkehr der Auffassungen zur Hygienik des 18. und 19. Jahrhunderts dar, und die Debatte dauert in Wirklichkeit schon länger als ein Jahrhundert an, wenn sie auch heute wieder an Heftigkeit zugenommen hat. Auch sie zeugt von der anthropologischen Verwurzelung der grundlegenden Schemata des medizinischen Denkens, die vielleicht aus denselben Quellen stammen wie die des laienhaften Denkens. Die medizinischen Debatten von heute gründen sich wohl auf sophistische Modelle der Epidemiologie, aber sie nähren sich auch aus der Beobachtung der allgemeinen Denkmuster. Und darüber hinaus ist die Sinnfrage auch aus der Medizin nicht gänzlich ausgeklammert. Die medizinische Wissenschaft ist ihrem Wesen nach eine gesellschaftliche Wissenschaft, sagten die Hygieniker im 19. Jahrhundert, und zahlreiche Ärzte von heute würden ihnen nicht widersprechen. Die Medizin kann daher dem Bild der Gesellschaft, das im Mittelpunkt der Auffassung von einer Lebensweise steht, die Krankheiten erzeugt, nicht gleichgültig gegenüberstehen.

Das Individuum und seine Krankheit: der verborgene Sinn

Alle ätiologischen Konzeptionen, die wir dargestellt haben – ob es sich um die Luft, die Ansteckung, die Bakterien oder die Lebensweise handelt –, haben einen Punkt gemeinsam: sie beziehen sich auf eine *Krankheit, die den Menschen von außen befällt*. Aber die Anthropologen haben uns gelehrt, daß die Vorstellungen von Krankheit in den meisten menschlichen Gesellschaften zwischen zwei Polen hin- und herpendeln: die «exogenen» Vorstellungen, bei denen die Krankheit sich in einem äußeren Faktor verkörpert und mit einer Attacke identifiziert wird, und die «endogenen» Vorstellungen, bei denen die Krankheit auf unterschiedliche Art *ihren Sitz «im Individuum» hat und mit ihm verbunden ist.* Dieser Gedanke einer Krankheit, die von innen heraus kommt, drückt sich in Äußerungen von Laien manchmal in der extremen Form eines «Seins» der Krankheit aus, die jeder in sich trägt und die eines Tages äußerlich sichtbar wird. 1960 setzte uns ein einunddreißigjähriger Geschäftsmann seine Ansicht über den Ursprung der Krankheit so auseinander: «Meiner Meinung nach ist jeder krank, die meisten Leute wissen es nur nicht; das heißt, daß *wir alle Krankheiten in uns tragen* . . . und je nach Zeitpunkt, je nach den Umständen und dem nervlichen Zustand, in dem man sich befindet, kommen die Krankheiten heraus oder nicht.»

1917 beschwor Kafka den Gedanken von «zwei Wesen» herauf, die sich in ihm bekämpfen; das eine – das gute Wesen – identifiziert sich mit der Verwundung, die die Tuberkulose darstellt, während das andere Wesen das gute kränkt und in der Folge von der Krankheit profitiert. Einige Wochen nach der Diagnostizierung seiner Krankheit schreibt er an seine Verlobte Félice: «Diese zwei, die in mir kämpfen . . ., sind ein Guter und ein Böser; zeitweilig wechseln sie diese Masken, das verwirrt den verwirrten Kampf noch mehr . . . Plötzlich zeigt sich, daß der Blutverlust zu stark war. Das Blut, das der Gute (jetzt heißt er uns Guter) vergießt, um Dich zu gewinnen, nützt dem Bösen. Dort wo der Böse, wahrscheinlich oder vielleicht, aus eigener Kraft nichts entscheidend Neues mehr zu seiner Verteidigung gefunden hätte, wird ihm dieses Neue vom Guten geboten . . . Das Blut stammt nicht aus der Lunge, sondern aus dem oder einem entscheidenden Stich eines Kämpfers. Dieser eine hat nun an der Tuberkulose eine Hilfe, so riesengroß etwa, wie ein Kind an den Rockfalten der Mutter. Was will der andere noch? Ist der Kampf nicht glänzend zuende gefochten? Es ist eine Tuberkulose, und das ist der Schluß.»[53]

In den beiden zitierten Fällen, bei dem großen Schriftsteller und bei dem namenlosen Zeitgenossen, hat die Krankheit, wenn auch auf sehr unterschiedliche Weise, eine autonome Existenz. Sie befindet sich im Inneren der Person, hat aber dennoch ihr eigenes Leben und Wesen. Diese «ontologische» Sehweise ist sicher nicht besonders häufig. Endogene Auffassungen sind öfter mit der Vorstellung von Unregelmäßigkeiten des Organismus, einer Störung der Harmonie, verbunden, bei der übrigens auch die Beziehung zur Außenwelt eine Rolle spielt: nach der Theorie des Hippokrates sind die «Temperamente» Ausdruck eines Gleichgewichts zwischen den natürlichen Elementen (Luft, Feuer, Erde und Wasser) und den «Körpersäften» des Individuums (gelbe Galle, Blut, schwarze Galle und Schleim). Jahrhundertelang haben diese Begriffe der gelehrten Medizin auch die Sprechweise der einfachen Menschen bestimmt und die Wahrnehmung des Ichs gefördert. Im 17. Jahrhundert zum Beispiel beschreibt Pierre de L'Estoile, mit welcher Umsicht sein Arzt, Monsieur de Hélin, ihn behandelte: «Sehr gelehrt, sehr weise und erfahren, hat er mich gut und sanft gemäß meiner Gemütsart und meinem Naturell behandelt.»[54]

Aber Mitte des 19. Jahrhunderts tauchte der Begriff der Vererbung auf, dessen Gespenst, wie Jean-Paul Aron sagt, «seit einem Jahrhundert im medizinischen Denken umging und plötzlich in den geläufigen Wortschatz einbrach».[55] Dieser Begriff bestärkt eine endogene Auffassung der Krankheit. Die Vererbung war, immer noch laut Jean-Paul Aron, zunächst und über lange Zeit hinweg ein sozialer und institutioneller Begriff, eine Richtschnur, nach der die Abstammung und die Beziehungen der Generationen systematisch erfaßt wurden, bevor sich ein Wissen über eine biologische Wirklichkeit einstellte.[56] Die Mendelschen Vererbungsgesetze wurden erst 1865 formuliert und blieben lange vergessen, bis die Genetik entstand. Zu Beginn des 19. Jahrhunderts enthielten die berühmtesten naturwissenschaftlichen Wörterbücher keinen Artikel «Vererbung». Bei Laien blieb die Natur blutsverwandtschaftlicher Bande lange Zeit geheimnisvoll. Montaigne zum Beispiel stellte sich Fragen über das Phänomen der Familienähnlichkeit, das ihm ganz und gar unverständlich erschien: «Mir scheint, unter den Dingen, die wir gewöhnlich sehen, sind so unverständliche Merkwürdigkeiten, daß sie an Schwierigkeit alle Wunder übertreffen. Welch ein Rätsel ist es, daß dieser Tropfen Samen, aus dem wir entstehen, in sich nicht nur die körperliche Form birgt, sondern auch die Gedanken und Neigungen unserer Väter? Dieser Wassertropfen, wo bewahrt er diese unendliche Anzahl an Formeln? Und wie trägt er die Ähnlichkeiten eines so kühnen und regellosen Vorgangs mit sich, daß der Enkel dem Urahn, der Neffe dem Onkel ähnelt?»[57]

Der Gedanke einer pathologischen Vererbung dagegen, einer Weitergabe von Krankheiten innerhalb der Familie, war dem allumfassenden Verständnis des Problems der Vererbung weit voraus – das bezeugt schon die Bibel. Hier handelt es sich seit den Atriden um die Fortdauer der Krankheit und um ihr Wiederauftreten von Generation zu Generation. Und es ist das Thema der Krankheit, der biologischen und gesellschaftlichen Krankheit, das Mitte des 19. Jahrhunderts im Bild vom «schlechten Blut» zum Ausdruck kommt: in den medizinischen Theorien über die Degeneration, aber auch im Werk von Zola oder in der Angst, die die ganze Gesellschaft vor Alkoholismus oder Syphilis empfand. Dieser Moralismus, der sich an die Erblichkeit von Krankheiten heftete, bestand lange Zeit. Alkohol, erbliche Belastung und körperliche Degeneration, die bis zur Mißbildung geht, vereinen sich in der schrecklichen Beschreibung der Kinder in dem Roman ‹La Maternelle› von Léon Frapié, erschienen 1905: «Diese Kinderschar leidet an tausend Schäden durch Degeneration. Hier die kleine Doré, die schielt, und noch zwanzig andere, Opfer desselben alkoholischen Erbes. Wenn es nicht die Augen sind, dann sind die Hüften verformt: wir haben eine ganze Reihe von Kindern mit Hüftgelenkschäden; drei hinken, ohne den bucklingen Vidal mitzurechnen; die Rachitischen, die Gichtigen, die Skrofulösen unterscheidet man nicht einmal mehr, man kann sie ebensogut zusammenzählen. Auch die Ähnlichkeiten mit Tieren sind nicht von der Hand zu weisen: viele Kinder, Kameraden von Richard haben Affengesichter, alt, mit tiefen Falten, und wenn sie lustig sind, ziehen sie sich schmerzlich zusammen. Es wimmelt von Fischköpfen mit weichen Mündern, Katzenköpfen mit platten Nasen, Bocksköpfen mit den flachen Schädeln der Kasuare, von Kindern mit Wolfsrachen, mit herabhängendem Kinn, verlängert durch eine krankhafte Wucherung.» [58]

Zwei Lehrer – ist das ein Zufall? – berichten im Jahr 1960 fast im gleichen Wortlaut. Hören wir uns den einen an, einen fünfzigjährigen Lehrer, der seit mehr als 20 Jahren im selben normannischen Dorf unterrichtet: «Es ist erschreckend, wie viele Kinder nicht normal sind . . . in meinem Fall zum Beispiel, ich bin seit 23 Jahren hier, ich habe hier meine Enkelkinder; man sieht in manchen Familien *die Degenerierung durch den Alkohol*, die auch eine Generation überspringt . . . Ich habe in meiner Klasse mehrere deutliche Fälle von Kindern, deren Vater ganz nüchtern ist, aber die Großeltern, die ich sehr gut kannte, waren Alkoholiker, und die Enkel tragen nun die Folgen.» [59]

Dennoch muß man sich fragen, ob die Vorstellung von einer Krankheit, die ganz an die Nachkommenschaft gebunden ist, jemals dominierend war. Wenn sich hinter der Suche nach den Ursachen, wie wir meinen, immer auch eine Suche nach dem Sinn abzeichnet, kann der Gedanke einer Wesensgleichheit in der Familie dann anders angenommen werden als mit schrecklichster Verzweiflung – wie bei Oskar in Ibsens ‹Gespenstern›? [60] Und ist die Vererbung von Krankheiten in den Augen aller nicht zumeist *die der anderen*: die erbliche Belastung der Kinder von alkoholsüchtigen Proletariern in den Augen der Bürger; Degeneration, das «Ende der Rasse», verbunden mit den Ausschweifungen der Aristokratie, in den Augen des Volkes? Für sich selbst dagegen bleibt die äußere Schädigung nötig, um dem Zusammenbruch des eigenen Körpers anders als mit Grauen trotzen zu können. Die Neutralität der genetischen Auffassungen der letzten Jahrzehnte hat daran nichts geändert: im Mittelpunkt der allgemeinen Vorstellungen steht die «Lebensweise», nicht die Desoxyribonukleinsäure (DNS).

Dennoch erkennt und akzeptiert man den Gedanken, daß der Mensch an seiner Krankheit teilhat, oft durch eine «schwache Stelle»: 1960 berief man sich auf die «schwachen Punkte», die kürzeren oder längeren Zustände, in denen das Individuum «anfälliger» ist und weniger Widerstandskraft hat, aber wesentlich war die äußere Beeinträchtigung durch die Lebensweise. Ein Richter sagte: «Man hat vielleicht etwas in sich, und die Widerstandskraft kann stärker oder schwächer sein . . . die Krankheit verlegt sich auf den schwachen Punkt.» In unseren Tagen findet man in den Aussagen Begriffe wie «Vererbung», «Konstitution», «Veranlagung» und «individuelle Disposition» häufig miteinander verknüpft und manchmal verwechselt, und dazu kommen die «Lebensbedingungen», die unauslöschbare Spuren hinterlassen haben. Für eine junge Postangestellte, 1972 befragt, handelt es sich um die Bedingungen des eigenen Lebens seit der Kindheit: «Manche Leute sind viel anfälliger für Krankheiten als andere, das hängt auch von der *Konstitution* ab . . . es gibt auch *Erbfaktoren*, und schließlich das ganze Leben, seitdem man geboren ist, wie die Kindheit war, wie man sich in der Jugend entwickelt hat, was man als Erwachsener tut, das alles greift ineinander.» Ebenfalls zu dieser Zeit weist eine achtundsiebzigjährige Frau, Witwe eines leitenden Angestellten, auf die Lebensbedingungen früherer Generationen hin und verbindet sie mit der Rassenideologie, um ihre Gallenkoliken zu erklären: «Unglücklicherweise liegt das ein wenig in der Familie: mein Vater hatte Gallenkoliken, meine Großmutter dasselbe, bei meinem Sohn ist es genauso, bei meinem Enkel ebenfalls dasselbe. Sehen Sie, ich bin Jüdin, und die Rasse ist ja schon sehr alt, nicht wahr, das hängt davon ab, *wie verbraucht die Rasse ist.* Und unsere Vorfahren früher haben in heißen Ländern gelebt, in einem ganz speziellen Klima, das büßen wir jetzt!»

Aber stärker noch als die Begriffe Vererbung, Veranlagung oder Disposition wird bei der Anerkennung einer eigentlichen Verbindung zwischen Individuum und Krankheit über all die Jahrhunderte hinweg die Rolle erwähnt, die die Seele, die Stimmung – Fröhlichkeit oder Trauer –, die seelische Verfassung und die Psyche beim Ausbruch von Krankheiten spielen. Einige Beispiele genügen, um uns zu überzeugen, daß es sich hier um eine elementare Erkenntnis handelt. Im Zeitalter der großen Epidemien war es weithin anerkannt, daß ein glücklicher Mensch nicht die Pest bekam. Im 16. Jahrhundert schrieb Montaigne die Gesundheit der brasilianischen Völker der Heiterkeit ihrer Seele zu: «Was man uns von den Völkern Brasiliens sagt, daß sie nur an Altersschwäche sterben, was man der Heiterkeit und Ruhe ihrer Luft zuschreibt, schreibe ich eher der Ruhe und Heiterkeit ihrer Seele zu, die frei von allen angespannten oder unangenehmen Gedanken und Beschäftigungen ist.»[61] Descartes teilte dieselbe Überzeugung, als er an die Prinzessin Elisabeth von Deutschland, die krank war und zur Kur nach Spa aufbrach, schrieb, daß jemand, der sich mit nichts beschäftige als «mit Dingen, die ihm Zufriedenheit und Freude bringen können», sicher genesen werde: «Ich bezweifle nicht, daß

dies allein den Menschen wieder gesund macht.» Er riet ihr, «den Geist
von allen traurigen Gedanken zu befreien».[62] Und 1960 drückte ein acht-
undzwanzigjähriger Industrievertreter immer noch dasselbe aus: «Seit ich
geheiratet habe, war ich nie krank, und ich habe das Gefühl, ich bin nicht
krank, weil ich glücklich bin . . .»

Umgekehrt wurden Traurigkeit und Kummer zu verschiedenen Zeiten
von Laien wie auch von Ärzten als direkte Krankheitsursache festgestellt.
1608 analysierte Pierre de L'Estoile auf diese Weise die Todesursachen der
Königin von England: «Die gemeinsame Ansicht der Ärzte der Königin
und derjenigen, die ihr beigestanden und sie in ihrem Zimmer bedient
haben, ist es, daß ihre Krankheit von einer Traurigkeit gekommen ist, die
sie immer äußerst geheimgehalten hatte.»[63] Im Juni 1848 schreibt Balzac
an Madame Hanska: «Nun will ich Ihnen sagen, daß der Kummer mich
zerfrißt und dem Körper erschreckende Verheerungen zufügt . . . Auch ist
mein Herz nach und nach in einem Zustand, daß ich keinerlei heftige Bewegung machen kann, ich kann keine Treppe hinaufsteigen ohne Herzklopfen, das mich stehenbleiben läßt. Um Ihnen das zu schreiben, bin ich
schweißgebadet. Das Übel liegt nicht so sehr im Organ als vielmehr im
Gemüt.»[64] 1972 interpretierte eine neunundvierzigjährige beschäfti-
gungslose Pianistin die beginnende Tuberkulose, die sie ins Krankenhaus
gebracht hatte, folgendermaßen: «Ich glaube, das ist ein allgemeiner Zustand, der die Folge einer langen, langen Verzweiflung ist, eines langen,
langen Leidens, von vielen Widerwärtigkeiten auf jeder Ebene. Es ist fast
das Ende von 25 Jahren ununterbrochenem Leiden, wenn Sie so wollen.»

Die Krankheit des Ichs

Heute werden vielleicht häufiger als in jeder anderen Epoche die «seelische Verfassung» und die Psyche durch die organische Krankheit in
Frage gestellt. Bei der kleinsten Störung denkt und sagt jeder gern, sie sei
«psychosomatisch». Die Ausdrucksweise kann je nach sozialer Klasse differieren – «Die Krankheit beginnt ein wenig in der Phantasie, im Gehirn», sagte 1960 ein junger Malergeselle. «Mein Unterbewußtsein ruft
die Krankheit und sucht darin Schutz», sagte in derselben Zeit eine Intellektuelle –, aber im wesentlichen vermittelt sie dieselbe spontane Erkenntnis: zwischen Körper und Seele findet eine komplexe und etwas rätselhafte Wechselwirkung statt. Diese Erklärung fand bereits Rousseau für
die seltsame Krankheit – Ohrensausen, Herzklopfen, Schwächeanfälle –,
an der er in Charmettes, wo er mit Madame de Warens lebte, mehrere
Jahre lang litt: «Indes war meine Gesundheit noch nicht wiederherge-
stellt. Ich schwand im Gegenteil sichtlich dahin. Ich war bleich wie ein
Toter und mager wie ein Skelett. Das Klopfen meiner Adern war schreck-

lich, mein Herzschlag wurde immer schneller, meine Brust war stetig be-
klemmt, und meine Schwäche wurde endlich so groß, daß ich mich kaum
bewegen konnte. Ich konnte meinen Schritt nicht beschleunigen ohne
Atemnot, ich konnte mich nicht bücken, ohne schwindlig zu werden, ich
konnte nicht die leichteste Last heben. Ich war zur Untätigkeit verdammt, das Qualvollste, das es für einen so beweglichen Menschen wie
mich gibt. Gewiß kamen zu alledem auch viele hysterische Anfälle. Sie
sind die Krankheit der glücklichen Leute, sie waren auch meine Krankheit. Die Tränen, die ich häufig grundlos vergoß, die lebhafte Angst beim
Fall eines Blattes oder Zwitschern eines Vogels, die ungleiche Gemüts-
stimmung in der Ruhe des angenehmsten Lebens, all das kennzeichnete
jene Langeweile des Wohlbefindens, die sozusagen die Empfindsamkeit
ausschweifen läßt. Wir sind so wenig geschaffen, um hienieden glücklich
zu sein, daß notwendig die Seele oder der Leib leiden muß, wenn nicht
alle beide leiden und der gute Zustand des einen fast stets dem andern
nachteilig ist. Als ich das Leben köstlich hätte genießen können, hinderte
mich mein verfallender Organismus daran, ohne daß man sagen konnte,
wo das Übel wirklich saß.» [65]

Tatsächlich hat man oft den wahrscheinlich psychosomatischen Charakter von Rousseaus Krankheiten betont, der damals gezwungenermaßen Liebhaber einer Frau war, für die er große Zuneigung, aber wenig
Begehren empfand. Der Schriftsteller selbst war sich dieser denkbaren
Feststellung anscheinend nicht bewußt; die körperliche Krankheit war für
ihn, anders als für uns heute, nicht der Ausdruck einer Revolte seines ganzen Wesens, sondern er äußerte den Gedanken, sie sei eine Art von Preis,
den man bezahlen müsse: der Körper bezahlt für das Glück, das die Seele
nicht einfach annehmen kann. 1972 sah ein vierzigjähriger Beamter der
algerischen Eisenbahn in seiner Krankheit – einer heftigen Ruhrattacke –
ebenfalls eine Art Lösegeld: beschäftigt mit der Untersuchung eines Zug-
unglücks, bei dem die Eisenbahn entgleist war und das 24 Todesopfer forderte, hatte er sich, wie er sagte, «die Sache furchtbar zu Herzen genommen». Er mußte hart kämpfen, um seinen Standpunkt durchzusetzen,
aber schließlich: «Da, vor aller Welt, habe ich gewonnen. Jeder war gezwungen, meine Version anzuerkennen. Ich war sehr erschöpft von der
Arbeit, durch die ganzen Reisen, so sehr, daß ich am Abend dieses Sieges
mit einer fürchterlichen Ruhr zusammengebrochen bin, die am selben
Abend akut wurde. Es war die Überarbeitung, und dann kommt noch
dazu, daß ich immer ein ziemlich heftiger Typ war, ich hatte schon öfter
unerklärliche Krankheitserscheinungen in der Folge von heftigen Ge-
mütsbewegungen.»

Im romantischen Bild der Tuberkulose, die zweifellos zu den am meisten verfeinerten «Krankheiten des Individuums» gehört, ist ebenfalls der
Gedanke von «Lösegeld», von einem «Preis, den man bezahlen muß»,

gegenwärtig: Lösegeld für eine außergewöhnliche Persönlichkeit, der Preis für Leidenschaft und Genie. Aber darüber hinaus «empfängt» das Individuum seine Krankheit bei sich, wie wir gesehen haben,[66] es schafft Platz in seinem Leben für eine Krankheit, in der es sich wiedererkennt. Diese Thematik des «Einverständnisses» mit der Krankheit ist in gewisser Weise die logische Folge des Preises, den man zahlen muß. Auch in diesem Fall handelt es sich um einen Begriff, den wir in sehr unterschiedlichen Aussagen auftauchen sehen. Zum Beispiel schreibt Proust an Madame Strauss, die an einer Krankheit leidet, die der Schriftsteller in Gegensatz zu einer Erkrankung der Organe stellt: «Ich erinnere mich, daß Sie sagten, Monsieur Halé sei geheilt, weil er Angst davor hatte, in ein Bad zu fahren. Aber er hatte eine organische Krankheit, die Spuren hinterlassen konnte. Sie haben glücklicherweise nichts, was fortbesteht, Ihr Körper muß sich nur weigern, der Krankheit seine Zustimmung zu erteilen.»[67]

In den sechziger Jahren brachten mehrere Personen zum Ausdruck, daß sie eine Krankheit nicht nur akzeptierten, sondern sogar wünschten. Ein junger Architekt sagte: «Ich habe mir immer mit Vergnügen die Möglichkeit vorgestellt, für eine gewisse Zeit unbeweglich zu sein und durch die Krankheit gewissermaßen in ein eigenes Universum versetzt zu werden.» Äußerungen dieser Art vermitteln dasselbe Bild wie die psychoanalytische Theorie der Flucht in die Krankheit, wenn der Mensch sich in einer unerträglichen Situation befindet. In diesem Fall ist die Flucht in die Krankheit auch gleichzeitig ein Hilferuf. Sehr deutlich formulierte dies 1976 eine dreiunddreißigjährige ausgebildete Erzieherin: «Meine Krankheit ist sehr psychosomatisch, ich hatte einen steifen Hals, ich war unbeweglich, schließlich fast wie gelähmt, nun gut, das war immer dann, wenn ich nicht mehr konnte, das war meine Art, um Hilfe zu rufen, weil das alles in allem eine Frage der Einsamkeit ist. *Einsamkeit des Körpers, der verspannt ist*, der nicht atmen kann, wie er will, nicht funktionieren kann . . . wie das Leben, das ohne Blockierungen verlaufen müßte.»

In diesem Fall ist die Krankheit, selbst wenn sich der Kranke angesichts eines Konflikts oder einer zu schwierigen Situation gewissermaßen aufgibt, nicht das eigentliche Übel; sie ist im Gegenteil die Verbündete des Menschen, das körperliche, fast lebenswichtige Aufbäumen, das es ihm ermöglicht, einem noch größeren Zusammenbruch zu entgehen. Darüber hinaus – sagt die psychoanalytische Theorie, aber es ist auch die Überzeugung eines jeden – verschafft uns die Krankheit einen «sekundären Nutzen»; sie erlaubt es uns, den manchmal unerträglichen Zwängen des Alltagslebens zu entfliehen. 1942 rief sich der Psychoanalytiker Dr. René Allendy in seinem Tagebuch seine Kinderkrankheiten ins Gedächtnis: «Ich erinnere mich an den Hochgenuß, mich ins Bett zu kuscheln und

zu wissen, daß ich mich eine unbestimmte Zeit lang nicht mehr anstren-
gen oder irgendwelche Verantwortungen übernehmen mußte.»[68] Aber
1960 äußerte ein junger Lehrer eine noch subtilere Ansicht über den Sinn,
den eine Kinderkrankheit haben kann: die Krankheit ermöglichte ihm
den Zugang zu einer außergewöhnlichen Welt, unendlich befriedigender
als der Alltag; sie ließ ihn auch zu sich selbst finden: «Ich hatte das Gefühl,
eine andere Welt zu entdecken . . . weil in meinem Leben plötzlich eine
gewisse Annehmlichkeit war, die ich als außergewöhnlich empfand . . .
ich hatte fünf Geschwister, daher hatte ich vorher nicht gewußt, was es
heißt, umsorgt zu werden; hier hatte ich *eine Art eigene Welt* für mich, die
ich im Grunde brauchte . . . weil ich glaubte, ich müsse außergewöhnliche Bedingungen haben, um mich selbst verwirklichen zu können . . .
da ich mich nun nicht mehr selbst um mich kümmern und den anderen
die Stirn bieten mußte, war ich viel freier, einfach ich selbst zu werden.»

Aus dieser Perspektive identifiziert das Individuum die körperliche
Krankheit mit dem am höchsten bewerteten und tiefsten Teil seiner Persönlichkeit und stellt sie gegen die soziale Person, die von einer entfrem-
denden Gesellschaft geformt und gefordert wird. Aber in anderen Fällen
ist die körperliche Krankheit, verstanden als «Krankheit des Ichs», im
Gegenteil eine nicht auszuhaltende Realität, die nur Verzweiflung hervorrufen kann, wenn die Krankheit, wie zum Beispiel der Krebs, durch ihre
Schwere, durch das Ausmaß der Bedrohung, mit der sie auf unserem Leben lastet, nur ein Zeichen des Scheiterns unseres ganzen Seins sein kann.
Aber auch dann, wenn der Mensch, der in sich nur das Scheitern seines
eigenen Lebens sieht, dessen greifbare Verkörperung als besonders unerträglich findet. Wir haben die Verzweiflung Fritz Zorns gesehen, der
überzeugt war, sein Krebs sei nur der äußerste Ausdruck seiner völligen
Unfähigkeit zu leben.[69] Wir empfinden Kafkas Verzweiflung nach, der in
dem bereits zitierten Brief an Félice schreibt: «Ich halte nämlich diese
Krankheit im geheimen gar nicht für eine Tuberkulose, oder wenigstens
zunächst nicht für eine Tuberkulose, sondern für meinen allgemeinen
Bankrott.» «Im übrigen», fährt er fort, »sage ich Dir ein Geheimnis, an
das ich augenblicklich selbst gar nicht glaube . . . das aber doch wahr sein
muß: ich werde nicht mehr gesund werden.»

Es ist daher kaum erstaunlich, daß sich in solchen Fällen jeder weigert,
seine Krankheit als «Krankheit des Ichs» zu erkennen, die von einem anderen Übel herrührt: dem Leiden an unserer Persönlichkeit. Wir können
kaum anders vom Tod reden, als ihn zu leugnen, sagte Freud; ebenso können wir kaum unser eigenes hoffnungsloses Scheitern eingestehen. Der
Sinn einer Krankheit bleibt fast immer im dunkeln, wenn er in uns selbst
liegt. Zumeist sind es *die anderen*, die uns sagen, daß die Krankheit aus uns
heraus kommt, ebenso wie jeder nur den Splitter im Auge seines Nach-

barn sieht. Dann macht Verzweiflung dem Aufruhr Platz, der Ablehnung dieser Interpretation, die als unerträglicher Angriff erlebt wird: Susan Sontag hat ‹Krankheit als Metapher› als Erwiderung an diejenigen geschrieben, die in ihrem Krebs das Scheitern ihrer Person sehen wollten.

Dritter Teil
Die Identität der Kranken

VII. Das Schicksal oder Krankheit ohne Kranke

Im Laufe der Studie über die Veränderung unserer Vorstellung vom Körper und seiner Beziehung zur Krankheit haben wir den wachsenden Einfluß, den das medizinische Wissen auf uns hatte, und die zunehmende Macht eines mechanistischen und dennoch paradoxerweise vom kranken Körper losgelösten Bildes dargelegt. Wir zeigen aber auch die Grenzen dieser Sehweise auf: die Medizin hat uns die Techniken erarbeitet, mit denen wir den kranken Körper mehr oder weniger präzise und genau wahrnehmen, aber sie allein kann unsere Fragen über die Krankheit nicht beantworten. Unsere Fragen zielen nicht nur auf Ursachen oder Mechanismen, sie zielen immer auch auf den tieferen Sinn. Sie beziehen sich daher auf einige wesentliche Inhalte und Bezugswerte verschiedener Weltsichten: Gott oder die Ordnung des Kosmos waren lange Zeit die «primären Ursachen» der Krankheit, und mehr noch, sie haben der Krankheit einen Sinn gegeben. Heute hängen die Fragen, die wir uns über die Krankheit stellen, und die Art unserer Interpretation mit unserem Gesellschaftsbild zusammen.

Aber diese Bezugswerte sind nicht nur auf symbolischer Ebene wichtig. In Übereinstimmung mit ihnen bildeten sich Institutionen heraus, die sich der Krankheit und des Kranken annahmen: wohltätige Institutionen, die von der Sicht der Kirche inspiriert waren, zu denen am Ende des 19. Jahrhunderts allmählich Sozialgesetze kamen, die den Status des Kranken von heute bestimmten. Diese Institutionen und die weitreichenden Bedeutungen, die mit ihnen verbunden sind, bilden daher die Orientierungspunkte, an denen der Kranke seinen Zustand mißt, und auch seine Identität strukturiert sich im Verhältnis zu ihnen. Wir werden verfolgen, wie sie in jeder Epoche erkennbar wird, wir sehen das Schicksal der Person des Kranken am Schnittpunkt einer bestimmten Form der Krankheitslehre, der dominierenden Werte und der Weltsicht, des medizinischen Kenntnisstandes und seines Einflusses auf die Pathologie, und schließlich des institutionellen Systems der Krankenversorgung.

Sich dem Schicksal ergeben

Lange Zeit haben die Kranken und ihre Angehörigen ihrer spezifischen Beziehung zur Welt mit den antiken Begriffen von «Schicksal» oder «Fatum» einen Sinn verliehen. Mit diesen Begriffen versuchten sie, die Veränderung zu erklären, die sie in der Form eines Identitätsverlustes traf. In den frühesten Zeiten lag die Krankheit tatsächlich außerhalb der Natur des Menschen. Anderssein und Ohnmacht charakterisierten die Lage des Kranken: er litt; er war nicht mehr er selbst, sondern Sitz eines von außen gekommenen Ereignisses, der Krankheit, die ihn befiel und die ihm fremd war. Das Schicksal, das in Beziehung zu einer höheren Ordnung gesehen wurde, brach brutal und unabwendbar über den Kranken herein.

Der Kranke war also nicht mehr Herr über sein Leben; zunächst weil ihn faktisch der Tod bedrohte, aber er war auch seinem gegenwärtigen Leben durch diese nicht zu ihm gehörige Krankheit entfremdet. Die Zukunft entschwand, aber auch der Zusammenhang zur Vergangenheit und zur früheren Persönlichkeit war gestört. Diese Erkenntnis einer ausweglosen Veränderung des Ichs, dieses Bewußtwerden des Todes mitten im Leben, gehört zu den grundlegenden Ängsten vor der Krankheit, die in allen Epochen anzutreffen sind. Über mehrere Jahrhunderte hinweg wurden sie auf beinahe identische Weise ausgedrückt. So können wir im Tagebuch von Samuel Pepys vom Mai 1669 über seine mit Resignation gemischte Angst lesen, als er blind wurde. Nie wieder sollte er selbst sein Tagebuch führen und dort die Ereignisse seines Lebens aufzeichnen können, über die er so gern ganz frei berichtete. Für ihn war das ein Ende, das dem Tod gleichkam: «Und so endet alles, fürchte ich, was ich je noch mit eigenen Augen in mein Tagebuch eintragen kann; ich bin nicht in der Lage, es weiterzuführen, da ich es nun so lange getan habe, daß meine Augen fast jedes Mal versagen, wenn ich eine Feder in die Hand nehme; und deshalb, wie es auch immer kommt, muß ich darauf verzichten und bin deshalb entschlossen, es von jetzt an von meinen Leuten in Normalschrift führen zu lassen, und muß mich deshalb damit begnügen, nicht mehr niederzuschreiben, als was sie und alle Welt wissen dürfen . . . Und so werde ich es nun halten, es ist fast so, als sähe ich mich ins Grab gehen . . .» [1] 1960 sagte ein Landwirt, der durch einen Unfall für sein ganzes Leben bewegungsunfähig geworden war, dasselbe, mitten in seinem Leben war er wie tot: «Ich bin gewaltsam zum Nichtstun gezwungen, das tut am meisten weh, die anderen arbeiten zu sehen und es selbst nicht tun zu können . . . ich bin mehr als zur Hälfte tot, weit mehr tot als lebendig.»

In manchen Fällen ist der Kampf angesichts des schrecklichen Schicksals nicht nur wirkungslos, sondern unsinnig. Die Lösung, die sich aufdrängt, ist der Tod; manchmal kann er freiwillig gesucht werden, manchmal treibt auch die Gesellschaft einen Kranken dahin, den das biologische Schicksal bereits verurteilt hat. Zu Beginn des 17. Jahrhunderts berichtet Pierre de L'Estoile in seinem Tagebuch wiederholt von Tollwutfällen. Diese Krankheit wurde vielleicht mehr als jede andere als tragischer und nicht rückgängig zu machender Schicksalsschlag begriffen. Das Individuum, über das sie hereinbrach, wurde von da an vollkommen isoliert, getrennt von seinem eigenen Ich wie von seinen Nächsten, abgeschnitten von jeglicher Zukunft, denn man glaubte, die Tollwut verwandele den Menschen in ein Tier.[2] Angesichts dieser Bedrohung erwürgte man die Tollwütigen meistens. Die Unvermeidbarkeit dieses Todes drängte sich jedem auf, selbst den Angehörigen des Kranken, wie ihre Gefühle auch sein mochten. In einem Fall wurde eine junge Frau von ihrem eigenen Mann vergiftet: «Zu dieser Zeit geschah es in Paris, daß eine sehr schöne junge Frau, um die siebenundzwanzig Jahre alt, Tochter eines Sattlers namens Cordon, die jung verheiratet mit einem Schutzmann in der Rue de la Harpe wohnte, von ihrer kleinen Hündin in die Hand gebissen wurde und daraufhin tollwütig ward; und da sie fürchtete, man könne sie erwürgen, wie es bei diesen Erkrankungen gemeinhin der Brauch ist, verfiel man darauf, um ihr einen leichteren Tod zu gewähren, ihr eine vergiftete Arznei zu geben, die sie ganz bereitwillig (obwohl sie es ahnte) aus der Hand ihres eigenen Gatten nahm, und drei Stunden nach der Einnahme dieser Arznei starb sie» (April 1604).[3] Bei einem anderen Fall, den Pierre de L'Estoile zitiert, bestätigte der Kranke selbst die entmenschlichende Verwandlung, die sich an ihm vollziehen würde: noch bevor sich die Symptome der Krankheit zeigten, bat er um den Tod: «Heute hat sich ein Page, der in Paris von einem tollwütigen Hund gebissen ward, nach dem Meer aufgemacht (das man für ein unfehlbares Mittel gegen diese Krankheit hält), und kam durch einen Wald, wo er sich an Gestrüpp und Dornen blutig kratzte; kaum hatte der arme Page das gesehen, und da er wußte, daß er sofort tollwütig würde, wenn er sein Blut gesehen hätte (was man für wahr und unfehlbar hält), *bat er seine Begleiter, ihn so sanft als möglich zu erwürgen*: was die anderen weinend und voll Bedauerns taten» (Juli 1603).[4] Noch im 18. Jahrhundert fesselte man die Kranken bei einer Tollwutepidemie im Anjou wie bösartige Tiere und ließ sie sterben. «Man sah, wie sie sich blutig rissen, erbärmlich schrien und schließlich ihr Leben aushauchten», äußerte ein Augenzeuge.[5]

Aber es herrschte nie völliger Fatalismus: seit der Antike versuchte man zu kämpfen. Wenn die Menschen auch jahrhundertelang zunächst ihre Ohnmacht empfanden, sträubten sie sich deshalb nicht weniger gegen das unvermeidliche Schicksal. Bei der Epidemie, die stärker als jede andere Krankheit den Gedanken des Schicksals verkörpert, haben wir gesehen, welch vielfältiges Repertoire dieser Auflehnung zur Verfügung stand: sanitäre Maßnahmen, Gebete, Arzneien, Zuflucht zu Heiligen und magische Bräuche vermengten sich dabei. Heutzutage, seit mehr als einem Jahrhundert, hat sich unsere Haltung angesichts der Krankheit entschieden gewandelt, hin zur Aktion, zum Kampf und zum Sieg über das biologische Übel. Um so paradoxer erscheint es, daß die Vorstellung eines «Fatums» bei den Kranken dennoch gegenwärtig bleibt. Genau diesen Begriff gebrauchte eine zweiundfünfzigjährige Diabetikerin, die im

April 1981 interviewt wurde. Als Mitglied einer Gruppe von Kranken, die darum kämpften, mit der Krankheit und mit der Medizin umgehen zu lernen, war ihr Verhalten – wir werden später noch darauf zurückkommen[6] – das genaue Gegenteil von fatalistischer Resignation. Dennoch behielt der Schicksalsgedanke eine Bedeutung für sie: «Ich habe die Krankheit immer als ein Fatum angesehen . . . Für mich war die Krankheit etwas, was in meinen Sternen stand, und noch mehr, etwas, was mir passieren mußte, weil ich nie und nirgends einmal Glück habe.»

Allgemeiner noch war der Tod für manche immer noch ein unabwendbares Schicksal: «Ich glaube, der Tod ist auf jeden Fall unausweichliches Verhängnis . . . das Schicksal jedenfalls», sagte 1979 eine einundvierzigjährige Arbeiterin.

Der Lauf der Dinge

Auch wenn wir es nicht wahrhaben wollen, stößt der Kampf gegen Krankheit und Tod schließlich doch immer an seine Grenzen. Daher ist der Tod für manche der «normale» Ausgang der Krankheit. Er gehört zu einer natürlichen Ordnung, zum «Lauf der Welt», den man akzeptieren muß. Ebendies äußerte 1960, wenn auch über einige Umwege, eine sechsundsiebzigjährige alte Dame, Madame K., die an einer Herzkrankheit litt: «Gehen müssen wir alle einmal, das ist unvermeidlich, vielleicht ist das Leiden nicht unvermeidlich, aber der Tod ist es . . . hören Sie, bisher kenne ich niemanden, der eine normale Lebensdauer überlebt hätte . . . nehmen wir an, mit 100 Jahren wäre es so weit . . . mein Gott, ich kenne niemanden, der hundert ist, ich möchte es auch nicht unbedingt werden . . . aber *es gibt eine Grenze des Lebens, die ganz normal ist.* Nein, ich will nicht sagen, daß ich das für normal halte, weil ich es unnütz finden würde zu leben . . . ich halte das für normal, weil es einfach so ist.» Dieser Gedanke einer natürlichen Ordnung, die auch den Tod miteinschließt, war 1960 noch stärker als heute wesentlicher Bestandteil der Äußerungen über Krankheit. Er wurde auf verschiedenartige Weise ausgedrückt. Zum Beispiel darin, wie ein dreiunddreißigjähriger technischer Angestellter den Tod von alten Menschen im Saal eines Krankenhauses wahrnahm; dieser Tod war nach seinen Worten «natürlich», sogar «erwartet»: «Ich habe im Krankenhaus von Caen Leute sterben sehen, auf einer Station für Allgemeinmedizin, als ich meinen Militärdienst gemacht habe; auf dieser Station waren viele alte Leute, und ich habe mehrere von ihnen sterben sehen, zehn vielleicht; nun ja, wenn es ein alter Mensch ist, hat das keine so starke Wirkung, vielleicht erscheint es einem natürlicher . . . Wenn man jemanden sieht, der schon seit einer Weile ans Bett gefesselt ist, und spürt, er ist am Ende seiner Kräfte, hat mir das nicht viel ausgemacht . . .

Man weiß, das wird passieren, man wartet beinahe ungeduldig darauf.»

Derselbe Gedanke tauchte als Antwort auf die Frage nach der «Möglichkeit einer Welt ohne Krankheiten»[7] auf. In der Mehrzahl hielten die befragten Personen das für unmöglich: Krankheit und Tod als Folge von ihr sind nicht nur «natürlich», sondern auch notwendig. «Es muß auch Tote geben», sagte ein sechsundvierzigjähriger Techniker. «Wenn man geboren wird, ist man dazu bestimmt zu sterben . . . Es muß auch Tote geben, das ist das Gesetz der Natur, man muß gehen, man muß anderen Platz machen . . . sehen Sie die Pflanzen, die Blumen und alles an, *das ist eben so, man erscheint und man stirbt, das ist ein Gesetz der Evolution,* ein Kreislauf . . . es wäre unmöglich, daß die Leute leben ohne Krankheiten, ohne zu sterben . . . man hat schon so viel gegen die natürliche Evolution, gegen die natürliche Selektion gemacht . . . wenn man diese natürliche Selektion auch noch abschaffen würde, wo sollte das enden? Vor lauter Leben könnte man nicht mehr leben, das ist es.»

1980 war der unvermeidliche und «natürliche» Charakter des Todes zwar nicht vergessen, aber zweifellos war er weit weniger im allgemeinen Bewußtsein hinsichtlich von Krankheiten präsent; sicher kam man weniger leicht und weniger häufig auf ihn zu sprechen. Dennoch wird heute wie gestern immer noch ein Bild der brutalen, unvorhersehbaren, oft nicht erkennbaren und unvermeidlichen Krankheit zum Ausdruck gebracht, die dieselben Eigenschaften wie das Verhängnis von einst aufweist. Ihr gegenüber ist der Mensch wie in der Vergangenheit ohnmächtig. In den sechziger Jahren sprach eine vierundfünfzigjährige Geschäftsfrau über den Tod ihres Mannes vor 15 Jahren und den kürzlichen Tod eines Verwandten: «Am Anfang hatte mein Mann das, was man heute eine Virusgrippe nennt, Halsentzündung und so weiter, und innerhalb von zehn Tagen ist er gestorben, trotz der besten Spezialisten in Paris, das ging rasend schnell, obwohl er vorher ein vollkommen gesunder Mensch war. Eine Tante von mir hat vor elf Monaten ihren Sohn verloren, der absolut gesund war. Das war auch wieder eine brutale und vollkommen unerwartete Krankheit.» Für sie hatte sich die Situation von 1945 bis 1960 nicht verändert: Eine ungelernte Arbeiterin versicherte 1979 ebenfalls: «Wenn man eine Krankheit hat, wissen Sie, manchmal ist man nicht darauf gefaßt, es gibt Krankheiten, die auf einen Schlag auftreten.» Diese brutale Krankheit bleibt ein Rätsel, und die Geschäftsfrau fährt fort: «Die Krankheit kommt, aber woher sie kommt, kann man nicht wissen . . . je regelmäßiger man lebt, desto stabiler ist im Prinzip die Gesundheit, das ist sicher, nur gibt es da Fälle, die absolut . . . dieser Mann mit 48 Jahren, der ein absolut regelmäßiges Leben geführt hat, und plötzlich hat er einen Gehirntumor, woher kommt das? Wie passiert das? Hat er als Kind einen Schlag auf den Kopf bekommen? Das große Unbekannte . . . Ich bin sehr fatalistisch: Die Krankheit ist da, weil sie da ist ... aber wie? Das kann man nur sehr schwer wissen.»

Vor allem, dachte man, kann man nichts tun. Gegen viele Krankheiten kann man keine Vorbeugungsmaßnahmen treffen, versicherte 1960 Madame K.: «Ich glaube nicht, daß man Krankheiten vermeiden kann, weil ausnahmslos jeder krank ist, ich kenne niemanden, der nicht schon einmal krank gewesen wäre, und wenn es nur Unfälle sind, man kann sie nicht aus seinem Leben ausschalten ... Die Zahl der Kranken bleibt immer gleich; die Krankenhäuser, glaube ich, sind überfüllter denn je. Heutzutage läßt man sich öfter behandeln als früher, ich glaube nicht, daß das viel ausmachen wird.» Diese allgemeine Feststellung wandte Madame K. ohne Zögern auch auf ihren persönlichen Fall an; auf sich selbst, die herzkrank war, und auf ihre jüngste Tochter, die zwei Jahre zuvor an Leukämie gestorben war: «Woran ist meine jüngste Tochter gestorben ... wirklich, ich weiß nicht, welche Vorsichtsmaßnahme man ergreifen kann, um so etwas zu vermeiden, ich sehe absolut nichts, was man hätte tun können, um diesen Todesfall zu verhindern ... Bei Krebs, bei Leukämie kann man meiner Meinung nach nichts machen ... Auch für mich zum Beispiel sehe ich nichts, was ich hätte tun können, um meine Krankheit zu vermeiden, wenn mein Herz nun einmal so war.»

Auf dieser Grundlage bestätigten 1960 manche der befragten Personen, daß es nur gut sei, nichts zu wissen. Man darf den Kranken nicht die Wahrheit sagen; für sie ist es besser, nichts darüber zu wissen. Die Geschäftsfrau versichert: «Ich persönlich, ich habe so viele Kranke gesehen, *ich glaube, man muß es vor ihnen verbergen* ... Ich glaube, die Schwerkranken sind sich ihrer Krankheit nicht bewußt ... Das ist beinahe eine Gnade Gottes, würde ich sagen. Als mein Schwager gestorben ist, wog er noch 38 Kilo und hatte sich selbst nie gesehen. Am Abend vor seinem Tod sprach er mit seinem Arzt darüber, daß er eine Reise nach Rußland machen wolle ... Nein, man darf sich nicht darüber bewußt sein, mir scheint das Wissen, daß das Ende auf einen zukommt, daß man dahingehen muß, daß es nur noch eine Frage von Tagen ist ... das ist furchtbar.» Eine vierundvierzigjährige Frau formulierte direkter: «Was ändert das, ob manche Krankheiten furchterregend sind oder nicht ... Was ändert das, ob man es weiß oder nicht, wenn man es hat, hat man es eben ... *besser, man weiß nichts*, weder vorher noch währenddessen, auf jeden Fall kann man nichts machen.»

Seit 20 Jahren hat der Gedanke, daß es immer möglich sei zu handeln, daß man vorbeugen könne und daher «vorher» Bescheid wissen müsse, in unserem Denken beträchtlich an Boden gewonnen, es wird kaum mehr so entschieden geäußert, daß man nichts tun könne und es besser sei, nichts zu wissen. Die enttäuschte Resignation oder die stoische Ergebenheit dieser Frauen sind uns fremd geworden. Für viele unter uns ist die

Ohnmacht angesichts einer Krankheit ein unerträgliches, fast schon skandalöses Versagen geworden. Dennoch gibt es sie immer noch: aber es sind einzig und allein die Schwerkranken, die sie mit einer Hellsichtigkeit zum Ausdruck bringen, durch die Verzweiflung schimmert. Eine sechzigjährige Modistin, die wegen eines Lungenkrebses im Krankenhaus lag, wußte nicht genau Bescheid über die Art ihrer Krankheit, als deren Verursacher sie «Bakterien» ansah. Trotzdem beschrieb sie die Entwicklung ihrer Krankheit, bis sie ins Krankenhaus mußte, ohne große Illusionen: «Mit der Zeit habe ich wohl oder übel bemerkt, daß es nicht wieder in Ordnung kam, dann habe ich auch gesehen, wie ich alle Kraft verloren habe, ich mußte also etwas tun . . . ich mußte es ja immerhin versuchen: Man kann sich nicht aus der Affäre ziehen, aber schließlich kann man es wenigstens versuchen . . . Natürlich gibt es Krankheiten, von denen man nicht geheilt werden kann . . . das ist absolut unabhängig vom menschlichen Willen, da ist nichts zu machen, das ist das Schicksal . . . Nun gut, so ist das eben.»

Die gleiche Haltung findet sich bei einem fünfundsechzigjährigen Bauern, der ebenfalls Lungenkrebs hatte und meinte, er sei herzkrank. Aus dem Gespräch mit ihm kann man seine Bestürzung über die Brutalität der Attacke herauslesen, die seine Pläne für die Rentenzeit gestört hatte: «Es kommt der Moment, wo das Herz nicht mehr mitmacht, man kann nichts dagegen tun, ich habe keine Luft mehr bekommen, o ja . . . so ist das Leben: wenn man gerade glücklich ist, und dann so etwas . . . ich habe gesagt: ich werde jetzt 65, ich gehe in Rente. Meine Frau hat ihre schon, sie ist 72, nur noch wir zwei sind im Haus, die Kinder sind erwachsen und verheiratet; schön, habe ich gesagt, ich habe ein Stückchen Land für mich, im Sommer arbeite ich ein bißchen, wenn das Wetter schön ist, und im Winter bastle ich gemütlich zu Hause ein bißchen herum . . . tja, und jetzt . . .» Auch seine Verständnislosigkeit vor dieser rätselhaften Krankheit und seine resignierte Ohnmacht kommen zum Ausdruck: «Woher das kommt . . . ich habe keine Ahnung . . . ich bräuchte nur den Arzt zu fragen, aber der sagt nichts. Doktor P. neulich, ich sage zu ihm: Hier drinnen tut es immer noch weh. Und er antwortet: ‹Das weiß ich gut, Monsieur X.›, aber er hat nicht gesagt, was das ist. ‹Das weiß ich gut›, ja, er weiß es besser als ich, aber . . . ich kann nur warten . . . morgen kann ich sterben . . . was soll ich tun? Wenn es sein muß . . . ich kann nichts dagegen machen.»

Seit 1960 hat sich der Kontext der Auffassung von der Krankheit als einem Schicksalsschlag aber dennoch gewandelt. 1960 war sie mit einem Wertesystem verbunden, bei dem weniger Resignation als vielmehr physisches Durchhaltevermögen im Mittelpunkt standen, vor allem der Wille und die Selbstbeherrschung angesichts der Krankheit, welcher Art sie auch sei; kurz, ein gewisser Stoizismus. Man nahm das biologische

Schicksal an, aber man unterwarf sich ihm nicht. Es ist kein Zweifel, daß die Haltung gegenüber Schmerzen ein Schlüsselpunkt dieser Auffassung war. Die Geschäftsfrau, die wir bereits zitiert haben, erzählt: «Meine Schwester und ich haben im Abstand von 14 Tagen ein Kind bekommen, wir hatten da einen Arzt, damals kam man zu Hause nieder, mit einer Hebamme, und der Arzt hatte uns gesagt: ‹Am meisten schreien die Frauen aus dem Volk, je besser eine Frau erzogen ist, desto weniger schreit sie› . . . da war es für meine Schwester und mich Ehrensache, daß wir unsere Kinder geboren haben, ohne daß man einen Laut gehört hat . . . man kann sich also zusammenreißen . . . obwohl ich eine schwere Geburt hatte, aber nicht eine Klage, nicht ein Schrei . . . dieser Schmerz hat sich innerlich abgespielt, wenn Sie so wollen.»

Wie wir wissen und wie diese Frau sehr deutlich zum Ausdruck bringt, sind solche Wertvorstellungen typisch für die Mittelschichten, für die es vor allem darauf ankommt, sich vom einfachen Volk zu unterscheiden. Zweifellos ist es auch wichtig anzumerken, daß solche Anschauungen von Personen über 40 geäußert wurden, die wenig offen für «neue» Ideen waren. Während die sogenannte «sanfte Geburt» bereits recht weite Verbreitung fand, versicherten uns mehrere Frauen, alle aus kleinbürgerlichem Milieu und über 40, in fast gleichen Worten: «Ich hätte niemals die sanfte Geburt praktiziert.» Eine Weltanschauung, die sich auf einen gewissen Stoizismus gründet, blieb lebendig und behielt ihre Wirkung.

In vollendeter Form finden wir diese Einstellung bei der alten Madame K. Für sie ist die Krankheit, gegen die man sich nicht vorsehen kann und die man akzeptieren muß wie den Tod, «weil es eben so ist», dennoch ein Niedergang: «Es ist ein Elend, *aber man muß es eben ertragen*, für mich ist die Krankheit immer etwas beschämend, daher vermeide ich es, von meinen körperlichen Leiden zu sprechen, ich vermeide es, den Arzt zu rufen . . . für mich ist Kranksein immer etwas Minderwertiges.» Der Stoizismus von Madame K. gleicht daher in nichts einer Unterwerfung, die zum Beispiel auch eine Aufwertung des körperlichen Leidens einschließt. Sie fürchtet diese unvermeidliche Krankheit nicht, wie sie sagt, aber sie ist entschlossen, sich erst so spät wie möglich von ihr dominieren zu lassen. Sie akzeptiert den Tod, aber es kommt für sie nicht in Frage, eine «Kranke» zu sein, geschweige denn eine «Gebrechliche». Madame K. verweigert alle äußeren Zeichen oder sichtbaren Hilfen; verbissen kämpft sie gegen alles, was ihr als Stigma erscheint: «Meine erste Brille habe ich mit 75 bekommen. Vorher war ich der Meinung, daß ich ausreichend gesehen habe, und jetzt bedauere ich es, daß ich eine Brille habe . . . *man ist minderwertig* . . . Taubheit und Blindheit, alles, was mit dem Alter kommt, das ist furchtbar, es gibt so viele Leute, die sich alles zehnmal wiederholen lassen, lieber verstehe ich nichts, lieber höre ich nichts und sage nichts ... Um nichts in der Welt würde ich ein Hörgerät tragen, ganz sicher nicht.»

Die Abhängigkeit von anderen, die eine Krankheit mit sich bringt, ist ihr genauso unerträglich. Während einer akuten Phase ihrer Herzkrankheit gepflegt zu werden, «mitleidig behandelt» zu werden, wie sie sagt, war für Madame K. eine Erniedrigung: «Das war die Vernichtung, das heißt, ich hatte damit gar nichts mehr zu tun, man hat mir eine Behandlung verordnet, ohne mich zu fragen, man hat mich in einem Einzelzimmer isoliert, man hat mich mitleidig behandelt, wenn Sie so wollen, ich finde das eher erniedrigend.» So lange sie konnte, leistete sie Widerstand: «Man hat mir Morphium gegeben und solches Zeug, bei dem ich ein Minderwertigkeitsgefühl habe, ich habe dagegen gekämpft, daß man das gemacht hat.» Angesichts der Behandlung durch die Medizin, mit der sie «nichts zu tun hat», versuchte Madame K. weder, sich mit ihrem Zustand auseinanderzusetzen, noch etwas darüber zu erfahren: «Das Herz ist es», sagt sie über ihre Krankheit, «ich verstehe das nicht so richtig, ich habe meinen Arzt nie gefragt, ich habe nie versucht, mehr darüber zu wissen.» Sich über die Art ihrer Krankheit zu informieren, sich dafür zu interessieren, würde für sie zweifellos die Bestätigung dafür bedeuten, daß sie sich durch sie determiniert fühlt. Solange man kann, ist es besser, sich zu widersetzen. «Manchmal halte ich mich daran, meistens halte ich mich nicht daran und basta», sagt Madame K. einfach, als sie über die Vorschriften ihres Arztes spricht.

Krankheit ohne Kranke

Aber wenn eine schwere Krankheit kommt, weicht die Verweigerung einer totalen Passivität, die eine letzte Form der Negierung ist. Ehe man sich als Kranken akzeptiert, diese Definition des Ichs zuläßt, wird man lieber zum Objekt: ein Objekt der Pflege. «Wenn man krank ist, achtet man entweder nicht darauf und sagt sich, das geht schon wieder vorbei, wenn es nichts Schlimmes ist, oder aber man läßt die Behandlung über sich ergehen: *man ist ein Objekt der Pflege*, wenn Sie so wollen.» In diesem Fall, sagt Madame K., «kann mir meine Krankheit keine Sorgen machen, sie ist die Sorge von anderen.» Madame K. äußert also eine letzte Verweigerung: «Nicht ich bin das, die krank ist.»

Krankheit und Tod zu akzeptieren, ohne zu klagen, aber kein «Kranker» sein zu wollen, den Identitätsverlust und den Tod mitten im Leben, die damit verbunden sind, zu verweigern, war also noch vor 20 Jahren die Antwort mancher Menschen auf das biologische Fatum. Heute dagegen akzeptiert man es, ein «Kranker» zu sein, wie wir später sehen werden. Man befolgt, manchmal sogar minuziös, alle Anweisungen, die man in

dieser Rolle erhält; man nimmt, manchmal sogar voller Selbstgefällig-
keit, alle Verhaltensweisen an, die an diese neue Identität gebunden sind.
Aber alles spielt sich so ab, als weigere man sich, weit mehr als in der Ver-
gangenheit, daran zu sterben. Die Ohnmacht, die früher klar auf der
Hand lag, ist heute unerträglich. Der Tod ist weniger der «natürliche»
Ausgang der Krankheit als vielmehr ein Scheitern des Kranken und des
Arztes. Trotzdem gilt weiterhin, daß der Tod am Ende den Sieg davon-
trägt.

Bei den Schwerkranken, die das Ende nahen fühlen, taucht der Begriff
des Schicksals wieder auf. Er ist nicht länger in ein Wertesystem eingebunden, aber er ist als letzte Erklärung dieser Erfahrung, die sie umfassen
wird und der gegenüber die Ohnmacht total ist, nötig – sie wissen es,
auch wenn die gesamte Gesellschaft es nicht wahrhaben will. Die bereits
zitierte Modistin, die Lungenkrebs hatte, sagte einfach: «Wenn man eine
schwere Krankheit hat, ist das Schicksal. Ob man sterben muß oder ob
man sich wieder erholt . . . ich sehe es zumindest so, ich habe davon nicht
viel Ahnung. Wenn man sich erholt, freilich, das ist besser. Und wenn
nicht, na, dann eben nicht . . .»

Die Kranken, die ihre Stunde kommen fühlen, sehen ihr manchmal mit
großer Klarheit ins Auge. Zeuge dafür ist ein an Prostatakrebs erkrankter
neunundsiebzigjähriger Architekt, der es zwar vermeidet, den Namen
seiner Krankheit auszusprechen, sich über ihren Ausgang jedoch keine
Illusionen macht: «Das ist der Anfang vom Ende», sagt er über seinen Zustand, «ich weiß ganz gut, daß die Krankheit weitergehen wird bis zum
Schluß . . . diese Krankheit kann man nicht heilen, ihr Name steht auf
diesem Zettel hier, nein, das kann man nicht heilen.» Diese Kranken «akzeptieren» ihr Los, wie sie sagen, manchmal resigniert, wie die Modistin:
«Ich akzeptiere es . . . äh, ja, *ich muß es wohl akzeptieren*, ich sage nicht,
daß mir das Vergnügen macht, aber ich akzeptiere es eben.» Manchmal
auch mit Heiterkeit, wie der alte Architekt, der eine verstümmelnde
Operation abgelehnt hat: «Ich wollte keine Operation, weil ich es in
meinem Alter vorziehe zu bleiben, wie ich bin, und mich ruhig aus dem
Staub zu machen . . . Außerdem habe ich alle Verfügungen getroffen,
um mich auf meinem kleinen Floß mit dem Strom treiben zu lassen.»
Weiter sagt er: «Man muß die Dinge sehen, wie sie sind. Man ist auf der
Welt, um so lange und so angenehm wie möglich zu leben; *und eines
schönen Tages muß man gehen*. Ohne Bedauern. Man muß versuchen, ohne
Bedauern zu gehen.» Aber dieses Akzeptieren, diese Auffassung von der
Unabwendbarkeit einer schicksalhaften Krankheit sind kaum mehr in
eine Weltsicht eingebunden. Sie sind Ausdruck einer harten Konfrontation mit der Wirklichkeit. Vielleicht bilden sie aber auch einen Schutz gegen die potentielle Schuld und das Scheitern, als die man den Tod heute
betrachtet: in diesem Sinne versichern die Kranken von heute wie die von

1960, daß sie mit ihrer Krankheit und mit ihrem Tod nichts zu schaffen haben.

Zweifellos ist das so, weil die Krankheit sie in Wirklichkeit schon zerstört hat. «Von Tschechow bleibt nichts mehr übrig, die Krankheit hat ihn verschlungen», sagte Katherine Mansfield bei der Lektüre der letzten Briefe des Schriftstellers. Obwohl Resignation die Kranken vor völliger Verzweiflung bewahrt, verblüfft uns doch die Nüchternheit, mit der sie die Vorstellung eines Lebens schildern, aus dem gesellschaftliche Bindungen, Beziehungen zu anderen und alle Orientierungspunkte, vor allem die zeitlichen, nach und nach verschwunden sind. Zur Einsamkeit des Kranken äußert sich etwa die Modistin: «Es gibt Augenblicke, wo man gern jemanden bei sich hätte, aber ich habe mir gesagt, mit diesem Husten bleibe ich besser ganz allein. Mit anderen neben sich, das ging nicht, es muß sehr unangenehm sein, jemanden husten und husten zu sehen, ohne irgend etwas tun zu können; für andere ist das auch sehr lästig.» Das Nichts einer Existenz, von der man nichts mehr erwartet: «Ich mache nichts, ich mache absolut gar nichts», fügt sie hinzu; «ich komme hierher, um mich behandeln zu lassen; nun gut, ich wußte, daß es so sein muß, fertig . . . man darf nicht mehr verlangen.» Zeit, Zukunft und Pläne existieren nicht mehr. «Das Leben ist jetzt zu Ende, ich plane nicht mehr, irgend etwas zu tun», sagt der Architekt am Ende des Gesprächs.

Heute wie vor 20 Jahren, wenn auch in unterschiedlichem Sinne, ist die schicksalhafte Krankheit gewissermaßen *eine Krankheit ohne Kranken.* 1960 deshalb, weil sich der Patient bis zum Ende weigerte, ein Kranker zu sein; und heute, weil von dem Geschöpf, das vom biologischen Schicksal überwältigt ist, bereits nichts mehr da ist, obwohl es noch lebt.

VIII. Die Last der Schuld: Sünder und Büßer

Jahrhundertelang basierte im christlichen Abendland der alte Begriff des Fatums auf der religiösen Auffassung von Krankheit: der Wille Gottes ist Herr über das Schicksal des Menschen. Die Krankheit erhält einen Sinn: Gott schickt sie dem Menschen wegen seiner Sünden, aufgrund seiner sündigen Natur. Die beiden Auffassungen, Schicksal und Gottes Wille, bilden keinen Gegensatz. Der heilige Paulus sagt: «Durch einen einzigen Menschen kam die Sünde in die Welt und durch die Sünde der Tod, und auf diese Weise gelangte der Tod zu allen Menschen, weil alle sündigten.»[1] Wenn die Krankheit in der ältesten christlichen Sicht an die Sünde gebunden ist, so ist sie doch nicht, wie in manchen antiken Auffassungen, die direkte und eindeutige Folge eines individuellen Fehlers. Eine spezifische Krankheit kann nicht konkret einer persönlichen Verfehlung zugeordnet werden, aber das eine wie das andere geht auf die unvollkommene Natur des Menschen zurück.

Für manche frühen Christen – darin hat man auch einen der Gründe für die Verbreitung des Christentums in Katastrophenzeiten wie der Pest gesehen – stellte die Krankheit eher die Gelegenheit zur Erlösung und zum Heil dar als eine Strafe. Die größte Gnade erweist Gott jenen, denen er den Tod und damit den Zugang zum ewigen Leben schickt. Zyprianus, Bischof von Karthago, schrieb im Jahre 251 über die Pest, die in der Gegend wütete: «Eine große Zahl von uns stirbt diesen Tod, das heißt, eine große Zahl von uns ist von dieser Welt erlöst. Dieser Tod ist eine Geißel für die Juden und die Heiden und die Feinde Christi; für die Diener Gottes ist er Beginn des Heils. Wenn auch, ohne Unterscheidung der menschlichen Rasse, der Gerechte mit dem Ungerechten stirbt, steht es euch doch nicht an zu denken, daß die Vernichtung für den Bösen wie den Guten gleich ist. Den Gerechten ist Erlösung verheißen, den Ungerechten Höllenqual.»[2]

Bestrafung und Erlösung durch die Krankheit

Im Laufe der Jahrhunderte, vor allem vom 16. Jahrhundert an, nach dem Konzil von Trient, wich diese Version anderen, direkter mit dem Gedanken der Strafe verbundenen Vorstellungen, wie sie auch im 19. Jahrhundert noch anzutreffen waren. Angesichts der Cholera versicherten manche, wie Joseph de Maistre, immer noch, daß Gott mit der Krankheit Sünde und Laster bestrafe.[3] Auch Pascal spricht in seiner berühmten

‹Prière pour le bon usage des maladies›, die er 1654, als er selbst krank war, verfaßt hat, von Strafe: «Du hast mir Gesundheit gegeben, damit ich Dir diene, und ich habe einen zu weltlichen Gebrauch von ihr gemacht. Jetzt schickst Du mir die Krankheit, damit ich mich bessere: erlaube nicht, daß ich Dich durch meine Ungeduld erzürne. Ich habe von der Gesundheit einen schlechten Gebrauch gemacht, und Du hast mich gerecht bestraft: dulde nicht, daß ich von Deiner Strafe schlechten Gebrauch mache.»[4]

Aber Pascal nimmt die Strafe nicht nur an; er bittet um sie, weil sie auch Heilmittel für das eigentliche Übel ist, die Seele nämlich. *Der Sünder wird zum Büßer*, und die Krankheit des Körpers ist Vermittlerin der Erlösung: «Laß mich erkennen, daß die Übel des Körpers nur die Strafe und der äußere Ausdruck der Übel der Seele sind. Aber Herr, laß sie auch ihr Heilmittel sein, indem Du mich in den Schmerzen, die ich verspüre, diejenigen sehen läßt, die ich in meiner Seele nicht verspürte, wenngleich sie doch krank und bedeckt mit Geschwüren war . . . Laß sie mich lebhaft empfinden, und was mir vom Leben noch bleibt, soll eine fortwährende Buße sein, um die Sünden zu tilgen, die ich begangen habe.»[5]

In der völligen Unterwerfung unter Gottes Willen sieht er das Heil. In diesem Fall werden Gesundheit und Krankheit, Leben und Tod gleichbedeutend: «Ich gestehe, daß ich die Gesundheit für ein Gut gehalten habe»,[6] sagt er zuerst, fährt aber fort: «Ich weiß nicht, ob die Gesundheit oder die Krankheit besser für mich ist, Reichtum oder Armut, noch was von allen Dingen in der Welt. Diese Unterscheidungen übersteigen die Kraft der Menschen und der Engel und sind verborgen in den Geheimnissen Deiner Vorsehung, die ich anbete und die ich nicht ergründen will.»[7] Und weiter: «Ich bitte Dich weder um Gesundheit noch um Krankheit, nicht um Leben und nicht um Tod; verfüge Du über meine Gesundheit und meine Krankheit, mein Leben und meinen Tod zu Deinem Ruhm, zu meinem Heil und zum Nutzen der Kirche und Deiner Heiligen, deren Teil ich durch Deine Gnade zu werden hoffe.»[8]

Das Leiden hat daher einen Sinn und eine Bedeutung als Vermittler; der Kranke kann hoffen, dadurch in die Gemeinschaft der Heiligen aufgenommen zu werden. Aber es hat auch in der irdischen Welt eine Funktion: es ist für alle ein Bild des Gekreuzigten. Bereits im Mittelalter wichen Abscheu und Grauen, die körperliche Krankheit zumeist erzeugt hatte, der Verehrung, die manche dieser Kranken als Büßer hervorriefen, der Verehrung vor diesen «armen Kranken», die man auch «Unsere Herren, die Kranken» nannte.

Über Jahrhunderte kann man an Tagebüchern, Korrespondenzen, Erinnerungen, Chroniken und auch an den Romanen den Einfluß der christlichen Auffassung von der Krankheit ablesen. Die Kranken definieren

und bestätigen sich in erster Linie als Sünder: ihre Verfehlungen sind
schuld an ihren Krankheiten. So schreibt Pierre de L'Estoile 1610: «Diese
Krankheit . . . fesselt mich ans Bett und ans Zimmer, so konnte ich zwei
volle Monate lang nicht hinaus, während derer sich meine Schwäche, die
empfindlich gegen den Schmerz, aber nicht gegen die Sünde ist, nur läß-
lich bessert und schnell bereit ist zu klagen; das Übel hat mir große
Schmerzen des Körpers und der Seele verursacht. *Schuld daran sind nur
meine Sünden*, denn ich habe Gutes von dir erfahren, o mein Gott, aber ich
habe dir nur nachlässig gedankt.»[9] Sie bitten Gott um Hilfe, um ihre Prüfungen besser ertragen zu können: «. . . und für alle Beschwerden, die
meine Blindheit begleiten werden, möge der gütige Gott mich bereit
machen!» schreibt Samuel Pepys am 31. Mai 1669. 1822 gibt der Abbé
Delille die Worte der alten Duchesse d'Orleans wieder, die an Brustkrebs
erkrankt ist: «Sie sagte, daß Gott allein bei den schwersten Krankheiten
Trost spenden könne, daß man Trost finde in der Ergebenheit in seinen
Heiligen Willen und beim Offenlegen aller Empfindungen der Seele vor
seinem väterlichen Herzen.»[10]

An der Schwelle des Todes versichern sie ihr Vertrauen in das göttliche
Versprechen des ewigen Lebens: «Was nun mich betrifft, so bin ich sicher,
daß ich Gott und die Heimstatt der Seligen finden werde», beteuert La
Boétie auf dem Totenbett gegenüber Montaigne.[11] In Charlotte Brontës
Roman von 1847 richtet die kleine Schwindsüchtige Helen Burns die gleichen Worte an Jane Eyre. Die kleine Jane, verängstigt vom Gedanken an
den Tod, fragt sie: «‹Aber wohin gehst du, Helen? Begreifst du es? Weißt
du es?› ‹Ich glaube voller Zuversicht, daß ich zu Gott gehe.› ‹Wo ist Gott?
Was heißt Gott?› ‹Mein Schöpfer wie der deine, der niemals etwas ver-
nichten wird, was er selbst geschaffen hat . . . Ich zähle die Stunden, bis
jener bedeutungsvolle Augenblick naht, in dem er sich offenbaren, mich
zu sich zurückführen wird.› ‹Du bist also davon überzeugt, Helen, daß es
so etwas wie einen Himmel gibt und daß unsere Seelen dorthin gelangen
können, wenn wir sterben?› ‹Ich bin gewiß, daß es ein ewiges Leben gibt.
Ich glaube, daß Gott gut ist. Deshalb kann ich ihm das, was an mir un-
sterblich ist, furchtlos anvertrauen.›»[12]

Bei Männern wie bei Frauen, bei Bürgern wie bei Hochgestellten finden wir in erbaulichen Schriften wie in weniger geglätteten Zeugnissen
im Laufe der Epochen die gleichen Worte und die gleichen Redensarten,
mit denen man seine Krankheit zum Ausdruck brachte und versuchte,
eine Antwort auf sie zu geben. Eben diese Unveränderlichkeit, dieser
gleichsam ritualisierte Charakter des Ausdrucks hindert den heutigen
Leser daran, seinen ganzen Sinn zu ermessen. Die moderne Empfindsamkeit nimmt manchmal nicht recht wahr, welche Ängste, welche Hoffnungen und Erwartungen diese für uns stereotypen Worte ausdrücken oder
verbergen. Von den Historikern haben wir gelernt, daß Gefühle ebenfalls

eine Geschichte haben und daß Worte, die für uns nur Formeln sind, die
gängige Form gewesen sein können, in der sich zu einer bestimmten Zeit
tiefstes Empfindungsvermögen äußerte. Aber wir wissen auch, daß der
Glaube im Zeitalter der Klassik und noch stärker in den vorangegangenen
Epochen vor allem bei den Armen und auf dem Land manchmal sehr
oberflächlich war, eine reine Routine. Augenzeugenberichte lassen erkennen, daß viele Menschen äußerst große Furcht vor dem Tod empfanden
und den Wunsch hatten, möglichst nicht daran zu denken: der Einfluß der
christlichen Anschauung vom Tod war daher, je nach Umständen und
Milieu, zweifellos sehr unterschiedlich.

Gott allein kann heilen

Diese christliche Überzeugung ist der Kernpunkt, der alle Vorstellungen
bestimmte und das individuelle Erleben formte; ihre Kohärenz liegt auf
zwei Ebenen. Erstens gibt sie eine Antwort auf die Suche nach dem Sinn.
In einer Zeit, in der sich alles um «einen guten Tod» drehte,[13] schrieb die
christliche Sicht der Krankheit eine positive Funktion als Warnung und
Erlösung zu. Aber die Zuflucht bei der Kirche glich auch die Ohnmacht
aus, denn gegen die Krankheit war alles menschliche Handeln machtlos;
Gottes Wille galt auch für den Körper. Den Priester ans Krankenbett zu
rufen, war die erste Pflicht des Arztes, aber umgekehrt konnte der Geistliche auch zur körperlichen Heilung beitragen. Die Sterbesakramente,
glaubte man, ermöglichen es oft, wieder gesund zu werden. Wahrscheinlich finden wir in den spontanen Tagebuchnotizen von Pierre de L'Estoile,
eher als in den Erbauungsschriften, diese beiden Möglichkeiten der be-
ständigen Zuflucht zu Gott. 1609 und 1610 klagte Pierre de L'Estoile wiederholt über die Krankheit, die ihn plagte und die er als «melancholische
Krankheit» beschrieb, die sich noch durch «dreitägige Fieberanfälle» ver-
schlimmerte. Unablässig versicherte L'Estoile, daß seine Krankheit eine
verdiente Strafe sei: «Schuld sind meine Sünden und die Frevel meiner
Jugend, die Gott durch ein kränkliches Alter züchtigen wollte.»[14] Doch
diese Prüfung war auch ein Zeichen der göttlichen Barmherzigkeit.
L'Estoile sagt uns, daß er sie so annimmt; in ihr wird er seine Erlösung
finden: «Aber bei all diesen Beschwernissen habe ich mich immer damit
getröstet und tröste mich noch damit, daß die Krankheit im Hause derer,
die Gott als die Seinen anerkennt, Zeichen seiner geheimen Barmherzigkeit ist, und der Wohlstand bei anderen Zeichen seines geheimen Unwil-
lens. Gott bewahre mich davor, mir jemals auf letztere Weise Annehm-
lichkeiten zu wünschen; er gewähre mir im Gegenteil die Gnade, keine
Pein dieses elenden Lebens zurückzuweisen, um Christus und die selige
Ewigkeit zu gewinnen.»[15]

Aber mehrmals kam Pierre de L'Estoile auch auf etwas anderes zurück: «Das Schlimmste bei alledem ist, daß ich gar nichts tun kann.»[16] Die Bemühungen von Medizin und Arzt waren gleich unnütz, ja sogar verhängnisvoll; im Dezember 1610 schrieb er: «Da ich in dieser Zeit sehr krank war, kann ich wahrlich sagen, wenn ich nicht die Aderlässe und Arzneien der Ärzte aufgegeben hätte, wäre ich tot.»[17] Bei solcher Ohnmacht konnte nur Gott handeln: «Am Freitag den 8., als der Aderlaß meine Krankheit gar nicht gebessert hatte, war ich gezwungen, die Arznei zu nehmen, die Monsieur de Hélin mir verordnet hat, obwohl ich mir davon nicht mehr Linderung versprochen habe als von den übrigen Dingen, denn bei dieser bösartigen Krankheit habe ich erkannt, daß die meisten Heilmittel eher schaden als nützen. Nur die des Größten Arztes können hier wirken.»[18] Gott allein kann die Krankheit heilen, die er geschickt hat: «Nur er dort oben, der die Verwundung zugefügt hat, kann sie heilen»,[19] äußerte L'Estoile um die gleiche Zeit. Mehr als jede andere Medizin waren Zuflucht zur göttlichen Barmherzigkeit und zum Gebet daher die beste Art, die Krankheit zu lindern: «Am Mittwoch den 24., dem Fest des Heiligen Johannes, gerade zu Ende des Monats, bin ich ausgegangen und bis zu den Augustinern gelaufen, nachdem ich die ganze Zeit ans Bett, ans Zimmer und ans Haus gefesselt war, vom 24. des vergangenen Monats bis zu diesem Tage, mit elf Anfällen von Dreitagesfieber und großen Unruhen von Körper und Seele. Für die Linderung dieser Krankheiten bin ich dem Rat von Monsieur de Hélin gefolgt, der ein sehr gelehrter, sehr weiser und sehr erfahrener Arzt ist und mich nach meiner Gemütsart und meinem Naturell stets gut und sanft behandelt hat. Obwohl ich, um das nicht zu verbergen und Gott den Ruhm zu geben, der ihm zukommt, nirgends etwas gefunden hätte oder finde, das mir so nützt und hilft, und worin ich soviel Erleichterung und Trost finde wie in der Lektüre von Gottes Wort, der Meditation darüber und im Gebet.»[20] Der «richtige Umgang» mit der Krankheit konnte dem Menschen die Pforten des Himmels öffnen. Aber angesichts dieser Krankheit, die ihn beherrschte und die ihm zutiefst rätselhaft blieb, obwohl er in ihr die Frucht seiner Sünden sah, war die Zuflucht zu Gott auch in dieser Welt das sicherste Hilfsmittel für den Kranken.

Es ist für uns sonderbar zu sehen, daß religiöse Gefühle, Gebete und Bitten um göttliche Barmherzigkeit über Jahrhunderte hinweg keinen Gegensatz zu den abergläubischsten Bräuchen und zur Magie gebildet haben. Arzneien von Ärzten und von Heilkundigen, Bußübungen und Pilgerfahrten zu Schutzheiligen gegen Krankheiten und magische Beschwörungsformeln bildeten allesamt Zufluchtsmöglichkeiten, von denen man zumeist Gebrauch machte, ohne sie zu differenzieren. Einige sind höchst doppeldeutig, zum Beispiel dürften die Schutzheiligen gegen Krankheit nach der strengen Orthodoxie nichts anderes gewesen sein als

Fürsprecher der Gläubigen bei Gott. Aber wurden sie nicht oft als magische Therapeuten, als Wundertätige betrachtet, deren Wirksamkeit an das Beachten bestimmter Riten gebunden war?[21] Wir müssen uns an die grundlegende Doppeldeutigkeit erinnern, die religiösen Gefühlen, «die von Magie durchdrungen waren und wiederum diese durchdringen»,[22] lange Zeit, vor allem auf dem Land, innewohnte.

Doch vor allem herrschte die Not. Robert Muchembled zeigt, daß Geheimnisse, Rezepte und Riten, die man schwerlich christlich nennen kann, in Frankreich auf dem Land, vor allem im Mittelalter, aber bis hin zum 19. Jahrhundert, die einzigen Mittel zum Überleben waren, über die eine beständig bedrohte Dorfbevölkerung verfügte, bei der es weder einen Arzt noch eine ausgebildete Hebamme gab.[23] Er überzeugt uns von der Bedeutung des heilkundigen Weisen, der die Funktionen eines Arztes, eines Priesters und eines Gelehrten in sich vereinigt.

Aber das positive Bild wird leicht ins Negative verkehrt, und der Wunderheiler verwandelt sich in den Hexer, der über unheilvolle Kräfte verfügt. Von der Auffassung der Krankheit als gottgewollt zur Auffassung der Krankheit als angehext von einem Magier im Dienste des Teufels ist daher kein weiter Weg.

Die Inszenierung des christlichen Todes

Die christliche Auffassung der Krankheit hatte ihre Apotheose zweifellos im «Großen Zeremoniell»[24] des Todes im Zeitalter der Klassik. Bei diesem allgemein gültigen Ritual, in dem sich in höchstem Maße ausdrückt, wie Weltbild und Bild der Krankheit sich wechselseitig bedingten, war die menschliche Ohnmacht überwunden. Der Sterbende, dem sein Zustand nicht verhehlt wurde, war der Hauptdarsteller des großen Schauspiels seines Todes; er beherrschte seine Leiden und seine Schwäche und wußte, nach welcher strengen Etikette und in welcher genauen Reihenfolge er vom Abschied von den Überlebenden zu den spirituellen Übungen übergehen mußte, die ihn auf die Begegnung mit Gott vorbereiteten. Parallel dazu enthüllte sich der Sinn der Krankheit: die grausame Trennung von dieser Welt war in den Augen aller in die glückliche Heimkehr zu Gott verwandelt. Das große Zeremoniell setzte die christliche Auffassung der Krankheit nach einem minuziösen Ritual in Szene und war ihre Inkarnation.

Michel Vovelle hat diese beispielhaften christlichen Sterbeszenen meisterlich analysiert, insbesondere bei den Großen dieser Welt.[25] Schritt für Schritt läßt er uns Anna von Österreich folgen, die an Krebs starb; ihr Hinscheiden wurde von zwei Zeuginnen beschrieben, von Madame de Motteville und Madame de Montpensier.[26] Letztere berichtet, auf welche

Weise die Königinmutter vom drohenden fatalen Ausgang der Krankheit in Kenntnis gesetzt wird. Die Ärzte haben sich zurückgezogen, Gott betritt die Bühne. Der Erzbischof von Auch dirigiert das große Zeremoniell. Er sagt zu der Sterbenden: «‹Madame, Ihre Krankheit verschlimmert sich, man glaubt, Sie sind in Gefahr.› Sie hörte und empfing diese Worte mit sehr christlichen Gefühlen»,[27] «sie verlangte nach ihrem Beichtvater», fügt Madame de Montpensier hinzu, «und sagte zu uns: ‹Ziehen Sie sich zurück, ich brauche nichts mehr und habe nichts mehr zu tun als an Gott zu denken.›» Madame de Motteville ihrerseits beschreibt genau den Augenblick, in dem der Kranken das doppelte Gesicht des Todes erscheint: «Sie sah von nahem diesen schrecklichen Moment, der sie bald für immer von der Erde trennen sollte. Zweifellos sehnte sie sich danach, die ewige Ruhe zu genießen; aber bevor man sie besitzt, mußte das Vergängliche an ihr ein Ende nehmen: und dieser Weg, der für alle so furchtbar ist und ihr ebenfalls so erschien, trotz ihrer Standhaftigkeit, war eine doch recht große Sache, die all ihre Gedanken erfüllte.»[28]

Aber nach der Beichte kommt der Abschied von der Welt, zunächst von den Angehörigen: «Die Königinmutter wollte nun mit dem König sprechen und hieß alle anderen, sich zurückzuziehen. Sie wollte auch mit der Königin sprechen, und darauf mit beiden zusammen. Man kann wohl sagen, daß sie ihnen Glück und Frieden in ihrer Ehe gewünscht hat, weiter Gottesfurcht und Gottes reichen Segen. Die Worte dieser schätzenswerten Mutter wurden vom König zweifellos mit wahrem Sohnesherzen, erfüllt von Respekt und Dankbarkeit, empfangen.»[29] Sehr schnell jedoch nimmt Gott seinen Platz wieder ein; die Sterbende erhält die Kommunion: «Der Erzbischof von Auch bringt unseren Herrn, gefolgt vom Bischof von Mende, dem Pfarrer von Saint-Germain, dem Abbé de Guemadeuc und einigen anderen Almoseniern. Der Erzbischof, der die heilige Hostie in den Händen hielt, ermahnte die Königin auf äußerst christliche Art. *Er ließ sie die Notwendigkeit erkennen, sich vor Gott zu demütigen*, zeigte ihr die Nutzlosigkeit aller Dinge, die man in der Welt am höchsten schätzt, und sagte ihr weiter, daß sie zwar die Tochter von so vielen Königen und Kaisern sei, Mutter, Tante und Schwester der mächtigsten Fürsten der Erde, daß sie aber daran denken müsse, genauso behandelt zu werden wie das geringste Geschöpf, daß all ihre Größe ihr nichts mehr nütze; daß nur die Reue über ihre Sünden, ihre Bußfertigkeit und Demut in diesem furchtbaren Augenblick nützlich und heilbringend seien, daß sie vor Gott erscheinen würde, um nach ihren Werken gerichtet zu werden, wo allein Gottes Barmherzigkeit ihr Reichtum sein werde.»[30]

Die Agonie beginnt. Madame de Motteville vermittelt davon ein Bild, das von Anfang bis Ende erbaulich ist: «Die Königinmutter verfiel in den Todeskampf, der lange und schmerzvoll war; aber zweifellos nützlich für die, die ihn ertrug: denn sie machte beständige Opfergaben für Gott daraus. Jeden Augenblick zeigte sie ihre Bußfertigkeit, ihren Glauben und ihre Liebe, mit unglaublichem Eifer für ihr Heil. Der Erzbischof von Auch sprach oft mit ihr und sagte ihr sehr schöne Dinge, Psalmverse und Stellen aus der Heiligen Schrift, die ihrem Zustand angemessen waren. Da diese fromme Fürstin vortreffliche Kenntnis davon besaß, antwortete sie mit solcher Ergebenheit in den Willen Gottes und so vielen Bekundungen der Demut und des Glaubens, daß sie allen, die Zuschauer bei einem so christlichen Tode waren, Andacht einflößte.» [31] Weniger konventionell als Madame de Motteville läßt Madame de Montpensier uns die letzten Klagen der Sterbenden hören. Aber selbst bei diesem letzten Auftauchen menschlicher Gefühle sehen wir, wie schnell sie in die vollendete «Form» des großen Zeremoniells übergehen: «In einem anderen Augenblick öffnete sie die brechenden Augen, sah ihren Beichtvater an und sagte: ‹Padre mio, yo me muero› (Mein Vater, ich sterbe). Nach diesen Worten wurde der Todeskampf so stark und heftig, ihre Leiden nahmen zu und ihre Kräfte ab, daß das Gefühl der Natur, die das Leiden haßt, sie schmerzvoll zum Erzbischof von Auch sagen ließ: ‹Ich leide sehr, sterbe ich nicht bald?› Worauf sie sofort zustimmte, als der Bischof ihr sagte, daß man nicht zu ungeduldig sein dürfe zu sterben und leiden müsse, wieviel Gott befehle, und sich wiederum dem Willen Gottes unterwarf.» [32]

Zweifellos neigen wir heute zu der Vorstellung, daß solche Rituale, eine solche öffentliche Inszenierung individueller Gefühle am besten von Königen und Fürsten übernommen wurden, deren ganzes Leben eine Inszenierung war. Aber am anderen Ende der sozialen Leiter läßt uns Michel Vovelle am Tod von Catherine, einem armen Mädchen aus Nivelle, teilnehmen, die 1633 an Pest erkrankte. Catherine erkannte, daß sie krank war, berichtet der Erzähler: «Sie beunruhigte sich gar nicht, obwohl sie ihr Todesurteil sah, sie hieß diese Neuigkeit gut.» [33] Sie beschloß daher, zum Friedhof zu gehen, um dort zu sterben und begraben zu werden. Dabei erfand sie erneut und spontan, wie es scheint, ein Ritual, das mit dem Fürstentod beinahe identisch war. Sie organisierte ihren Tod, verabschiedete sich, betete und beichtete vor einem bewundernden Publikum: «Nach der Beichte empfing sie kniend das Viatikum und die letzte Ölung, und als sie ihre Andacht beendet hatte, versammelte sie ihre kleine Mannschaft, um zum Friedhof Gontal zu gehen, begleitet von ihrer Schwester, die ihr bis zu ihrem Tode voller Nächstenliebe half. Unterwegs betraute sie eine ihrer Freundinnen damit, in der großen Kirche eine Messe zu Ehren der heiligen Gertrude lesen zu lassen, zu ihrer körperlichen wie spirituellen Vorbereitung nahm sie eine geweihte Kerze in die eine, den Weihwasserkessel in die andere Hand, wie eine kluge Jungfrau, die ihrem Gatten entgegengeht, und wies ihre Schwester an, Feuer für die Kerze zu holen; ebenso wie ein Kissen. Befragt, wohin sie gehe, antwortete sie: ‹Ich gehe ins Paradies, wenn es Gott gefällt. Ich hoffe auf seine Barmher-

zigkeit.› Man entgegnete ihr, vielleicht müsse sie nicht sterben . . . ‹Seht!›
antwortete sie und zeigte ihren Körper mit den Pestmalen, ‹Seht ihr, ich
trage mein Urteil an mir, ich muß zweifellos sterben, adieu, meine lieben
Freunde.› Sie ging ihren Weg mit solchem Mut, daß einer der Zusehen-
den nicht umhin konnte, bewundernd in die Worte auszubrechen: ‹*Seht
nur! Sie geht in den Tod, als ginge sie zu ihrer Hochzeit!*› Und er sagte die
Wahrheit, denn sie bereitete sich auf die Hochzeit mit dem unbefleckten
Lamm vor.» [34] Auf dem Friedhof angekommen, ließ Catherine ihr Grab
ausheben, legte sich selbst hinein und starb einen Tod, den man wohl beherrscht nennen muß: «Sie legte das Gesicht zur Erde hin und hauchte so
plötzlich ihre Seele aus, daß ihre Schwester, die sie in den Armen hielt, sie
noch nicht losgelassen hatte, als sie bereits verschieden war. Man möchte
sagen, sie hat sich die Zeit und die Muße genommen zu sterben, wann sie
es wollte.» [35]

Nach dem 18. Jahrhundert, zur gleichen Zeit, da die Macht der Kirche
über die Gesellschaft schwand, verloren die Vorstellungen von Verfehlung und Erlösung an Einfluß. Auch das Gefühl dem Tode gegenüber
wandelte sich, und die Furcht, die er einflößte, konnte nicht mehr vom
religiösen Ritual gezügelt werden. Während sich im 19. Jahrhundert
schließlich der Glaube an die Wissenschaft entwickelte und der medizinische Aktivismus, ob wirksam oder nicht, anwuchs, fühlten Arzt und
Kranker sich nicht länger vom Willen Gottes beherrscht. Ihrem Dafürhal-
ten nach waren sie mit organischen Prozessen konfrontiert, die man erkennen und beherrschen kann. Die Resignation verblaßte daher vor dem
Wunsch, um jeden Preis zu leben. Das Gefühl von Verfehlung, das Annehmen des göttlichen Willens und die Hoffnung auf das Heil hörten auf,
die Haltung zur Krankheit zu bestimmen.

In dem Maße, wie überall bei der Krankenbehandlung der Arzt den
Platz von Priester und Nonne einnahm, verlor die christliche Auffassung
von der Krankheit und vom Tod nach und nach an Boden. Sicher verschwand sie nicht. Sie verband sich eher mit anderen Vorstellungen. Am
Ende des 19. Jahrhunderts etwa sah Marie Bashkirtseff in ihrer Tuberkulose immer noch die Umsetzung von Gottes Willen, aber dieser Glaube
überschnitt sich mit einem Bild der Krankheit, die an die tiefere Wahrheit
des Kranken gebunden ist, an seine individuelle Persönlichkeit, die sich
ihrem Schicksal angeglichen hat. Mehrere Auffassungen vermengen sich
hier, Krankheit und Tod waren Marie Bashkirtseffs Schicksal, weil ihre
Lebensgier so groß war, daß nichts sie befriedigen konnte. Daher mußte
sie sterben. Aber es war Gott, der das beschlossen hatte: «Ach, ich habe
es euch wohl vorausgesagt, daß ich sterben müsse. Da Gott mir nicht geben konnte, was mir das Leben möglich gemacht hätte, läßt er mich
schließlich sterben. Ich habe es euch wohl vorausgesagt, daß ich sterben

müsse, das konnte nicht dauern; dieser Hunger nach allem, dieser kolossale Ehrgeiz, das konnte nicht dauern. Ich habe es euch wohl vorausgesagt, vor langer Zeit schon, vor Jahren in Nizza, als ich noch undeutlich sah, was ich zum Leben brauchte.»[36]

Im Dezember 1920, etwa zwei Jahre vor ihrem Tod, verfaßte dagegen Katherine Mansfield in ihrem Tagebuch einen Text mit dem Titel «Leiden», den man ihrem Wunsch nach «als ihr Bekenntnis» verstehen soll. Er drückt eine ganz und gar religiöse Auffassung von der erlösenden Kraft des Schmerzes aus. Und das, obwohl der Name Gottes nicht erwähnt wird und der Text keinerlei Anspielung auf den christlichen Glauben enthält: «Ich möchte nicht sterben, ohne meiner Überzeugung Ausdruck gegeben zu haben, daß das Leiden überwunden werden kann. Denn das glaube ich. Was muß man tun? Es geht nicht darum, ‹darüber hinauszukommen›, wie Jack sagt. Das ist falsch. Man muß *sich unterwerfen*. Widersetze dich nicht. Nimm es an. Laß dich überwältigen. Nimm es völlig an. Mache es zum *Bestandteil des Lebens*. Alles im Leben, was wir wirklich annehmen, verwandelt sich. So muß Leiden zu Liebe werden. Das ist das Geheimnis. Das muß ich tun . . ., sondern er gab mir zu verstehen, daß körperliche Krankheit vielleicht notwendig ist, daß sie ein Prozeß der Wiederherstellung ist . . . Wenn ‹Leiden› nicht ein Genesungsprozeß ist, dann will ich es dazu machen. Ich will daraus lernen. Dies sind keine leeren Worte. Dies sind nicht die Tröstungen der Kranken.»[37] Auch in unseren Tagen, wenn auch weniger ausgefeilt, können die Begriffe Schuld und Bestrafung durch Krankheit losgelöst von jeglicher religiöser Färbung auftauchen.[38] Aber daß der Kontext, in dem diese Begriffe entstanden sind, vergessen wird, ist auch ein Zeichen dafür, wie tief sie in unserer Kultur verwurzelt sind. Für die Personen, die sie gebrauchen, fungieren die Worte Schuld und Strafe als direkte Bezeichnungen der Realität. «Meine einzige Strafe, das sind meine Beine», sagte 1970 zum Beispiel eine einundsechzigjährige Zugehfrau, als sie von ihren Venenentzündungen sprach. Für sie ist das Wort «Strafe» gleichbedeutend mit dem Wort «Krankheit». Am anderen Ende der sozialen Leiter spricht der junge Züricher Bürgerssohn Fritz Zorn von seinem Krebs ebenfalls als von einer Strafe: «Ich war mein ganzes Leben lang lieb und brav, und deshalb habe ich auch Krebs bekommen. Das ist auch ganz richtig so. Ich finde, jedermann, der sein ganzes Leben lang lieb und brav gewesen ist, verdient nichts anderes, als daß er Krebs bekommt. Es ist nur die gerechte Strafe dafür.»[39] Aber er formuliert diesen Gedanken ohne Bedenken im Zusammenhang mit einer psychoanalytischen Vorstellung von der Krankheit: «Ich glaube, daß der Krebs eine seelische Krankheit ist, die darin besteht, daß ein Mensch, der alles Leid in sich hineinfrißt, nach einer gewissen Zeit von diesem in ihm steckenden Leid selbst aufgefressen wird.»[40]

Der ausdrückliche Bezug auf Gott ist heutzutage dagegen bei den

Kranken oder ihren Angehörigen sehr selten geworden. Darüber hinaus ist die Sprache, mit der man zum Beispiel ausdrückt, welche Bedeutung religiöse Gefühle dabei haben, will man die Krankheit akzeptieren lernen, zumeist sehr stereotyp. So wie in den sechziger Jahren bei diesem Diplomlandwirt: «Ich habe in meiner Familie eine Tante, die seit langen Jahren krank ist und ihren Zustand mit sehr viel Tapferkeit und Willenskraft erträgt . . . offensichtlich sind es ihre religiösen Gefühle, die sie ihr Leiden akzeptieren lassen: die Krankheit ist ein Kreuz, das man tragen muß . . . Ich glaube, für einen gläubigen Menschen ist es viel leichter, der Krankheit und dem ‹großen Schritt› ins Auge zu sehen als für einen ungläubigen.»

Die Prüfung durch Leiden in der heutigen Zeit

Sicher ist es kein Zufall, daß Bezugnahmen auf Gott und auf den Glauben, die selten sind, heutzutage fast nur in einem einzigen Zusammenhang auftauchen, nämlich dann, wenn es um Leiden und die Ohnmacht vor dem Leiden geht. 1960 entwickelte eine junge katholische Lehrerin mit großer Ergriffenheit das traditionelle christliche Bild vom Leiden und der Erbauung durch Leiden, als sie von ihrer Erfahrung mit einer Freundin erzählte, die an Krebs starb: «Im letzten Jahr habe ich eine Erfahrung gemacht, die mich ungeheuer berührt hat, es war eine Frau, mit der ich zusammengearbeitet habe und die Krebs hatte, und neun Monate lang habe ich sie regelmäßig besucht, ich war wirklich bis zu ihrem Tod da, und das ist vielleicht die vollständigste Erfahrung, die ich mit jemandem gemacht habe, der so schwer krank war und so gelitten hat . . . An manchen Tagen war es furchtbar; sie hat so gelitten, es war ein Martyrium, und trotzdem hat sie es fertiggebracht, nicht ein Wort von diesen Krankenhausgeschichten, von ihrer Krankheit zu sagen . . . sie empfand Freude, das hat sie mir übrigens gesagt, und ich habe es selbst gespürt, das war ganz außergewöhnlich . . . Es gibt eine Art und Weise, das Leiden anzunehmen, genau das war bei ihr der Fall, wirklich, für alle Menschen in ihrer Umgebung war das eine Erbauung . . . im Krankenhaus ging sie im Zimmer herum, sie besuchte die anderen Kranken, die hocherfreut waren, sie haben sie gebraucht, sie wollten mit ihr reden . . . Ich glaube, wenn ein Kranker sein Leiden auf eine gewisse Weise annimmt . . . es ist außerordentlich, solchen Leuten nahezukommen.» Aber das Leiden führte auch zu einer außergewöhnlichen Form der Kommunikation: «Darauf hat sich richtig eine Art Freundschaft zwischen uns gegründet, eine sehr außergewöhnliche Beziehung, die durch ihre Krankheit entstand, man hatte das Gefühl von etwas Gelungenem, von einem Austausch, ein Gefühl, das man sehr selten im Leben hat.»

Eine zweiundachtzigjährige alte Dame, die 1972 wegen einer sehr schmerzhaften Arthrose unbeweglich im Krankenhaus lag, drückte sich etwas farbloser aus. Aber auch für sie blieb Gott angesichts einer Krankheit, gegen die man wenig tun kann, eine Zuflucht, und das Leiden konnte eine Bereicherung darstellen: «Ich bin gläubig, ich sage mir: ich werde es trotzdem ertragen, weil der liebe Gott mir helfen wird! Ich werde es trotzdem schaffen, es auszuhalten.» Leiden ist im Grunde eine gute Sache, weil man für sich oder für andere ein Geschenk daraus machen kann. «Ich bin in einem sehr christlichen Milieu aufgewachsen. Nun, manchmal habe ich mir gesagt: Wenn Mama noch auf der Erde wäre und mich so sehen würde, hätte sie Kummer. Und jetzt bin ich sicher, daß sie glücklich ist, mich leiden zu sehen, mich behindert zu sehen, weil sie mir sagt: ‹Das sind Verdienste, die du dir oder auch anderen erwerben kannst.› Sehen Sie, das ist die Kraft der Gläubigen.»

Angesichts des Leidens bleibt die Vorstellung von Gott, von Glauben und Gebet also als Bezugsrahmen möglich und legitim. Selbst bei nicht gläubigen Menschen kann das der Fall sein. Das zeigt der Fall einer fünfundvierzigjährigen Frau, einer Kellnerin, die 1972 wegen eines Darmkrebses ins Krankenhaus kam, der ihr qualvolles Leiden verursachte und auf den die Behandlungen ohne rechte Wirkung blieben. Voll Freude wies sie darauf hin, daß man für sie bete. Dennoch war sie nicht christlich und verhielt sich der Wirksamkeit von Gebeten gegenüber skeptisch, aber diese Gebete hatten für sie eine Bedeutung, weil sie eine Form der Liebe waren: «Ich habe eine Tante, die sehr fromm ist, die arme . . . sie ist alles für mich und sie betet . . . *Ich weiß, daß sie für mich betet, und im Grunde tut mir das gut*, aber ich bin nicht katholisch, ob das an der Krankheit etwas ändert, weiß ich nicht. Aber meine liebe Tante dagegen . . . ich weiß, daß sie für micht betet, das tröstet mich.» Es wäre falsch, diese dankbare Anerkennung nur der emotionalen Unterstützung zuzuschreiben, die dieses Gebet vermittelte. Das Gebet blieb legitim; vielleicht, weil es sich auf einer anderen Ebene befand als die Medizin, während der Heilpraktiker, direkter Konkurrent des Arztes, in ihren Augen keinerlei Legitimation besaß. Die Kranke hatte in der Tat eine parallele Behandlung, die zwei Verwandte vorgeschlagen hatten, kategorisch abgelehnt, obwohl sie sicher sein konnte, daß die Vorschläge aus der Zuneigung der Angehörigen kamen. «Ich habe eine Schwägerin, sie arbeitet mit einer Cousine zusammen, und beim Haareschneiden haben die beiden sich in den Kopf gesetzt, daß ich eine Behandlung machen soll, lauter so Zeug . . . ich sollte etwas nehmen. Da habe ich gesagt: Niemals! . . . Damit braucht ihr gar nicht zu rechnen, habe ich gesagt. Ich bin es, die leidet, nicht ihr. Macht euch nicht die Mühe, weiter darauf zu bestehen – und dann war Schluß.»

Man sieht, wie komplex der Einfluß religiöser Auffassungen auf unsere heutigen Vorstellungen ist. Jahrhundertelang hat die christliche Tradition die Gesamtheit unserer Beziehung zur körperlichen Krankheit geformt, und oft besteht sie implizit in unserer Haltung weiter. Aber die explizite Bezugnahme auf Gott ist heute sehr selten. Dennoch kann das selbst bei Nicht-Christen eine «letzte Zuflucht» sein, wenn alles andere – die Medizin und der Arzt – sich als ohnmächtig erweisen.

Allerdings steht Gott auch bei den Christen nicht mehr im Mittelpunkt der Beziehung zur Krankheit. Man bezieht sich nicht mehr allein auf Gott und sucht nicht nur bei ihm Zuflucht; bei der bestehenden Konkurrenz verblaßt er zumeist. Ein letzter Fall wird uns das zeigen. Im Laufe unserer Gespräche mit Kranken haben wir nur eine einzige Person angetroffen, die auch in der heutigen Zeit versicherte, ihre Krankheit intensiv als «von Gott gesandte Prüfung» zu erleben. Bei diesem Fall springt auch die Ohnmacht der Medizin ins Auge. Madame A., 44 Jahre alt, Mutter von vier Kindern und Frau eines leitenden Angestellten, die wir 1960 interviewt haben, sprach zuerst wie in Rätseln von dem, was ihr geschah ist: «Vor 21½ Jahren ist mir bei einer Entbindung ein übler Scherz passiert, und seit 21½ Jahren habe ich deswegen bestimmte Sachen.» Nur sehr zögernd akzeptierte sie es, deutlicher über die Art ihrer Erkrankung zu sprechen. Nun hatte es sich allerdings herausgestellt, daß es unmöglich war, sie medizinisch zu definieren: «Es war während der Entbindung meines zweiten Kindes, da habe ich . . . anscheinend war ich nicht ganz bei mir, weil ich nicht genau weiß, was passiert ist. Aber es war Professor R., der mich entbunden hat, also bei weitem kein Einfaltspinsel, und ich habe . . . ich weiß nicht, was ich gehabt habe. Er hat gesagt, es sei weder Eklampsie noch Epilepsie noch ein Herzanfall gewesen. Nun ja, ich hatte eine Art Anfall . . . ich weiß nicht genau, wovon. Die Kleine wurde geboren, und am ersten Tag, als ich aufgestanden bin, war es wieder dasselbe, ich bin umgekippt . . . und dasselbe ist mir seither so oft passiert, daß ich es gar nicht mehr zähle. Da ich aus einer Arztfamilie komme, hat man gesucht, gesucht und gesucht, was die Ursache sein könnte . . . woher das kam, was es ist, aber man hat es nie herausgefunden.»

Da die Medizin unfähig war, ihre Krankheit zu diagnostizieren, hatte Madame A. aufgehört, bei ihr Hilfe zu suchen: «Obwohl es in meiner Familie von Ärzten wimmelt, pfeife ich auf ihre Ratschläge und mache, was ich will», sagte sie. Für ihre Erkrankung hatte sie eine andere Erklärung: «Ich halte sie für eine Prüfung, wenn Sie so wollen, eine Prüfung, die mir Gott geschickt hat und die mir aus irgendeinem, ich weiß nicht welchem Grund auferlegt ist. Ich suche nicht nach dem Grund. Warum auch immer, *ich akzeptiere es, fertig.* Und ich kann Ihnen versichern, das hat mir weit besser geholfen durchzuhalten, als so auf mich aufzupassen, wie es nötig gewesen wäre.» Ausgehend von dieser Neudefinition, nahm Madame A.s Leben, das zuerst durch die Krankheit aus der Bahn geworfen war, wieder seinen Lauf: «Bis zu diesem Augenblick war ich sehr gesund, es war sehr hart für mich zu sehen, daß ich umfiel wie eine Fliege, daß ich so leicht zusammengeklappt bin, mein Gott, wie oft habe ich mich verbrannt . . . ich bin die Frau mit den Brandnarben geworden, aber das ist alles. Von dem Augenblick an, da ich beschlossen hatte, so zu tun, als hätte ich nichts, von diesem Augenblick an hat sich mein Leben verändert, es ist genauso weitergegangen wie vorher.»

Außerdem kann Gott, der die Prüfung geschickt hat, auch die Hilfe sein, die ihr Ausmaß begrenzt. Das Vertrauen auf ihn stärkte den «Willen zum Durchhalten», der alles fertigbringt, auch wenn er etwas verkrampft war: «Ich habe darum gebeten, wirklich, wenn ich manchmal gesehen habe, wie ich umgefallen bin, und mir gedacht habe, was das für die Kinder sein könnte, für die Babys, die ich hatte, und weil ich auf Gott vertraue, habe ich darum gebeten, daß nur ich das aushalten muß, und seit 21½ Jahren hat es immer nur mich getroffen . . . *Gott will es absolut . . .* von meinen Kindern hat nie eines etwas gehabt.» Alles in allem, versicherte Madame A., war die «Prüfung» gut: «Jedesmal, wenn ich Ärger hatte, habe ich dem etwas Gutes abgewonnen, und schließlich habe ich das Leiden lieben gelernt . . . weil ich vor allem an Gott glaube, halte ich das für eine Gnade . . . Es wird zu einer Kraft, wenn man so sagen will.»

Aber Madame A. erlebte ihre Krankheit auf gespalte Weise, ermöglicht durch den Bezug auf die Religion: sie akzeptierte und versicherte, daß sie «geprüft» wurde, aber da sie sich daraufhin über ihre Krankheit keine Fragen mehr stellen mußte, konnte sie ihr auch verwehren, einen Platz in ihrem Leben einzunehmen. Darauf beharrte Madame A. das ganze Gespräch über: «Ich tue ganz so, als hätte ich nichts, und ich habe nichts.» Oder auch: «Es ist einzig und allein eine Frage des Willens, so zu tun, als wäre nichts.» Das Leben kann also unbeschadet weitergehen, zumindest versicherte sie das.

Doch diese Negierung der Krankheit unterscheidet sich vom traditionellen Annehmen des Leidens im Christentum. Sie gründet sich auf andere Werte; auf irdische Bindungen und nicht auf Heil und Erlösung. «Ich habe mir gesagt: entweder ich oder die Familie, ich muß mich entscheiden. Für mich hat sich diese Frage gar nicht gestellt, ich habe die Familie gewählt. Seit dieser Zeit habe ich persönlich nicht mehr auf mich geachtet . . . Ich berücksichtige das in meinem Leben überhaupt nicht mehr und verhalte mich ganz so, als würde meine Krankheit gar nicht existieren. Sehen Sie, jetzt ist es 21½ Jahre her, daß das passiert ist, und seit 19 Jahren lebe ich so wie jetzt.» Ihre Beziehung zur Welt, ihre Verpflichtungen gegenüber Mann und Kindern, und nicht ihre Beziehung zu Gott, bestimmten das Leben und das Verhalten von Madame A.

IX. Der Geschädigte: der schuldige Körper

Während die Krankheit nicht länger als gottgewollte Züchtigung oder Prüfung galt, übernahm der Arzt allmählich die Rolle des Priesters, und das Streben nach Heilung trat an die Stelle der Gesinnung, die Krankheit als Strafe auffaßt. Heute werden Verbrechen häufig, Wahnsinn und Alkoholismus fast immer als behandlungsbedürftige Krankheiten angesehen, nicht mehr als strafwürdige Verfehlungen. Aber als die «Sünde» vom Begriff «Krankheit» verdrängt wurde, gingen auf ihn doch die moralischen Nebenbedeutungen über, und der Körper wurde zum Normenträger par excellence.

Die Krankheit ist nicht mehr Folge einer Verfehlung, aber sie gilt als Versagen, das über das Organische hinausgeht; moralische Werte spielen dabei mit hinein. Sicher läßt sich das Auftauchen dieser neuen Dimension der Verfehlung am Beispiel der Syphilis besonders gut fassen. Also wenden wir uns wieder der Analyse einer spezifischen Krankheit zu, um zu begreifen, welche Veränderung stattgefunden hat, die die Syphilis stärker als jede andere Krankheit in die Identität der Kranken integriert. Der schier unerschöpfliche medizinische Disput, der am Ende des 19. Jahrhunderts über die Syphilis ausgetragen wurde, trug wesentlich dazu bei: durch ihn verfestigten sich die Vorstellungen von einer Verfehlung, wenn nicht sogar eines Verbrechens gegen den Körper, die Nachkommenschaft, die Rasse. Aber der Disput ging weit über die Ärzteschaft hinaus und prägte die gängigen Überzeugungen durch und durch.

Sicher war die Syphilis nicht die einzige Krankheit am Ende des letzten Jahrhunderts, die Ziel moralischer Mißbilligung war. Mit jeder Krankheit konnte das geschehen. Dies bezeugt zum Beispiel ein Brief von Proust an Robert de Montesquiou aus dem Jahr 1905. Der Schriftsteller formuliert darin sehr deutlich, wie sich die traditionelle christliche Vorstellung der Bestrafung durch Krankheit von dem Begriff der Krankheit unterscheidet, die an sich bereits eine Verfehlung ist: «Sie sind, sehr verehrter Herr de Montesquiou, grausamer als die grausamsten katholischen Theologen, die verlangten, daß wir unsere Krankheiten als Strafen für unsere Verfehlungen hinnähmen. Sie indes wollen, daß wir jene selbst als Verfehlungen ansähen und daß wir an unseren Schmerzen nicht nur physisch litten, sondern uns auch ein Gewissen daraus machten, daß sie, obwohl unvermeidlich und schon peinigend genug, noch dazu schuldhaft seien.»[1] Übrigens hatte Samuel Butler bereits 1872 in seinem Roman ‹Erewhon› meisterhaft die möglichen semantischen Verschiebungen von

Krankheit und Verbrechen, von Bestrafung und Behandlung gezeigt: in der fiktiven Gesellschaftsordnung seines Buches werden die Kranken bestraft und ins Gefängnis geworfen, Diebe und Mörder werden mitfühlend gepflegt.[2]

Vom letzten Drittel des 19. Jahrhunderts an begann eine Reaktion gegen die romantische Glorifizierung der Krankheit – nämlich die Tuberkulose, die mit Schönheit und Genie verknüpft war –, statt dessen wurde nun die «Gesundheit» zum Wert. Für die Hygieniker erhielt sie eine soziale Bedeutung, für die Eugeniker, die damals zahlreiche Schriften veröffentlichten, eine biologische und rassische Bedeutung. Für sie war Gesundheit die «Hygiene der Fortpflanzung», die die «Reinheit des Blutes» sichern sollte.[3] Der hygienische und der eugenische Disput trafen sich im Begriff der «sozialen Plage», der Alkoholismus, Tuberkulose und Syphilis umfaßte: die biologische Krankheit war an die Gesellschaft geknüpft; sie ging aus von ihr verursachten schädlichen Verhaltensweisen hervor, die sich gleichzeitig biologisch wie gesellschaftlich auswirkten; sie gefährdeten den Wohlstand der Städte und das Aufblühen von Nachkommenschaft und Rasse.

Aber im Zusammentreffen der sozialen Plagen symbolisierte die Tuberkulose das neue Gesicht des Todes. Als die Krankheit schlechthin war sie die moderne Form der früheren Heimsuchungen. Der Alkoholismus war fast ausschließlich an das Bild des armseligen und noch dazu gefährlichen Volkes gebunden. Die Syphilis, die «venerische Gefahr», wurde dagegen – vielleicht weil sich in ihr am eindeutigsten Gesellschaftliches und Biologisches vereinen – zum bevorzugten Ort des Kreislaufs zwischen Moral und Medizin: ein regelrechts Hin und Zurück, bei dem die Verfehlung wieder im Körper selbst gesehen wurde, obwohl die Krankheit nicht länger vom göttlichen Zorn zeugte. Eine speziell auf die Gesundheit bezogene Ethik entwickelte sich, deren Experte und Hüter der Arzt war.

Wenn der Kranke nun auch kein Sünder mehr war, hatte er doch eine Verfehlung begangen, nicht mehr in seiner Seele, sondern mit dem Körper: er war ein «Geschädigter».

Lust und Verderben

Sehr lange Zeit über war die Syphilis eng an die Sünde in ihrem ursprünglichen Sinn geknüpft: den Verstoß gegen Gottes Gebot. In ihr verschmelzen in einer einzigartigen Verbindung Lust, Sünde und Krankheit. Die Ausschweifung und die Prostituierte als ihre Mittlerin befriedigen den Körper und lassen ihn zugrunde gehen. Im Kuß und in der Umarmung verbinden sich Wollust und Gift. Die Angst vor Ansteckung durchdringt jeden Genuß. Das 1895 veröffentlichte Theaterstück von Oskar Panizza,

‹Das Liebeskonzil›[4] – das seinem Autor ein Jahr Gefängnis einbrachte –, hat genau das Entstehen der Krankheit in der schuldhaften Lust zum Thema. Die Szene spielt «im Frühjahr 1495, das erste historisch beglaubigte Datum vom Ausbruch der Lustseuche», sagt der Autor. Gott und Maria, empört über die Ausschweifung, die im von Franzosen belagerten Neapel herrscht – «die Belagerung», sagt ein Bote, «hat den Rausch der Geschlechter bis zum Wahnsinn gesteigert» –, wollen zunächst die menschliche Rasse ausrotten. Nach einigem Nachdenken beschließen sie jedoch, sie mit der schlimmsten Strafe zu züchtigen. Dabei muß man den Teufel um seine Unterstützung angehen: «Dann – müßte man», sagt dieser, «den Stachel, – das Gift, – äh – das Etwas – in die Sache selbst, – in die – hm! – in die Beziehung selbst legen!»[5] «Es muß allerdings sehr verlockend sein»,[6] kommentiert Maria. Der Teufel pflichtet ihr voll und ganz bei: «Das muß also ein feines, neues und ganz besonderes Gift sein! – Welches weder den Geber noch den Nehmer sogleich vergiftet! – Das muß dann ein feines, schleichendes, langsam wirkendes Ding sein, welches sich ruhig weitervererbt, und in einigen lebenden Exemplaren immer frisch zu haben ist! – Dann soll das Gift sich an das höchste Entzücken des Menschen anschließen, an den Liebestaumel, an das naivste und köstlichste Glück, welches sie besitzen: damit es sicher zu allen dringt.»[7]

Satan beschließt, das seltsame Gift aus seiner eigenen Substanz zu extrahieren – «Gibt es denn etwas Giftigeres, die Adern Durchdringenderes, als du selbst?» – und es zuerst dem verführerischsten aller Geschöpfe, seiner Wahltochter Salome, einzuflößen. Sie wird es «durch die bekannten Schläuche» auf die Männer übertragen. Der Teufel genießt im voraus seinen Sieg über eine Menschheit, die sich in ihr Verderben und ihren Tod stürzen wird, und beschreibt Maria, was die Syphilis sein wird: «Kann es das – Ich sag dir, das in ihr verschlossene Gift ist so stark: nach vierzehn Tagen soll der, der sie berührt, mit Augen wie Glasklicker in die Welt schauen; seine Gedanken gerinnen ihm, und er schnappt nach Hoffnungslust, wie ein trocken gewordener Fisch; nach sechs Wochen betrachtet er seinen Körper und fragt: Bin das ich? die Haare fallen ihm aus, die Wimpern fallen ihm aus, die Zähne fallen ihm aus; Gebiß und Gelenke werden wackelig; nach drei Monaten ist er an seiner Menschenoberfläche durchlöchert, wie ein Sieb, und er spekuliert an den Schaufenstern herum, ob man etwa eine neue Menschenhaut kaufen kann; die Verzweiflung rinnt ihm nicht nur im Herzen zusammen, sondern läuft ihm stinkend auch zur Nase heraus; die Freunde begucken sich *gegenseitig*, und wer in der ersten Phase der Vergiftung ist, lacht den aus, der sich in der dritten oder vierten befindet; nach einem Jahr fällt ihm die Nase in den Suppenteller, und er läuft zum Kautschukhändler, um eine neue zu kaufen; dann verzieht er, geht an einen anderen Ort, wechselt sein Handwerk, wird mitleidig und sentimental, tut keinem Tierlein was zuleide, entwickelt moralische Gesinnungen, spielt mit den Mücklein in der Sonne und beneidet die jungen Bäume im Frühling; er wird katholisch, – wenn er protestantisch war; und protestantisch, – wenn er katholisch war: nach zwei, drei Jahren liegen ihm die Leber und die großen Drüsen wie Mörser im Leib und er denkt auf lockere Speisen; dann gimpelt's ihm im einen Aug', nach einem weiteren Vierteljahr ist es zu; nach fünf, sechs Jahren beginnt ein Zucken und Schießen im Körper auf und ab, wie ein Feuerwerk; er geht noch spazieren, und fleißig sieht er nach, ob die Füße noch unter dem Leib hervorkommen; noch etwas später zieht er es vor im Bett zu bleiben; er liebt die Wärme; nach acht Jahren etwa nimmt er sich eines Tages einen Knochen aus dem eigenen Gebäu, beriecht ihn, und schmeißt ihn voll Grausen in die Ecke; er wird dann fromm, frömmer, am frömmsten; er liebt die Maroquin-Bände mit Goldschnitt und einem Kreuz darauf; und nach zehn Jahren liegt er schlank dort, ein verwelktes Skelett, mit gähnend gegen den Plafond aufgesperrtem Maul, das ‹Warum› fragt und stirbt. – – Die Seele gehört dann Euch!–»[8]

Lust, Gift, Frau, Geschlecht, Verderben und Reue: alle Themen der Syphilis, die die Schriftsteller des letzten Jahrhunderts umgetrieben haben, sind in diesem Mythos ihres Ursprungs enthalten. Tatsächlich waren damals alle Schriftsteller fasziniert von dem, was J. K. Huysmans «die niemals schwindende Erbschaft, die ewige Krankheit»[9] nennt, die seiner Aussage nach seit jeher die Welt beherrscht. «Alles Syphilis», sagt sein Held Jean Des Essaintes, dessen schrecklichen Traum Huysmans mit Vergnügen schildert: «Diese zweideutige, geschlechtslose Gestalt war grün und öffnete unter violetten Lidern hellblaue, kalte und fürchterliche Augen; kleine Blasen umgaben ihren Mund; außergewöhnlich magere Arme, Skelettarme, die bis zum Ellenbogen nackt waren, staken in Lumpenärmeln und zitterten vor Fieber; fleischlose Schenkel klapperten in zu weiten Stulpenstiefeln. Der schreckliche Blick heftete sich auf Des Essaintes, durchdrang ihn und ließ ihn bis ins Mark erstarren; . . . Da verstand er den Sinn der grauenhaften Vision. Vor seinen Augen stand das Bild der Syphilis.»[10]

Die Geschlechtskrankheit spielte eine enorme Rolle in den gängigen Vorstellungen der Schriftsteller im 19. Jahrhundert. Patrick Wald Lasowski hat sie kürzlich untersucht:[11] der Künstler, der «Verdammte» – vom «Verdammten» bis zum «Verderbten» ist es nur ein Schritt –, lebte unter dem Zeichen der Syphilis, unter der Herausforderung und dem Grauen der Ansteckung. Aber mit ihr trafen Wollust, Verfehlung und ihre Folgen, Verfaulen und Kadaver mit Schöpfertum und Genie zusammen. Lasowski zeigt uns, wie die Krankheit die Literatur des 19. Jahrhunderts geprägt hat. Baudelaire, Barbey d'Aurevilly, die Brüder Goncourt, Maupassant, Huysmans und zahlreiche andere beschreiben sie unermüdlich und mit morbidem Vergnügen: zerfressenes Fleisch, abgezehrte Körper, entstellte Gesichter, leere Augenhöhlen, eiternde Wunden. Sie erlagen nicht nur der Faszination eines Mythos, sie wurden eingeholt von dem, was für sie das Wesen ihrer Kunst ausmachte. Die Literatur der Syphilis, eine Literatur des Zerfalls und des Todes, ist der Stil ihrer «Modernität».

Die allgemeinen Trugbilder

Die gesamte Gesellschaft war damals an Syphilis erkrankt, in ihren Trugbildern ebenso wie in der Realität. Die Verbreitung der Krankheit war nicht zu leugnen: «Jeder ist mehr oder weniger daran erkrankt», sagte Flaubert im ‹Dictionnaire des Idées reçues›. Über die genaue Zahl der Opfer entbrannten verschiedene Kontroversen,[12] jedenfalls sind die vorgelegten Zahlen erschreckend: auch wenn man vielleicht an ihrer Genauigkeit zweifeln kann, zeigen sie zumindest das Ausmaß des Schreckens, den die Krankheit einflößte.

Zu Beginn des 20. Jahrhunderts gingen laut verschiedener Untersuchungen 15 bis 17 % der Todesfälle auf sie zurück.[13] Professor Alfred Fournier, damals der hervorragendste Syphilisspezialist, war der Ansicht, daß 13 bis 15 % der männlichen Einwohner von Paris von ihr betroffen waren.[14] Émile Duclaux, erster Leiter des neugegründeten Institut Pasteur, schätzte die Zahl der an ihr Erkrankten in Frankreich auf vier Millionen.[15] Die Syphilis wurde für einen enormen Teil der Kindersterblichkeit verantwortlich gemacht, und nach der Entdeckung der Gonokokken 1879 durch Albert Neisser war man auch über die Gonorrhoe beunruhigt, die «andere Schädigung»,[16] die man bisher für harmlos gehalten hatte: sie hatte zahlreiche Fälle von weiblicher Unfruchtbarkeit zur Folge. Man versicherte, daß sich die venerische Plage in all ihren Formen unablässig ausbreite; eine städtische Krankheit zuerst, erreichte sie nun auch das Land. Darüber hinaus steckte sich mindestens die Hälfte der Kranken in der Jugendzeit an Syphilis an. Das ganze Leben konnte daher durch diese Krankheit geprägt sein. Ebendies deutet Alphonse Daudet in seinem Tagebuch ‹La Doulou› an, als er vom Fall eines Kranken, den er kannte, berichtete; von einem «alten Bonvivant», dem Baron de X: «Als er fünfzehn war, nahm ihn sein Onkel, der Marquis de Z., zu seinem ersten Souper im Café Anglais mit. Dieser Abend wurde zu seinem Fahrschein nach Lamalou.»[17] Lamalou ist das Thermalbad, in dem man damals zahlreiche nervöse Erkrankungen syphilitischen Ursprungs behandelte; Daudet selbst hielt sich dort oft auf.

Daudet spürte 1884 die ersten Beeinträchtigungen, 13 Jahre später starb er, fast völlig gelähmt. In seinem Tagebuch erinnert er sich an die Anfänge seiner Krankheit: «Erinnerung an einen ersten Besuch bei Dr. Guyon in der Rue de la Ville l'Évêque. Er untersucht mich; die Harnblase ist kontrahiert; die Prostata ein wenig nervös, eigentlich nichts. Und dieses Nichts war der Beginn von allem: die Invasion.»[18] Eines Tages erfuhr Daudet, daß er nicht mehr gesund werden würde: «Langes Gespräch mit Charcot. Genau das dachte ich mir, mein Leben lang werde ich daran leiden.»[19] Die Krankheit hatte sich eingenistet, sie ließ sich nicht mehr vertreiben.

Daudet war an einer Tabes (oder lokomotorischen Ataxie, einer Störung der Bewegungsabläufe) erkrankt, von der man damals seit kurzem wußte, daß sie, ebenso wie die allgemeine Paralyse, an der Jules de Goncourt, Baudelaire und Maupassant starben, eine der Spätfolgen der Neurosyphilis ist. Die Beschreibung seines Zustands, die er Tag für Tag notierte, zeichnet ein anderes Bild der Krankheit als das der körperlichen Zersetzung. Aber sie ist auch das Bild einer langen Folter und unheilbaren Verfalls: Schmerzen, die ihn quälten und die von nun an, wie es der Titel des Tagebuchs[20] sagt, das Leben des Schriftstellers beherrschten und gegen die er erfolglos alle Schmerzmittel der Zeit versuchte, Chloral, Brom, sogar Morphium; Verfall durch die Beeinträchtigung der Bewegungsfähigkeit, die ihm allmählich jede Reise, ja jede Bewegung zum Problem machte. In seinem Tagebuch verzeichnet Daudet, was er im Ablauf der Jahre alles nicht mehr tun konnte: «Welches Grauen, die Straße zu überqueren! Keine Augen mehr, unfähig zu laufen, manchmal kann ich nicht einmal mehr den Schritt beschleunigen. Die Schrecken eines Achtzigjährigen.»[21] Einige Jahre später hatte sich die Krankheit verschlimmert, er notierte: «Unmöglich, eine Treppe ohne Geländer hinunterzugehen oder sich auf gewachstem Parkett zu bewegen. Manchmal verliere ich das Gefühl in einem Teil meines Ichs – der ganze Unterleib; meine Beine verheddern sich.»[22] «Um zu diesem Sessel zu gelangen, um diesen gewachsten Flur zu durchschreiten», sagt er weiter, «muß ich ebenso viele Mühen und Findigkeit aufwenden wie Stanley im afrikanischen Urwald.»[23] Jahrelang befürchtete Daudet, völlig bewegungsunfähig zu werden, aber mit der Zeit wurden seine Schmerzen so schlimm, daß er davor weniger Angst hatte: «Lange Zeit graute es mir vor dem Rollstuhl, ich hörte ihn kommen und rollen. Nun denke ich weniger daran und ohne den Schrecken der ersten Tage. Wenn man erst einmal soweit ist, leidet man anscheinend nur noch selten... Nicht mehr leiden...»[24]

Aber noch schmerzlicher als Daudets Erfahrungen ist die Beschreibung Edmond de Goncourts über den Fall seines Bruders Jules, der mit 40 Jahren an allgemeiner Paralyse starb. Hier dominierte der geistige Verfall. Zuerst leichte Probleme beim Sprechen: «Seit einiger Zeit, und jeden Tag deutlicher, kann er bestimmte Buchstaben nicht mehr richtig aussprechen, er stolpert über das R, das C wird in seinem Munde zum T.»[25] Unbeholfenheit und unkontrollierte Bewegungen: «Wir beendeten unser Diner im Restaurant. Der Kellner brachte ihm eine Schale. Jules stellte

sich ungeschickt damit an. Seine Ungeschicklichkeit hatte nichts weiter
auf sich, aber man blickte nach uns. Ein wenig ungeduldig sagte ich zu
ihm: ‹Mein Freund, ich bitte dich, gib doch acht! Ich werde dich nicht
mehr zum Essen in ein Restaurant führen können!› Da brach er in Tränen
aus und rief: ‹Es ist nicht meine Schuld, es ist nicht meine Schuld!› Und
seine zitternde und verkrampfte Hand suchte die meine auf der Tisch-
decke.»²⁶ Dann kamen Aphasie und die Verlangsamung psychischer
Funktionen hinzu: «Diesen Montag las er eine Seite aus den ‹Mémoires
d'Outre-tombe› vor, als er plötzlich wegen eines Wortes, das er falsch ausspricht, wütend wird. Sofort hält er inne. Ich gehe auf ihn zu, *ich habe ein*
Wesen aus Stein vor mir, das mir nicht antwortet und stumm über der aufge-
schlagenen Seite brütet. Ich ermuntere ihn weiterzulesen, er bleibt
stumm. Ich sehe ihn an, ich sehe einen merkwürdigen Gesichtsausdruck,
Tränen und Grauen in den Augen. Ich nehme ihn in die Arme, ich hebe
ihn empor, ich küsse ihn, und seine Lippen stoßen mit Mühe Laute hervor, die keine Worte mehr sind, Gemurmel und schmerzvolles Gesäusel
ohne Sinn. Eine neue, schreckliche Angst ist in ihm, die nicht aus seinem
zitternden blonden Schnurrbart dringen kann. Mein Gott, sollte das eine
Sprachlähmung sein? ... Nach einer Stunde beruhigt sich das etwas,
ohne daß er andere Worte als ja oder nein sagen kann, mit verwirrten Augen, die mich nicht mehr zu verstehen scheinen. Plötzlich nimmt er das
Buch wieder, legt es vor sich hin und will lesen, will absolut lesen. Er liest
‹der Kardinal Pa(cca)›, dann nichts mehr, es ist ihm unmöglich, das Wort
zu beenden. Er wird unruhig in seinem Sessel, er nimmt seinen Strohhut
ab, seine kratzenden Finger spazieren und spazieren endlos auf seiner
Stirn umher, als wolle er sein Gehirn durchwühlen: er zerknüllt die Seite,
er hält sie näher an die Augen.»²⁷

Was blieb in den entsetzten Augen seines Bruders, der dieser unaus-
weichlichen Entmenschlichung zusah, noch von Jules de Goncourt? «Ich
sehe, wie sich von Minute zu Minute vor dieses lebhafte Gesicht, auf dem
Intelligenz und Ironie lagen, jene feine, auf nette Art boshafte und geist-
volle Miene, die verstörte Maske des Schwachsinns schiebt.»²⁸

Der medizinische Disput: gegen die venerische Gefahr kämpfen

Der Fortschritt der wissenschaftlichen Erkenntnisse – Entdeckung der
Gonokokken, der Beweis von nervösen Spätfolgen wie die Tabes oder die
allgemeine Paralyse, das Aufstellen von Statistiken – war Grundlage für
die unermüdliche und abschreckende Diskussion der Mediziner über die
Syphilis, die sie als gefährlichste aller Geißeln einschätzten, die jemals die
menschliche Rasse bedroht hatten. Eine Diskussion, die sich noch weiter
hinzog, als man gezielte Maßnahmen zur Bekämpfung der Krank-

heit traf: 1899 und 1902 wurden in Brüssel zwei große internationale Konferenzen über venerische Krankheiten abgehalten. Als Ergebnis wurde eine Internationale Gesellschaft zur sanitären und sozialen Prophylaxe gegründet, eine wahre Liga gegen die Syphilis, die von 1901 an eine Sektion in Frankreich hatte und sich an die Spitze der Propaganda stellte, die nun jeden anging. Es gab auch eine Diskussion, die die Realität rekonstruierte: die gesellschaftliche Realität einer allgegenwärtigen «venerischen Gefahr», deren hauptsächliche Überträger die Prostituierten waren, und die medizinische Realität einer Syphilis, die Ursprung aller anderen Krankheiten sein sollte. Mit dem Begriff der «Parasyphilis», der damals entstand, wurde die Krankheit für fast alle krankhaften Entwicklungen verantwortlich gemacht. Medizinische Diskussion und literarische Texte spiegelten sich wechselseitig in einer Vision der Besessenheit von der venerischen Gefahr, letzte Metapher jeglicher Krankheit, zugleich ihre Verdichtung und ihre primäre Ursache: hinter jeder Krankheit konnte sich der Beginn der Syphilis verbergen. In ‹Gegen den Strich› schreibt Huysmans: «Ohne sich zu erschöpfen, war sie durch die Jahrhunderte gerast: noch heute wütet sie; sie verbarg sich unter harmlosen Leiden, unter Symptomen von Migräne, Bronchitis, Vapeurs und Gicht; von Zeit zu Zeit stieg sie an die Oberfläche . . .»[29] Wie ein Echo erklärte der seriöse Professor Burlureaux 1902 in Brüssel, daß die Ärzte «mit der Syphilisforschung so vertraut sein müßten, daß sich ihnen bei jeder x-beliebigen Krankheit der Gedanke an die Syphilis aufdrängt».[30]

Noch schlimmer ist die angeborene Syphilis, die die Kinder, die Unschuldigen, trifft. Man machte sie für sämtliche Dramen des Kleinkindalters verantwortlich, für alle Mißbildungen, für alle Degenerationserscheinungen. Professor Pinard, einer der Großen der Kinderheilkunde, äußerte zum Beispiel zu Alfred Fournier: «In meiner ganzen Praxis habe ich nie einen einzigen Fall von Rachitis beobachtet, der seine Ursache nicht in der angeborenen Syphilis gehabt hätte.»[31] Der Dramatiker Brieux schrieb 1902 ein Stück, ‹Les avariés›, das zuerst von der Zensur verboten wurde, darauf aber immensen Anklang fand. Als großer Bewunderer Fourniers, dem er das Stück widmete, wollte er das Drama der Syphilis an die Öffentlichkeit bringen. Er läßt den Arzt, eine der Hauptfiguren des Schauspiels, ein Kind mit angeborener Syphilis porträtieren: «Die Syphilis ist vor allem eine große Kindsmörderin – Herodes herrscht in Frankreich und über die ganze Welt und beginnt jedes Jahr von neuem den Bethlehemitischen Kindermord. Und wenn das nicht heißt, das geheiligte Leben zu schmähen, möchte ich sagen, am glücklichsten sind die, die dahingegangen sind. Besuchen Sie die Kinderkrankenhäuser. Wir kennen den Typ des Syphilitikerkindes. Dieser Typ ist klassisch, und die Ärzte finden ihn unter allen sonstigen Kranken heraus, diese kleinen Alten, die aussehen, als hätten sie das Leben schon hinter sich und das

Stigma all unserer Gebrechen, all unseres Verfalls abbekommen. Unter den Rachitischen, unter den Wasserköpfen, den Buckligen, den Mißgebildeten, den Monstern, den Klumpfüßen, den Hasenscharten, den Hinkenden, die eine angeborene Hüftgelenksverrenkung haben, sind viele die Opfer von Vätern, die geheiratet haben, ohne zu wissen, was Sie jetzt wissen.»[32]

In der Vorstellung eines Wesens, das «von Geburt an verderbt» ist, verbinden sich die Begriffe von Schuld – der Eltern – und Schicksal, das unrettbar prägt. Selbst wenn die Krankheit, wie im Falle Oswalds, des unglücklichen Helden von Ibsens ‹Gespenstern›, nicht von Anfang an manifest ist, so ist sie doch vorhanden und wird ihren Lauf nehmen bis zum bitteren Ende: Wahnsinn und Tod. Die angeborene Syphilis verstärkte daher die panische Angst vor jeder Ansteckung. Sie sorgte dafür, daß sich die Notwendigkeit der Prophylaxe in den Köpfen festsetzte. Das Publikum zitterte bei den Stücken von Brieux und Ibsen oder bei der Lektüre zahlreicher Romane,[33] in denen die vielfältigen Katastrophen, die die Syphilis nach sich zieht, geschildert werden. Es stürzte sich auf die verschiedenen «Abhandlungen über Physiologie und Hygiene der Ehe», die für den Gebrauch der «Leute der guten Gesellschaft» publiziert wurden. Für den Arzt eröffnete sich ein riesiges Wirkungsfeld, er war wieder Experte und Hüter einer neuen Moral: Moral des Körpers und der Nachkommenschaft.

Aber ursprünglich wollten sich medizinischer Disput und medizinisches Eingreifen rein auf sanitäre Maßnahmen beschränken, ohne Moral zu predigen. Die Ärzte, allen voran A. Fournier, wollten die venerische Krankheit von Schuldgefühlen befreien. 1880 brach Fournier, der den ersten, von ihm eingerichteten Lehrstuhl für venerische Krankheiten innehatte, mit den Praktiken des Krankenhauses Lourcine, wo man die Kranken im Keller in Zellen einsperrte, um sie zu bestrafen. Er eröffnete eine Ambulanz in einem normalen Krankenhaus und garantierte den Kranken das Arztgeheimnis. Später setzte sich auch die «Liga zur sanitären und moralischen Prophylaxe» für eine «Humanisierung» der Behandlung von Geschlechtskranken ein. In «Les avariés» versichert Brieux, das Sprachrohr von Fournier: es gibt keine «schimpflichen Krankheiten». Der Arzt des Stückes herrscht den Schwiegervater des «avarié», der sich über die Krankheit seines Schwiegersohnes empört, grob an: «Das erzürnt mich am meisten, dieses Wort von den ‹schimpflichen Krankheiten›, das Sie gerade gebraucht haben. Wie alle anderen Krankheiten gehört diese zu unseren Leiden, und es war noch nie eine Schande, unglücklich zu sein – selbst wenn man es verdient hat.»[34] Der Syphiliskranke war weit eher Opfer eines unglücklichen Zufalls, als schuldig zu sein: «Ich würde gern wissen, wie viele von diesen Unerbittlichen, die . . . die Syphiliskranken als Schuldige behandeln, sich noch nie einem solchen Mißgeschick ausgesetzt haben ... Vielleicht vier Männer unter tausend? Na schön! Diese vier ausgenommen – der Unterschied zwischen allen anderen und den Syphiliskranken ist lediglich ein Zufall ...»[35]

Auch Émile Duclaux war der Ansicht, man müsse die Syphilis von ihren religiösen Zusätzen freimachen und dürfe nicht länger Hygiene und Moral miteinander vermengen. Über das heftig diskutierte Thema einer Reglementierung der Prostitution – man glaubte damals, daß sich ungefähr zwei Drittel der Kranken bei Prostituierten angesteckt hatten – schrieb er 1902: «Das Schlimme dabei ist, daß jede diesbezügliche Reglementierung die Erinnerung an religiöse Ängste und den Gedanken der Sünde bewahrt.»[36] Er war gegen ein Eingreifen des Staates: dieser dürfe nicht die traditionelle Rolle der Kirche übernehmen und uns eine bestimmte Moral aufzwingen: «Der Staat, der vor allem von unseren Fehlern lebt, der sich ganz munter zum Tabak- und Alkoholhändler macht, soll sich also auch noch zum Wächter über unsere Sitten aufschwingen, die er selbst bestimmt und mit der Macht, über die er verfügt, aufrechterhält! Das ist die Kirche! Noch schlimmer, das ist die Kirche im Besitz der Macht!»[37] Also keine Staatsmoral, keine Sittenpolizei, die «Missionarin der Staatsmoral» ist, sondern eine Gesundheitspolizei, die nach Duclaux' Meinung alle Probleme lösen würde: «Alles wäre ganz einfach, wenn man übereinkäme, Moral, Religion und alle Vorurteile, die sich im Laufe von Jahrhunderten entwickelt haben, an ihrem Platz zu lassen und sie nicht länger mit Fragen der Hygiene zu vermischen, mit einem Wort, wenn man auf eine Sittenpolizei verzichten würde und eine Gesundheitspolizei einrichtete.»[38] Man dürfe die Prostituierten nicht länger ins Gefängnis werfen, sondern müsse sie ins Krankenhaus bringen, um sie zu behandeln. Außerdem sei es nötig, daß der Arzt den Familien beistehe und sie «medizinisch leite»,[39] daß er bei der Sexualerziehung junger Menschen, bei der Heirat vor allem, eine Rolle spiele. Duclaux drückte die Hoffnung aus, daß sich eines Tages «der Arzt genauso wie der Notar bei jedem Ehevertrag einschaltet», daß er «das eingebrachte Gut an Gesundheit der zukünftigen Ehegatten»[40] beurteilt und dafür bürgt.

Hygienisches Handeln und Gesundheitsmoral

Als Missionar dieser neuen Polizei führte der Arzt, der die öffentliche Meinung für sich gewonnen hatte, weil die Bürger schließlich die Bedeutung hygienischen Handelns begriffen hatten, eine Gesundheitsordnung in die Gesellschaft ein. Wenn die Krankheit also nicht länger in Beziehung zu einer transzendenten Moral, die auf Gott den Schöpfer zurückgeht, gesetzt und mit unseren Pflichten ihm gegenüber verknüpft wurde, zeichnete sich nun dafür ein anderes Feld von Verpflichtungen ab: die Ver-

pflichtungen gegenüber dem eigenen Körper. Man kann sich selbst
gegenüber schuldig werden, dem eigenen biologischen Leben, Sitz von
Regeln und Bedeutungen, gegenüber. Aber man kann auch anderen gegenüber schuldig werden, an ihren Körpern, die man anstecken kann, vor
allem aber an der Familie und der Nachkommenschaft: «Wenn Sie heiraten, ohne noch drei oder vier Jahre zu warten, sind Sie ein Verbrecher»,
sagt der Arzt zum «avarié».[41] Das Kapital der Gesundheit ist ein allgemei-
nes Kapital der Familie, der Rasse, der Nation. Die gesamte Gesellschaft
ist daher einbezogen in die Gesundheitsordnung, die der Hygieniker aufstellen will. Gleichzeitig mit dem Versuch, gegen die «soziale Plage» zu
kämpfen, die die Syphilis zusammen mit Tuberkulose und Alkoholismus
darstellte, beschäftigte das Problem des Geburtenrückgangs die Gesellschaft intensiv.

Mit der Krankheit als «sozialer Plage» zeichnete sich ein anderes
Gesicht, eine andere Identität des Kranken ab. Wir haben gesehen, wie
diese Identität mit der Tuberkulose aufkam: der Kranke war hinfort nicht
mehr der vom nahen Tod Bedrohte, sondern Kranksein bedeutete eine
bestimmte Lebensform und einen genau umrissenen Platz innerhalb der
Gesellschaft. Die Plage Syphilis, die zeitlich mit dem massenhaften Auftreten der Tuberkulose zusammenfiel, zeigte deutlich einen anderen, übrigens komplementären Aspekt: daß Werte in das rein Körperliche verlegt
wurden, die bisher die Beziehung zu Gott und zu allem Heiligen bestimmt hatten: Werte des Biologischen, des Körpers, der Geschlechter-
folge, aber letztlich doch Werte eines Sozialgefüges, das die Bedeutung
des biologischen Kapitals begriffen hatte.

Das Vordringen der «sozialen Plage» fiel ebenfalls in dieselbe Zeit wie
die Festigung der sozialen Stellung des Arztes und der modernen Auffassung vom medizinischen Beruf: 1892 wurde in Frankreich das Gesetz ver-
abschiedet, das der Ärzteschaft endlich den ersehnten professionellen Status zubilligte; 1902 bestätigte das Gesetz über die öffentliche Gesundheit
die Bedeutung von deren Rolle für die gesamte Gesellschaft. Der Arzt
war endgültig nicht mehr nur der Begleiter des Sterbenden. Die Gesellschaft übertrug ihm das Recht, die Werte von Gesundheit und Körper zu
verwalten.

In dieser Konstellation weiß und fühlt der Kranke, daß er geschädigt, verdorben und zerfressen ist. Die Brüder Goncourt gestehen in ihrem Tagebuch: «Nun gut, ja, wir sind zerfressen! Das Wrack, das gehorchen soll,
versagt. Die Haut löst sich. Wir sind voller Flechten, grindig und was
weiß ich noch? Man muß sich abfinden.»[42] Die neue Schuld gegenüber
dem Körper, die der Arzt formuliert, löst die frühere Sünde ab oder verbindet sich mit ihr. Der Kranke hat den Regeln des gesunden Körpers und
des gesunden Lebens zuwidergehandelt. Wenn die Brüder Goncourt den

Tod von Henri Murger, Autor der ‹Szenen aus dem Leben der Bohème›, erwähnen, lassen sie eine versteckte Mißbilligung gegen sein ungesundes Leben durchblicken, das er unbekümmert um hygienische Vorschriften führte, als Ausdruck einer moralischen Zersetzung, die die Kehrseite des körperlichen Zerfalls ist: «Wenn man bedenkt, so ist es ein Tod, der wie ein Tod aus der Bibel wirkt. Mir kommt er vor wie der Tod der Bohème, dieser Tod durch Auflösung – alles vermischt sich darin, Murgers Leben und die Welt, die er geschildert hat: Übermaß an nächtlicher Arbeit, Perioden des Elends und Perioden der Schlemmerei, schlecht geheilte Syphilis, Hitze und Kälte einer Existenz ohne Zuhause, die soupiert und nicht diniert, kleine Gläschen Absinth, die übers Pfandhaus hinwegtrösten; alles, was den Menschen verbraucht, alles, was ihn verbrennt, alles, was ihn umbringt; ein Leben in Auflehnung gegen die Hygiene des Körpers und der Seele, das bewirkt, daß ein Mann mit zweiundvierzig Jahren fetzenweise aus dem Leben geht, ohne noch Vitalität genug zu haben, um zu leiden, und nur über eines klagend, über den Gestank faulenden Fleisches, der im Zimmer herrscht; so war sein Leben.»[43]

Die Worte der Hygieniker hatten ihre Wirkung also nicht verfehlt. Die Öffentlichkeit kannte ihre Regeln, auch wenn sie sie mißachtete. Angesichts der Gefahr einer möglichen Schädigung akzeptierten manche ein abstinentes und vorsichtiges Leben. Brieux läßt seinen «avarié» sagen: «Niemand, niemand auf der Welt hat so viel Angst vor dem gehabt, was mir passiert, wie ich; niemand hat sein Leben so sorgfältig und überlegt eingerichtet wie ich, niemand hat so viele minuziöse Vorsichtsmaßnahmen getroffen, um Schäden zu vermeiden . . . ich habe mir jedes Vergnügen versagt. Ich habe dem Trieb wie den Versuchungen widerstanden . . . Wie hätte ich Abenteuer geliebt, Orgien, Champagner, Spitzendessous und Betten mit Schnitzereien! Das alles habe ich meiner Gesundheit geopfert.»[44]

In ‹Bübü von Montparnasse› akzeptiert der junge Pierre Hardy, der sich bei der Prostituierten Berthe angesteckt hat, den Ausschluß und die Trennung, die die medizinische Diagnose impliziert: er wird nicht in seine kleine Heimatstadt in der Provinz zurückkehren und seine Familie nie mehr wiedersehen. Er wird sich mit Berthes Liebe zufriedengeben, weil sie die einzige Frau ist, die er nicht besudeln kann. «Du hast mir schweres Leid angetan», sagt er ihr. «Heute soll uns das Leid, das du mir angetan hast, verbinden. Du bist für mich das einzige mögliche Weib, *denn meine Berührung bringt die Pest.*»[45] Auf dem Geschädigten liegt ein Tabu. Daudet drückt ein Gefühl derselben Art aus, als er das Schweigen notiert, in dem man den «richtigen Namen» seiner Krankheit hält: «Nicht ein einziges Mal, nicht beim Arzt, nicht unter der Dusche, nicht in den Kurorten, wo die Krankheit behandelt wird, spricht man ihren richtigen Namen aus, ‹Krankheit des Knochenmarks›! Selbst in wissenschaftlichen Werken ist die Rede vom ‹Nervensystem›!»[46]

Mit Syphilis zu leben bedeutet also Angst und Schrecken, Vorsicht und Verbot. Es kann sogar zu Gesetzesübertretungen kommen. Aber die Herausforderung zeugt auch von der Macht der Norm, die hier angegriffen wird, selbst wenn sich herausstellt, daß der normative Diskurs nicht immer den Sieg davonträgt. Um Herausforderung der traditionellen Moral und bürgerlicher Maßstäbe geht es bei Flaubert, wenn er an einen Freund schreibt: «Ah, alter Spitzbube, perfider Stammtischbruder, du hast gelacht über meinen unglückseligen Schwanz. Nun, im Augenblick ist er geheilt. Er ist gerade noch ein wenig verhärtet, aber das ist die Narbe des Tapferen. Das macht ihn poetischer. Man sieht, daß er gelebt hat, daß er Leid durchgestanden hat. Es verleiht ihm etwas Schicksalhaftes und Verruchtes, das zu denken gibt.»[47] Herausforderung auch bei Maupassant, die sich unbekümmert gibt: «Ich habe die Syphilis, die richtige, nicht den jämmerlichen Tripper, nicht die harmlose geistliche Abart, keine bourgeoisen Feigwarzen, keine blumenkohlartigen Auswüchse, nein, nein, die richtige Syphilis, an der Franz I. gestorben ist. Und ich bin stolz auf das Unglück, und ich verachte all diese Bourgeois über alles. Halleluja, ich habe die Syphilis, und so habe ich keine Angst mehr, sie zu bekommen.»[48]

Aber in ‹Bübü von Montparnasse›, geschrieben in einem Augenblick, als die Debatte gegen die Geschlechtskrankheiten ihren Höhepunkt erreichte, zeichnet sich eine andere Haltung ab. Bübü, der Held des Romans, versichert ebenso wie Maupassant, stärker zu sein als die Syphilis, aber auch stärker als die Medizin. Er lehnt das Verdikt der medizinischen Diskussion ab. Als er erfährt, daß er sich wahrscheinlich angesteckt hat, hat der Zuhälter Bübü zunächst Angst vor der Syphilis und davor, durch sie «durch und durch verfault» zu werden.[49] Aber er hat auch Angst vor den Worten und der Wissenschaft, die sich des Körpers bemächtigen und ihn zeichnen, so wie der Henker eine Lilie auf den Stuhl der Schuldigen drückt: «Er erinnerte sich des wissenschaftlichen Namens ‹Syphilis›. Die unerbittliche und schneidende Wissenschaft, die die Krankheiten benennt und kennt, flößte ihm Angst ein, weil sie uns in Spitäler treibt, weil sie uns erblickt und durchschaut, weil sie ihre Worte und ihre Instrumente in unser Leben senkt, als wären wir nichts als Leib, Krankheit und Tod.»[50] Getröstet von einem anderen Zuhälter, dem langen Jules – «Wir haben sie alle», sagt ihm dieser –, gewöhnt sich Bübü an den Gedanken der Syphilis, er fürchtet sie nicht mehr, er lacht darüber. Er fühlt sich stärker als sie und stärker als die Medizin: «Durch und durch verfault sein ... Diese Worte belustigten ihn jetzt, wenn er an Jules dachte und an alle, die nicht durch und durch verfault waren. Die Syphilis und die Wissenschaft widersetzen sich unserm Willen wie Ärzte, die man an der Straßenecke angreifen und berauben kann.»[51] Daß sich Widerspruch gegen die herrschende Meinung erhob, zeigt uns den Einfluß der neuen Gesundheitsmoral, denn von nun an richtete sich die Ablehnung gegen sie.

Von der venerischen Krankheit zu Aids

Die Syphilis und Geschlechtskrankheiten im allgemeinen sind heutzutage nicht verschwunden. In Frankreich stellte man für das Jahr 1972 9 Syphilisfälle auf 100000 Einwohner fest.[52] Nach einem spektakulären Rückgang nimmt die Zahl der Geschlechtskrankheiten wieder zu.[53] Dennoch hat es nichts mehr mit der grauenerregenden Erfahrung vom Anfang des Jahrhunderts gemein, heutzutage die Syphilis oder eine andere «sexuell übertragbare» Krankheit zu haben. Hier kann man das ganze Ausmaß einer Heilungsmöglichkeit ermessen: eine heilbare Krankheit bietet für Angst und Angstvorstellungen nicht mehr viel Raum.

Ein Journalist um die 40 erzählte 1980, daß er sich im Laufe von 15 Monaten zweimal an Syphilis angesteckt hat; er sagte, das sei «etwas, das ich nicht als allzu schlimm empfunden habe . . . ich habe das ganz und gar entdramatisiert, *für mich war das nicht schlimmer als jede andere Krankheit,* man kann das schließlich behandeln, das war kein Problem.»

Eine fünfundzwanzigjährige junge Frau, ebenfalls 1980 interviewt, die zwei Jahre zuvor an Gonorrhoe gelitten hatte, war sogar beruhigt, als sie erfuhr, daß sie eine physische Krankheit hatte, da verschiedene Ärzte ein paar Monate lang angenommen hatten, ihre Symptome seien psychischen Ursprungs: «Ich war beruhigt, weil *es ein Bazillus war* . . . ich dachte mir, wenn ich Antibiotika nehme, dann ist es vorbei, es war wie eine schlimme Grippe. Und zu wissen, daß ich etwas Greifbares, Konkretes hatte, eine Sache, die ich angehen konnte, ohne mein ganzes Leben in Frage zu stellen . . . ja, das hat mich unheimlich getröstet.» Das Infragestellen ihrer Psyche, ihrer Lebensweise und ihrer Beziehungen hatte ihr unendlich viel Angst eingejagt; die Diagnose einer Gonorrhoe dagegen erschien ihr nicht nur beruhigend, sondern sogar ein wenig komisch: «Ich mußte sogar ein bißchen lachen, so eine Geschichte, auf die man nicht gefaßt ist und die einen einfach so überfällt; in Wirklichkeit glaubt man ja immer, daß man so etwas nie bekommt, Geschlechtskrankheiten sind immer etwas, was die anderen haben. So wie schwanger sein und Fünflinge bekommen, zum Beispiel.»

Auch erschreckende Bilder sind noch im Umlauf, vor allem von der Syphilis. Aber die Realität der Krankheit und ihrer Behandlung hat sich für den bereits zitierten Journalisten als wesentlich weniger lästig entpuppt, als er aufgrund der Berichte seiner Freunde vermutet hatte: «Bei meiner ersten Syphilis habe ich mir eine komplizierte Behandlung vorgestellt.

Man hatte mir so viel Zeug erzählt: ‹Zehn Tage lang bekommst du Spritzen, dann hast du zwei Wochen Ruhe, dann geht es noch einmal zehn Tage so weiter.› Mein Beruf bringt es mit sich, daß ich oft verreisen muß, ich bin nicht immer in Paris, ich sah mich schon im Zug sitzen und von einer Krankenschwester zur anderen fahren, in einer Stadt ankommen, eine Krankenschwester suchen, wirklich verteufelt . . . und dann habe ich schließlich festgestellt, *daß die Behandlung ganz einfach war,* nur eine orale Behandlung . . . Man hatte mir auch gesagt: ‹Die Behandlung kann sehr, sehr lange dauern, du darfst monatelang keine sexuellen Beziehungen haben›, dabei stimmt das alles gar nicht. Die Behandlung der Krankheit kam mir schließlich viel weniger lästig und weniger drakonisch vor, als ich befürchtet hatte.» Zur Zeit des Interviews war er geheilt, doch stellte die Syphilis für ihn ein ständiges Risiko dar: er war homosexuell und wußte, daß die Syphilis vor allem in diesem Milieu verbreitet ist. Daher sagte er: «Das hat mir gezwungenermaßen bewußt gemacht, daß ich Gefahr laufe, das öfter zu bekommen.» Infolgedessen hatte er dieses Risiko und die Vorbeugung dagegen in seine Lebensweise einbezogen: «Jetzt lasse ich mir alle drei oder vier Monate Blut abnehmen, vorher habe ich das kaum einmal im Jahr gemacht . . . Jetzt denke ich etwas mehr daran.»

«Aber», sagte er, «das ist wie Gas oder Strom, die man alle vier Monate bezahlen muß, das kommt eben, das ist in mein Alltagsleben einbezogen; ich weiß, daß ich dieses Risiko eingehe.» Ein Risiko, das ihn manchmal beunruhigte: «Man hat eben wirklich diese Angst, Leute kennenzulernen, die einen anstecken könnten. Das ist . . . irgendwie ist das vorhanden, manchmal bei einem ersten Treffen spürt man so einen Stich im Herzen, zögert ein wenig.» Auch die bereits zitierte Frau sagt: «Sicher passe ich jetzt wirklich auf, mit wem ich ins Bett gehe . . . Ich habe unheimlich Schiß, wenn ich mit einem Typen schlafe, den ich nicht so gut kenne.»

Kann man also sagen, daß die Syphilis zusammen mit ihrer organischen Gefährlichkeit auch definitiv die Aura von Grauen und Schuld verloren hat, von der sie so lange umgeben war? Die Realität ist nicht einfach. Manche Ärzte, versicherte der Journalist, wecken bei den Syphiliskranken immer noch gern Schuldgefühle: «Ich habe Dusel gehabt, weil ich auf Leute gestoßen bin, die einem keine Schuldgefühle einreden, aber das ist nicht immer der Fall. Ich kenne Leute, die in ein bestimmtes Krankenhaus gegangen sind, wo man einen wirklich tödlich mit Schuldgefühlen belastet. Ich kenne manche, die deshalb ihre Behandlung abgebrochen haben.» Aber vor allem betrifft eine Geschlechtskrankheit nie eine Person allein, sie wurde übertragen und kann weiter übertragen werden. Sobald die Diagnose gestellt ist, lenkt der Arzt die Aufmerksamkeit des Kranken auf die Ansteckungskette: auf denjenigen oder diejenige, die ihn angesteckt hat, und auf die anderen, auf die er die Krankheit möglicherweise übertragen hat. Der Kranke *muß* sie in Kenntnis setzen. Diese Verpflich-

tung ist zumindest peinlich. Für den Journalisten war sie der unange-
nehmste Aspekt der Krankheit: «Wirklich, diese Seite . . . die Leute be-
nachrichtigen, das ist nie angenehm . . . sein Gedächtnis durchforschen
. . . nun ja, in manchen Fällen ist es einfach, wenn man nur mit einer Person zusammen ist, dann ist es einfach, aber in anderen Fällen eben nicht.
Man muß sein Adreßbuch wälzen, telefonieren, erklären . . . Im allgemeinen nehmen die Leute es gut auf. Sie sagen: ‹Gut, gut, einverstanden, ich
lasse eine Blutprobe machen› . . . Aber das hat trotzdem eine peinliche
Seite, eigentlich schreckt mich das am meisten.»

Darüber hinaus läßt sich das Netz sexueller Beziehungen selten neutral
versachlichen. Es kann zu Auswirkungen auf Liebesbeziehungen kommen. Die junge Frau, die Gonorrhoe bekommen hat, berichtet zwar amüsiert darüber, der possenhafte Aspekt überwiegt: «Ich hatte meinen Tripper an Bill weitergeben, und Bill an seine Freundin, ich glaube, er durfte
zwei Wochen keine sexuellen Beziehungen haben, deshalb wollte er nicht
mit ihr schlafen, und sie glaubte, er sei eingeschnappt . . . das bringt einen
zum Lachen, so etwas. Oder zum Beispiel die Sache mit Catherine, die
zum Gesundheitsamt geht, um sich untersuchen zu lassen, weil C. ihr den
Tripper angehängt hatte, und als sie mich sieht, wird ihr klar, daß er ihn
von mir hatte, was sie nicht wußte. Sie wußte nicht, daß er Beziehungen
zu mir gehabt hatte; sie hat das erst im Gesundheitsamt erfahren, als wir
uns getroffen haben.» Wir sind weit entfernt von der Angst Pierre Hardys
im ‹Bübü von Montparnasse›, der sich schmerzlich bewußt ist, daß seine
Liebe «die Pest bringt»[54]. Aber trotz ihrer unbeteiligten Launigkeit wußte
diese junge Frau sehr gut, daß hinter dem komischen Schein viel auf dem
Spiel stand: «Es hat eine komische Seite, wenn man einen Tripper hat,
aber gleichzeitig ist es etwas beschämend, das berührt die Sexualität, also
auch gefühlsmäßige Beziehungen, deshalb bringt es einem schon das
Leben durcheinander.»

Das Wort «beschämend» wurde ausgesprochen, und es taucht auch
wieder auf, als sie, immer noch launig, erzählt, wie sie ihre Familie von
ihrer Krankheit unterrichtet hat. Anderen zu verraten, daß man eine Geschlechtskrankheit hat, ist auch heute noch nicht so einfach. Und beide
Gespräche zeigen, daß es am schwierigsten bei den Eltern ist, bei der
Mutter, wie sie auch reagieren mag. Das Unbehagen und die Scham zeigen, daß ihr gegenüber das Gefühl der Schuld vorrangig ist: *«Ich habe mich
etwas geschämt, es meiner Mutter zu sagen,* vielleicht nicht richtig geschämt,
aber es hat mich trotzdem geniert. Aber schließlich habe ich es ganz
scherzhaft gesagt: also schön, ich habe einen Tripper. Und meine Mutter
hat es unheimlich gut aufgenommen. Beide Eltern haben es gut aufgenommen, sie waren weder schockiert noch in ihrer Ehre getroffen.» Sie
fährt fort: «Trotzdem war sicher ein Gefühl von Scham dabei. Weil das
auch hieß, von meinem Intimleben zu sprechen. Ich bin es nicht ge-

wöhnt, meinen Eltern davon zu erzählen.» Die Äußerungen des Journalisten verraten dieselbe Verlegenheit, der Familie, der Mutter seine Sexualität enthüllen zu müssen. In seinem Falle hätte das geheißen – was er ablehnte –, seine gleichgeschlechtliche Sexualität einzugestehen: «Es hätte mir ganz und gar nicht gepaßt, wenn meine Familie es erfahren hätte . . . Ich bin homosexuell, und meine Familie weiß das nicht. In der Arbeit weiß es jeder, meine heterosexuellen Freunde wissen es, das ist kein Problem, _aber in meiner Familie ist es noch nicht aufgeflogen,_ und ich habe auch keine Lust darauf, daß es aufkommt . . . Manche, vor allem einer meiner Brüder und meine Mutter, würden das ziemlich schlecht aufnehmen.»

Das Erleben der Krankheit unterschied sich für ihn jedoch nicht vom Erleben der Homosexualität, die für die Krankheit verantwortlich war. Mehr noch, das eine bildete den tieferen Sinn für das andere. Es war allein die Homosexualität, die dem Homosexuellen, als er feststellte, daß er Syphilis hat, Probleme bereitet: «Es ist schwieriger, seine Homosexualität zu leben als seine Syphilis; für jemanden, der homosexuell ist und Syphilis hat, ist die Syphilis sekundär; wenn ihm etwas Probleme macht, dann seine Homosexualität, nicht die Krankheit.»

Weil die Syphilis organischer Ausdruck der Homosexualität war, enthüllte die Krankheit die Abweichung von der Norm, zuerst den anderen, aber vor allem auch dem Individuum selbst, der diesem Bild seines Ichs, das die Krankheit an den Tag brachte, nicht mehr ausweichen konnte: «Man erlebt das geradezu wie den greifbaren Beweis seiner Homosexualität, die an die Öffentlichkeit kommt, für die Schwulen selbst _ist sie der schmerzliche Beweis,_ es kommt ihnen mehr zu Bewußtsein. Ich glaube, für manche Leute, die nur sehr, sehr schlecht mit ihrer Homosexualität umgehen können, ist das immer eine Erinnerung, obwohl sie eigentlich nicht so oft daran denken möchten.»

In einer Welt, in der die Normen fließend geworden sind, in der es möglich ist, «am Rande», in einem Halbdunkel, das man kaum in Frage stellt, zu leben, erinnert die Syphilis den Homosexuellen daran, daß zwischen Normalität und abweichendem Verhalten immer noch eine Grenze verläuft: «Man kann der Homosexualität, die man gewöhnlich akzeptiert, die man auslebt, aber an die man nicht 24 Stunden am Tag erinnert werden möchte, nicht mehr ausweichen . . . schließlich macht jeder, was er will, die Sitten sind lockerer, die Zeiten ändern sich: wo hört der Homo auf? Wo fängt der Hetero an? Es gibt so eine Art allgemeine Verschwommenheit, in der man sich mehr oder weniger treiben läßt, unter der Voraussetzung, daß nicht alle zehn Meter ein Schild kommt, das einen wie mit drohendem Finger daran erinnert: ‹Du bist schwul›. Die Syphilis kann genau diese Nadel sein, die einen unablässig sticht, um daran zu erinnern, daß man von den Regeln abgewichen ist.»

Aber – und darin muß man einen neuerlichen Wandel des Sinns sehen, der der Krankheit anhaftet – wenn das Individuum seine Sexualität akzeptiert, ist die biologische Krankheit an sich kaum mehr als ein Zwischenfall ohne große Bedeutung: «Die Homosexuellen müssen etwas akzeptieren, was in der Meinung der Mehrheit einen Makel darstellt. Ich glaube, wenn man damit erst einmal zurechtkommt, wenn man das für sich annimmt, bedeuten Geschlechtskrankheiten gar nichts, sind absolut sekundär.» Die Wirksamkeit der Behandlung, die die eigentliche Gefährlichkeit der Krankheit verringert hat, hat sie eben dadurch ihrer Bedeutung entkleidet: «Die Schädigung» hat ihre Last an biologischer Schuld verloren. «Wenn die Gesellschaft weiß, daß man schwul ist», sagte der bereits zitierte Journalist, «dann ist es vollkommen egal, ob man darüber hinaus noch krank ist. Es hängt damit zusammen, aber man wird deswegen nicht noch mehr verurteilt.» Da kommt plötzlich das ursprüngliche Phänomen wieder ans Licht: die Sünde in ihrer modernen Gestalt, als Abweichung von der Norm – und zwar bloßgelegt, nach Abzug von allem, was der Hygieniker-Disput darauf abgelagert hatte. Was besonders auf Homosexuelle zutrifft, gilt laut unserem Interviewpartner auch für Heterosexuelle: «Bei Heterosexuellen, die in einer Zweierbeziehung leben, die verheiratet sind, ist die Syphilis der Beweis für einen Seitensprung – falls die Leute nicht glauben, daß man sich das auf einer Klobrille holt, so wie der Storch die Kinder bringt. Nun, dann kann das sehr böse aufgenommen werden ... Die Syphilis ist sozusagen der Beweis dafür, daß die Person, die an ihr erkrankt ist, von den Regeln und Normen der traditionellen Partnerbeziehung abgewichen ist.»

Auch für die junge Frau, die an Gonorrhoe erkrankt war, hatten Geschlechtskrankheiten, bevor sie selbst ihre Erfahrung damit machte, etwas Abnormes, Krankhaftes an sich, den Ruch «von Nutten und von Arabern»: «Ich wußte, daß es Geschlechtskrankheiten gibt, aber mir war nicht klar, daß man sich so leicht eine einfangen kann, das heißt, ich hatte mir die Vorstellung zu eigen gemacht, daß so etwas nur Nutten haben ... ich konnte mir nicht vorstellen, selbst so etwas zu bekommen, irgendwie habe ich gedacht, *das betrifft nur Araber und Nutten* ... ich dachte, davor bin ich sicher, schließlich bin ich eine anständige junge Frau, ich schlafe mit ordentlichen Leuten, also werden sie mir das nicht antun, sie werden mir nicht so etwas anhängen.»

Eine letzte Verschiebung hat sich also im Bereich der Geschlechtskrankheiten vollzogen: da sie auf der biologischen Ebene nicht mehr so bedrohlich sind wie früher, verkörpern sie nicht mehr den Verstoß gegen die Gesundheit – der Geschlechtskranke ist nicht mehr «verfault», weder körperlich noch moralisch –, aber die Krankheit stellt sexuelle Verhaltensweisen im Verhältnis zur gesellschaftlichen Norm in Frage. Die neue Dimension, die so offengelegt wird, ist nicht mehr religiös, sanitär oder moralisch geprägt; es ist die Dimension des Abweichens vom Üblichen und der sozialen Stellung.

Dieser Bereich des Sozialstatus, der sich herausgebildet hatte, wurde Ende 1981 in Frage gestellt, als Aids auftauchte. Vor allem hatten bestimmte Gruppen, wie die Homosexuellen, in Städten wie San Francisco, Los Angeles, New York oder Paris bereits das Recht erkämpft, ihre Andersartigkeit ausleben zu können. 15 Millionen Amerikaner bekennen sich zur «Schwulengemeinschaft». Prominente Persönlichkeiten bekannten ohne Zögern ihre Zugehörigkeit. Da sorgte der Zusammenhang zwischen rätselhaften Todesfällen und der Homosexualität, der von Anfang an als gesichert galt, für neuen Wirbel.

Zunächst leugneten die Homosexuellen die Existenz eines «Schwulensyndroms» und stellten sich gegen die Kampagne, die gegen Aids entfacht wurde. Sie wollten nicht als Opfer und Verursacher dieser Krankheit abgestempelt werden und wiesen die Presseinformationen zurück, die ihre Lebensweise dafür verantwortlich machen wollten. Trotzdem warnten sogar manche, darunter bedeutende Persönlichkeiten, wie der amerikanische Journalist Larry Kramer, vor bestimmten Praktiken und empörten sich darüber, daß der Forschung so wenig finanzielle Mittel zur Verfügung gestellt wurden. Kramers Einstellung fand Anklang bei den Homosexuellen, die sich nun des Problems bewußt wurden. Hilfsorganisationen wurden gegründet, und die größte, die «Gay Men Health Crisis», sammelte Geld, um Informationsbroschüren über die Krankheit herauszugeben, Vorbeugungsmaßnahmen gegen sie bekanntzumachen und den Betroffenen finanzielle und psychologische Hilfe zu leisten.

Die Unruhe nahm zu, und Deutungen im Sinne eines göttlichen Fluchs, von Züchtigung und Strafe liefen um, manchmal bei den Homosexuellen selbst. In den USA mobilisierte sich die «moralische Mehrheit», der Reverend Gregory Dixon schrieb: «Wenn den Homosexuellen nicht Einhalt geboten wird, stecken sie die ganze Nation an, und Amerika wird vernichtet.» Es kam zu Schikanen und diskriminierenden Maßnahmen gegen Homosexuelle, als bewiesen war, daß die Krankheit durch das Blut übertragen wird. Das Ausgrenzen von «Risikogruppen» beim Blutspenden löste heftige Reaktionen bei Homosexuellenvereinigungen aus: ist ihr Blut etwa unrein? In den europäischen Staaten war die Lage noch kontroverser, die verschiedenen Vereinigungen vermieden es allerdings, in Panik zu geraten; seit dem Frühjahr 1983 kritisierten sie in Frankreich das Vorgehen, das Privatleben von Blutspendern unter die Lupe zu nehmen, um so Angehörige von «Risikogruppen» herauszufiltern. Homosexuelle warnten vor der Gefahr, daß «eine biologische Erscheinung zu moralischen Zwecken mißbraucht wird».

Die Homosexuellen haben so den Nachweis dafür erbracht, wie überaus wirkungsvoll die Verbreitung von Informationen über die Krankheit und über Vorbeugungsmaßnahmen, ebenso wie die Förderung von Solidarität durch Spendensammlungen und die Gründung von Unterstützungsgemeinschaften für Kranke sind. In den USA konnten sie sogar Druck auf Regierung und Verwaltung ausüben, die bedeutende Mittel für die Aidsforschung freigestellt haben. Sie setzten nicht nur Maßnahmen in Gang, sondern stellten auch eine Lebensweise und Praktiken in Frage, die Folge einer Phase sexueller Befreiung waren: bestimmte Treffpunkte sind wie ausgestorben und schließen einer nach dem anderen, seit dem Sommer 1983 findet eine Rückkehr zum Leben als Paar und zur Monogamie statt.

Dennoch reicht die enorme Informationsarbeit nicht aus, um die Gemüter zu beruhigen, die Aufregung wächst unablässig. Die Ausweitung der Krankheit auf andere Bevölkerungsgruppen – wie manche Rauschgiftsüchtige, Bluter, Frauen, die Sexualpartnerinnen von Erkrankten waren, Kinder, die Bluttransfusionen erhielten oder von angesteckten Müttern geboren wurden, Häftlinge – hat Teil an dieser Aufregung, ohne jedoch den Mißkredit aufzuheben, in den die Homosexuellen geraten sind. Die französische Presse brachte im Juli 1983 weiterhin Schlagzeilen über das «Schwulensyndrom», im Februar 1984 sogar über die «Mobilisierung der Parias». Vor allem in den USA weitete sich die Diskriminierung aus: manche sahen ihren Arbeitsplatz, ja sogar ihr Recht auf Wohnung bedroht. Selbst im Hinblick auf ärztliche Behandlung traf mancher auf Schwierigkeiten: die Versicherungen traten von Verträgen zurück, wenn die Diagnose ‹Aids› feststand, das Krankenhauspersonal verhielt sich reserviert. Der Solidarität tat das keinen Abbruch: immer mehr ehrenamtliche Hilfsorganisationen entstanden, Schriften für ein großes Publikum wurden veröffentlicht, im Frühjahr 1985 wurden in New York zwei Theaterstücke aufgeführt: ‹As is› und ‹The normal heart›, sogar ein Film wurde produziert und im November 1985 im amerikanischen, einige Monate später im französischen Fernsehen gezeigt. Die Nachricht, daß der amerikanische Schauspieler Rock Hudson an Aids erkrankt sei, schlug im August 1985 wie eine Bombe ein: Künstlerkreise in den USA und in Frankreich organisierten Galavorstellungen, um Hilfsfonds zu gründen.

Als Krankheit, die über das Blut, durch sexuelle Kontakte und über die Plazenta übertragbar ist, wird Aids in erster Linie im Zusammenhang mit Sexualität gesehen: eine Homosexuellenkrankheit, an sexuelle Praktiken gebunden, die von einer moralischen Mehrheit verurteilt werden. Aber eben weil Aids die Homosexuellen getroffen hat, konnte diese Krankheit einen so großen Raum in den Vorstellungen der Allgemeinheit einnehmen und die internationale Naturwissenschaft und Medizin mobilisieren. Denn die Gruppe der Homosexuellen hat bewiesen – nachdem sie vor dem Risiko gewarnt hatte, die Kranken bloß moralisch zu verdammen –,

daß ein gemeinsamer Kampf gegen die Krankheit möglich ist. Es handelte sich nicht mehr um Einzelpersonen, die für den einen oder anderen
Fall kämpften, sondern um eine zutiefst in ihrer Identität betroffene
Gemeinschaft, die ihr Existenzrecht verteidigen will. So tritt gewissermaßen ein gesellschaftlicher Bereich an die Öffentlichkeit, in dem die
«Abweichung» durch neue Beziehungen zu Wissenschaft und Politik
anerkannt wird.

X. Von der Untätigkeit zum Recht auf Krankheit

Im Sinn von Schicksal und Schuld wird die Krankheit gänzlich in ihrer Beziehung zum Göttlichen und zur Natur aufgefaßt. Diese Begriffe als solche reichen aus, dem Kranken seinen Platz zuzuweisen, und verleihen zugleich dem gesamten Universum einen Sinn. Mit der Vorstellung des Kranken als eines «Geschädigten» kommt auch die Vorstellung von Gesundheit als biologischem Kapital, als Guthaben für die Gesellschaft auf, für das jedoch das Individuum verantwortlich ist. Mit dem Begriff der Verantwortung, der Kranke und Gesellschaft einander gegenüberstellt, zeichnet sich eine neue Art der Beziehung ab. Seit die Krankheit vergesellschaftet wird, tritt die Person des Kranken in Erscheinung und erfährt Anerkennung; die Gesellschaft hat ihm gegenüber Pflichten zu erfüllen. Die Krankheit wird im Verhältnis zu einer Gesellschaftsordnung verstanden, die nun auch als solche aufgefaßt wird, ohne Bezugnahme auf ein übersinnliches Prinzip.

Fürsorge und politische Macht

Manche Autoren haben die Einrichtung einer öffentlichen Fürsorge als einen ersten Abwehrversuch verstanden, der von der Obrigkeit unternommen wurde, um den Unsicherheitsfaktor auszuschalten, den gewisse Gruppen von Ausgeschlossenen für die Gesellschaft als Ganzes darstellen, sei es durch Bestrafung der Landstreicherei in England seit 1388 oder durch Einrichtung des Grand Bureau des Pauvres 1544 in Frankreich. «Das Aufkommen der öffentlichen Fürsorge ist mit dem Aufkommen der Konsolidierung einer politischen Macht verknüpft, die repräsentativ für die Gesamtgesellschaft ist»,[1] was auch erklärt, daß sie «ursprünglich eine eher politische als soziale Bedeutung hat, da sie an die Verteidigung und Konsolidierung von entstandenen politischen Gruppierungen gebunden ist».[2] In der Tat übernahmen einzelne Gruppen wie Orden, religiöse Vereinigungen oder Gesellenbruderschaften wohltätige und unterstützende Aufgaben, während «die politische Macht sich allmählich durch Aufrechterhaltung der Ordnung und Durchsetzung gemeinsamer Werte für die gesamte Gesellschaft bestätigte».[3]

In den Jahren nach der Französischen Revolution von 1789 bildete sich ein System öffentlicher Fürsorge heraus, das im Gegensatz zu dieser Konzeption stand.[4] Dieser Perspektivenwechsel hatte seinen Ursprung zugleich im Zerfall der Gesellschaft des Ancien Régime, wodurch sich Individuum und Staat einander gegenübergestellt sahen, wie auch in der rationalistischen und universalistischen Philosophie der Aufklärung, die die These der Gleichheit der Menschen mit der Verpflichtung der Gesellschaft verband, ihnen Unterstützung zu gewähren. Auf die Gesellschaft fällt das Recht auf Fürsorge zurück, das jedem zugestanden wird. «An die Stelle der religiösen Grundlage für dieses Recht ist eine soziale Grundlage getreten, das heißt, die Verpflichtung der Gemeinschaft, Mitbürgern in Not zu Hilfe zu kommen, im Gegensatz zur Behördenwillkür der Gläubigergesellschaft.» Und schließlich wird «das Recht auf Fürsorge als Ergänzung zum Recht auf Arbeit erkennbar, das die Gesellschaft zuverlässig garantieren soll».[5]

Ein halbes Jahrhundert vor der Erklärung der Menschenrechte 1793 hob Montesquieu die Bedeutung der Arbeit im Verhältnis zum Besitz an Grund und Boden hervor: «Ein Mensch ist nicht arm, weil er nichts hat, sondern weil er nicht arbeitet. Wer keinerlei Gut besitzt und arbeitet, lebt ebensogut wie jener, der hundert Ecus Einkommen hat, ohne zu arbeiten. Wer nichts besitzt, aber einen Beruf hat, ist nicht ärmer als einer, der zehn Morgen Land zu eigen hat und es bearbeiten muß, um zu existieren.» Er betont die Verpflichtung des Staates, für die Bedürfnisse bestimmter Gruppen zu sorgen: «In den Ländern des Handels, in denen viele Menschen nichts besitzen als ihr Handwerk, ist der Staat oft gezwungen, den Bedürfnissen der Alten, der Kranken, der Waisen nachzukommen. Ein zivilisierter Staat zieht diesen Unterhalt aus dem Handwerk selbst; den einen gibt er die Arbeit, zu der sie fähig sind; die anderen lehrt er zu arbeiten, was wiederum eine Arbeit ist.» Aber hierbei handelt es sich nicht um Mildtätigkeit, denn «einige Almosen, die man einem armen Menschen auf der Straße gibt, erfüllen nicht die Verpflichtungen des Staates, der allen Bürgern eine gesicherte Existenz schuldet, ebenso wie angemessene Ernährung und Kleidung und eine Lebensweise, die der Gesundheit nicht entgegensteht.»[6] Im ‹Bild von Paris› bestätigt L. S. Mercier ebenfalls die Verantwortung der bürgerlichen Gesellschaft für die Gesundheit ihrer Mitglieder: «Gibt es etwas Kostbareres als die Gesundheit der Bürger? Hängt die Kraft künftiger Generationen und damit auch die des Staates nicht letztlich von der Güte gewisser kommunaler Einrichtungen ab?»[7] In der Erklärung der Menschenrechte vom 24. Juni 1793 wird die Verpflichtung der Gesellschaft im Hinblick auf notleidende Bürger durch die Verknüpfung von Lebensunterhalt, Arbeit und Hilfeleistung bestätigt: «Öffentliche Hilfeleistungen sind eine unantastbare Verpflichtung. Die Gesellschaft schuldet notleidenden Mitbürgern den Lebensunterhalt, sei es, indem sie ihnen Arbeit verschafft, sei es, indem sie den nicht Arbeitsfähigen die Existenzmittel garantiert.»[8]

Die Verknüpfung des Rechts auf Arbeit und des Rechts auf Fürsorge wurde also vom 18. Jahrhundert an bestätigt und erforderte die Einrichtung einer gesellschaftlichen Organisation, die dieser neuen Konzeption der Beziehungen zwischen der Gesellschaft und ihren Mitgliedern Rechnung trug. Denn «eine staatliche Theorie, die zu Hilfeleistungen und Wohltätigkeit verpflichtet, scheint komplementär zum radikalsten Individualismus in den gesellschaftlichen Beziehungen zu sein».[9] Nach einer liberalen Konzeption, wie sie vor allem Nietzsche entwickelte, war die Entstehung von Vertragsbeziehungen an die Existenz von «Rechtssubjekten» gebunden. Eingebettet «in dieser Sphäre, im Obligationen-Rechte also», zeichnet er die lange Entstehungsgeschichte der Verantwortung nach und zeigt die Ursprünge der moralischen Begriffe von «Schuld», «Gewissen», «Pflicht» und «Heiligkeit der Pflicht»[10] auf. Von da an scheinen Krankheit und Unglücksfall zur Gesellschaftsordnung zu gehören und untrennbar von Begriffen wie «Recht», «Pflicht», «Verpflichtung» und «Verantwortung» zu sein.

In den Mittelpunkt sozialer Überlegungen rückt die beginnende Industrialisierung die Beziehung zwischen Recht auf Arbeit und Recht auf Fürsorge, zusammen mit den Problemen, die die Unsicherheit dieser «neuen Armen», der Arbeiter, hervorbringt. Genauer formuliert, mit der Entwicklung der Arbeitnehmerschaft sollte sich das Problem der Beziehungen zur Arbeit durch Begriffe wie Arbeitsunfall, Krankenversicherung, ja sogar Arbeitslosenversicherung anders stellen. Die «Unsicherheit der Existenz», ein Ausdruck, den H. Hatzfeld bei Marx und Engels entlehnt, ist der Ausgangspunkt für soziale Maßnahmen, die man in der zweiten Hälfte des 19. Jahrhunderts ergriff. Wie H. Hatzfeld uns ins Gedächtnis ruft, hatte die «Unsicherheit der Existenz» einen doppelten Aspekt. Zum einen umfaßte sie die Unsicherheit des Arbeitsplatzes und die Angst vor der Arbeitslosigkeit, zum anderen «verwandelte sich diese Unsicherheit relativ zu bestimmten Eventualitäten des Lebens in eine gewisse Sicherheit: Krankheit, Gebrechlichkeit und Alter würden den Arbeiter mittellos vorfinden».[11] Aber wenn das Recht auf Arbeit auch die Hauptforderung der Arbeiterbewegung war, antwortete die jeweilige Staatsmacht darauf oft mit dem Recht auf Fürsorge, wie Karl Marx es für die Revolution von 1848 und die Errichtung der Sozialfürsorge 1849 gezeigt hat.[12] Dieses Recht auf Arbeit, in gewisser Weise symmetrisch zum Recht auf Eigentum, das man in der Präambel einer Verfassung anerkennen kann, läßt sich nicht institutionell garantieren. Und gegen dieses Risiko, das die Arbeiter als größtes anprangerten, wurden sie am spätesten versichert: die Arbeitslosenversicherung stammt aus dem Jahre 1958.[13] Auf jeden Fall bedeutet eine Versicherung gegen Arbeitslosigkeit nicht die Garantie ständiger Beschäftigung, sie bietet höchstens einen gewissen Schutz gegen ihre Unsicherheit. H. Hatzfelds Analyse macht deutlich, daß die Systeme zum sozialen Schutz nicht von der Entwicklung und

Organisierung der Lohnarbeit in den Industriegesellschaften zu trennen sind. Als Streitpunkt in den Beziehungen zwischen Arbeitern und Unternehmern waren sie eine Erwiderung auf die Bedürfnisse und Ansprüche der Arbeiter, aber sie entstanden nicht nur, weil sie gefordert wurden. Sie entstanden auch, weil die großen Unternehmen ein Problem lösen mußten: wie konnten die Rekrutierung von Arbeitskräften und ihre Stabilität gewährleistet werden? H. Hatzfeld schließt daraus: «Nach einer Gesellschaft, die sich auf das Eigentum gründet, entsteht nun eine Gesellschaft, die sich auf Institutionen gründet. Nach den Rechten des Besitzbürgers entwickelt sich die rechtliche Stellung von integrierten Lohnabhängigen. Die Wandlung hat sich nicht von selbst vollzogen: sie ist Frucht eines Kampfes zweier komplexer Gewalten: einerseits die Erfordernisse einer funktionierenden Wirtschaft, andererseits die Ansprüche des Volkes und demokratische Ideen. Aber ein Kampf, bei dem man nicht sagen kann, das eine sei dafür, das andere dagegen gewesen.»[14]

Die Anerkennung einer Wechselbeziehung zwischen Gesundheit und Arbeit ist nicht nur ein Prinzip in der Präambel der Verfassung. Sie ist eine Realität: die öffentliche Macht erkennt sie durch eine Institution an, durch die Sozialversicherung. Wenn nach den Worten Pierre Laroques klar ist, daß «eine der Grundlagen der Sozialversicherung die Vorstellung ist, daß die Gemeinschaft für das Wohlergehen ihrer Mitglieder verantwortlich ist und die Verpflichtung hat, ihre Sicherheit zu gewährleisten . . .», so ist «eine Gesellschaft, die auf solchen Prinzipien beruht, sicher vollkommen anders als die traditionelle liberale Gesellschaft.»[15] Dagegen hat sich die Krankheit selbst gewandelt und steht in einem neuen Zusammenhang mit der Gesellschaftsordnung. Die Krankheit, gleichgesetzt mit Arbeitsunfähigkeit, die von der Medizin anerkannt wird – die Ärzte haben an der Sozialisierung der Krankheit teil, indem sie sie diagnostizieren –, ist ein Recht geworden: krank sein bedeutet, nicht mehr zu arbeiten und sich behandeln zu lassen, es ist das Recht auf eine Unterbrechung der Arbeit und das Recht auf Pflege.

Im Laufe dieses Prozesses betritt der Kranke als eine andere Person die gesellschaftliche Bühne. Die Veränderungen des Krankheitsbilds, die wir am Beispiel der Tuberkulose gesehen haben, trugen zum Hervortreten des Kranken als Individuum bei. Von nun an wurde ihm der Status eines untätigen Individuums verliehen, das von den Pflichten der Produktion befreit war und als solches akzeptiert wurde. Es wurde durch neue Rechte und Pflichten bestimmt, ebenso wie durch eine gesonderte Beziehung zur Gesamtheit der Gesellschaft.

Von der Wohltätigkeit zur Solidarität

In einer Epoche, in der eine Krankheit die Arbeiter mittellos und ohne Reserven zurückließ, konnten ihnen lediglich Wohltätigkeit und manchmal gegenseitige Hilfe Elend ersparen. Zu Beginn unseres Jahrhunderts fällt es Didier, einem Mann aus dem Volke, der Hauptfigur des Romans von M. Bonneff, schwer, die Hilfe seiner Gewerkschaftsgenossen anzunehmen, als er, wie sein Vater, lungenkrank wird. «Als er von der Arbeit kommt, findet er bei sich zu Hause zwei Delegierte der Gewerkschaft vor, die ihm erklären: ‹Die Genossen wollen, daß du dich ausruhst, die Organistation wird dir deinen Halbmonatslohn zahlen!› Diese rührende Sorge bringt ihn zum Weinen.» Die Wochen vergehen und Didier nimmt die Arbeit wieder auf, weil sich die Tuberkulose, wie der Autor sagt, «der sozialen Lage anpaßt; sie stellt sich auf die Lebensweise ein; es gibt keine entgegenkommendere Krankheit als die Tuberkulose: sie schreibt nicht vor, daß man sofort aufhören muß zu arbeiten, sie läßt einem lange Aufschub. Zu Beginn leidet man nicht sehr an der Tuberkulose, sie weiß gut, *daß die Armen keine Zeit haben, um sich auszuruhen.*» Aber Didier muß sich geschlagen geben und ins Bett legen. Als leicht reizbarer Kranker «macht er dem stellvertretenden Gewerkschaftssekretär, der ihm materielle Hilfe bringen will, eine Szene; er will keinen Sou von der Organisation annehmen, ‹denn er ist kein Faulpelz›. Francine muß dieses Krankengeld heimlich nehmen und eine Geschichte erfinden, sie habe das Geld von der Sparkasse abgehoben.»[16]

Lange Zeit über hat eine Krankheit den Ruin der Familie zur Folge, wie sich noch 1980 eine fünfundvierzigjährige Landwirtin aus dem Périgord erinnerte. Um ihre jüngere Schwester, die an einem Gehirntumor erkrankt war, behandeln zu lassen, waren ihre Eltern gezwungen zu verkaufen: «Mein Vater hat sein Vieh und seine Nußbäume verkauft, und beim Tod meiner Schwester ist das Elend eingezogen.» Eine sechsundsechzigjährige Rentnerin erzählte 1979 ebenfalls: «*Wenn man früher krank war, war man auf die Wohltätigkeit angewiesen,* man war gezwungen, den Leuten etwas vorzuheulen, die Händler anzubetteln, man mußte anschreiben lassen, ich sage Ihnen, das schnürt einem die Eingeweide zusammen, während die Sozialversicherung zu meiner Menschenwürde beiträgt.»

Dank der Einrichtung der Sozialversicherung bedeutete Untätigkeit von 1945 an nicht länger finanzielle Katastrophe oder Angewiesensein auf Unterstützung; durch sie wurde die Zahlung eines täglichen Krankengeldes geregelt. Indem die Sozialversicherung die finanziellen Mittel für die Krankheit garantiert, gibt sie dem Menschen seine Würde wieder, denn, wie eine Rentnerin sagt, «schließlich sind es die Arbeiter, die sie bezahlen, es gibt zwar auch einen Unternehmeranteil, aber trotzdem wird sie von den Arbeitern bezahlt». Manche Personen, wie die bereits früher zitierte Frau, die an Brustkrebs litt, drückten vehement das Bewußtsein aus, in eine «Kette der Solidarität» eingegliedert zu sein. «Ich bin sehr dafür, weil sie auch für diejenigen ist, die kostspielige Krankheiten haben, weil sie zu 100 % übernommen werden, oder ganz besondere Krankheiten wie Bluthochdruck, Herzkrankheit oder Krebs, diese ganzen Sachen werden zu 100 % übernommen. Das ist auch ganz normal so, wenn ich mich auf meine Kosten gegen meinen Krebs hätte behandeln lassen müssen, hätte ich sterben können, weil ich das nie alles hätte bezahlen können. Ganz sicher nicht. Also ist es auch sicher, daß andere für mich mitbezahlt haben, aber das ist Solidarität. *Die Sozialversicherung ist die schönste Solidarität, die es gibt.* Früher habe ich für die anderen mitbezahlt, und jetzt bezahlt man für mich, ich finde, das ist etwas, das man um jeden Preis bewahren sollte.»

Dieses erlangte Recht wird heutzutage aufgrund der Krisensituation und des Defizits der Sozialversicherung wieder häufig in Frage gestellt. Dennoch ist Krankheit heute ohne Unterbrechung der Arbeit, Behandlungskosten und Kostenübernahme, Rückerstattungen und Selbstbeteiligung nicht mehr denkbar. In der Tat ist die Sozialversicherung eines der entscheidenden Elemente der Gesundheitspolitik in unserer Gesellschaft, aber man zieht sie von seiten der Versicherten vor allem unter dem Aspekt der Kostenübernahme von Krankheit und dem Zugang zum Behandlungssystem in Betracht. Auf ihre gesamte Rolle wird dagegen selten hingewiesen. Man vergißt, daß die Sozialversicherung ein Instrument zur Organisation der Krankheit ist: sie unterscheidet mehrere Kategorien wie «chronische Krankheit», «Berufsunfähigkeit», «Berufskrankheit» und «Arbeitsunfall»; diese Kennzeichnungen haben juristische Bedeutung und eröffnen das Recht auf Sozialleistungen und Entschädigung; sie trennen aber auch soziale Gruppen, bei deren Bestimmung tatsächlich viel auf dem Spiel steht; sie ergibt sich aus dem jeweiligen Verhältnis zwischen ökonomischer, politischer und gesellschaftlicher Macht.[17] Darüber hinaus ist die Sozialversicherung eine Garantie gegen die Nicht-Arbeit im Falle von Arbeitslosigkeit und sichert eine Rente; ebenso steht sie im Mittelpunkt der Familienpolitik. Umfassender ausgedrückt, ist die Sozialversicherung eine der bedeutendsten Institutionen der modernen Zeit. Sie hat die Beziehung zwischen Individuum und Gesellschaft gleichsam unumkehrbar verändert und stand an der Wiege eines neuen Gesellschaftsmodells: des Wohlfahrtsstaats.

Arbeit und Sozialversicherung: das Recht auf Krankheit

Bis zu welchem Grade formt diese Entwicklung, die prinzipiell unumkehrbar ist, individuelle Verhaltensweisen und Einstellungen? Trotz der Anerkennung des Rechts auf Krankheit und der heutigen Garantie auf Kostenübernahme durch die Sozialversicherung bleibt es für manche Gruppen der Gesellschaft schwierig, im Krankheitsfall die Arbeit zu unterbrechen. Dies brachte die siebenundzwanzigjährige Frau zum Ausdruck, die 1971 am Stadtrand von Paris ein Café betrieb: «Ich hatte mir eine Bronchitis und eine Rachenentzündung geholt und bin acht Tage im Bett geblieben, das war ein großes Problem für das Geschäft, weil niemand es führen konnte.» Denn die Arbeit zwingt jedem ihr Gesetz auf, und 1980 sagte ein siebenundvierzigjähriger Schäfer aus dem Hérault: «Die Arbeit führt das Kommando. Manchmal würde man eigentlich liegenbleiben, weil man krank ist, weil man Fieber hat, aber man muß aufstehen und das Vieh versorgen. Solange man nicht krank ist, geht es, aber für alle, die allein sind und Tiere haben, ist es das gleiche. Man sagt sich, wenn man Beamter wäre, könnte man jedes kleine Wehwehchen behandeln lassen, die Arbeit wäre nicht davon abhängig. Die Arbeit, das heißt, unser Geldbeutel hängt davon ab.»

In beiden Situationen wird Gesundheit deutlich gleichgesetzt mit Arbeitsfähigkeit als der notwendigen Bedingung zur Produktion. Selbst wenn das Einkommen nicht so direkt von der Arbeitsfähigkeit abhängt, kann eine Krankheit noch Ursache finanzieller Schwierigkeiten sein, trotz der Kostenübernahme durch die Sozialversicherung. Ein sechzigjähriger Maler, der 1972 wegen Nierenkoliken in einem Pariser Krankenhaus lag, weigerte sich, noch zwei Tage länger zu bleiben: «Weil das trotz der Sozialversicherung Geld kostet, schließlich muß man einen Zusatz zahlen, 20%, und 30000 Francs pro Tag ist viel Geld, um auf das Ergebnis der Röntgenaufnahmen zu warten. Wo soll das hinführen? Und 82 neue Franc für die Ambulanz, 8200 alte Mäuse, dabei hat es von mir bis hierher bloß 3 Minuten gedauert. Man braucht sich gar nicht mehr sozialversichern, bei diesen Preisen.»

Um die Kosten der Selbstbeteiligung zu tragen, wurden manche Arbeiter Mitglieder bei Zusatzkassen, wie ein junger Drucker, der 1972 in Blois im Krankenhaus lag: «Weil ein Krankenhaus oder eine Klinik für Arbeiter wie mich teuer sind, da braucht man Geld. Nun, ich bin gut versichert, ich bin wie jeder bei der Sozialversicherung und außerdem bei einer Zusatzkasse, die meinen Anteil übernimmt, das heißt, ich selbst zahle keinen Centime. Ich bedaure das nicht, eine Operation kostet 3000 bis 4000 Francs, und wenn man nicht so gut versichert ist, muß man 20% selbst bezahlen.» Die Tatsache, daß man das Geld für die Behandlung oder für

Medikamente vorstrecken muß, konnte es immer noch schwierig, ja sogar unmöglich machen, die Mediziner um Hilfe zu bitten, wie eine junge Mutter, Concierge in Paris, 1979 sagte: «Ich habe sehr, sehr große finanzielle Probleme gehabt. Eines Tages bekam mein Kind Krämpfe, und ich habe es ins Krankenhaus gebracht, weil ich keinem Arzt 20 Francs zahlen konnte. Man mußte Enzephalogramme machen, das kostete 20000 alte Francs. Es war sehr schwer für mich, manchmal konnte ich es nicht machen. Sicher bekommt man das Geld zurückerstattet, aber zuerst einmal muß man es vorstrecken, und wenn man es nicht hat, kann man sich nicht behandeln lassen.»

Aber manche Leute haben auch heute noch die Vorstellung, daß sie der Gesellschaft «zur Last fallen», weil sie krank sind. Diese Beharrlichkeit erklärt sich durch eine sehr starke Identifizierung mit der Arbeitswelt: ihrer Meinung nach garantiert allein die Arbeit Einkommen und sozialen Status; sie können sich nicht als «Anspruchsberechtigte» begreifen, in ihren eigenen Augen bleiben sie Hilfsempfänger. Für einen fünfundsechzigjährigen Mechaniker, der wegen schwerer Ateminsuffizienz 1972 in einem Reanimationszentrum in Tours lag, «ist die Krankheit normal, weil er viel gearbeitet hat». Sein ganzes Leben drehte sich um «gute Arbeit», die Unabhängigkeit und sogar Vergnügen sicherte: «Ich habe meine Arbeit immer gern gemacht, zu meiner Zeit arbeitete man nicht so für Geld wie heute. Ich habe aus Vergnügen gearbeitet, freilich hatte ich manchmal auch schon den Samstag oder Sonntag im Auge.» Wenn die Krankheit ihn körperlich abhängig gemacht hat, so war ihm die Vorstellung, er könne finanziell abhängig sein, noch sehr viel schmerzlicher: «Und jetzt kann ich nichts mehr tun, ich habe Mühe, mir das Gesicht zu waschen, bei der kleinsten Geste bekomme ich keine Luft mehr, ich ersticke. Und anstatt daß ich jemandem helfen könnte, werde ich jemandem anderen zur Last fallen. Ich habe immer alles selbst gemacht, ich bin immer allein durchgekommen, ich wollte der Gesellschaft nicht auf der Tasche liegen.»

Anzuerkennen, daß man sich durch seine Arbeit Rechte erworben hat, und davon Gebrauch zu machen, wenn es nötig wird, war auch für einen neunundsechzigjährigen Toningenieur, der 1972 schwerkrank in einem Pariser Krankenhaus lag, nicht selbstverständlich: «Seit ich Beiträge zur Sozialversicherung zahle, habe ich viel zugesteuert, das ist mir auch teuer zu stehen gekommen, und jetzt fange ich wieder an, sie Geld zu kosten. Zu Anfang hat es mich ein wenig beschämt, von der Sozialversicherung zu profitieren, aber dann habe ich mir gesagt, nein, ich zahle seit mindestens 30 Jahren Beiträge, und da mein Verdienst recht hoch war, habe ich den Höchstbeitrag bezahlt, also was soll's, so bekomme ich eben ein bißchen zurück.»

Manch andere, wie eine dreiunddreißigjährige junge Angestellte, fühlten sich sogar ein wenig verantwortlich für die Schwierigkeiten der

Sozialversicherung. 1979 wegen Ischias und Arthritis in der Halswirbelsäule seit zwei Monaten krankgeschrieben, konnte sie nicht umhin, sich zu fragen: «Wenn es besser um meine Gesundheit stehen würde, hätte die Sozialversicherung vielleicht weniger Probleme? Mein Arbeitgeber ist auch Mitglied, aber das ist kein Grund. Die Medikamente kosten unglaublich viel Geld, und dann brauche ich eine Behandlung, die das ganze Leben dauern wird, es sei denn, es taucht im Laufe des wissenschaftlichen Fortschritts noch ein Wunderheilmittel auf. Wenn es vielen Leuten so geht wie mir, die auch ständig neue Rezepte brauchen, muß man sich nicht länger wundern, wenn die Sozialversicherung in den roten Zahlen steckt . . .»

Die Sozialversicherung gewährleistet im Falle eines Arbeitsunfalls oder einer Berufskrankheit das Recht auf eine Pension oder eine Invalidenrente. Aber auch in diesen Fällen ist der Gedanke an Fürsorge nicht ganz und gar verschwunden. Und selbst wenn die Krankheit direkte Folge der Arbeit ist, entsteht daraus nicht unbedingt eine fordernde Haltung. Das zeigt der Fall eines sechsunddreißigjährigen Arbeiters, der 1979 an einer Benzolzirrhose litt und als erwerbsunfähig anerkannt war. Seit 13 Jahren arbeitete er in einer kleinen Firma auf dem Land: «Es war richtig familiär, ich habe alle gekannt, ich habe meine Frau dort kennengelernt, ich habe geheiratet, 800 Meter von der Fabrik entfernt habe ich mir mein Haus gekauft.» Die Fabrik war seine Welt, und außerdem machte er seine Arbeit wirklich gern: «Es war eine interessante Arbeit, wirklich immer anders, man hat nie dasselbe gemacht, keine Fließbandarbeit, ich konnte arbeiten, wie ich wollte.» Er räumte ein, daß weder er noch sein Arbeitgeber sich um Arbeitsschutz gekümmert haben: «Absaugvorrichtungen einzubauen ist eine extrem teure Investition, und wenn man das nur von Zeit zu Zeit mal eine Woche lang braucht, rentiert es sich nicht, also *spielt man mit seiner Gesundheit, das stimmt.*» Andererseits, sagte er: «Ich habe nie eine Maske verlangt, weil mir die Gerüche nie etwas ausgemacht haben, ich habe sie eingeatmet, ohne es zu bemerken, einmal hat jemand, der neben mir gearbeitet hat, gesagt: ‹Wirklich, ich weiß nicht, wie du das machst, das Zeug stinkt ganz schön.›» Seit 1973 hatte er gesundheitliche Störungen: «Der Arzt sagt, das seien Gallenkoliken, und ich hab' gesagt, die Gallenblase ist eben ein bißchen faul, schreiben Sie mir eine kurze Diät vor, dann vergeht es schon wieder . . . und ich habe bis Freitag mittag durchgehalten, Samstag und Sonntag habe ich mich ausgeruht, und am Montag war ich dann wieder ganz in Form.» 1977 fand eine Untersuchung in der Arbeit statt: «Ich habe mir wie jedes Jahr Blut abnehmen lassen, aber der Arzt hat gesagt, ich solle wiederkommen, weil die Werte nicht normal waren.» Nach zahlreichen Untersuchungen und Krankenhausaufenthalten stand fest: «Ich bin arbeitsunfähig geschrieben. Man hat die Produkte überprüft, die ich benutzt habe. Die Bestimmungen Nummer soundso für Berufskrankheiten waren durch die Produkte, mit denen ich gearbeitet habe, erfüllt. Also habe ich Anspruch auf eine Rente, aber die ist winzig, und außerdem ist sie noch gar nicht richtig berechnet, weil die Vergiftung wirklich vom Benzol kommen muß, um anerkannt zu werden. Wenn man sich mit Trichloräthylen oder etwas anderem vergiftet, ist es keine Berufskrankheit. Wenn man in so einem kleinen Handwerksbetrieb arbeitet und 25 verschiedene Stoffe so nach Augenmaß zusammenmischt, um einen Plastikleim herzustellen, den es nicht im Handel gibt, und man nur eben die Formel von dem Plastikfabrikanten hat . . ., *dann wird die Krankheit nicht anerkannt.*» Und er schloß: «Manche Leute haben gesagt, ich *hätte meinen Chef belangen sollen,* aber dazu hatte ich keine Lust.» Seit zwei Jahren aus der Firma ausgeschieden, hatte er die Fortbildung abgelehnt, die die Sozialversicherung ihm angeboten hatte, um seinen Wohnort nicht verlassen zu müssen, und schließlich eine Büroarbeit am Ort angenommen.

Dieses Beispiel zeigt auch, welche Bedeutung die Krankheit annehmen kann: sie ist der Preis, den man für die Arbeit zahlen muß, aber dieser Preis wird als ganz normal akzeptiert.

Die Vorstellung, daß man von der Arbeit unweigerlich verschlissen wird, besteht bei manchen Arbeitern fort. Dennoch, zur selben Zeit, aber in einem anderen sozialen Milieu stellte eine junge Frau, die in einem Markt- und Meinungsforschungsinstitut angestellt war, Forderungen. Als ihre Netzhaut sich abzulösen begann, war sie der Meinung, daß ihre Krankheit einen Arbeitskonflikt offenlege, für den ihr Körper den Preis bezahlte. Sie akzeptierte das nicht einfach so, sondern versuchte, über verschiedene Kontakte zu Ärzten und zu einem Rechtsanwalt ihre Krankheit als Arbeitsunfall anerkennen zu lassen, aber vergebens: «Es ist ein juristisches Problem, und ich kann für mich sagen, *für mich hängt das mit der Arbeit zusammen, aber gesellschaftlich ist das nicht von Bedeutung,* weil es etwas Schlagartiges, eine begrenzte und genau festzustellende Ursache haben müßte. Wenn ich mir zum Beispiel auf der Treppe ein Bein gebrochen hätte, wäre das ein Arbeitsunfall, aber daß ich mir bei der Arbeit ein Auge kaputtmache, ist keiner.» Dies ist ein Extremfall, bei dem sich der Wille manifestiert, bis zum Schluß zu kämpfen, um seine Rechte geltend zu machen, auch wenn sie nicht ganz offenkundig sind. Kündigt diese Haltung womöglich eine radikal veränderte Beziehung zwischen dem Lohnabhängigen und seiner Arbeit an?

Dennoch können zahlreiche Arbeiter es nicht akzeptieren, sich der Krankheit und ihren Folgen zu beugen, selbst wenn sie wissen, daß ihre Arbeit mit daran schuld hat. Eine einundsechzigjährige Zugehfrau mit Venenentzündung räumte 1970 ein: «Ich war erschöpft, ich konnte nicht mehr, ich bin abends heimgekommen und habe mich hingelegt, ich konnte nicht einmal mehr etwas essen, und deswegen habe ich das bekommen. Ich habe mich vielleicht zu sehr verausgabt, ich habe mich zu sehr verausgabt.» Aber trotz dieser Feststellung trauerte sie vor allem ihrer Arbeit nach: «Ich glaube nicht, daß ich wieder arbeiten werde, weil ich nicht mehr laufen kann . . . *und ich hätte so gern wieder gearbeitet, wissen Sie, ja, die Arbeit war mein Leben.*» Ebenso war es für einen einundfünfzigjährigen Landwirt, 1960 befragt, der nach einem Arbeitsunfall gelähmt war, um so schlimmer, «den anderen zuzusehen», als die Arbeit Mittelpunkt seines Lebens war: «Ich kann gezwungenermaßen gar nichts mehr tun, das tut am meisten weh, die anderen arbeiten zu sehen und selbst nicht mitmachen zu können, nicht mit Hand anlegen zu können, im Auto sitzen zu bleiben, weil ich seit meiner Kindheit mein ganzes Leben lang gearbeitet habe, und jetzt ist es ziemlich hart zu ertragen, daß ich nichts mehr tun kann.»

Die Krankheit erscheint hier als von außen gekommener Einschnitt im alltäglichen Leben, der beruflicher, familiärer oder politischer Tätigkeit ein Ende setzt. Krank sein heißt vor allem anderen, den verschiedenen Anforderungen des Lebens nicht mehr gewachsen zu sein, zu Unbeweglichkeit und Untätigkeit gezwungen zu sein. Aktivität vor allem bestimmt das Verhältnis zwischen Individuum und Gesellschaft, und die Anerkennung des Rechts auf Krankheit hat dieses Verhältnis nicht grundlegend in Frage gestellt. Genauer formuliert, die Entwicklung der Lohnarbeit hat zwei unterschiedliche Konsequenzen nach sich gezogen. Auf der einen Seite ist der Zusammenhang zwischen Recht und Arbeit und Recht auf Sicherheit institutionalisiert, auf der anderen Seite ist ein wichtiges Band zwischen der Berufstätigkeit des Individuums und seiner Identität entstanden. Infolgedessen ist die erzwungene Untätigkeit während einer Krankheit unerträglich geworden, denn indem sie die Verbindungen zerreißt, die eine Eingliederung in die Gesellschaft und damit die Existenz ermöglichen, verleiht sie der Krankheit die Bedeutung eines sozialen Ausschlusses. Sie isoliert den Kranken von der Welt und von den Mitmenschen und schließt ihn in einer Einsamkeit ein, die sich nicht teilen läßt. Diese Loslösung aus der Gesellschaft wird um so negativer empfunden, je stärker das Engagement des einzelnen und je vollkommener die Identifikation mit seiner sozialen Rolle war: das ist bei manchen Berufen der Fall, die mit starker Verantwortung verbunden sind und damit das Gefühl von Unentbehrlichkeit verleihen. Aber eine solche Identifikation geht noch weiter. Wir haben sie bei dem 1960 verunglückten Landwirt gesehen und erleben sie ebenfalls bei einer jungen Mutter, die zum selben Zeitpunkt ihre Angst zum Ausdruck brachte, durch die Krankheit ausgeschlossen und an den Rand gedrängt zu werden: «Das ist es, was im Grunde schrecklich ist, ich glaube, daß man sehr einsam wird, wenn man krank ist . . . Man ist wirklich außerhalb der Welt. *Dort, wo die*

Krankheit ist, ist man allein, bleibt man allein . . . Es gibt kaum Möglichkeiten, daß einem geholfen wird . . . Sie macht alles kaputt, was man gern tun möchte, sie isoliert.» Hinzu kommt noch die Unmöglichkeit, weiter mit seinem Leben fertigzuwerden: «Wenn meine Gesundheit sehr anfällig würde, könnte ich mit den Kindern nicht mehr so viel machen, ich könnte mich nicht mehr so um sie kümmern, wie ich es tue.» Wenn sie ihre Verpflichtungen als Mutter nicht mehr erfüllen könnte, wäre sie «außerhalb», passiv und daher unnütz: «Ich wäre abgeschnitten von meiner Familie, die anderen müßten das Leben ohne mich organisieren, ich würde nicht mehr meine Rolle spielen wie jetzt. Ich glaube, ein kranker Mensch steht außerhalb des normalen Lebens.» Als sie eine Krankheit erwähnte, die sie einige Monate zuvor hatte, stellte sie fest: «Diesen Monat über wurde das Leben ohne mich organisiert, ich hatte nicht mehr das Gefühl teilzunehmen, ich hatte das Gefühl, außerhalb zu stehen», und sie fügte hinzu: «Wenn man krank ist, hat man den Eindruck, am Rande zu stehen.»

1942 nannte der kranke, bettlägerige Arzt Allendy seine Lage «unendlich jämmerlich», denn auch für ihn war die Arbeit für seine gesellschaftliche Einordnung und seine Identität unentbehrlich: «Die ‹Krönung› meiner Karriere sehe ich vor mir in der Mittellosigkeit, im Vergessenwerden, im Ersticken, im Schmerz darüber, nicht mehr sein zu können, was ich gewesen bin, und wie ein nicht anpassungsfähiges Element von einer neuen Welt zurückgestoßen zu werden, die für mich ebenso grausam wie unverständlich sein kann.»[18]

Indem die Krankheit zur Untätigkeit zwingt, hindert sie den Menschen daran, «seine Rolle zu spielen», drängt ihn an den Rand und gibt ihm sogar das Gefühl, seine Identität zu verlieren: wer bin ich? fragte sich der Kranke. Diese Fragen enthüllen manchmal das Gefühl einer totalen Zerstörung der Persönlichkeit, ja sogar den Wunsch, mit seinem Leben Schluß zu machen, wie ein Tischler sagte, der 1972 einen Arbeitsunfall erlitten hatte: «Ein paar Tage nach der Operation sind mir so Ideen in den Kopf gekommen, sagen wir, sich aus dem Staube zu machen. Ich schäme mich nicht, das zu sagen, aber dann wird einem wieder klar, daß man schließlich nicht so gebrechlich ist, daß man sich umbringen müßte, man kann trotzdem wieder arbeiten. Genauso war es übrigens, man hat mich wieder in die Fabrik eingeliedert.»

Aber allgemeiner gefaßt, bedeutet Krankheit den sozialen Tod; die bereits zitierte junge Frau berichtete von einem Paar, bei dem der fünfunddreißigjährige Ehemann multiple Sklerose hat: «Das hat ihr Leben völlig zerstört. Ich habe den Eindruck, daß ein aktives Leben, wenn eine schwere Krankheit eintritt, vorbei ist. Ich glaube, eine schwere Krankheit, die einen wirklich unfähig macht, normal zu leben, ist ein Abschluß, ein Ende, ich habe wirklich das Gefühl, das ist der Tod.»

1960 drückte ein fünfunddreißigjähriger Mann, der seit seiner Kindheit an Asthma litt, ebenfalls das Gefühl aus, daß sein Leben zerstört worden sei: «Als ich ein Kind war, hat mich die Krankheit in der Schule behindert, und später, als ich Medizin machen wollte, mußte ich das Studium schließlich aufgeben. Sie hat mich daran gehindert zu tun, was ich wollte: ich habe es mit dem Handel versucht, es ist nicht gegangen, ich habe es als Grundschullehrer versucht, da habe ich sofort wieder den Rücktritt eingereicht.» Da er kein Projekt zu Ende führen konnte, war er nun «ohne Stellung und ohne die Möglichkeit, zu heiraten oder einen Hausstand zu gründen». Dieses Leben, das nie verwirklicht werden konnte und durch die Krankheit zerstört wurde, veranlaßte ihn auch, sich Fragen über seine Person zu stellen: «Ich habe keinen besonders energischen Charakter, und meine Möglichkeiten an Energie sind erstickt worden, weil ich als krankes Kind verwöhnt worden bin und so eine gewisse Verweichlichung unterstützt worden ist.»

Eine große Zahl von Kranken sträubt sich gegen die Untätigkeit und ihre zerstörerischen Folgen, indem sie eine Durchhaltemoral entwickeln. Sich nicht gehenzulassen, so zu tun, als wäre nichts, entspringt dieser Moral, die zu einer gewissen Negierung der organischen Realität oder zumindest zu ihrer Banalisierung führt. Die 1960 befragte Mutter, die sich weigerte, der Krankheit nachzugeben, relativierte bestimmte Gesundheitsstörungen: «Seit ich verheiratet bin und Kinder habe, war ich praktisch nie bettlägerig, ich war immer sehr gesund; eine Grippe war schnell vorbei, oder ein bißchen Halsweh, das versuche ich sofort unter Kontrolle zu bringen, ich halte das durch, ich lege mich nicht hin.» Aber als sie gezwungen war, sich drei Wochen lang ins Bett zu legen, war ihr einziges Ziel: «So schnell wie möglich wieder gesund zu werden, um wieder normal leben zu können», denn, fuhr sie fort: «Ich akzeptiere es gar nicht erst, krank zu sein, das muß sehr schnell wieder gemeistert werden.»

20 Jahre später entwickelte eine achtundvierzigjährige Zugehfrau, Mutter von sechs Kindern, eine moralische Konzeption, die vom Durchhaltewillen beherrscht war: die Verpflichtung, dem Leben und seinen Prüfungen standzuhalten, war stärker als Rücksichtnahme auf die eigene Gesundheit: «Auf jeden Fall kümmere ich mich nicht besonders um meine Gesundheit, dazu habe ich keine Zeit, und selbst wenn es nicht geht, sage ich, es geht doch, und das ist das beste Mittel, immer gesund zu sein, denn wenn man sich verhätschelt und sagt, heute bin ich kaputt, heute lege ich mich hin, sehen Sie, dann wird man krank.» Ein junger Regieassistent, asthma- und tuberkulosekrank, versicherte 1960, er habe «nicht das Gefühl, wirklich krank zu sein», obwohl er sagte: «Ich bin 26 Jahre alt, und davon bin ich ungefähr 19 Jahre lang krank, ohne daß mich das je besonders berührt hätte. Ich weiß nicht, ob ich mich an die Krank-

heit gewöhnt habe oder es gewohnt bin, sie zu überwinden, aber ich
verspüre sie wirklich selten als solche.» 1942 bemerkte Dr. Allendy:
«Zwischen den beiden Weltkriegen habe ich mich nicht einen einzigen Tag
ins Bett gelegt, ich habe wegen einer leichten Krankheit nie mein Arbeits-
pensum geändert. Um keinen Preis wollte ich zur Gruppe der Kranken
gehören.»[19]

Aber auch durch den aktiven Kampf gegen eine Krankheit, der mit Beschäftigung gleichgesetzt wird, kann man sich weigern, «ein Kranker zu
sein» oder «zur Welt der Kranken zu gehören». «Der Beruf des Kranken»
ersetzt dann die Arbeit des Gesunden. «Die Krankheit ist ein Beruf, ich
weiß jetzt, das ist ein Beruf», sagte 1960 eine dreiundfünfzigjährige Frau,
die Brustkrebs hatte. «Ich muß Ihnen nur sagen, das ist geradezu ein Beruf, wenn ich gegen die Krankheit kämpfen kann; im Moment kämpfe
ich nicht, weil ich arbeite, ich habe jetzt einfach keine Zeit dazu. Ich habe
nicht die Zeit, meine Krankheit richtig in Schach zu halten, weil ich zuviel zu tun habe.» Dieser Tausch «Kampf statt Arbeit» hat nicht die absolute Leere zur Folge, man verliert seine soziale Stellung nicht, weil durch
den Kampf gegen die Krankheit weiterhin eine gewisse Integration in die
Arbeitsgesellschaft gesichert ist. Indem der Kranke einen Beruf gegen
einen anderen vertauscht, verbleibt er in einem Kontinuum zwischen
Gesundheit und Krankheit und bewahrt sich so seine Identität.

Sicher hat die Krankheit immer Untätigkeit und einen erzwungenen
Rückzug des Kranken aus der aktiven Teilnahme am gesellschaftlichen
Leben nach sich gezogen. Vielleicht hat sie deshalb auch immer den Versuch ausgelöst, sich der Krankheit zu verweigern. Aber die heute so zen-
trale Verknüpfung von Krankheit als Untätigkeit und dem Gefühl des
Identitätsverlusts erscheint uns relativ neu. Zweifellos muß man sie im
Zusammenhang mit der Entwicklung der Lohnarbeit sehen, die jeden
von uns individuell nach seiner Tätigkeit im gesellschaftlichen Ganzen
einordnet. Aber das Bewußtsein eines Identitätsverlustes durch die
Krankheit umfaßt auch andere Bereiche des gesellschaftlichen Engagements, und auch hier handelt es sich, wie uns scheint, um einen typischen
Zug des modernen Empfindens. Erinnern wir uns an Chateaubriand, der
im September 1792 bei der Belagerung von Thionville verletzt wurde,
mit der «Armee der Fürsten» floh und in Jersey Unterschlupf fand, um
die unerwarteten Veränderungen zu beobachten. Ans Bett gefesselt durch
die Pocken, abgeschnitten von «ernsthaften Dingen und vor allem von
der Politik», rang er mit dem Tod und erfuhr erst Ende Januar 1793, als er
seinen Onkel in Trauerkleidung sah, vom Tod Ludwigs XVI.[20]

Auf die erzwungene Unterbrechung seiner politischen Aktivität ging
er trotz seines starken Engagements nicht weiter ein: er zählte lediglich
Fakten auf, die sich sicher auch aus der körperlichen Erkrankung erga-
ben, ohne daß sich der Autor jedoch in dem Bild, das er von sich hatte,

oder in seiner Identität bedroht gefühlt hätte. Genau auf dieser Ebene dagegen empfand ein Vertreter der jungen Generation 1960 den Rückzug
vom aktiven politischen Leben, das er geführt hatte, bis er durch Gelenkrheumatismus seine Beweglichkeit verlor: «Ich bekam Briefe von einem
Freund, der dabei war, ein Jugendzentrum zu gründen. Er war sehr aktiv,
und ich hatte wirklich das Gefühl, nutzlos zu sein. Das war auch gerade
die Regierungszeit der ‹Republikanischen Front›, nun, ich habe ‹L'Express›
gelesen, wahnsinnig mitreißende Artikel von Mauriac, und ich habe mich
total nutzlos gefühlt.»

Trotz der Institutionalisierung der Krankheit bedeutet die Untätigkeit,
die sie nach sich zieht, daher Trennung von der Gesellschaft und Identitätsverlust. Die Anerkennung des Rechts auf Krankheit und die Legitimation des Status als Kranker haben vielleicht dazu geführt, daß wir uns
noch stärker mit unserer gesellschaftlichen Rolle und unserer Arbeit identifizieren. Infolgedessen formt diese Vorstellung vom «Kranken», die wir
alle haben, von den ersten Gesundheitsstörungen an die Haltung des Betroffenen: wird er es akzeptieren, sich selbst als «Kranken» zu betrachten
und so betrachtet zu werden oder nicht? Bedeutet Kranksein, daß man akzeptiert, von nun an zu einer Welt der Kranken zu gehören, oder weigert
man sich dagegen, wie der amerikanische Soziologe I. K. Zola, der es
vorzog, «eine Behinderung zu haben» und nicht «behindert zu sein». Ich
bin nie nur meine Krankheit, meine Krankheit genügt nicht, um mich zu
beschreiben, wiederholen mehr und mehr Kranke. Soll das heißen, daß
die Erweiterung sozialer Rechte nicht ausreicht, um eine positive Identität
des Kranken zutage treten zu lassen? Muß das Recht auf Krankheit eher
als das Recht, krank zu sein, aufgefaßt werden und nicht als das Recht, ein
«Kranker» zu sein?

Veränderung durch Krankheit

Eine Krankheit zerstört nicht nur die Beziehungen zwischen Mensch und
Gesellschaftsordnung, sie enthüllt sie auch. Durch die Loslösung von der
Gesellschaft, die sie mit sich bringt, zeigt die Krankheit dem Individuum,
daß es die Bindungen, die es in die Gemeinschaft einordnen und mit den
Mitmenschen vereinigen, hinterfragen, ja sogar verändern muß. Ein achtundvierzigjähriger Architekt aus Lille erkannte bei einer akuten Urämie,
durch die er in Lebensgefahr geriet, seine Verwundbarkeit: das Gesetz
des Körpers ist manchmal stärker, und man muß sich ihm beugen. Ein
Individuum kann nicht alles meistern: «Das war eine Lektion in Sachen
Demut, ich war immer ziemlich eingebildet, nun ja, wenn man es etwas extrem formuliert, ich habe mich für den Größten, Schönsten und
Stärksten gehalten, ich habe geglaubt, ich bin gegen alles gefeit. Ich habe

immer im Scherz gesagt, daß ich einmal mit 85 unter den Kugeln eines eifersüchtigen Ehemannes sterben werde. Und dann ist mir klar geworden, daß ich noch keine 50 bin und beinahe gestorben wäre, nicht durch die Kugeln eines eifersüchtigen Ehemannes, sondern an meinem Harnstoff. *Das hat mich zum Nachdenken gebracht.*» Aber er sollte daraus lernen und sein Leben ändern: «Ich glaube, im Leben gibt es immer einen Moment, an dem man aufhören können muß, auch wenn man ungewöhnlich temperamentvoll ist, *man muß sein Leben zu ändern wissen,* man muß vor allem in jeder Beziehung ein bißchen kürzer treten, bei der Arbeit, beim Essen, beim Trinken. Ich glaube, diesen Moment habe ich erreicht. Es ist kein Zufall, was im Leben geschieht, ich glaube, das hat immer eine Bedeutung, es ist ein Alarmsignal.»

Die Krankheit kann auch zum Anlaß werden, sich Fragen über den Sinn seines Lebens zu stellen. Als erzwungene, aber gutgeheißene und legitime Pause bot die Krankheit einem beschäftigungslosen neunundvierzigjährigen Pianisten die Gelegenheit, einen Punkt zu setzen: «Ich muß wieder bei Null anfangen. Eine Umerziehung auf jeder Ebene, die Nerven, die Verdauung, ich muß das ganze Leben anders betrachten. Es ist ein Neuanfang, ein neues Leben, das sich eröffnet. Die Krankheit hat mich dazu gezwungen, wenn Sie so wollen, sonst hätte ich wahrscheinlich zugelassen, daß ich sterbe, obwohl ich anscheinend kämpfte. Ich mußte gezwungen werden, einen Punkt zu setzen. Für mich war die Krankheit ein Segen, das wird wirklich ein Neubeginn.»

Ein fünfzigjähriger Unternehmensleiter, der sich sehr mit seiner sozialen Rolle identifizierte, erkannte, als er 1972 wegen einer Bauchfellentzündung operiert wurde, daß er durch seine verschiedenen Verpflichtungen überfordert war und keine Zeit mehr für sich, seine Familie und seine Freunde hatte: «Aber was mache ich da? So kann es mit meinem Leben nicht mehr weitergehen», fragte er sich, während er im Krankenhaus lag. «Ich bin 50, diese Operation wird für mich eine Art Bruch sein, *eine Art Drehpunkt in meinem Leben*, weil ich die Zeit hatte, weit weg vom Trubel des Berufslebens nachzudenken. Ich hatte Zeit, meine ganzen Probleme etwas in Frage zu stellen, auf beruflicher und auf familiärer Ebene. Und ich habe sogar die Hoffnung, daß ich in den nächsten Wochen bei dieser Art erzwungenen inneren Sammlung, in der ich mich notgedrungen befunden habe, noch mehr reifen werde. Ich bin Unternehmensleiter, das heißt, ich war nervlich sehr beansprucht, hatte viele Sorgen, und von heute auf morgen *fand plötzlich ein brutaler, vollkommener Bruch statt. Ich bin frei, ich bin wieder ein unbeschriebenes Blatt,* ohne irgendeine Art von Zwang. Dieser Bruch wird für mich ein Segen sein, eine Nahtstelle; zuerst einmal beweist man sich, daß man nicht unersetzlich ist; die Firma funktioniert trotzdem weiter, das ist der Beweis. Man kann also aufhören, man kann auf andere vertrauen. Es ist in gewisser Weise eine Zeit ernsten Nachdenkens, die ich anders nie gehabt hätte, dazu mußte erst die Krankheit kommen.»

Kann die Krankheit, wenn sie bewirkt, daß man eine Zeitlang nachdenkt und sich selbst in Frage stellt, auch die Entstehung einer neuen Identität, einer neuen gesellschaftlichen Persönlichkeit ermöglichen? Auf vordergründiger Ebene handelt es sich meistens um einen Menschen, der zur Untätigkeit gezwungen ist und sich im Laufe seiner Krankheit bewußt wird, daß er sich ganz legitim gehenlassen, seine Verantwortlichkeiten aufgeben und die sozialen Zwänge, die ihn bedrängen, vergessen kann. Die Krankheit befreit den Menschen daher von der Last und den Forderungen der Gesellschaft, er kann aus dieser Pause Nutzen ziehen und sie sich zu eigen machen, indem er sich Fragen über sich selbst und sein Leben stellt. Als Abwehr gegen eine aufgenötigte Ordnung und als Verzicht auf eine soziale Rolle ist die Krankheit daher ein Ausbrechen, ein Neubeginn: «Ich glaube, daß die Krankheiten Schlüssel sind, die uns manche Tore öffnen können», schreibt André Gide am 25. Juli 1930, aber das ist nicht alles: «Ich habe unter denen, die sich einer unerschütterlichen Gesundheit erfreuen, noch keinen getroffen, der nicht nach irgendeiner Seite hin ein bißchen beschränkt gewesen wäre; wie solche, die nie gereist sind; und ich erinnere mich, daß Charles-Louis Philippe die Krankheiten sehr schön ‹die Reisen der Armen› nannte.»[21] Sie sind eine Rückbesinnung auf sich selbst und auf die Beziehungen zu anderen.

Diese Reise kann auch eine moralische Bedeutung annehmen, wenn sie die Persönlichkeit verändert. «Ich glaube, daß eine Krankheit für Menschen, die das Leiden akzeptieren, auf gewisse Weise ein Segen sein kann, sie gibt ihnen fast mehr Leben», sagte 1960 ein sechsundzwanzigjähriger junger Maler, der gesehen hatte, wie sein Schwiegervater sich veränderte, als er jahrelang an Krebs litt. «Mir ist klar geworden, daß dieser Mann seine Krankheit nach einer gewissen Zeit zu akzeptieren begann, und das hat ihn in einem bestimmten Sinn tiefsinniger gemacht. Er betrachtete die Dinge auf eine verdichtete Art, man konnte fast sagen, daß er zum Schluß besser war als am Anfang.»

Flucht und Ausbrechen in die Krankheit, die den Zugang zu sich selbst und zu anderen eröffnen, bedeuten auch eine Entfaltung und vollkommene Befreiung der Persönlichkeit. Die Krankheit ist eine Zeit intensiv erlebter Existenz und befreit so von der falschen Persönlichkeit, die uns die Gesellschaft aufzwingt, sagte eine junge Journalistin 1960: «Man hat das Gefühl, noch unendlich lange zu leben . . . und plötzlich liegt alles in einem hinreißenden Licht, das ganz und gar nicht vom alltäglichen Leben kommt . . . Man ist von allem Dummen befreit, das einem im Leben die Zeit stiehlt, nur noch die wichtigen Dinge existieren, unter anderen Menschen leben, wirklich nur noch das. Ich glaube sehr an den Einfluß der Krankheit auf die Menschen; *sie ermöglicht es ihnen, das zu sein, was sie früher waren und aufgrund gesellschaftlicher Umstände nicht sein konnten.* Krankheit ist also ein Leben außerhalb des Lebens, ein Zeitabschnitt, in dem man das Recht hat, alles zu entwickeln, was in einem steckt, auch wenn man weiß, daß man danach wieder am alten Punkt anfangen muß, daß es wieder vorbei sein wird . . .» Als Abschnitt im Alltag erlaubt die Krankheit dem Menschen, schrankenlos zu leben und zu existieren. Sie ist auch ein Moment, in dem man alles ergreift, was Vergnügen bereitet, unter der Bedingung, «sie für sich zu leben und nicht für die anderen, ist sie eine Art einsames Vergnügen», fährt die junge Frau fort, um so mehr, als es «im Leben, verglichen mit einer schweren Krankheit, sehr wenig hervorstechende Erfahrungen gibt; eine wirklich schwere Krankheit zählt ebenso viel wie eine erste Liebe.»

Diese junge Frau brachte in Ansätzen eine offensivere Auffassung vor: Krankheit als Recht auf Faulheit. Es geht nicht mehr nur darum, von einem zwangsläufigen Verzicht auf die soziale Rolle zu profitieren, sondern darum, möglicherweise den Bruch mit der Arbeitswelt zu suchen; aus einer Unterbrechung kann die Krankheit eine Art Streik gegen die gesellschaftliche Rolle ableiten: «Ich glaube nicht, daß es sehr ehrlich ist, wenn man sagt: ‹Wäre es doch schon vorbei, damit ich dies oder jenes tun kann.› Zumindest ich persönlich wäre ehrlicher, wenn ich sagen würde, es wäre doch phantastisch, acht oder vierzehn Tage lang Zeit zu haben, um Bilanz zu ziehen, alles ein oder zwei Wochen liegenzulassen und zu sehen, an welchem Punkt ich stehe. Und ich glaube, diese Sorge ist tiefer und ehrlicher.»

Gegen die bestehende Ordnung und ihre Zwänge anzugehen, indem man mit der Krankheit umgeht wie mit einem Streik gegen seine soziale Rolle, also eine aktive, freiwillige und sogar erwünschte Unterbrechung einzulegen, läuft letzten Endes darauf hinaus, sich ganz legitim jeglicher beruflichen, familiären und sozialen Verantwortung zu entziehen, ja sogar sie zurückzuweisen. Mit der Krankheit wehrt sich das Individuum nicht nur gegen die Gesellschaft, es protestiert gegen sie.

Unterbrechung der Arbeit und Verwaltung der Krankheit

Im Bereich des Unternehmens, am Arbeitsplatz, kann man die Krankheit am besten als wirkliche Bedrohung der Gesellschaftsordnung begreifen und interpretieren, denn hier beeinträchtigt sie die Kapazität der Produktion. Die Gesundheit der Arbeiter hängt vom Kräfteverhältnis innerhalb des Unternehmens ab und steht in einem permanenten Widerspruch zu den ökonomischen Erfordernissen – zumindest werden Kompromisse verlangt. In diesem Rahmen kann eine Beendigung der Arbeit legitimes Protestmittel des Individuums gegen die Anforderungen der Produktion sein. Der Soziologe Pierre Dubois sieht darin sogar «ein aktives und vorsätzliches Verhalten der Arbeiter, eine Aktionsform, ebenso wie Streik oder Bummelstreik».[22] Dennoch bleiben Berufskrankheiten und Arbeitsunfälle trotz ihrer «sozialen» Ursachen individuelle Erkrankungen; und auch die Unterbrechung der Arbeit – selbst wenn das, was man gemeinhin als «Krankfeiern» bezeichnet, ein gesellschaftliches Problem darstellt – bleibt zunächst ein individuelles Mittel des Umgangs mit dem Körper, das die Gesamtheit der Wechselbeziehung zwischen Arbeitsbedingungen, Engagement des einzelnen bei der Arbeit, Bestimmung über seine Zeit und körperlichem Unwohlsein ausdrückt. Bei ein und derselben Krankheit, schreibt J. C. Sournia, «wird der eine sich erschöpft fühlen und muß aufhören zu arbeiten, während der andere mit seiner gewohnten Beschäftigung fortfährt. Jedes Individuum macht sich von der gesellschaftlichen Verpflichtung zur Arbeit eine persönliche Vorstellung. Wenn Handwerker, Direktoren, Abteilungsleiter oder Bauleiter weniger häufig fehlen als Hilfsarbeiter, heißt das nur, daß man noch kein Mittel gefunden hat, alle Lohnabhängigen für ihre Arbeit zu *interessieren*.»[23]

Das Aussetzen der Arbeit zeigt so die Dehnbarkeit des Begriffs Krankheit, wenn es in Zusammenhang mit Vertragsbeziehungen zwischen Mensch und Staat einerseits und Arbeiter und Unternehmer andererseits steht. Auch wenn der Zustand oft nicht so klar umrissen ist, erfordert das institutionalisierte Recht, die Arbeit einzustellen und Sozialleistungen zu beziehen, eine eindeutige Entscheidung: aufhören oder nicht, «krank» sein oder nicht. Eine jüngere Untersuchung[24] zeigt, daß die Vorstellung von Krankheit und die Entscheidung, «zu Hause zu bleiben», am Arbeitsplatz Gegenstand eines komplexen Spiels sind, bei dem es entscheidend ist, ob die Arbeitsbeziehungen es zulassen, ob sie sich dem Gesamtzustand entsprechend einrichten lassen oder nicht. Auch der Status des Beschäftigten spielt eine Rolle, ebenso wie die Art der Beurteilung, die bei einem Krankenurlaub über ihn abgegeben wird – eher auf Vertrauen oder auf Mißtrauen gegründet. Außerdem gibt es in jedem Einzelfall eine eigene Norm, welche Krankheitshäufigkeit toleriert wird, welche Krankheiten zwar Auswirkungen auf die Arbeit haben, sie aber nicht gänzlich unterbrechen, ebenso wie eine bestimmte Anzahl von Krankmeldungen, die gerade noch toleriert werden, der Person als Recht zugestanden werden. Das traditionelle Bild vom «Kapital Gesundheit» wird also heute von einem «tolerierten Fonds an Krankmeldungen» überlagert, einer Art institutionalisiertem Ventil für die Anforderungen und Zwänge der Arbeit, der zum Teil vom Individuum nach seinem Gutdünken und manchmal auch unabhängig von Krankheitssymptomen verwaltet wird. Wir sehen das deutlich bei einem Bibliothekar, der sagt: «Ich habe kleinere Erkältungen gehabt, nichts Schlimmes, aber ich höre nicht so leicht zu arbeiten auf, ich mag das nicht allzusehr, aber wenn, dann nehme ich gleich eine Woche, *dann gestehe ich mir eine Woche zu.*»[25]

Ein Krankheitsurlaub kann auch benutzt werden, um ein Gefühl des Unbehagens der Arbeit gegenüber zum Ausdruck zu bringen, das dadurch symbolisch mit der Krankheit gleichgesetzt wird. «Wenn ich krank bin, arbeite ich im allgemeinen», versicherte 1982 ein junger Erzieher, von Nicolas Dodier interviewt. Nicht die Krankheit hinderte hier an der Arbeit und zwang zur Untätigkeit, sondern das Unbehagen an der Arbeitssituation, das sich im Gebrauch des Rechtes auf Krankmeldung manifestierte: «Krank schreiben lasse ich mich, wenn es in der Arbeit nicht mehr hinhaut. Dann melde ich mich krank und versuche, Abstand zu gewinnen, um zu sehen, ob man das arrangieren könnte ... Ich melde mich krank, um zu zeigen, daß ich nicht einverstanden bin, als Argument.»[26] Eine Krankmeldung als Vorwand, der mit einer offensiven Protesthaltung zusammenhängt: dieser Erzieher forderte hier sein Recht, die Zwänge und Bedingungen seiner Arbeit zu kontrollieren.

Krankheit und Protest gegen die Gesellschaftsordnung

Will man über die individuelle Erfahrung und Handhabung von Krankmeldungen hinausgehen, heißt das auch, Zeiten und Orte zu ermitteln, an denen die Krankheit Gemeinschaften und Gruppen versammelt und zu einer Protestbewegung gegen gesundheitsschädliche oder gefährliche Arbeitsbedingungen mobilisiert hat und so zu einer Bedrohung der Gesellschaftsordnung wurde. Wie wir gezeigt haben,[27] bildeten Gesundheitsfragen im 19. Jahrhundert einen Teil der Forderungen der Arbeiter, und der Kampf um eine geringere Stundenzahl war auch ein Kampf gegen den Verschleiß durch Arbeit. Mit den Sozialgesetzen am Ende des Jahrhunderts gesellte sich zum Kampf um bessere Bedingungen auch der um einen effektiven Gebrauch der neuen Rechte. Schwerpunkt dieser Bewegungen waren Arbeitsunfälle und das Gesetz von 1898, das einem verletzten Arbeiter das Recht auf medizinische Behandlung und eine Pension zubilligte. Die Arbeiter kämpften darum, daß Ärzte ihrer Wahl, nicht jedoch Ärzte, die vom Unternehmen bezahlt wurden, einen Arbeitsunfall festzustellen hatten. Einige linke Gruppen praktischer Ärzte nahmen an diesem Kampf teil, von 1908 an vor allem die Mitglieder des «Syndicat de la Médecine Sociale». In der Februarnummer von 1911 kann man etwa in ihrer Zeitung ‹La Médecine Sociale› lesen: «Durch ihre Arbeit geschädigte Arbeiter an bestimmte Ärzte zu verweisen, ist eine Notwendigkeit im Klassenkampf zwischen Arbeitern und Unternehmern ... Die Gewerkschaften haben die Pflicht, unter den Medizinern diejenigen herauszusuchen, die ihnen die Verteidigung ihrer Rechte und Interessen garantieren.» Parallel dazu bemühten Ärzte und Gewerkschaftler sich in derselben Zeitung, das Problem von Arbeitsbedingungen und Gesundheit aufzuwerfen. Ebenso lassen Gewerkschaftsschriften zwischen 1920 und 1930, während der Debatte um die Einführung von Sozialversicherungen, das Bemühen erkennen, diese Diskussion dahingehend auszuweiten, daß die Sozialversicherung sich um den Erhalt der öffentlichen Gesundheit und der Gesundheit der Arbeiter kümmern soll. Im Kongreßprotokoll der kommunistischen Gewerkschaft CGT von 1929 kann man lesen: «Die Sozialversicherung ist für uns nicht nur eine Organisation, die Leistungen verteilen soll . . . Wenn die gesamte Arbeiterklasse es will, könnte das in unserem Lande die geistige Vorbereitung einer großen, methodisch und wissenschaftlich organisierten Kampagne zur Verteidigung der öffentlichen Gesundheit sein.»[28] Und weiter: »Für uns ist das Gesetz über die Sozialversicherung in erster Linie *ein Gesetz zum Schutze der Gesundheit der Arbeiterschaft,* oder, besser gesagt, der öffentlichen Gesundheit. Es markiert das aktive Eingreifen der Arbeiterklasse in die Gesundheitspolitik des Landes.»[29]

Mit der Entwicklung der Sozialgesetze und einer Medizin, die über das Recht auf Krankmeldung entscheidet, reduzierte sich das Problem gesundheitsschädigender Arbeiten in der Praxis jedoch häufig auf das Recht auf Behandlung und Sozialleistungen; der Arzt diente als Schiedsrichter. Die «Comités d'Hygiène et de Sécurité» andererseits, kurz nach der Befreiung von der deutschen Besatzung eingerichtet, sahen ihre Rolle vor allem auf Probleme der Hygiene und der Sicherheit beschränkt, ohne wirkliche Möglichkeit zu einer Diskussion über die Produktionsbedingungen selbst.[30] Übrigens kann man bemerken, daß Lohnabhängige und aktive Gewerkschaftler sich ebenfalls einig waren, der Medizin und der Sozialversicherung die Rolle eines Experten und eines Garanten der Gesundheit zuzuschreiben. Ein Textilarbeiter, Gewerkschaftsvertreter im «Comité d'Hygiène et de Sécurité» seines Betriebes, sagte 1979: «Es täte der Gesundheit aller Arbeiter gut, wenn die Sozialversicherung die Arbeit überwachen würde. Sie müßte in den Fabriken den Arbeitsrhythmus überwachen, mit spezialisierten Ärzten, die wissen müssen, welchen Rhythmus ein Arbeiter bewältigen kann, wie lange er ohne Pause arbeiten kann.» Er ist jedoch gegen das Intervenieren eines Experten, der nicht Mediziner ist: «Eines Tages war ein Arbeitszeitermittler da, der mich mit der Stoppuhr gemessen hat. Ganz einfach, er ist nie auf dieselbe Zeit gekommen. Da habe ich gesagt, ja, hat er denn Medizin studiert? Weiß er denn, was jemand wert ist? Ist er vom Fach?»

In den letzten Jahren jedoch haben verschiedene Gruppen, entstanden aus der Bewegung des Mai 1968, Aktionen entwickelt, die radikale Ziele haben: einesteils die Anprangerung gesundheitsschädigender Arbeiten, aber auch Ablehnung des «Siebs der Medizin» und der «Neutralisie-

rung», die sie im Konflikt zwischen Arbeitern und Unternehmern bewirkt. Für das «Aktionskomitee Gesundheit» oder «Tankonalasanté»
(Tant qu'on a la santé = Solange man nur gesund ist, Anmerkung der
Übersetzerin) in Frankreich oder das Sozialistische Patientenkollektiv
Heidelberg (SPK) in der Bundesrepublik Deutschland ging es darum,
eine offensive Konzeption der Krankheit zu entwickeln, eine revolutio-
näre Kraft aus ihr zu machen, einen Ort des Ausdrucks von gesellschaftlichen Widersprüchen. «Medizinische Fakten zu politisieren», heißt für
den Arzt Jean-Claude Pollack, das zu finden, «was in der Krankheit, trotz
des Siebs der Medizin gegen die Gesellschaftsordnung protestiert und sie,
in einem erweiterten Bewußtsein, als Konsequenz bedroht».[31] Zu Beginn
der siebziger Jahre handelte es sich darum, «aus der Krankheit eine Waffe
zu machen», um den Titel einer Agitationsschrift des SPK zu verwenden.[32] Das impliziert, dorthin zu gehen, wo sich das Ausbeutungsverhält-
nis abspielt, dort, wo die Krankheit, laut den Aktiven des SPK, «als ge-
schwächte Arbeitskraft objektiv der Totengräber des Kapitalismus ist»,
das heißt, an den Arbeitsplatz.

In diese Perspektive ordnete sich in Frankreich auch das »Aktionskomitee Gesundheit» ein, als es im Februar 1969 vor den Fabriktoren von
Renault in Flins ein Flugblatt verteilte, das die Macht des Kapitals anklagt
und zum energischen Eintreten für die Gesundheit aufruft: «Man muß
den Arbeitstag ändern. Ihr seid der Arzt. Übernehmt die Macht in der
Fabrik und in der Gesellschaft, werdet Herren über Euer Leben . . . Ihr
bittet um eine Krankmeldung. Das ist Sache der Sozialversicherung, aber
Ihr könnt sicher sein, daß Ihr am Schluß die Rechnung bezahlt. Übernehmt die Macht in der Fabrik, macht eine Revolution. Das ist gesün-
der.»

Auf diese radikale Position, Erbin des Mai 1968, folgte 1972 eine Anzahl von Zusammenstößen in den Betrieben, die das Arbeitsrisiko zum
Gegenstand hatten. Mit der Unterstützung von Ärzten und von Mitgliedern der «Informationsgruppe Gesundheit» erreichten Bergarbeiter im
Norden Frankreichs eine bessere Erforschung der Staublunge, die Erd-
kabelspezialisten von der Post prangerten die Arbeitsbedingungen in den
Abwässerkanälen an. Aber Symbol dieser Bewegung war die Auseinandersetzung bei Pennaroya: als am 9. Februar 1972 der Streik gleichzeitig in
den Fabriken von Saint-Denis und von Lyon ausbrach, klagte ein von Arbeitern entworfenes und von den Gliederungen der kommunistischen Gewerkschaft CGT in Saint-Denis und der sozialistischen Gewerkschaft
CFDT in Lyon unterzeichnetes Kommunique die unerträglichen Arbeitsbedingungen und das Risiko von Bleivergiftungen an, dem sie durch ihre
Arbeit mit Blei ausgesetzt waren. Gefordert wurde vor allem das «Recht
der Arbeiter auf Einsicht in die medizinischen Analysen».[33] Im Laufe des
zweiunddreißigtägigen Streiks «werden von einem Ärztekollektiv Doku-

mente veröffentlicht, die die Forderungen der Arbeiter unterstützen und über die Risiken informieren, denen sie ausgesetzt sind (‹Die Bleikrankheiten›, ‹Die Gesetzgebung bei der Arbeit mit Blei›, ‹Kritik der Reglementierung medizinischer Vorbeugung bei Bleivergiftungen› . . .).[34] Nach der Unterzeichnung des Protokolls über die Einigung mit der Direktion zog ein «Gemeinsamer Brief der Arbeiter» vom 11. März 1972, unterschrieben von der sozialistischen Gewerkschaft CFDT in Lyon, eine erste Bilanz der Aktion: «*Um unsere Gesundheit zu verteidigen,* haben wir erreicht, daß uns nach jeder Visite die medizinischen Analysen übermittelt werden. Wir haben erreicht, daß eine Krankenschwester 40 Stunden in der Woche in der Fabrik anwesend ist. Wir haben eine Generalinspektion der Firma durchgesetzt, die entscheiden soll, welche Installationen gegen die Dämpfe, den Staub und für eine bessere Beleuchtung angebracht werden müssen.»[35]

Diese Kämpfe gegen toxische Risiken und Berufskrankheiten waren also der Anlaß für eine Zusammenarbeit von Ärzten und Gewerkschaften, wie es sie bereits Anfang des Jahrhunderts gab. Die «Experten» hatten beschlossen, ihre Erkenntnisse den Arbeitern zur Verfügung zu stellen. Nicht nur die Krankheit selbst, sondern auch ihre Anerkennung in der Fabrik steht auf dem Spiel. Sie ist weder Schicksal noch Sache eines einzelnen, sagten diejenigen, die ihren Ursprung in den Arbeitsbedingungen und der ökonomischen Logik anprangerten. Ebensowenig war ihre Identifizierung alleiniges Ressort medizinischer Gutachten: die Betroffenen kennen ihre ersten Anzeichen und weisen ihre ersten Vorboten nach. Sie können ihre eigenen Erfahrungen gegen das technische Können der Ärzte stellen. Es ist von Bedeutung, daß man ihre Worte in Rechnung zieht und unabhängig von der medizinischen Legitimation anerkennt, die das Recht auf Sozialleistungen eröffnet und sie sanktioniert.

Dennoch kann man sich fragen, wo die Grenzen bei diesen Aktionen liegen, ebenso wie bei den Kämpfen gegen die Unternehmerkontrollen über Krankmeldungen einige Jahre später, vor allem aber bei der Aneignung medizinischen Wissens durch die Arbeiter und bei einer Neudefinition der Beziehung zwischen Experten und Laien, Behandelten und Behandelnden. Dieselbe Position finden wir übrigens auch in der Gruppe um den Arzt Jean Carpentier, die von 1973 an die Zeitschrift ‹Tankonalasanté› veröffentlichte: «Wenn wir aus der Krankheit eine Waffe machen wollen, um die Gesellschaft zu verändern», liest man im Editorial der zweiten Nummer, «ist es von Bedeutung, die Trennung Behandelnder – Behandelter mit Wort und Tat anzugreifen.» Auch die Kranken des Sozialistischen Patientenkollektivs in Heidelberg haben vor allem die Institution der Psychiatrie kritisiert und sind kaum über die medizinische Institution und die Infragestellung der Beziehung zwischen Arzt und Patient hinausgegangen.

Diese Orientierung rührt zweifellos zum großen Teil daher, daß diese Aktionen entweder von Ärzten oder in Zusammenarbeit mit ihnen geleitet wurden. Aber, wie wir gezeigt haben, ist das kein Zufall: als Schiedsrichter über das Recht auf Krankmeldung wird der Arzt, selbst wenn er das beiseite lassen möchte, auch zum Schiedsrichter über die Gesundheit als Produktionsfaktor. Sobald dieses Wertgefüge in Frage gestellt wird, ist es unvermeidlich, daß vor allem Ärzte sich betroffen fühlen.

Hier zeigt sich erneut, wie ambivalent die Sozialisierung der Krankheit ist, die sich über Versicherungen und Sozialgesetze vollzogen hat: durch das Recht auf Krankmeldung ist die Krankheit sozialisiert, aber als individuelles Recht. Und ebenso wissen wir, daß sich die Beziehung zwischen Arbeit und Krankheit in den gesellschaftlichen Zusammenhang der Produktion einordnet, aber sie drückt sich in der Krankmeldung eines Individuums aus, die von einem anderen Individuum ausgesprochen wird; nur diese beiden betreten die Bühne, niemand sonst. Vielleicht muß man hierin einen der Hauptgründe dafür sehen, warum diese Proteste nur schwer in eine breitere Bewegung münden und kaum einen stärkeren Einfluß der Arbeiter auf ihre konkreten Arbeitsbedingungen erreichen können. Vielleicht liegt es vor allem an dieser Beschränkung auf das Individuelle, die zu der immer stärkeren medizinischen Durchdringung der Krankheit gehört, daß sich in der Tat eine gewisse Neutralisierung der gesellschaftlichen Beziehungen vollzieht. Der Kranke, definiert als legitim Untätiger, der Anspruch auf Krankmeldung und Sozialleistungen hat, bekommt einen bestimmten Status in der Gesellschaft zugewiesen, aber er kann noch kein gesellschaftlich Handelnder sein.

XI. Behandelnder und Behandelter

Der Kranke und die Medizin

Durch die Anerkennung des Rechts auf Krankheit, zu dem die Berufstätigkeit Zugang verschafft, erhält der Kranke einen neuen Status. Bei
diesem Prozeß ist die Medizin stets präsent. In letzter Instanz ist sie es, die
die Krankheit diagnostiziert und legitimiert. Der Arzt ist die notwendige
Durchgangsstation auf der Straße, auf der die Krankheit in die Gesellschaftsordnung Eingang findet und zugleich zeigt, wie sich diese präsen-
tiert. Die vergesellschaftete Krankheit steht also mit der Medizin einerseits, mit der Arbeit andererseits in Verbindung.

Einen Arzt aufzusuchen ist heutzutage für jeden von uns die unmittelbar logische Folge von Krankheit. Und der Arzt ist in jedem Fall verpflichtet, sie zu behandeln: selbst wenn die Gesundheitsstörung so minimal ist, daß sie aller Voraussicht nach von selbst verschwinden würde;
und auch im anderen Extremfall, wenn die Krankheit zu denjenigen gehört, gegen die auch die heutige Medizin machtlos ist. Die Ausgaben für
Gesundheit und medizinische Behandlung sind für uns völlig einleuch-
tende Posten im Staatshaushalt. Sich behandeln zu lassen hat sogar die
Bedeutung einer moralischen Verpflichtung. Der «gute Kranke», sagte
Talcott Parsons, der in den fünfziger Jahren den Begriff der «Rolle des
Kranken»[1] geprägt hat, ist verpflichtet, bei einem Arzt kompetente Hilfe
zu suchen und mit ihm zu kooperieren. Heutzutage über den Status des
Kranken nachzudenken, heißt also zuerst, sein Verhältnis zur Medizin zu
analysieren: wie erlebt er seine Krankheit durch seine Beziehung zu Pflegeinstitutionen? Wie trägt die medizinische Behandlung dazu bei, seine
Identität zu formen? Aber die Medizin ist nicht nur eine Institution unter
anderen: Eliot Freidson hat sie als Prototyp der heutigen sozialen Institutionen interpretiert.[2] Hinter diesen ersten Fragen zeichnet sich daher eine
weitere ab: wie erlebt das Individuum heute durch die Medizin seine
gesellschaftliche Stellung?

Der langsame Aufstieg der Medizin

Diese zentrale Bedeutung der Medizin in der Gesellschaft ist ein neues
Phänomen: der «Behandelte», ein Individuum, das zum Objekt eines
aktiven und unvermeidlichen medizinischen Eingriffs wird, und zugleich

metaphorische Verfestigung einer Beziehung zur modernen Gesellschaft, ist eine Gestalt von heute.

Dabei ist der Kampf gegen Krankheit eine Verhaltensweise, die es seit jeher gibt. Sicher ist es nicht schwierig, in der Vergangenheit Reminiszenzen an zahlreiche Formen der Hilfesuche im Falle einer Krankheit zu finden. Aber diese Hilfe suchte man überall, bevor sie auf den Arzt fixiert wurde. Noch am Ende des Mittelalters richtete sich der Hilferuf, wie Robert Muchembled zeigt,[3] in den Dörfern, in denen der drohende Tod immer gegenwärtig war, aber kein Arzt zur Verfügung stand, beinahe ausschließlich an Wahrsager und Heilkundige, in deren Gebräuchen sich magische und religiöse Rituale eng vermischten. Bis zum Ende des 16. Jahrhunderts waren Heilkundige auf dem Lande überall anzutreffen. Sie verschwanden im 17. Jahrhundert, in einer Zeit, in der Hexer und vor allem Hexen in Frankreich verfolgt und verbrannt wurden; im 18. Jahrhundert tauchten sie wieder auf. Über mehrere Jahrhunderte hinweg führte die Kirche einen erbitterten Kampf gegen sie und bemühte sich, eine Grenze zwischen Religion und Aberglauben zu ziehen; zwischen dem Hilferuf an Gott, laut Kirche die einzige wirkliche Hoffnung des Kranken, und magischen Bräuchen. Auf dem Lande spielte der Arzt bei der Auseinandersetzung zwischen Priester und Heilkundigem kaum eine Rolle.

In der Stadt dagegen, am Hof vor allem, waren Ärzte seit dem Mittelalter präsent. Die Ärzte des Königs waren bekannte Persönlichkeiten; im 14. Jahrhundert erwähnt Froissart, welches Vertrauen Karl V. in sie setzte. «Für die Gesundheit hatte er vor allen Leuten auf der Welt Vertrauen zu den guten Herren Ärzten; und sehr oft haben diese Ärzte ihm wohlgetan und neue Kraft gegeben und ihm gesagt, mit den vortrefflichen Rezepten, die sie besäßen, würden sie ihn so lange am Leben halten, wie es der Natur nach genüge.»[4] Aber wenn sich auch im Laufe der Jahrhunderte eine wachsende Präsenz des Arztes am Krankenbett feststellen läßt, blieb sie doch lange Zeit sekundär. Beim Tod der Anna von Österreich etwa hatten die Ärzte nur eine Funktion: den drohenden Tod anzukündigen.[5] Der Priester war noch für den gesamten Bereich Krankheit und Tod verantwortlich. Im 18. Jahrhundert begann der Arzt in den Vordergrund zu treten: während das große Zeremoniell des Todes intimer wird, «tritt der Beichtvater seinen Platz an den Arzt ab», schreibt Michel Vovelle.[6] Als Beispiel führt er an, daß der Arzt Monsieur Tronchin beim Tod von Madame de Custine zugegen war, über den Madame de Genlis schreibt: «Die Nacht nach dem vierten Tage ihrer Krankheit war furchtbar. Um zwei Uhr morgens schickte sie nach ihrem Beichtvater, und um drei Uhr empfing sie die letzte Ölung. So begann sie den fünften Tag; Monsieur Tronchin, den wir hatten wecken lassen, kam um halb vier.»[7] Dennoch bemerkt man, daß der Beichtvater, wie im Jahrhundert zuvor, früher da war als der

Arzt. Eine Haltung, die der unseren nahekommt, entdecken wir dagegen in der Reaktion von Chateaubriands Freunden, als er 1793 in London erkrankte: beunruhigt über seinen Zustand, «zerrten sie ihn von Arzt zu Arzt»,[8] schreibt er. Aber in dem Maße, wie es mehr und mehr üblich wurde, sich an einen Arzt zu wenden, verbreiteten sich parallel zur wachsenden Abhängigkeit auch Mißtrauen und Verunglimpfung. Montaigne zum Beispiel kritisierte Medizin und Ärzte unermüdlich: «Ich ehre an der Medizin den ruhmreichen Namen, ihre Lehrsätze, ihr Versprechen, das dem menschlichen Geschlecht so nützlich ist, aber was sie unter uns anrichtet, kann ich weder ehren noch schätzen.»[9] Darüber hinaus war das durch Zeugen übermittelte Bild der Medizin über Jahrhunderte hinweg, wenn es nicht von Unwirksamkeit geprägt war, oft ein Bild unbarmherziger Brutalität. Zwischen den Zeilen nehmen wir den Schrecken wahr, den eine Behandlung verursachte, die das Leiden verdoppelte, ohne die Hoffnung auf Heilung zu vergrößern; zum Beispiel in einem Bericht aus dem 17. Jahrhundert über den Tod des heiligen Franz von Sales und das befremdende «Metzgern», mit dem seine Wundärzte ihn plagten: «Des Abends gegen fünf Uhr beschlossen die Ärzte, äußerste Mittel anzuwenden: und da sie bereits ein Kantharidenpflaster auf seinen Kopf gelegt hatten, stießen sie ihm zweimal einen glühenden Eisenknopf in den Nacken, was er sehr geduldig ertrug, obwohl ihm reichliche Tränen flossen, und als er ein klein wenig die Schultern hob, stieß er keine anderen Worte hervor als die heiligen Namen von Jesus und Maria. Und sicher war durch solche Heilmethoden und durch ein solches Metzgern der Wundärzte der Tod für ihn unausweichlich geworden. Aber man tat ihm noch mehr an: denn als man damit fertig war, ihm zum dritten Male das glühende Eisen auf den Schädel zu stoßen, riß man das Pflaster herunter, daß die Haut abging, und häutete ihn so vom Nacken bis zur Stirn; und man stieß ihm das Eisen so in den Kopf, daß dicker Rauch aufstieg und der Schädel angesengt war.»[10]

In den letzten Jahrzehnten des 19. Jahrhunderts wurde der Status der Medizin und des Arztes definitiv bestätigt. Nach langen Diskussionen[11] wurde 1892 in Frankreich ein Gesetz verkündet, das dem Arztberuf seine volle Legitimation verlieh und ihm seine Monopolstellung gegenüber den verschiedenen, immer noch sehr zahlreichen Heilkundigen sicherte. 1902 bezeugte auch das Gesetz über die Öffentliche Gesundheit das Vertrauen der Öffentlichkeit in die Wohltaten einer mehr und mehr vom Glauben an die Medizin durchdrungenen Gesellschaft. Der Arzt war also zum angesehenen Vertreter der Oberschicht geworden, der einen annehmbaren und oft sogar ansehnlichen Verdienst hatte und über einen beneidenswerten Status und einen sicheren Einfluß auf die Gemeinschaft verfügte. Parallel dazu wurde sein Bild in der Öffentlichkeit idealisiert: im Mittelpunkt standen vor allem seine Wohltätigkeit und seine Aufopferung.[12] Von nun war der Arzt derjenige, der unermüdlich lindert, tröstet und beruhigt. In der gängigen Vorstellung verblaßt die Brutalität medizinischer Eingriffe, während sich die wahrhaft hilfreiche Macht der Medizin allein durch ihre Gegenwart bestätigt.[13] Die «Antwort auf den Hilferuf des Patienten», selbst dann beruhigend, wenn sie noch bei weitem nicht immer wirksam ist, erscheint von nun an als typische Verhaltensweise des praktischen Arztes.

Aber vor allem verkörpert der Arzt die Wissenschaft und ihre Macht. Er ist durch eine fast religiöse Beziehung mit ihr verbunden: der «Priester» in Gestalt des gelehrten Arztes ist nun Teil der herkömmlichen Vorstellungen von der Medizin. Daraus leitet sich seine Macht ab, Normen zu setzen. Die Medizin, die auf die Werte vertraut, die sie verkörpert, beabsichtigt nun, Regeln aufzustellen, die die Gesellschaft anerkennen muß. Vom Ende des 18. Jahrhunderts an neigte die Hygienik, die analysiert, welcher Zusammenhang zwischen Gesundheit, äußerer Umgebung und sozialer Lage besteht, natürlich dazu, der Öffentlichkeit zu verkünden, daß diese Faktoren harmonisch übereinstimmen müssen.

Bereits 1833 schildert Balzac in der Figur des Dr. Bénassis in seinem Roman ‹Der Landarzt› die Verbindung von gesundheitspolitischem und sozialem Eingreifen. In der zweiten Hälfte des Jahrhunderts drang die Medizin darüber hinaus auch in den privaten Bereich vor, den Bereich der Sexualität und der Familie. Vor allem die Syphilis war für den praktischen Arzt Anlaß, sich um Fragen des Sexuallebens und der Nachkommenschaft zu kümmern.[14] Luc Boltanski hat dargelegt, wie um die Jahrhundertwende auch die Pflege von Kleinkindern unter die Kontrolle der Medizin geriet und fortan in ihre Zuständigkeit fiel.[15] Mit Pasteurs revolutionären Entdeckungen, die dem Arzt das Prestige größerer Effizienz und die Zuverlässigkeit der von ihm vertretenen Prinzipien verliehen, ist der Übergang vom Ratschlag zur Anordnung erreicht. Die Gesellschaft trat in das «medizinische Zeitalter» ein, das Dr. Knock[16] vor über sechzig Jahren ankündigte. Heute stecken wir mitten darin: alle Handlungen, bei denen auf die eine oder andere Weise der Körper im Spiel ist, bekommen eine medizinische Komponente: «Die ganze Existenz ist medizinisch», umschreibt J. B. Pontalis die These in Jules Romains Theaterstück.[17]

Aber paradoxerweise war es der Kranke, der sich diesem Einfluß am längsten entziehen konnte. Lange Zeit haben die Ärzte eher Verordnungen geschrieben als Kranke behandelt. Die Zahl der parktischen Ärzte hatte zwar zugenommen, und man nahm sie auch mehr in Anspruch.[18] Einen Arzt zu konsultieren blieb dennoch auch zwischen den beiden Weltkriegen eine Seltenheit: er galt eher als Zuflucht im Falle einer schweren Krankheit oder einer dramatischen Situation, als daß man ihn zu alltäglichen Kleinigkeiten hinzugezogen hätte. Auch aus der Sicht der Ärzte selbst mußte das medizinische Eingreifen selten und teuer bleiben, damit das Prestige des Berufs aufrechterhalten blieb.[19] Erst mit der Einführung der Sozialversicherung 1945 und noch mehr im Laufe ihrer allmählichen Ausweitung in den folgenden Jahrzehnten realisierte sich das Ziel Dr. Knocks voll und ganz: «Ich will vor allem, daß die Leute sich behandeln lassen.»[20] Als das 1923 geäußert wurde, war dieser Wunsch noch weit von der Realität entfernt. Aber heutzutage ist er erfüllt: sich an die Medizin zu wenden, also zur «medizinischen Existenz» zu gelangen, ist die unmittelbare Reaktion auf das geringste Unbehagen. 1960 begann die Haltung eines einunddreißigjährigen Lehrers – «Ich habe keinerlei Angst vor Krankheit, ich mache mir gar keine Gedanken darum, meine Gesundheit zu erhalten» – atypisch zu werden. Heute wäre sie es noch mehr.

Die Verpflichtung zu Behandlung und Heilung

Sich behandeln zu lassen hat zudem eine normative Bedeutung angenommen. Unser Vokabular enthält heute den Begriff des «guten Kranken». Jeder von uns hat eine klare Vorstellung davon: ein guter Kranker ist ein Mensch, der sich behandeln läßt. 1960 versicherte ein junger Elektriker: «Wenn man krank ist, versucht man natürlich, so schnell wie möglich wieder gesund zu werden. Ich persönlich unternehme alles, ich versuche, das Maximale zu tun, um so schnell wie möglich wieder gesund zu sein. Ach, im Grunde wäre ich wirklich ein guter Kranker ...», fuhr er fort. 20 Jahre später gab eine junge Angestellte zu, «eine schlechte Kranke» zu sein, «nicht schlecht in dem Sinne, daß ich jammere», präzisierte sie, «aber in dem Sinne, daß ich mich nicht energisch genug pflege».

In diesem Rahmen bekommt die Heilung – sie war immer schon das Ziel aller Medizin, aber lange Zeit nur durch Zufall zu erreichen, wie man wohl wußte: «Ich verbinde es, Gott wird es heilen», sagte Ambroise Paré – die Bedeutung einer Verpflichtung. «Der gute Kranke, wie die Gesellschaft ihn versteht», schreibt die Soziologin Rose Coser, «gehorcht nicht nur den Ärzten und den Krankenschwestern, sondern wird auch schnell gesund und kann seine Tätigkeit wiederaufnehmen.»[21] Die Heilung entspricht einer gesellschaftlichen Notwendigkeit, wie eine junge Journalistin 1960 versicherte: «Selbst unter einem kommunistischen Regime hat man das Recht, krank zu sein. Aber man hat nicht das Recht, nutzlos für die Gesellschaft zu sein; wenn man also einmal krank ist, wird nichts anderes von einem verlangt, als wieder gesund zu werden.» Aber die Heilung fordert auch den Willen des Individuums heraus, den «Wunsch, gesund zu werden», der zu einem Gebot geworden ist. Ebenfalls 1960 sah ein sechzigjähriger Diplomlandwirt in der Rückkehr zur Gesundheit geradezu eine moralische Verpflichtung: «Es ist eine moralische Pflicht, wieder gesund zu werden, die erste Pflicht sich selbst und anderen gegenüber», eine Pflicht, die voraussetzt, «Hilfe bei denen zu suchen, die die Gesundheit wiederherstellen können, vor allem bei den Ärzten. Ich glaube, in dieser Hinsicht sollte man nicht zu sehr auf sich selbst zählen, man muß Vertrauen zu denen haben, die fähig sind, wieder gesund zu machen.» Dieser Mann bezeichnete sich als Menschen, der häufig den Arzt konsultierte, ihm vertraute und die Heilung ihm überließ. Aber, fügte er hinzu, «man muß auch Vertrauen in sich selbst und seine eigene Kraft haben; wer sich hängenläßt, wird schwerer wieder gesund, und andererseits macht er die Aufgabe für die Person, die ihn pflegt, dadurch auch nicht leichter.» Hierin drückt sich eine andere Vorstellung aus, die in Verbindung mit dem modernen Begriff der Behandlung durch einen Experten das sehr alte Motiv vom Individuum als seinem eigenen Arzt durchscheinen läßt: Gehorsam dem Arzt gegenüber, aber auch der Wille und das Bemühen des Kranken, die eigene Kraft zur Heilung.

Talcott Parsons hat diese Konzeption, die ganz und gar auf das positive Bild der Medizin und das Hilfesuchen beim Arzt gerichtet ist, mit dem Begriff von der «Rolle des Kranken» genau formuliert. In der modernen Gesellschaft, sagt er, hat der Mensch das Recht, krank zu sein; er ist dann von seinen Verantwortlichkeiten, insbesondere von der Produktion, freigestellt. Parsons' Theorie macht hier bewußt, daß Krankheit in den gesellschaftlichen Bereich der Arbeit gehört. Der Kranke hat auch Anrecht auf Hilfe. Aber diese Hilfe ist, ebenso wie die Legitimität der Krankheit, an Bedingungen geknüpft: der Kranke muß «gesund werden wollen»; dieser Wunsch ist der sicherste Schutzwall gegen die Versuchung der Krankheit, sich abweichend zu verhalten, und gegen die Verlockung, die mit ihr verbundenen Wohltaten zu genießen. Außerdem muß er die kompetente Behandlung eines Arztes suchen und sich ihr unterziehen. In Parsons' Sicht – er arbeitet zu Beginn der fünfziger Jahre, das heißt, in einer Zeit, als medizinische Techniken und Institutionen sich in großen Schritten weiterentwickelten – stellt die Übernahme der Behandlungskosten den wesentlichen Punkt der Hilfe dar, die die Gesellschaft dem Kranken leistet. Sie tritt vor allem an die Stelle der Familie, deren Rolle nach Parsons im Schwinden ist.[22] Diese Hilfe wird auch ganz und gar positiv aufgefaßt: sich häufiger und rechtzeitig behandeln zu lassen, ist immer günstig. Die Medizin wird hier als uneingeschränkt legitim dargestellt.

Vor allem 1960 haben wir bei manchen Personen diese vollkommene Zustimmung zur positiven Wirkung der Behandlung und zur Notwendigkeit, sich ihr fügsam unterzuordnen, angetroffen. Der bereits zitierte Elektriker sagte ebenfalls: «Im Grunde ist es für eine Heilung nötig, eine Verordnung zu befolgen, und um gesund zu werden, befolgt man sie auch ohne weiteres. Wenn ich weiß, ich muß dies oder jenes tun, um gesund zu werden, fällt mir das auf jeden Fall leicht. Wenn man sich einer

Behandlung nicht unterziehen will, läuft das im Grunde darauf hinaus, daß man Selbstmord begehen will.»

Vor allem in den unteren Volksschichten wurde uns häufig ein vollkommenes Vertrauen und ein schlichter Gehorsam gegenüber den Anordnungen des Arztes bestätigt. So etwa ein siebenundfünfzigjähriger Straßenwärter, der 1972 im Krankenhaus lag: «Ich bin bei einem Arzt auf der Station, der mich, glaube ich, sehr gut behandelt. Er sagt, was er macht, er weiß, was ich habe, und ich habe Vertrauen zu ihm. Das ist kein Problem. Der Doktor sagt mir: ‹Sehen Sie, das ist es, das müssen wir machen.› Er verordnet mir eine Behandlung, und ich mache es.» Auch der 1980 interviewte achtundfünfzigjährige ehemalige Eisenbahner, Opfer eines Herzinfarkts, nahm alles gelassen hin: «Alles, was mein Kardiologe sagt, mache ich auch, ich widersetze mich nicht . . . Wenn man gesagt hätte: ‹Monsieur M., wir müssen Sie operieren›, hätte ich gesagt, na schön, nur zu . . . wenn es sein muß, muß es sein. Ich hätte mich nicht herumgestritten.»

Zahlreiche Beobachtungen haben gezeigt, daß in der Haltung von Kranken aus niedrigeren Schichten zu ihrem Arzt auch die Klassenzugehörigkeit eine Rolle spielt: sie empfinden den Arzt, der zur Mittel- oder Oberschicht gehört, als «höhergestellt». «Ich traue mich nicht so, diese Herren zu stören . . . sie stehen höher als wir», sagte 1960 eine neunundsechzigjährige Rentnerin, die im Krankenhaus lag. Für eine krebskranke Kellnerin waren es 1972 die Chirurgie und die Wissenschaft, die sie, auf übrigens beruhigende Weise, als über ihr stehend empfand: «Meinen Schwager hat man operiert, eine Operation, die gelungen ist: tadellos! Man hat ihm den Magen herausgenommen, einen Teil von der Milz, an einem Freitag ist er operiert worden und kaum vierzehn Tage später war er wieder zu Hause. Das heißt, die Chirurgie hat wirklich etwas an sich, das über uns steht, und man muß Vertrauen zu allem haben, was überlegen ist . . . man kann wirklich sagen, daß die Wissenschaft großartig ist.» Dieselbe Wahrnehmung liegt der Reaktion eines einundvierzigjährigen Landarbeiters zugrunde, der 1972 nach einem Autounfall im Krankenhaus lag und nicht wagte, nach seinem Operationstermin zu fragen: «Man kann den Chirurgen schließlich nicht die ganze Zeit auf die Nerven fallen und sie jede Stunde fragen, ‹sagen Sie mir dies oder das›. Man darf sie nicht dauernd belästigen, sie wissen schließlich, was zu tun ist, sie sind nun mal die Ärzte . . .»

Die Untersuchung durch Experten und die berufliche Autorität

«Ich bin ja kein Arzt», sagte auch der bereits zitierte Straßenwärter, um seine Fügsamkeit zu erklären. Aber auch ein achtundvierzigjähriger

Architekt, der 1971 nach einer Urämie befragt wurde, räumte ein: «Man muß Vertrauen haben . . . ich bin kein Arzt, ich verstehe absolut nichts davon, also habe ich Vertrauen . . . die Leute, die zu mir kommen, damit ich ihnen ein Haus baue, haben Vertrauen zu mir, und ich vertraue dem Arzt . . .» In der letzteren Äußerung zeigt sich eine neue Dimension: die Unterwerfung unter die berufliche Autorität, unter die Stellungnahme eines Spezialisten. Zu dieser Unterwerfung steht der Architekt, der selbst Angehöriger eines «qualifizierten Berufstands»[23] ist und über ein Spezialwissen verfügt, ebenso wie der Straßenwärter. Der Arzt «weiß Bescheid», er allein kann ein wahres Urteil über den Zustand des Kranken abgeben. Dieser fühlt sich nicht imstande, seinen eigenen Körper zu kennen, aber er glaubt, ein anderer besitze diese Kenntnis und sei eben dadurch berechtigt, zu urteilen und Vorschriften zu machen. Der Kranke erkennt sich als Individuum in den Händen anderer, ein Objekt ihres Wissens und ihres Handelns.

Das spezialisierte Wissen wird den Mitgliedern eines «qualifizierten Berufsstands» zuerkannt, der durch diese Legitimation zum Garanten eines Wertes – der Gesundheit – wird, die er durch seine fachmännischen Untersuchungen erhalten oder wiederherstellen soll. Von dieser Realität, die für die heutige Gesellschaft charakteristisch ist, zeichnet Parsons' Modell ein konfliktfreies Bild: ein Bild, das die bisher zitierten Personen zum Ausdruck bringen. Der Kranke, der seine Unwissenheit und seine Ohnmacht erkennt, unterwirft sich vertrauensvoll einem Wissen, dessen Inhalt oder Legitimation er nicht in Zweifel zieht und das seinem Glauben nach ganz unzweideutig für sein Wohl eingesetzt wird. Eben dadurch hat er Chancen, geheilt zu werden und so seinen Platz in der Gesellschaft wiederzufinden.

Aber in den letzten Jahrzehnten sind andere Ansichten vom beruflichen Ansehen und der Rolle der Ärzte in den Industriegesellschaften aufgekommen, manchmal sehr polemische. Für Ivan Illich[24] ist es weder Unwissenheit noch eigentliche Ohnmacht, sondern die Entwicklung der modernen medizinischen Institutionen, die im Menschen die Möglichkeit zerstört, seinen Zustand selbständig zu interpretieren und auch darauf zu reagieren. Der Kranke, von nun an abhängig von der Behandlung durch einen Spezialisten, die ihm zuteil wird, zieht keineswegs Nutzen aus dem Tun des Experten und seinem Wissen, sondern verliert das Vertrauen in die Kraft seines Organismus, zu genesen und sich einzufügen. Der Kranke, so seiner vitalen Energien beraubt, besitzt auch die nötigen Worte und Begriffe nicht mehr, um seine Angst auszudrücken. Denn, sagt Illich, da die Medizin die radikale Ausmerzung von Krankheit, Gebrechlichkeit, Schmerz und Tod zum Ziel hat, nimmt sie diesen Erfahrungen, die bisher in allen Gesellschaften wesentlich waren, jede positive Bedeutung. Krankheit und Tod haben nur noch das Odium des Heiklen und

des Scheiterns. Der Kranke, nach dem Wort von Gérard Briche «Arbeits-
loser der Gesundheit», [25] weit entfernt davon, wieder gesellschaftlich integriert zu sein, ist nur noch ein kaputter Gegenstand, der ständig repariert
werden muß.

Welche dieser beiden Konzeptionen kommt der Erfahrung von Kranken näher? Was ist ein Kranker heutzutage in seinem Verhältnis zur Medizin? Wie können wir, ausgehend von den Äußerungen der Kranken, die
Wirkung der Abhängigkeit von dieser Institution in Worte fassen, die
– und darin liegt das entscheidende Problem – unentbehrlich geworden
ist? Wir haben hier das Vertrauen und die Fügsamkeit mancher Personen
betont, ihre vollkommene Zustimmung zur Legitimation der Medizin,
die Parsons' Modell nahekommt. Aber zumindest genauso häufig findet
man Mißtrauen oder Widerstand gegenüber der Macht dieses Berufsstands. 1960 analysierte ein dreißigjähriger Ingenieur seine Entwicklung
vom blinden Vertrauen zu einem gewissen Mißtrauen gegen «Spezialisten»: «Früher dachte ich, wenn man krank ist, dann läßt man sich eben
behandeln, es gibt Spezialisten, in diesem Fall Ärzte; man ist in guten
Händen, hat Vertrauen zum Arzt. Jetzt bin ich der Überzeugung, daß *die
sogenannten Spezialisten Menschen sind wie alle anderen auch* und keine Götter und daß es absolut nicht sicher ist, aus dem Krankenhaus wieder her-
auszukommen, wenn man krank ist . . . Ich habe nicht mehr unbegrenztes
Vertrauen zu Spezialisten.»

Viele Patienten zeigen sich ausdrücklich mit dem keineswegs gleichberechtigten Verhältnis zum medizinischen Personal, vor allem im Krankenhaus, unzufrieden; dieser Mangel ist in ihren Augen durch nichts gerecht-
fertigt. Ein vierundfünfzigjähriger Angestellter, der 1972 wegen einer
Ateminsuffizienz im Krankenhaus lag, prangerte den «Patriarchalismus»
dieser Beziehung an: «Was mir nicht gefällt, ist der Ton, den die Ärzte
oder das Hilfspersonal manchmal den Kranken gegenüber anschlagen.
Diesen patriarchalisch-jovialen Ton, der oft bis in die Wortwahl geht,
nehme ich nicht hin. Er hat zu mir gesagt: ‹Na, wird er denn wach, der
liebe Opa, wie geht es uns denn?› Ich finde das wirklich überholt. Mir
würde es nicht einfallen, in so einem Ton zu reden, das empört mich!»

«Man wird behandelt wie ein Kind», sagte 1980 eine fünfundzwanzigjährige junge Frau, im Krankenhaus wegen eines chirurgischen Eingriffs
nach einer Gonorrhoe, zu der als Komplikation eine Eileiterentzündung
hinzukam: «In der Beziehung zu den Krankenschwestern kommt man
sich vor wie ein Kleinkind. Und vor allem muß man den Mund halten,
kein Gefühl äußern, keinen Wunsch, gar nichts . . . Man muß brav sein
und lächelnd seine Medikamente schlucken, und vor allem darf man nicht
meinen, daß man besser weiß, was gut für einen ist, als die Krankenschwester. Das heißt: sie weiß immer alles, *man muß ihr blind vertrauen und
darf nichts sagen* . . . man muß nur immer schön brav sein.»

In den letzten zehn Jahren wurde mit besonderer Heftigkeit Kritik an der «Macht der Medizin» vorgebracht. Aber schon 1960 drückte eine zweiunddreißigjährige Meinungsforscherin ihre Empörung auf gleiche Weise aus: «Im Krankenhaus hat man bei mir eine umfassende Blutuntersuchung gemacht. Ich habe nach dem Ergebnis gefragt, und man hat mir gesagt: ‹Das Ergebnis ist nicht da.› Da habe ich geantwortet, ich muß das schließlich wissen, weil das wichtig für eine nächste Untersuchung sein kann. Und für den Arzt war das ein richtiggehender Skandal! Weil ich etwas gefordert habe, weil ich mich also von gleich zu gleich zu ihm verhalten habe. Für ihn war das der Gipfel! Ein Kranker, der sich im Krankenhaus einem Arzt widersetzt! Wirklich, diese Ärzte halten sich für höhere Wesen: die Kranken sollen akzeptieren, daß sie nicht wissen, was sie haben!» Nicht zu wissen, was man hat, sich am Schweigen des Arztes und an seiner esoterischen Sprache zu stoßen, ist für alle ein empfindlicher Punkt. So auch für einen achtzehnjährigen Gymnasiasten, der eine mißgebildete Speiseröhre hatte und 1972 wegen verschiedener chirurgischer Eingriffe im Krankenhaus lag. Aber für ihn war das Problem noch schmerzlicher; er fühlte sich als anonymes Objekt einer Reihe barbarischer Eingriffe, deren genauen Grund er nicht kannte: «Ich habe von Geburt an eine Mißbildung der Speiseröhre, aber man hat das erst vor einem Jahr bemerkt, und seit einem Jahr ziehe ich von Krankenhaus zu Krankenhaus . . . Ich bin total verunsichert, ich weiß überhaupt nicht mehr, woran ich bin . . . Man packt einen hier, man packt einen da, man nimmt einen mit dorthin, man sagt einem nicht, wann man wieder herauskommt, man sagt einem nicht, was man hat, man macht Untersuchungen, sagt einem aber keine Ergebnisse; *man ist einfach eine Nummer unter anderen,* eine Karteikarte. Die Ärzte sagen nur, was sie sagen wollen . . . Sie beantworten keine Fragen, das wird langsam lästig. Und wenn sie etwas detailliert erklären wollen, dann mit Worten, die man nicht versteht . . . Und man kann sich überhaupt nicht vorstellen, was die alles mit einem machen, die Experimente, die Tests, ich hätte das nie für möglich gehalten: man steckt einem Sonden in den Mund, dünne, unbiegsame Eisenstangen, ohne Narkose, ohne örtliche Betäubung, und putzt einen aus. Oder man macht einem ohne Narkose Löcher in die Bauchwand und schaut mit einer Art Fernrohr ins Innere.» Wir haben es bereits gesagt: nicht erst seit gestern erregen Ärzte Protest und fordern Anschuldigungen heraus. Zum Beispiel kritisierte bereits Montaigne die Neigung der Ärzteschaft, ihr Betätigungsfeld übermäßig auszudehnen: «Die Ärzte begnügen sich nicht damit, die Krankheit unter ihrer Herrschaft zu haben, sie machen auch noch die Gesundheit krank, damit man ihrer Macht zu keiner Zeit entkommt.»[26] Im 18. Jahrhundert mokierte sich Rousseau über ihren Dogmatismus: «Ganz im Gegensatz zu den Theologen lassen die Ärzte und die Philosophen nur das als wahr gelten, was sie erklären können, und machen aus ihrer Einsicht den Maßstab für das Mögliche. Diese Herren erkannten mein Übel nicht, also war ich nicht krank. Wie kann man voraussehen, daß Doktoren nicht alles wissen?»[27] Mit dem Stellenwert, den die Medizin heutzutage hat, mit der Wissenschaft in der modernen Gesellschaft, mit dem vorrangigen Wert, der heute auf Gesundheit gelegt wird, und mit der Intensität des Wunsches nach Heilung hat der Konflikt seinen Höhepunkt erreicht und nimmt die Form einer grundlegenden Ambivalenz an. Es wäre müßig, wollte man die Äußerungen der Auflehnung gegen die Medizin und die Äußerungen von blindem Vertrauen in sie gegeneinander aufrechnen oder einen Trennstrich zwischen ihnen ziehen; man muß sie zusammen akzeptieren, in ihrer ganzen Widersprüchlichkeit: wir erkennen etwas als notwendig an, obwohl wir es doch ablehnen; wir protestieren gegen die medizinische Norm und richten uns gleichzeitig nach ihr. So unterstrich 1960 eine fünfundfünfzigjährige Übersetzerin, die qualvoll an Rheumatismus litt, die Diskrepanz zwischen den Zielen des Kranken und des Arztes: «Die modernen Ärzte benutzen die Kranken im allgemeinen sozusagen als Versuchskaninchen, sie machen Aufzeichnungen. Das ist interessant für ihre Akten oder für wer weiß welche Fachdebatte, die irgend jemand führen wird. Schön und gut, ich sage ja nicht, daß man keine Studien machen soll, aber wenn ein Kranker vor dem Arzt steht, hat er das Recht zu verlangen, daß man sich mit ihm beschäftigt ... der Kranke möchte Linderung, und die Ärzte schämen sich nicht einmal, den Patienten spüren zu lassen, daß sie etwas ganz anderes interessiert: *ein Fall mehr für ihre Akten.*» Aber kurz darauf sagte sie: «Wissen Sie, obwohl ich so viel Schlechtes über die Ärzte sage, wenn ich krank bin, rufe ich als erstes den Arzt; und wenn er nicht sofort kommt, bin ich wütend, weil ich die Meinung der Ärzte trotzdem brauche, ob sie sich täuschen oder nicht.» «Wenn man da durch muß, dann muß man eben», sagte 1972 auch der Gymnasiast zwischen zwei kritischen Bemerkungen.

Diese Ambivalenz ist nicht irrational, sie ist das Ergebnis der schwierigen Situation des Kranken. Aber vielleicht geht ihre Bedeutung über das reine Problem der medizinischen Behandlung hinaus: vielleicht ist sie die Grundstimmung einer bestimmten Beziehung zur Gesellschaft und macht aus dem «Kranken» auf seinem schwierigen Weg eine der exemplarischen Persönlichkeiten unserer Zeit? Die «Mächte», mit denen wir heutzutage konfrontiert sind, üben tatsächlich weniger als früher brutalen Zwang aus, sondern sie stellen Normen auf und prägen die Vorstellungen, die wir von uns selbst und unseren Bedürfnissen haben, so daß es ganz «natürlich» ist, daß wir uns ihnen «zu unserem Besten» fügen. Das Individuum ist in diesem Dilemma gefangen, es schwankt zwischen seiner persönlichen Sicht der Dinge und diesem Bild seiner selbst, das sich ihm als selbstverständlich aufdrängt, das er teilweise verinnerlicht und teilweise verwirft.

Fachleute und Laien: ein Konflikt der Perspektiven

Eben durch diesen Mechanismus entsteht die «Dominanz» des Arztes, die sich zugleich auf die Objektivität der Wissenschaft und die Legitimation des «Berufs» gründet. Eliot Freidson hat sie vor Ivan Illich und sehr viel präziser analysiert, wenn auch in weniger polemischem Tonfall:[28] der Konflikt der «Perspektiven», sagte er, ist bei einem Aufeinandertreffen von Fachmann und Laien inhärent; jeder Fachmann, der sich auf die Autonomie und die Legitimation stützt, die er sich bei der Ausübung seines Berufs erworben hat, neigt dazu, die Art des Problems eines Menschen, der gleichzeitig sein Kunde und Objekt seiner Arbeit ist, in den ihm eigenen Begriffen zu erklären. Er will auch Inhalt und Grenzen des Dienstes, den er anderen erweisen will, selbst bestimmen. Ihm gegenüber sieht der Kranke, der «Laie», seine persönliche Sicht des Problems entwertet, wie auch seine Not, so wie er sie wahrnimmt, ignoriert wird. Zwei Arten, die Krankheit zu betrachten, und zwei verschiedene Arten, darauf zu reagieren – und beide sind gesellschaftlich vorgegeben: die des Kranken und die des Arztes –, können also nur miteinander rivalisieren. Aber meistens hat die Ansicht des Arztes mehr Gewicht als die des Patienten, und ausgerechnet die Art, wie sich dem Kranken das Problem stellt, wird abgetan.

Diese Tendenz verschärft sich noch durch die Spezialisierung, die das Tätigkeitsfeld des Arztes immer enger begrenzt, der so die Krankheit als Ganzes, wie der Kranke sie empfindet, immer weniger kennt. Aber bereits 1886, also zu dem Zeitpunkt, als die Medizin in Europa zu einer exakten Wissenschaft wurde, hat Tolstoj dieses Phänomen perfekt im ‹Tod des Iwan Iljitsch› ausgedrückt. Iwan Iljitsch, ein russischer Beamter, der über seinen Gesundheitszustand beunruhigt ist, konsultiert einen berühmten Arzt: «Für Iwan Iljitsch war nur die eine Frage wichtig: Ist mein Zustand gefährlich oder nicht? Der Doktor jedoch ignorierte diese unpassende Frage.»[29] Der Beamte, der sein eigenes Ansehen als Fachmann verloren hat und zum einfachen «Laien» geworden ist, beharrt jedoch weiter auf seiner Frage: «‹Aber ganz allgemein gesprochen: ist die Krankheit gefährlich oder nicht?› Der Doktor sah ihn streng mit einem Auge durch seine Brille an, als wollte er ihm sagen: ‹Angeklagter, wenn Sie nicht in den Grenzen der an sie gerichteten Fragen bleiben, so bin ich gezwungen, Sie aus dem Gerichtssaal entfernen zu lassen.›»[30]

Auch ist der Kranke weder von Grund auf passiv noch ganz und gar aktiv, nicht ganz fügsam und vertrauensvoll, nicht ganz aufrührerisch. Da er weiß, daß es notwendig ist, den Fachmann in Anspruch zu nehmen, aber weit davon entfernt ist, ihm blind zu vertrauen, überzeugt zugleich von den Wohltaten wie von den Mängeln der Medizin, schließt der Kranke fast immer Kompromisse, wendet Listen an und schafft es manchmal, zu verhandeln. Aus dieser Perspektive ist die scheinbar völlige Fügsamkeit oft nur eine Maske, hinter der sich die verschiedenen Strategien des Kranken verbergen, mit denen er versucht, eine gewisse Kontrolle über seine Lage zu bewahren oder zurückzuerobern. Sie kann zum Beispiel mit einer totalen Distanzierung einhergehen, wenn der Kranke die Qualität und die Grenzen der Dienste beurteilen kann, die man ihm erweist. Die bereits zitierte Übersetzerin erzählte 1960, daß sie einen sehr bekannten Rheumatologen konsultiert hatte: «Wir haben geplaudert, er hat mir bestimmte Massagen verschrieben, genau wie jeder andere. Ich habe genau gemerkt, daß das ganz und gar nicht auf meinen Fall abgestimmt war, sondern reine Routine. Man macht es, weil man gespürt hat, daß es guttut, aber ich glaube nicht, daß er besonders viel davon versteht, warum das so ist. Ich saß ihm gegenüber *und ich hatte beinahe Mitleid.* Ich habe ihm nicht allzu viele Fragen gestellt: er weiß auch nicht mehr als ich.» Man würde sich irren, sähe man in diesem Satz nur den Ausdruck von Verzweiflung. Bei chronischen Krankheiten kommt es oft zu einem «Wissen des Kranken», das aus der Übernahme von medizinischen Begriffen und der täglichen Beobachtung seines Zustands resultiert; aber zumeist wird dieses Wissen von den Ärzten noch ignoriert oder geleugnet.[31] Doch auf dieser Basis kann der Kranke die Leistungen der Medizin manchmal sehr scharfsinnig einschätzen. Die fünfundvierzigjährige Frau eines Ingenieurs und Sprecherin eines Patientenverbands, 1979 befragt, erzählte von einer Erfahrung, die sie 1969, ebenfalls bei einer rheumatischen Erkrankung, gemacht hatte. Sie hatte sehr wohl die Konflikte bemerkt, die in dem behandelnden Ärzteteam über ihren Fall entstanden: «Ich habe bemerkt, daß der Professor, der mich im Krankenhaus beobachtet hat, und sein Assistent sich über meinen Fall nicht einig waren. Ich bin ihnen bei der Visite in meinem Samtmorgenrock wie eine Art kleines Dummchen vorgekommen, sie haben da herumdiskutiert, und ich habe gesehen, was da alles abgelaufen ist, der eine hat dem anderen nicht die ganze Wahrheit gesagt. *Aber ich konnte ihnen folgen, ich habe die Begriffe verstanden . . . und ich habe mir gesagt, das sind irgendwelche Intrigen zwischen den beiden.* Der Assistent wollte seinem Chef nicht sagen, daß er überhaupt nicht mit ihm übereinstimmte. Der Chef ging seinen eigenwilligen Ideen über meinen Fall nach, und der Assistent hat mich behandelt . . . und ich wurde mir darüber klar und habe mich gefragt, was mache ich denn da mittendrin?» Sie war sich des Konflikts bewußt, wußte aber trotzdem keinen Ausweg; sie war daher entzückt darüber, daß sich ihr wegen eines langen Auslandsaufenthalts die Gelegenheit bot, die Ärzte zu wechseln: «Ich war sehr froh, daß ich da herausgekommen bin, weil ich nicht mehr wußte, wie ich mich aus der Affäre ziehen sollte.» Und, fügte sie hinzu, «vielleicht ist das der Grund, warum ich jetzt in einem Verband bin».

Manchmal entspricht die Fügsamkeit einer angenommenen Rolle. In den unteren Schichten bedeutet der Konformismus, der sich aus der Zugehörigkeit zu einer Klasse ergibt, deshalb nicht immer, daß man voll und ganz zustimmte. Für den bereits zitierten Landarbeiter ähnelt das Krankenhaus, in das man geht, «weil man muß», immer noch einem Gefängnis:[32] «Ich mag Krankenhäuser nicht so besonders, mir gefällt es hier nicht, man ist zwar nicht im Gefängnis, aber es ist fast so», sagt er einfach. Ein fügsamer Kranker zu sein erscheint ihm als einzige mögliche Haltung, für den Kranken ebenso wie für den Häftling im Gefängnis handelt es sich um die Annahme einer aufgezwungenen Rolle.

Für andere, die den Umgang mit einer ihnen fremden Institution besser meistern, ist Fügsamkeit oft die erfolgreichste Strategie, um die bestmöglichen Dienstleistungen zu erwirken: «Man muß Geduld haben» und nicht «ich bin geduldig», sagte zum Beispiel ein fünfzigjähriger Unternehmensleiter, der meinte, das sei der Preis, damit «alles gutgeht»: «Ich glaube, daß man Geduld haben muß, wenn man im Krankenhaus liegt, das ist eine der wichtigsten Voraussetzungen. Man muß Geduld haben und beschließen, der Behandlung zu vertrauen. Die Ungeduldigen sind sehr unglücklich, zuerst sind sie bei den Krankenschwestern schlecht angesehen . . . wenn man dagegen Geduld hat, geht alles gut.» Ebenso kann das Vertrauen in die Behandlung eher einer Wette gleichkommen, die der Patient in seiner unsicheren Lage abzuschließen versucht, als daß sie Zeichen eines absoluten Glaubens an die Möglichkeiten der Medizin und die Taten der Ärzte wäre.

Die Strategien der Kranken

Wir wollen hier nicht die Vielzahl von Verhaltensweisen aufzählen, die bei der Suche nach Behandlung und bei der Beschreibung des Verlaufs von Krankheiten vorkommen. Hier treten sehr viele Variablen auf: die individuelle und familiäre Geschichte, soziale und geographische Herkunft des Erkrankten, die spezifische Art der Behandlung und das Wissen, das der Patient darüber hat, und dergleichen mehr. Wir wollen zeigen, daß das Verhalten des Kranken einer eigenen Logik gehorcht, die nicht auf die fachmedizinische Logik zurückzuführen ist, der man aber eine gewisse Rationalität nicht absprechen kann. In seiner schwierigen Beziehung zu einer Institution, deren Macht er kennt, bemüht sich der Kranke, ähnlich wie jeder von uns, der nach Kompromissen mit der etablierten Ordnung sucht, die Lage weiterhin zumindest teilweise im Griff zu behalten, und sei es durch Doppelzüngigkeit.

Aber in welchen Fällen läßt eine doppeldeutige Beziehung schon Platz für offenere Auseinandersetzungen, die schließlich zu einem einigermaßen gleichberechtigten Verhältnis führen könnten? Eine große Zahl von

Untersuchungen, in Frankreich wie in den angelsächsischen Ländern, zeigt, daß die entscheidende Variable hier die soziale Klasse und das damit verbundene Bildungsniveau ist. Die Kranken der «Unterschichten» haben zu ihren Krankheiten und deren Behandlung ein Repertoire von Verhaltensweisen angenommen (Widerwillen, sich als «krank» zu betrachten, unaufmerksame Beachtung von Symptomen, Fehlen von Informationen über mögliche Behandlungen), die sie weniger in die Lage versetzen, das medizinische System aktiv und für ihre Zwecke zu gebrauchen. Untersuchungen über die Nutzung medizinischer Leistungen bestätigen diese systembedingten Unterschiede[33] und zeigen die Existenz von «Auswahlsystemen» auf, nach denen Angehörige niedriger sozialer Schichten mehr oder weniger zwangsläufig in die Pflegesektoren mit dem geringsten Prestige abgeschoben werden.[34] Den Angehörigen von Mittel- und Oberschicht ermöglichen dagegen die soziale und kulturelle Nähe zu den Mitgliedern des Ärzteberufs, ihr Bildungsniveau und die leichtere Handhabung der Alltagsprobleme – und heute wird dies zweifellos immer häufiger – den Umgang mit dem gesellschaftlichen Bereich der Medizin zu meistern, sich aktiv mit den Fachleuten auseinanderzusetzen und so der «Entfremdung» und der «Passivität» der Krankheitssituation zu entgehen.

Der informierte Kranke der Mittelschichten sucht sich heute zumeist selbst aus, an welchen Facharzt er sich wenden will. So wie 1979 eine junge Lehrerin, die es vorzog, gleich «zum Spezialisten» zu gehen: «Vor drei Monaten habe ich plötzlich heftige Akne im Gesicht bekommen, eine Sache, die mir noch nie passiert ist, nicht einmal als junges Mädchen, und ich bin zu einem Dermatologen gegangen, der mich seit zwei Monaten behandelt. Ich warte nicht lange, es kommt nicht in Frage, die Sachen auf die lange Bank zu schieben, und ich versuche eher, mich gleich an einen Spezialisten zu wenden.» Es kommt auch vor, daß der Kranke der Mittelschichten die Entscheidung über seine Behandlung beeinflußt. Wie etwa die vierzigjährige Frau eines Beamten in Bordeaux, die 1980 ihrem Arzt eine medikamentöse Behandlung anstelle einer Operation vorschlug und sie auch durchsetzte: «Ich hatte eine Nachbarin, die dasselbe hatte wie ich, und man hatte sie nicht operiert . . . Ich bin schon einmal wegen eines Darmverschlusses operiert worden, als ich das erstemal eine Kolik hatte, hat man mich ins Krankenhaus geschickt und operiert. Als ich wieder einen Darmverschluß hatte, habe ich mich an meine Nachbarin erinnert und den Arzt gefragt: kann man nicht versuchen, mich mit Medikamenten zu behandeln, anstatt mich zu operieren? Deshalb hat man mich auf diese Station geschickt, und die Ärzte haben gesagt, sie würden alles ihnen Mögliche tun, um den Darmverschluß zu beheben.» Ihrer Forderung wurde stattgegeben, ihre Beziehung zu den Fachleuten war ausgezeichnet, vor allem war die Kranke – und das ist so selten, daß man es betonen muß – sehr zufrieden mit den Informationen, die man ihr gab: «Ich habe Fragen gestellt, und *man hat mir sehr klar geantwortet*, jedesmal wenn ich die Schwestern oder die Ärzte etwas gefragt habe . . . Professor B. hat mir sehr gut erklärt, was Verwachsungsstränge in der Bauchhöhle sind.»[35]

1979 erzählte eine junge Angestellte eines Instituts für Markt- und Meinungsforschung, wie sie sich das Krankenhaus ausgesucht hatte, in dem sie sich einem Eingriff gegen eine Netzhautablösung unterziehen sollte. Als man ihr ankündigte, sie müsse ins Krankenhaus, fühlte sie sich zuerst überrumpelt: «Ich hatte absolut das Gefühl, der Entscheidung eines Experten ausgeliefert zu sein, der mich in ein Krankenhaus schicken wollte, von dem ich nicht wußte, ob es chirurgisch gut ist oder nicht, das hat mir zuerst ein bißchen Angst gemacht.» Aber sie reagierte und konsultierte zwei weitere Ärzte, die beide die Notwendigkeit eines Eingriffs bestätigten. Also, sagte sie, «mein Problem war nun, ein Krankenhaus mit einem guten Chirurgen zu finden, der sich mit Netzhautablösungen einigermaßen auskennt». Sie holte ärztlichen Rat ein, ihre Suche nach Informationen war aktiv und systematisch; sie gab sich Mühe, die Ratschläge, die man ihr erteilte, richtig einzuschätzen: «Zuerst habe ich dann versucht herauszubringen, ob Krankenhaus X insgesamt einigermaßen gut war, ob es nicht besser sei, sich an Krankenhaus Z zu wenden. Und das alles an einem halben Tag, das war wirklich nicht leicht, weil alles so dringend war. Zuerst war es dann so, daß jeder gesagt hat, das sei überhaupt nicht wichtig, schließlich zähle nur der Chirurg, der Chirurg und der Assistent. Nun, das habe ich ja eingesehen, aber natürlich habe ich dann gleich gefagt: aber wer? Das war ziemlich schwierig, ich glaube sogar, Professor X hätte mir beinahe die Tür vor der Nase zugeschlagen, es hat ihn ziemlich genervt, daß ich Namen von ihm wissen wollte . . . das war ihm sichtlich lästig.» Aber sie blieb beharrlich: «Es waren dann eher die Assistenten, die mir aus der Patsche geholfen haben, weil sie sich in diesem Milieu gut auskannten, sie haben mir gesagt: ‹Der Typ ist gar nicht schlecht, und der Chirurg des Teams ist N., der sehr gut ist.› Und schließlich, während wir so etwas diskutiert haben, vielleicht auch, weil ich jung bin und ihnen wohl sympathisch war, und weil ich hartnäckig geblieben bin – *es gibt keinen Grund, sich zum Objekt machen zu lassen, wenn man krank ist* –, auf jeden Fall haben sie mir dann schließlich gesagt: ‹Wenn Sie ins Krankenhaus X gehen, zu diesem und jenem Chirurgen, dann ist alles in Ordnung, das ist ein junger, der sehr gut ist.» Diese junge Frau demonstrierte also angesichts des Krankenhaussystems das Verhalten eines besonnenen Verbrauchers, der sich vor seiner Entscheidung bemühte, die Produkte, die ihm angeboten wurden, nach bestimmten Kriterien zu vergleichen. Auf dieser Basis entwickelte sich ein Dialog mit den Fachleuten, die bereit waren, an ihm teilzunehmen.

Ein solches Verhalten steht heutzutage im Zusammenhang mit einer allgemeinen kritischen «Konsumhaltung», die typisch für die sogenannten «neuen Mittelschichten» ist. Aber in manchen Fällen veranlaßt auch die Schwere einer Krankheit die Kranken zu einer solchen aktiven Auseinandersetzung, bei der sie sich zudem auf einen möglichen Konflikt mit dem Arzt einlassen, auf den sie in ihrem früheren Verhalten nichts vorbereitet hatte. 1960 berichtete eine fünfzigjährige Angestellte, Madame G., die an Brustkrebs erkrankt war, von ihren manchmal dramatischen Auseinandersetzungen mit der Ärzteschaft. Dabei nahm sie schwierige Entscheidungen auf sich. Es begann, sagte sie, «so, wie es gewöhnlich anfängt, mit einem Knoten in der Brust. Aber der Arzt hat nicht daran geglaubt, er hat mir gesagt, ‹das ist nichts von Bedeutung›. Achtzehn Monate lang hatte ich immer diesen Knoten. Ich bin abgemagert, ich war total fertig, und schließlich wollte ich uneingeschränkt wissen, was mit mir los war.» Als der Krebs endlich erkannt wurde, riet der Arzt zu einer sofortigen Operation, aber sie weigerte sich: «Ich habe entschieden abgelehnt. Ich fand, das alles hatte kein System, und ich war wütend auf diesen Arzt, der im übrigen sehr ehrenwert ist und der mir gesagt hatte, ‹das ist nichts von Bedeutung, dieser Knoten›, und mir dann eines schönen Tages unvermittelt erklärt: ‹Heute abend, nicht morgen, heute abend muß diese Operation sein.› Ich habe gesagt, nein, Sie hätten nur früher daran denken müssen.» Zweifellos, und das wußte sie auch, kann man sich fragen, ob ihre Weigerung klug war; aber sie nahm das Risiko auf sich, und die Gründe, die sie nannte, gründen sich auf den Wunsch, Bescheid zu wissen und ihre schwierige Lage so gut wie möglich unter Kontrolle zu behalten: «Ich weiß, daß das idiotisch wirkt: meiner Meinung nach ist es für eine Frau sehr schmerzlich, wenn man ihr eine Brust abnimmt. Es ist sehr dumm, da ich allein bin, ich zeige mich nicht vor jemandem, ich zeige mich ja nur bekleidet. Aber ich weiß nicht, warum mir das sehr große Angst gemacht hat. Ich habe mir gesagt: na schön, zuerst will ich wissen, woran ich bin, ich mache nicht irgend etwas.»

Als sie daraufhin von einem Arzt behandelt wurde, der «nicht für eine Operation ist» und eine Röntgentherapie vornahm, verlangte sie die Wahrheit: «Der Arzt hat mir die Wahrheit gesagt, weil er gesehen hat, daß ich sie wissen mußte. Ich habe ihm gesagt: ich habe eine kleine Tochter, ich bin allein, *ich will die Wahrheit wissen:* habe ich noch zwei Monate, ein halbes Jahr, ein Jahr . . .?» Noch am Tag des Interviews, drei Jahre später, bewies sie denselben Weitblick: «Das sind immer wieder die belastenden Momente, jedesmal, wenn ich zu Doktor M. gehe, um ihn zu fragen, wie es um mich steht. Bevor ich zu ihm hingehe, fühle ich mich jedesmal drei Tage lang ganz elend und frage mich, was wird er mir sagen? Ich weiß, daß er mich nicht anlügt. Ich glaube, er würde mir sagen, ‹nun, meine *Liebe, wir müssen wieder mit einer Behandlung anfangen›,* und wenn er das sagen würde, wüßte ich sehr gut, was das heißt . . . Sie sehen also, *ich habe* doch einen ganz schönen Bammel, natürlich, den haben wir alle; man hat ihn, aber irgendwie lebt man damit.»

Bevor der Krebs nachgewiesen wurde, war sie dagegen das Paradebeispiel einer passiven Kranken: «Vor meinem Krebs habe ich blind auf die Ärzte gehört. Ich habe mich operieren lassen, ich weiß nicht, wie oft, weil der Arzt sagte, ‹man muß das operieren›. Und ich habe keinen zweiten aufgesucht, weil ich an die Ärzte glaubte. Und plötzlich, weil man mir eine Brust abnehmen wollte, wollte ich nicht mehr, ich habe die Operation entschieden abgelehnt, weil ich nicht wußte, ob mich das gesund machen würde.» Der Ernst des Problems, dem sie die Stirn bieten mußte, ihr Wunsch, bei den Entscheidungen, die sie betrafen, mitzusprechen – «Ich will wissen, was man mit mir macht, ich bin auch noch da», versicherte sie auf unterschiedliche Weise –, haben ihr den Mut zu dieser schwierigen Entscheidung gegeben. Auf derselben Ebene wie ihr Kampf, ihr Wunsch, wie sie sagt, ihre «Krankheit in Schach zu halten», lag ihr Versuch, parallel zur Strahlenbehandlung und zur Chemotherapie Hilfe durch andere Behandlungsweisen zu erlangen: «Ich habe ganz ungewöhnliche Sachen versucht, ich war nicht bei Professor Solomidès, man redet viel von ihm, aber ich bin nicht hingegangen, ich habe mich nicht getraut. Ich glaube wirklich, das Zuverlässigste, was ich versucht habe, war das deutsche ‹Carzodelan›, und ich war auch bei Ärzten für Homöopathie, die mir althergebrachte Mittel gegeben haben: einen Wirkstoff aus der Mistel. Ganz früher hielt man die Mistel für ein Universalheilmittel, bei mir hat es prächtig angeschlagen.» Sie hatte keinen magischen Glauben an eine Wunderheilung, aber den Wunsch, alles zu versuchen: «In diesem Zustand muß man alles versuchen», sagte sie einfach. Man kann kaum umhin, sich durch die Frage betroffen zu fühlen, die sie an die Fragestellerin richtete: «Glauben Sie nicht, wenn Sie oder einer Ihrer Angehörigen in einer solchen Lage wären, daß Sie dann alles mögliche versuchen würden? Ich glaube, das würden Sie auch!»

Zuflucht zu nicht offiziell anerkannten Therapien

Für die Medizin kann die Suche nach alternativen Therapien, noch mehr die Hinwendung zu Heilpraktikern, nur ein Verhalten sein, das von Irrationalität geprägt ist und sich grundlegend von der Logik unterscheidet, der zufolge man sich einer medizinischen Behandlung unterzieht. Die Realität ist jedoch unendlich differenzierter. Zuerst einmal stellt man fest, daß zahlreiche Personen zwar gesagt haben, daß sie Homöopathen konsultieren, Behandlungen auf pflanzlicher Basis durchführen und zu Magnetopathen, Heilpraktikern oder Chiropraktikern gehen; die meisten allerdings versichern, daß sie nicht gewillt sind, unterschiedslos «alles mögliche» zu tun. Madame G. mochte wohl erklären, sie sei entschlossen, «alles zu versuchen», tatsächlich war sie auch bei verschiedenen Homöopathen, aber sie hat sich «nicht getraut», zu Dr. Solomidès zu gehen. Ebenso weigerte sie sich, zu Hellseherinnen oder Heilpraktikern zu gehen: «Viele Freunde von mir waren regelmäßig bei Heilpraktikern, sogar bei Wahrsagerinnen, das habe ich noch nie in meinem Leben getan. Und ich habe auch überhaupt keine Lust dazu.»

In der Tat setzt sich der Kranke oft eine Grenze, einen Punkt, über den er bei seinen manchmal zweifelhaften oder riskanten Vorstößen nicht hinausgeht. Trotz aller Fehlleistungen bleibt die «Medizin» für ihn doch das Bezugsmodell. Sein Verhalten ist deshalb nicht weniger durchdacht, auf jeden Fall unendlich mehr, als die Ärzte meinen. Nach einem Sturz, der einer fünfunddreißigjährigen Krankenschwester 1972 trotz Behandlung andauernde Schmerzen verursachte, zögerte sie nicht, einen Chiropraktiker aufzusuchen: «Sie tun einem manchmal sehr weh, weil sie tasten, sie fühlen mit den Fingern, und auf einmal sagen sie, ‹nicht mehr rühren›, und schwupps!, ziehen sie . . . Ich weiß, daß viele Leute nicht daran glauben, aber *wenn man Schmerzen gehabt hat und spürt, daß der Chiropraktiker einem gutgetan hat, dann geht man auch wieder hin, glaube ich*. Im übrigen gehe ich auch nicht zu irgendeinem; wenn etwas nicht in sein Ressort fällt, sagt mein Behandler das auch: ‹Das ist nichts für mich, gehen Sie zu ihrem Hausarzt.› Bei den Leuten, die zu Scharlatanen gehen, ist das Bedeutsame, daß sie daran glauben, aber hier nicht, weil man sieht, wie die Sache funktioniert.»

Oft ist der Rückgriff auf eher weniger anerkannte Therapien nicht unvereinbar mit der klassischen medizinischen Behandlung. Insbesondere kommt es auch vor, daß der Kranke, nachdem er die Wirkungslosigkeit seiner nonkonformistischen Schritte festgestellt hat, zur Medizin zurückkehrt. Der Gymnasiast, der an einer Mißbildung der Speiseröhre litt und der unter den befragten Personen am meisten bewunderndes Vertrauen zur magischen Allmacht eines Heilpraktikers hegte, erkannte schließlich, daß es in seinem Fall trotz seines Zögerns nötig war, ins Krankenhaus zu gehen und sich operieren zu lassen: «Ich kann wirklich sagen, daß ich alles versucht habe, bevor ich operiert worden bin, ich war bei einem Heilpraktiker, bei einem Magnetopathen, bei einem Akupunkteur, und ich war doch gezwungen, mich zu einer Operation zu entschließen. *Der Magnetopath, das ist wirklich eine außergewöhnliche Sache:* ich habe gesehen, wie er bei jemandem magnetische Striche angewandt hat. Ich habe unheimlich oft gesehen, wie er magnetische Striche an Rosen gemacht hat. Er hält eine Rose zehn Minuten lang in der Hand, und sie bleibt ewig frisch, *das ist wie ein Wunder*. Aber bei mir hat er es versucht und konnte doch nichts machen, weil es eine Mißbildung ist und keine Krankheit.»

Angesichts des Versagens der Schulmedizin – denn in diesem Kontext

ordnet sich der Rückgriff auf «etwas anderes» ein – äußert der Kranke
seine Hoffnung, es könne einen anderen Zugang zu seiner Krankheit geben, den er dem Vorgehen der klassischen Medizin gegenüberstellt: «Ich
habe mich an die Vertreter der Außenseitermethoden gewandt, weil ich
mir gedacht habe, es gäbe im Leben noch etwas anderes als Morphium
und Skalpell», sagte zum Beispiel Madame G. So drücken sich nicht die
Menschen mit dem niedrigsten Bildungsniveau aus, wie man vielleicht
glauben könnte, sondern im Gegenteil oft die kultiviertesten. 1960 sagte
ein junger Intellektueller, Sohn eines Arztes: «Obwohl mir eine sehr gute
Behandlung zuteil wurde, *habe ich das Vertrauen in die Medizin zum großen
Teil verloren,* nun, das heißt, in die exakten Wissenschaften im allgemeinen. Als mein Geschwür behandelt war und ich dann Rheumatismus bekam, war ich sehr versucht, einen Heilpraktiker aufzusuchen, dessen
Adresse man mir gegeben hatte, aber aus Respekt vor meinem Vater habe
ich es nicht getan.» Besonders bezeichnend ist auch der Fall von Dr. Allendy: er entschlüsselte seine Krankheit auf dreifache Weise: durch die
Schulmedizin, durch die Psychoanalyse und schließlich durch die Astro-
logie. Ohne erkennbare Schwierigkeit wechselte er von einer Betrach-
tung, von einer Fachsprache in die andere. Eine sechsundsiebzigjährige
Zugehfrau dagegen, 1972 befragt, versicherte mit Überzeugung, daß «die
Wissenschaft» allein, trotz aller Grenzen, die auch diese Frau erkannte,
einem Hilfe bringen kann; während sie über ihren Rheumatismus sprach,
sagte sie: «Die Ärzte sagen, ‹die Wissenschaft arbeitet für Sie, aber sie hat
noch kein Heilmittel gegen Rheuma gefunden›. Freilich arbeitet die
Wissenschaft daran, aber ich habe das Gefühl, sie wird sich schwertun,
Rheumatismus zu heilen. Wie beim Krebs, das ist schwierig zu behandeln . . . Manche Leute gehen zu Heilpraktikern, das würde ich nicht tun,
ich hätte kein Vertrauen zu ihnen. Ich würde nicht zu einem Heilpraktiker
gehen, wenn die Wissenschaft einen noch nicht heilen kann . . . wenn
einer einfach so die Hand auflegt, damit man gesund wird, daran glaube
ich nicht, ich glaube an die Wissenschaft.»

Die Vorstellung von einem «anderen Zugang» gründet sich oft auf den
alten, in allen Menschen tief verwurzelten Gedanken von der Selbstheilungskraft des Organismus. Durch die allopathische Medizin wird sie zerstört, denken diese Kranken, und deshalb sind der Wirksamkeit der Schulmedizin Grenzen gesetzt. Der Kranke, der sagt, es würde ihn reizen, zu
einem Heilpraktiker zu gehen, stellt die Wirkung medizinischer Behandlungen und die Behandlungsweise des Heilpraktikers einander gegenüber: «Ich habe das Gefühl, daß die Behandlungen, die Medikamente
mich so geschwächt haben, daß sich das furchtbar lange hingezogen hat.
Die Krankheit dauerte länger, weil der Körper aufgrund der Vergiftung
durch die Medikamente erschöpft war.» Im Gegensatz dazu, nimmt er
an, kann der Heilpraktiker eine spontane Selbstheilungskraft unterstüt-

zen: «Ich glaube, das sind Leute, die das Unwohlsein des anderen sehr tief
spüren, sie spüren es in ihren Fasern, ihren Muskeln, ihren Eingeweiden,
es gelingt ihnen, genau herauszufühlen, was im Körper des Kranken vor-
geht, und durch Berührung oder Gedankenkonzentration erreichen sie
eine gewisse Entspannung des kranken Teils der Person, oder sie vermitteln ihr genügend Vitalität und Vertrauen, um gesund zu werden.»

Zum Thema Homöopathie entwickelte ein sechsundvierzigjähriger-
Techniker 1960 auf verblüffende Weise den Gedanken, der Organismus
führe einen autonomen Kampf und der Mensch trüge selbst zur Besserung seines Zustands bei: «Homöopathie heißt, mit gleichen Waffen gegen die Krankheit zu kämpfen, bei der Allopathie kämpft man nicht, man
hält sich von Anfang an für geschlagen, man nimmt einen fremden Wirkstoff und führt ihn in den Körper ein, wo er versucht, die Krankheit zu
lindern oder zum Verschwinden zu bringen . . . nur momentan, denn oft
taucht die Krankheit dann von neuem auf . . . das heißt, die geringste
Anstrengung, während bei der Homöopathie eine eigene Anstrengung
nötig ist, der Organismus kämpft gleichzeitig . . . Die Homöopathie ist
eine bestimmte Form der Selbstdisziplin, während das andere die leichtere Lösung ist.» Der Organismus kann also «sein eigener Arzt» sein.
Dieser Gedanke inspirierte vor einigen Jahren auch den Journalisten Norman Cousins, der an einer versteifenden Entzündung der Wirbelgelenke,
der Bechterewschen Krankheit, erkrankt war, gegen die klassische Behandlungsmethoden wirkungslos blieben; er beschloß, sich mit starken
Dosen Ascorbinsäure und zusätzlich mit seinem eigenen «Willen zur Heilung», gestützt durch Lachen, zu behandeln: über Monate hinweg ließ er
sich mehrere komische Filme pro Tag vorführen. War es ein spontanes
Nachlassen der Krankheit oder die Wirkung einer ungewöhnlichen Be-
handlungsmethode? Derzeit ist Norman Cousins «geheilt».[36]

Bei ihrem Rückgriff auf verschiedene Verfahren nicht anerkannter Therapien zeigen diese Kranken also nicht etwa blinden Glauben, sondern
denselben Wunsch zu kämpfen und die Kontrolle über ihren Zustand
selbst in der Hand zu behalten, wie er sich in ihrem Verhältnis zur Medizin ausdrückt. Und allgemeiner formuliert, kann man bestätigen, daß
viele Personen, die in schweren und zweifelhaften Fällen zu verschiedenen
nonkonformistischen Therapien greifen, ihnen gegenüber keine andere
Haltung als zur klassischen Medizin einnehmen. Da sie sich der Risiken,
die sie eingehen, und auch der Beschränktheit der Möglichkeiten bewußt
sind, aber doch etwas versuchen wollen, «tun sie so, als ob».[37] Sie sind
entschlossen zu kämpfen, und zu ungewöhnlichen Mitteln zu greifen ist
eine Art Glücksspiel, bei dem Zweifel und Skepsis durchaus noch Raum
haben. Aber im allgemeinen sind die Kranken in einer Lage, in der ihnen
das Glücksspiel nicht mehr als gewagt erscheint und die Hilfe des Heilpraktikers für sie so gut ist wie die Bemühungen der Schulmedizin.

So verhielt es sich etwa mit einem Taxifahrer, 1980 befragt, der seit langen Jahren an multipler Sklerose litt. Er beschreibt seine Erfahrung mit einem Arzt, der eine «entschieden unorthodoxe Therapie» anwandte: «Er heilte mit Pflanzen, das war also . . . ein bißchen . . . eigenartig. Es waren mit Hornblendasbest überzogene Pflanzen, die man sich mit einem Band um die Taille gebunden hat, man hat sie mit Klebstreifen auf dem Rücken befestigt, und dann gab es ein bestimmtes Wasser, nun ja, ein pharmazeutisches Präparat, mit dem man sich die Beine massieren mußte.» Er hatte die Behandlung abgebrochen, weil er «keine Verbesserung gesehen hat». Aber zu einer Beurteilung solcher Praktiken aufgefordert, lehnte er es ab, sie kategorisch zu verdammen: «Wenn man mich fragen würde, ich würde sagen, ja, das ist nicht schlecht; bei mir hat es keinen Erfolg gehabt, aber vielleicht hat es bei anderen Erfolg.» Er spielte mit dem Gedanken, zu einem Heilpraktiker zu gehen: «Das ist bis jetzt das einzige, was ich noch nicht gemacht habe, glaube ich, aber eines Tages mache ich es vielleicht, weil ich mir sage: man kann nie wissen, vielleicht könnte das wie ein elektrisches System wirken, ich könnte ja doch darauf ansprechen. . . Im Grunde gibt es Augenblicke, wo mir so was passiert ist: auf einen Schlag, ohne zu wissen, warum oder wie, kann ich laufen, als würde mir überhaupt nichts fehlen, als wäre ich niemals krank gewesen . . . Das hat vielleicht gerade fünf Minuten gedauert, aber ich bin ganz normal gelaufen . . . und so stelle ich mir das bei einem Heilpraktiker vor.»

Trotz seiner Skepsis erschien ihm in seinem Fall der Versuch als einzig vernünftige Verhaltensweise. So war auch seine Haltung zur offiziellen Medizin, denn er war regelmäßig in Behandlung. Erbost war er nur, wenn ein Arzt ihm einen uneingeschränkten Glauben an den Fortschritt der Wissenschaft einreden wollte, einen Glauben, den er für irrational hielt: «Jedesmal, wenn ich bei einem bestimmten Arzt war, hat er zu mir gesagt: ‹Ah, das ist eine Krankheit, die man in den nächsten drei, vier Jahren leicht besiegen wird› . . . Das letztemal war es genau das gleiche, da habe ich gesagt: diesen Refrain höre ich jetzt seit zehn Jahren . . . Ich komme zu Ihnen, weil ich Medikamente brauche, weil es nichts anderes gibt. Ermutigen ist ja schön und gut, aber ich glaube nicht an das, was Sie mir sagen. Ich glaube an Ihre Behandlung, ohne wirklich daran zu glauben . . . aber schließlich . . . trotz allem, es gibt nur dieses eine Mittel, also nehme ich es es.»

XII. Von der Selbstbehandlung zur Pflicht zur Gesundheit

Mit dem Anstieg der chronischen Erkrankungen tritt heute ein «neuer Kranker» auf, für den der Umgang mit der Medizin eine spezielle Form annimmt. Bei diesen Fällen, die für die heutige Pathologie typisch sind, beweist die moderne Medizin ihre Stärke: durch komplexe Therapien, die bald zur Routinesache werden, hilft sie diesen Kranken, die früher dem Tod preisgegeben waren, zu überleben. Aber sie stößt auch an Grenzen, und die Auffassung Parsons' von der «Rolle des Kranken» erweist sich eindeutig als ungeeignet: selbst wenn der chronisch Kranke die Hilfe des Arztes sucht und sich der Behandlung gewissenhaft unterzieht, kann er nicht auf Heilung hoffen. Dieses neue Verhältnis, das er zur Krankheit und zur Medizin entwickelt, entsteht zuerst durch die Erkenntnis, daß der «Gedanke an Heilung», dessen Macht wir gesehen haben, hier völlig unangemessen ist.

Aber dieser Gedanke wird durch eine neue Vorstellung ersetzt: vom «Umgang» mit der Krankheit. Darauf gründet sich die Auffassung vom «neuen Kranken», neu im Hinblick auf sein Verhältnis zu den Fachleuten, zu ihrem Wissen und ihren Techniken und dadurch auch zur ganzen Gesellschaft. «Anstelle der naiven Vorstellung von Heilung, die oft ein falsches Versprechen ist und es einem erspart, die Sache selbst in die Hand zu nehmen, habe ich es vorgezogen, mit meiner Krankheit umgehen zu lernen»,[1] schreibt 1979 Gérard Briche, Journalist bei ‹L'Impatient›, der seit 1960 an einem akuten «Lupus erythematodes», der Schmetterlingsflechte, litt und in seiner ‹Chronique hospitalière d'un Lupus› dargelegt hat, über welche langwierigen Wege er zu dieser Auffassung der Krankheit und des Kranken gekommen ist. Trotz seiner ernsten Erkrankung und zahlreicher kritischer Zustände hat seine Haltung ihm erlaubt, wieder ein positives Bild von sich selbst zu erlangen. Unter den chronisch Kranken sind diejenigen, die diesen Gedanken vom Umgang mit der Krankheit bis ins äußerste fassen und diese neue Persönlichkeit annehmen, noch die Ausnahme. Aber wenn dieser Typ eines Krankheitsverlaufs auch noch selten ist, so ist er doch kein Einzelfall mehr und auf jeden Fall bezeichnend.

Mit seiner Krankheit umzugehen lernen

Es geht nicht darum, ein idyllisches Bild von dieser Auffassung zu entwik-
keln: festzustellen, daß man an einer chronischen, unheilbaren Krankheit
leidet, ist ebenso wie bei Krebs ein tiefes Trauma. 1981 erinnerte sich eine
zweiundfünfzigjährige Frau, die seit 21 Jahren Diabetikerin war, noch an
den Schock, als ihr Vater, ein Arzt, ihr mitteilte, daß sie zuckerkrank sei:
«Ich wußte nicht, was Diabetes ist, damals wußte ich das ganz und gar
nicht, und als mein Vater mir gesagt hat: ‹Weißt du, da ist etwas sehr Un-
angenehmes, du hast einen Blutzuckerspiegel von 30,3 Gramm›, habe ich
gesagt: aber du machst mich gesund, Papa. Da hat er mir sehr behutsam
beigebracht, daß er mich nicht heilen könne. Natürlich war das ein riesiger
Schock . . . Was man auch darüber sagen mag, das werden Ihnen alle Diabetiker bestätigen, es ist ein grausamer Schock. Nie mehr wieder dasselbe
Leben, nie mehr wieder . . .» Aber der Schock besteht nicht nur darin, zu
wissen, daß man sein Leben lang krank sein wird, eingeschränkt in seinen
Möglichkeiten, daß der Körper bedroht ist – alle chronisch Kranken
äußern voll Angst die Möglichkeit einer Verschlimmerung oder Komplikation, die Wahrscheinlichkeit, daß ihr Leben kürzer sein wird –, sondern
auch in dem Wissen, daß man sich ununterbrochen einer Behandlung unterziehen und die damit verbundenen Zwänge akzeptieren muß. Eine
vierzigjährige Mutter aus einfachem Milieu, 1972 befragt, war insulinab-
hängige Diabetikerin: sie mußte also Diät halten und sich täglich Insulin
spritzen. Sie kam auf die erste Spritze zu sprechen, die sie sich, wie die
meisten Diabetiker, selbst gegeben hat: «Die erste Spritze, die wollte ich
ganz allein machen, ich habe geheult und geheult . . . Ich habe mir gesagt:
mein ganzes Leben lang muß ich mich jetzt so spritzen.»

Aber mehr oder weniger schnell, mehr oder weniger vollständig stellen
sich die Kranken auf ihren Zustand ein. «Später gewöhnt man sich daran,
was sein muß, muß sein», fuhr dieselbe Mutter fort. Eine andere vierzigjährige Frau, Erzieherin, die an der Addison'schen Krankheit, einer chronischen Nebennierenkrankheit, litt, die wie Diabetes ständig behandelt
werden muß, sagte ebenfalls: «Bei mir sind es jetzt ungefähr zehn Jahre,
daß ich diese Krankheit habe, und ich mußte mich eben daran gewöhnen . . . ich habe also gelernt, für den Rest meiner Tage mit dieser Krankheit zu leben, das ist natürlich nicht der Gipfel der Freude, aber ich habe
mich daran gewöhnt.» Nachdem sie den anfänglichen Schock beschrieben hatte, zog die zweiundfünfzigjährige Diabetikerin eine Bilanz, die gar
nicht so negativ war: «Man schafft es, zuallererst einmal, weil es eine
Frage von Leben und Tod ist . . . und dann hat man immerhin dieses Gefühl von Sieg: schließlich lebt man noch ganz gut und . . . nun ja, ich
finde, es geht einem besser als zuvor, man hat mehr Mut, *und übrigens*

kennt man sich selbst, das ist eine enorme Sache, seinen eigenen Körper physisch zu kennen. Es gibt eine Stütze, sicher, eine Art von Philosophie . . .
Nicht die enttäuschte Philosophie einer Geschlagenen, nein, eine kon-
struktive Philosophie, glaube ich.» «Man kennt sich selbst», sagt diese Frau. «Mit seiner Krankheit umzugehen» heißt für diese Kranken in der Tat, sie kennengelernt zu haben, zu
einem bestimmten Wissen Zugang zu haben. Eine andere Diabetikerin
aus Paris, eine einunddreißigjährige Sekretärin, erklärt: «Ein Diabetiker
muß eine ganze Menge Sachen auf einmal lernen . . . *Ich habe sehr schnell
gelernt, mich selbst zu behandeln,* meine Insulindosen selbst zusammenzu-
stellen, ein wenig zu kochen, drei bis sechs Monate lang war das sehr
hart, danach habe ich sehr schnell meine Unabhängigkeit wiedergefunden.» Die Erzieherin mit der Addison'schen Krankheit zeigt uns, wie der
Kranke, ausgehend von diesem Wissen – das ist die entscheidende Tatsache –, seine Behandlung selbst abstimmt und seinen Zustand teilweise
kontrolliert: «Das ist eine Krankheit, die ich nun selbst kenne. Es muß
sein, weil man dazu verurteilt ist, sein Leben lang so etwas mit sich her-
umzuschleppen, und man muß wissen, was man da mit sich herum-
schleppt. Das ist sehr wichtig, weil man seine Reaktionen besser spürt,
man kann reagieren, wenn das Übel kommt. Ich sage mir, hoppla, das nächste
Mal läßt du dieses oder jenes besser sein, oder aber: so etwas, ich habe so
und so reagiert, wenn ich also hiervon etwas mehr oder weniger nehme,
oder vielleicht etwas anderes mache, tritt vielleicht eine Besserung ein.»

Paradoxerweise kann der chronisch Kranke daher gerade in dem Augenblick, da er sich zu einer ununterbrochenen Behandlung gezwungen
sieht, der absoluten Autorität des Arztes entkommen und eine gewisse
Unabhängigkeit wiederfinden. Dieselbe Kranke fährt fort: «Man kann
nicht wegen jeder Kleinigkeit ständig dem Arzt auf die Pelle rücken;
wenn man weiß, daß man die Medikamente höher dosieren muß, braucht
man niemanden, der einem das sagt.» Dieses Wissen und die Unabhängigkeit, die es verschafft, leiten sich aus einer Notwendigkeit ab: der chronisch Kranke nimmt meistens die doppelte Last einer schweren Krankheit
und eines «normalen» Lebens auf sich. Dank der Behandlung ist er, abgesehen von kurzen Zeiten, nicht im Krankenhaus. Sehr oft arbeitet er und
führt ein Familienleben. Daher entgeht er notwendigerweise der ständigen Kontrolle durch die Medizin und den Arzt, wie sie bei einer akuten
Krankheit sonst nötig wäre, aber er muß sich dennoch jeden Tag behandeln, oft auf komplexe Weise: «Man kann nicht jedesmal zum Arzt gehen,
wenn man sich eine Dosis Insulin spritzt, wir müssen uns da umstellen,
die Ärzte müssen uns ihre Verantwortlichkeiten delegieren . . . Die Behandlung liegt in meinen Händen, ich kuriere mich selbst», sagt die
Ältere der beiden Diabetikerinnen. Der Kranke ist also kein «Behandelter»
mehr, sondern wird zum «Behandelnden»: er behandelt sich selbst.

Zur medizinischen Logik kommt nun eine andere hinzu, die Logik des Lebens, der Arbeit, der Freizeit, der Beziehungen: «gesellschaftliche» Logik steht gegen «medizinische» Logik. Zahlreiche chronisch Kranke müssen die Wahl treffen zwischen einer strikten Behandlung, die ihr physisches Gleichgewicht am besten sichert, ihnen aber im Alltag sehr strenge Zwänge auferlegt, und einer stärkeren Integration ins soziale Leben, die sie durch eine Lockerung der Behandlung erreichen können, jedoch um den Preis einer weiteren unmittelbaren oder künftigen Bedrohung ihres körperlichen Status.[2] Das Verhalten schwankt je nach Fall und Umständen, aber der springende Punkt liegt darin, daß diese Wahl konkret und tagtäglich nicht nur in der Hand des Arztes, sondern auch in der des Kranken liegt. Die zuckerkranke Hausfrau und Mutter, die wir 1972 befragt haben, hielt sich an eine strenge Diät, die dazu führte, daß sie ihr gesellschaftliches Leben einschränken mußte: «Ich muß eine genau abgewogene Diät einhalten, ich muß alle Lebensmittel wiegen, nicht die geringste Abweichung darf vorkommen, sonst stimmt alles nicht mehr . . . Wenn man also irgendwo hingeht, ist es eher lästig, weil die Leute etwas zu essen herrichten, und man muß ablehnen . . . irgendwo hingehen . . . das ist deswegen eher selten.»

Eine junge Sekretärin, 1981 befragt, ging wesentlich lockerer mit ihrer Krankheit um. Sie setzte sehr deutlich auseinander, vor welche Alternative sie sich gestellt sah: «Man muß wissen, was man will, entweder sind die Blutwerte nur mittelmäßig ausgeglichen, und man ist wenigen Zwängen ausgesetzt, oder man setzt sich vielen Zwängen aus, und dafür sind die Werte sehr gut. Ich kenne beide Zustände: bis vor zwei Jahren hatte ich nur eine einzige Insulinspritze am Tag, das hat mir ein sehr mittelmäßiges Gleichgewicht verschafft, denn bei einer Injektion am Morgen mußte ich bis zum nächsten Tag warten, um einen eventuellen Irrtum bei der Diät auszugleichen. Nach einiger Zeit hat der Arzt mir zu verstehen gegeben, daß zwei Injektionen doch besser wären. Nun, es hat ein halbes Jahr gedauert, bis ich mich entschieden habe, schließlich . . . es ist doch eine zusätzliche Einschränkung.» Man sieht: der Arzt hat ihr nichts vorgeschrieben, und sie hat lange gezögert, bevor sie diese Modifizierung ihrer Behandlung übernommen hat. Die «gesellschaftliche» Logik ihres Zustands durfte für sie in der Tat nicht hinter der «medizinischen Logik» und ihren Forderungen zurückstehen: «Ich will mich nicht von der Welt abschneiden. Ich kenne Leute, die ihre Diät wesentlich strenger einhalten als ich, die sich nie eine Abweichung erlauben, aber das sind Leute, die nicht ausgehen . . . Ich finde, das ist keine gute Methode. Man muß doch trotzdem versuchen, der Realität näher zu kommen, sicher könnte ich wesentlich mehr auf mich achten, wenn ich meine Diät nie überschreiten würde . . . *aber wenn ich damit drei Tage am Ende meines Lebens gewinne, ist es das nicht wert.*» «Es ist sehr wichtig, sich nicht vom Diabetes auffressen zu lassen, wenn man das Gefühl hat, daß etwas anderes wichtiger ist», sagte auch die zweiundfünfzigjährige Frau. Aber die Sekretärin wies auch sofort auf die Grenzen der Freiheiten hin, die sie sich gönnte: «Wenn ich sage, daß ich mir Schlemmereien erlaube, heißt das doch nicht jede Woche, nur gelegentlich . . .»

Die Nierenkranken, die ihre Hämodialyse mit der «Heimniere» vornehmen, sind vor dieselbe Wahl gestellt. Auch sie können ihre Behandlung je nach den Anforderungen ihres sozialen Lebens modulieren und zum Beispiel entscheiden, den Zeitraum zwischen den Dialysesitzungen zu vergrößern, wenn sie eine Reise machen. Aber aus dem Bericht eines einundvierzigjährigen Technikers können wir ermessen, welche Einschränkungen diese Praxis und das Wissen des Patienten über seinen Zustand, das er erfordert, mit sich bringt: «Ich habe es geschafft, ohne Dialyse bis zu sechs Tagen in Urlaub zu fahren, aber darauf mußte ich mich zuerst eine Woche lang vorbereiten. Zuerst zwei Tage hintereinander Dialyse, und zwar Sitzungen, die zwölf Stunden gedauert haben.[3] Dann ist man von Grund auf gereinigt, man darf nicht mehr als 0,3 Gramm Harnstoff pro Liter Blut haben. Außerdem hält man Diät und strengt sich nicht sehr an, weil auch das den Harnstoff ansteigen läßt. Das ist eine äußerst strenge Diät: keine Milch, kein Fleisch, keine Eier, kein Salz, und nach sechs Tagen hat man nicht zugenommen. Aber ich spüre das Azeton, und mein Blutdruck ist gestiegen.»

Ein solches Beispiel zeigt deutlich, in welchem Maße es irreführend wäre, vom Kranken, der sich selbst behandelt, ein übertrieben siegessicheres Bild zu zeichnen. Mit einer chronischen Krankheit zu leben, auch wenn es wie bei den zitierten Kranken gelingt, den Umgang mit der Krankheit zu meistern, ist eine Erfahrung, deren beschwerlichen Charakter man betonen muß. Zunächst einmal auf physischer Ebene: alle diese Kranken, Dialysepatienten wie Diabetiker, spüren mehr oder weniger häufig verschiedene Unpäßlichkeiten, die manchmal sehr beängstigend sind, wie zum Beispiel das ketonämische Koma bei Diabetikern. «Im Grunde habe ich immer Angst, daß mir etwas passiert», sagte die Mutter aus einfachem Milieu: «Manchmal, wenn ich ins Koma falle, sage ich mir, es könnte gut sein, daß ich nicht mehr aufwache, man sagt mir zwar immer, daß das nicht tödlich ist, aber schließlich . . . das ist immer meine Angst.» Und auf psychischer Ebene ist es für manche unerträglich, selbst für die Behandlung verantwortlich zu sein. So lehnen zahlreiche Nierenkranke die «Heimniere», das «Krankenhaus zu Hause»,[4] ab: diese Last wollen sie weder sich noch ihrer Familie aufhalsen. Und auch im Fall des Diabetikers war die ständige Bemühung um Kontrolle, die ständige Selbstdisziplin die Hauptschwierigkeit des sich selbst behandelnden Patienten. Die junge Sekretärin stellte fest: «Immer, *immer aufpassen zu müssen, das . . . das ist etwas, was man schwer akzeptiert, *vor allem das ist* *schwer zu lernen,* weil die Spritze . . . ich habe zwar immer Angst, aber ich mache es. Die Analysen sind nicht schwierig, jeden Augenblick aufpassen zu müssen, das ist so lästig.» Die ältere Diabetikerin sagt ebenfalls: «Deshalb sind wir erschöpft, wir Kranken, weil wir immer dabei sind, unseren Willen darauf zu konzentrieren, den Anstrengungen gewachsen zu sein, die nötig sind und die man nicht aufbringen könnte, wenn man sich gehen lassen würde.»

Der sich selbst behandelnde Kranke, medizinisches Wissen und medizinische Techniken

Bei diesen Patienten führt das «Wissen des Kranken» daher zu einer anderen Lebensweise und zu einer regelrechten «Kultur», die stärker noch als bestimmte Kenntnisse auch das Festhalten an persönlichen Normen umfaßt, die Fähigkeit, mit seiner Krankheit umzugehen und sich emotional auf sie einzustellen, ebenso wie es dazu gehört, Entscheidungen zu treffen und sie in konkrete Handlungen umzusetzen. Die aufmerksame Beobachtung des eigenen Körpers und seiner Symptome an sich ist nicht neu. Montaigne zum Beispiel notierte in seinem ‹Journal de voyage en Italie›, das er über seine Kuren führte, jeden Tag, welche Wirkung die Bäder auf ihn hatten: außergewöhnlich minuziöse Beobachtungen, die ihn oft veranlaßten, seine Behandlung zu modifizieren, ohne besondere Rücksichten auf medizinische Vorschriften; er schreibt zum Beispiel: «Am Mittwoch trank ich frühzeitig abermals von dem Brunnen, in großer Unruhe über die geringe Wirkung, die ich am vorhergehenden Tag verspürt hatte. Denn wenn ich auch unmittelbar danach Stuhlgang gehabt hatte, so hatte ich ihn doch der Medizin vom Tag vorher zugeschrieben, und ich hatte keinen Tropfen von mir gegeben, der mit dem getrunkenen Wasser etwas zu tun hatte. Am Mittwoch nun nahm ich sieben aufs Pfund abgemessene Gläser, also mindestens das Doppelte vom Tag vorher, und ich glaube, daß ich noch nie so viel auf einmal getrunken habe. Ich verspürte darauf ein starkes Bedürfnis zu schwitzen, dem ich aber nicht nachgab, da ich oft hatte sagen hören, das sei nicht die Wirkung, die für mich notwendig sei. Ich blieb wie am ersten Tag auf meinem Zimmer, bald umhergehend, bald mich ausruhend. Das Wasser ging meist auf dem hinteren Weg ab und verursachte nur ein paar dünne, helle Stuhlgänge, weiter nichts. Ich bin der Meinung, daß ich übel daran getan hatte, mich durch diese Kassia zu purgieren: das Wasser fand den Weg nach hinten geebnet und vorgezeichnet und folgte ihm auch, während das Gegenteil mir wegen meiner Nieren lieber gewesen wäre. Überhaupt bin ich der Meinung, daß ich in Zukunft, wenn ich an einem neuen Ort die ersten Bäder zu nehmen habe, mich nur durch Fasten am Tag vorher darauf vorbereiten darf.» [5]

Aber bei dem Schriftsteller des 16. Jahrhunderts waren diese mehr als aufmerksame Überwachung und die daraus folgende Abstimmung der Behandlung die Antwort auf die Unzulänglichkeit einer Medizin, die von gebildeten Menschen wie Montaigne als wenig wirksam verachtet wurde. Für den Kranken von heute dagegen setzt der eigenverantwortliche Umgang mit der Krankheit ein neues Verhältnis zum Arzt und zur Medizin voraus, die als einzige legitimiert sind, eine Krankheit zu diagnostizieren und zu behandeln. Durch sein Verhalten behauptet der sich selbst behandelnde Kranke sein Recht, einen speziellen Disput über seinen kranken Körper zu führen, und proklamiert die Effektivität der autonomen Pflege seines Zustands. Damit äußert er nicht nur die Möglichkeit, sondern auch die Bedeutung einer anderen Betrachtungsweise der Krankheit, und als Patient, der nicht mehr passiv ist, hat er eine neue Beziehung zu Gutachten von Fachleuten. Vielleicht ist es nicht übertrieben zu sagen, daß er in unserer kulturellen Welt als neuer Typ einer Persönlichkeit auftritt. Aber dabei haben zwei Faktoren eine wesentliche Rolle gespielt, die uns beide wieder auf die Medizin verweisen: einerseits der Rückgriff auf komplizierte Techniken, deren Handhabung der Kranke vom Arzt gelernt hat, wobei es von Vorteil war, daß experimentelle Techniken rasch zur Routine wurden; und andererseits die Einrichtung einer gemeinschaftlichen Form der Pflege durch die «Krankengruppen», die ebenfalls zuerst von den Ärzten angeregt wurden, um die Patienten bei diesem schwierigen Lernprozeß zu motivieren. Daher ist die Autonomie, die sich der selbstbehandelnde Patient über die Medizin erobert hat, ihm anfangs von ihr übertragen worden.

Die Technik spielt eine entscheidende Rolle. Vor allem die Nierenkranken, die selbst zu Hause die Dialyse vornehmen, drücken oft ihren Stolz darüber aus, daß sie gelernt haben, eine schwierige Behandlung zu meistern; so etwa ein Techniker, der zurückrechnet: «Das sind jetzt sieben Jahre, daß ich selbst die Dialyse mache, und das macht jetzt über 900 Dialysen, 960 und noch ein paar . . . übrigens notiere ich jede Dialyse und die Resultate in einem Heft.» Aber das Erlernen von abstrakten Begriffen und komplizierten Handgriffen ist nicht der einzige Aspekt beim Übergang von der Rolle des Behandelten zu der des Behandelnden. Wichtig ist vor allem die Tatsache, daß das Tun des Kranken direkt seinen Körper und manchmal die lebenswichtigsten Organe betrifft. Damit durchbricht man am deutlichsten die Regel, daß es der Arzt ist, der Zugang zum kranken Körper hat. «Immerhin ist das eine sehr intensive medizinische Behandlung, nicht nur irgendein Ulk, schließlich hantiert man mit Blut herum», sagte ein vierzigjähriger Geschäftsmann. Ein sechsunddreißigjähriger Interviewpartner analysierte, um welch lebenswichtigen Einsatz es im wörtlichen Sinne bei der Dialysebehandlung geht, ebenso wie die Art der Anstrengung, die der Kranke aufbringen muß: «Man hat immerhin sein Leben in der Hand, sei es bei der Keimfreiheit, sei es beim Saubermachen der Platten oder der Behandlung selbst . . . Die Maschine ist hochperfektioniert, es gibt immer wieder Warnsignale zur Überwachung der verschiedenen Konstanten, die man beobachten muß, aber . . . man muß aufpassen, man ist wirklich für sein Leben verantwortlich . . . Jeder hat sein Leben in der Hand . . . aber nicht so direkt . . . dreimal in der Woche, wenn ich einmal etwas falsch mache, kann es vorbei sein.» Dann fuhr er fort: «Im Krankenhaus ist man in den Händen von Krankenschwestern, von Ärzten, man ist ihnen ganz anvertraut, sie sind verantwortlich, das ist ihr Beruf, aber man selbst *wird verantwortlich, ohne daß man unbedingt diesen Beruf hat* . . . Ich habe nie Medizin studiert, ich habe nie eine Ausbildung zur Krankenschwester gemacht, aber praktisch lastet auf mir die gleiche Verantwortung.»

Das Wissen des Kranken und die Beherrschung der Technik führen also dazu, daß die übliche Rollenverteilung zwischen Arzt und Krankem in Frage gestellt und die Distanz, die normalerweise den Laien vom Fachmann trennt, abgebaut wird. Für mehrere von diesen Kranken ist diese Aneignung bei weitem nicht nur eine Notlösung, sondern ganz und gar vorteilhaft. Sie schätzen ihre eigene Beherrschung der Behandlung höher ein als die der Fachleute. Der bereits zitierte Geschäftsmann sagte: «Ich fühle mich bei der Heimdialyse viel sicherer als im Krankenhaus. Ich glaube nicht, daß ich mir das einbilde: im Krankenhaus gibt es immer einen Unsicherheitsfaktor, ständig gibt es Pannen und sogar Komplikationen. Aber zu Hause nicht, ich glaube, zu Hause ist man vorsichtiger, man arbeitet langsamer.»

Ein Eisenbahnangestellter sagte ebenfalls: «In medizinischer Hinsicht wird man im Krankenhaus weniger gut behandelt als zu Hause . . . einfach aus dem Grunde, weil meine Frau meinen Arm perfekt kennt, wenn sie mir eine Spritze gibt . . . Eine Krankenschwester kann nicht 50 Arme so gut kennen, wie meine Frau den meinen kennt, das ist unmöglich.» In der Chronik seines «Lupus» gesteht Gérard Briche: «Zu meinen kleinen Erfolgserlebnissen gehört es, der Nachtschwester irgend etwas Nützliches beizubringen: Unterleibsspritzen unter die Haut, nicht in die Bauchmuskeln zu geben.»[6]

Manche Kranke haben beschlossen, durch systematische und spezielle Lektüre auch eigentliche medizinische Kenntnisse zu erlangen. Die bereits zitierte zweiundfünfzigjährige Diabetikerin sagte: «Glücklicherweise interessiert mich das, mich begeistert die Medizin, sehen Sie, ich lese medizinische Bücher, Abhandlungen über pathologische Anatomie.» Gérard Briche hat vor diesem «Sprung» lange gezögert; wenn er davor zurückschreckte, so, wie er meinte, aus klarem Grund: «Auch die Fachsprache zu lernen und mich auf ihr eigenes Terrain zu begeben, hat mir zweifellos die Befürchtung eingeflößt, nicht mehr diese beiden antagonistischen Persönlichkeiten in mir vereinen zu können: den Kranken und den Arzt.»[7] Aber 1979 schreibt er: «Ein Jahr ist es jetzt her, daß ich lese und Aufzeichnungen über mich mache. Ich weiß jetzt genug, um mein eigenes Verhalten und das der Ärzte beurteilen zu können.»[8] Aber hierin liegt nicht das Wesentliche: wenn die Kranken ihr Wissen sogar als dem Wissen der Fachleute «überlegen» betrachten, so deshalb, weil sie von ihrer eigenen Lage ausgehen. Das medizinische Wissen, sagen sie, ist immer dadurch begrenzt, daß der Blick des Arztes von außen kommt; hier kann der sich selbst behandelnde Patient seine Unterlegenheit ausgleichen: «Der einzige auf dem Platz ist der Kranke. Er hat keinerlei Waffe, er ist gewissermaßen behindert, aber seine Kraft besteht darin, hinter den Mauern zu stehen», schreibt Gérard Briche.[9] «Selbst ein sehr kompetenter Arzt weiß nicht, was ein verminderter Blutzuckergehalt bedeutet, er kann es nicht fühlen», sagte die Sekretärin mit Diabetes. Eine vierzigjährige nierenkranke Referentin eines Ministeriums sagte ungefähr dasselbe über das Absinken des Blutdrucks, das bei einer Hämodialyse vorkommen kann: «Den Krankenschwestern, so nett sie auch sein mögen, kann nicht bewußt sein, was dieses Absinken bedeutet, sie haben das noch nie gespürt.»

Kranke und Ärzte: eine neue Beziehung?

Die Kranken versichern also, daß sie mit einer Beobachtungsgabe, die der Fachmann nicht haben kann, zugleich von außen wie von innen ein bestimmtes Wissen über ihren Zustand erlangt haben. Dieses Wissen ist, wie sie sagen, individualisiert, auf ihre jeweilige Person und die Anforderungen ihres Lebens bezogen. Ausgehend von diesem Wissen gelingt es ihnen, trotz aller Schwierigkeiten, die «medizinische Logik» und die «gesellschaftliche Logik» der Krankheit miteinander in Einklang zu bringen. Aus dieser Perspektive gesehen, ist die Beziehung zwischen Ärzten und Kranken unendlich komplex. Im Falle von Diabetes und Nierenerkrankungen erkennen alle Kranken, daß der Entstehung des «neuen Kranken», zu dem sie geworden sind, ein Wissenstransfer durch den Arzt und eine Delegierung von Verantwortlichkeit vorausgegangen sind. «Ich bin gut angeleitet worden... Der Arzt, zu dem ich gegangen bin, war immerhin pädagogisch sehr geschickt, er hat mich gut geführt», sagte zum Beispiel die zuckerkranke Sekretärin. Aber diese erste Etappe ist rasch überwunden. In der Folge erkennen die Ärzte die Fähigkeiten des Kranken an; und dieser hat endlich das Gefühl, als Subjekt akzeptiert zu werden: «Auf meiner dermatologischen Station nimmt man jetzt ernst, was ich sage», schreibt Gérard Briche.[10] «Sie sagen, daß ich gut auf mich achte», stellt die zweiundfünfzigjährige Frau zufrieden fest. Sie beschreibt sogar einen gewissen Rollentausch zwischen sich und ihrem Diabetes-Spezialisten: «Diabetes-Spezialist zu sein, das ist kein sehr befriedigender Beruf; vor allem ist er nicht der Halbgott in Weiß; der Kranke lehnt sich oft gegen ihn auf und sagt: Aber nein, ich bedaure, bei mir ist das nicht so, es ist nicht so, wie Sie sagen, es ist so und so. Man kennt sich besser, als er uns kennt, selbst wenn er uns seit Jahren behandelt, das springt ins Auge. Also muß der Diabetes-Spezialist sich an das anpassen, was wir machen.»

Aber, sagt sie auch, «sie nehmen es mehr oder weniger gut auf, ich muß sagen, meiner reagiert nicht immer besonders gut, weil er meint, man hat nicht das Recht, das zu tun . . . Aber sie sind gezwungen, sie sind gezwungen, sich anzupassen.» Für den Arzt stellt sich also genau das Problem, das Gérard Briche in seinem ganzen Buch aufwirft: die Entscheidung mit dem Kranken zu teilen.

Aber dennoch, ist es denkbar, die Notwendigkeit eines Arztes in Frage zu stellen und die Abhängigkeit von ihm aufzuheben? Dieselbe Kranke unterbricht die minuziöse Beschreibung ihres Umgangs mit der Krankheit unabhängig von der Einmischung durch den Arzt, um anzuerkennen: «Bei irgendeiner unheilvollen Sache, dann ja, dann muß man schnell zu ihm gehen.» Die dreiundfünfzigjährige Ehefrau eines Berufssoldaten, die bei sich die Heimdialyse durchführt, beschreibt, welchen Trost sie durch das Wissen empfindet, daß es jederzeit möglich ist, sich an die Fachleute zu wenden: «Wenn irgend etwas nicht funktioniert, genügt ein Anruf, und sofort kommt ein Techniker, um die Panne am Generator oder an der ‹Heimniere› zu beheben, oder man hat einen Arzt, der einem Ratschläge gibt, wenn etwas passiert, wenn Blut austritt . . . und in einem wirklich ernsten Fall wird man mit der Ambulanz geholt . . . das ist wirklich eine entscheidende Sache, sich unterstützt zu fühlen.» «Man muß bis zum Ende ehrlich sein und zugeben, daß das Eingreifen des Kranken in seine Krankheit Grenzen hat»,[11] gesteht Gérard Briche schließlich. In den Fällen von offenen Konflikten, die in diesen fast gleichberechtigten Beziehungen nicht kaschiert werden, spürt der sich selbst behandelnde Kranke, daß er trotz allem nicht auf Medizin und Ärzte verzichten kann. Nach einem heftigen Eklat mit dem Ärzteteam, das ihn seit Jahren behandelte, beobachtete Gérard Briche: «Wenn ich meine Überlegungen konsequent zu Ende führen würde, müßte ich im jetzigen Fall das Krankenhaus und sein Ärzteteam, mit dem ich nicht zusammenarbeiten kann, verlassen, aber wohin dann?»[12]

Gleichzeitig ist man verblüfft über die Wärme und die Nähe der Verbindungen, die manchmal zu einem Behandlungsteam geknüpft werden, vor allem in Fällen, bei denen die Behandlung noch einen experimentellen Charakter hat. Diese Beziehungen unterscheiden sich ganz und gar von der emotionalen Neutralität, die normalerweise das Verhältnis zwischen

Arzt und Patient bestimmt. 1959 hatte die amerikanische Soziologin Renée Fox ein Phänomen untersucht, das sie die «Behandlung mit dem roten Teppich» nannte; [13] diese Therapie wandten die Ärzte bei ausgewählten Schwerkranken an, die sich in einem der hochrangigsten Krankenhäuser Bostons experimentellen Therapien unterzogen. In diesen Fällen, bei denen eine hohe Unsicherheit hinsichtlich der Ergebnisse bestand, unterhielten die Ärzte – waren sie sich doch der Belastungen und Leiden bewußt, die sie den meist Todkranken zumuteten – zu ihnen ein freundschaftliches und partnerschaftliches Verhältnis und gestanden ihnen gleichzeitig den Status «medizinischer Stars» zu. Weil die Ärzte sich emotional stark engagierten, informierten sie die Kranken über alle Details der Behandlung, teilten zahlreiche Entscheidungen mit ihnen und rühmten in wissenschaftlichen Zeitschriften den Mut dieser außergewöhnlichen Patienten, deren Fälle sie untersuchten. [14]

In Frankreich wurde die Hämodialyse, die heutzutage Routine geworden ist, 1974 sicher nicht als so dramatisch aufgefaßt wie die angeführten Fälle. Aber sie war immer noch eine ungewöhnliche Behandlung und erzeugte bei Kranken wie bei Fachleuten ein Gefühl des Neuartigen und Abenteuerlichen, zu dem eine emotionale Verbundenheit kam, die man etwa aus den Äußerungen der bereits zitierten Frau eines Berufssoldaten herausspürt. Zur Zeit des Gesprächs behandelte sie sich zu Hause, aber sie erinnerte sich an ihr Verhältnis zu dem Ärzteteam, das die Dialyse mehrere Jahre lang im Krankenhaus vorgenommen und sie dann für die Behandlung zu Hause vorbereitet hatte: «Ich fühle mich mit all den Ärzten, all den Krankenschwestern wie in einer Familie, wir umarmen uns, wenn ich ins Krankenhaus komme, die Dame, die mich ausgebildet hat, Madame V., Monsieur P., alle, wir fallen uns um den Hals. *Sie freuen sich immer, mich zu sehen, und ich würde auch gern öfter hingehen.* Einmal habe ich gesagt: ich würde gern eine Woche hier verbringen; ich gehe gern dorthin zurück.» Auch Gérard Briche, obwohl sein Buch eine lange Polemik über das Krankenhausleben und die Beziehungen zur Ärzteschaft darstellt, sagt dennoch: «Ich liebe das Krankenhaus . . . Paradoxerweise liebe ich das Leben im Krankenhaus, vor allem, wenn mit der Morgendämmerung und dem neuen Tag die verlockende Hoffnung auf das Leben heraufzieht.» [15]

Die diabeteskranke Sekretärin hatte nichts dagegen, 48 Stunden länger im Krankenhaus zu bleiben, als es für die Überprüfung ihres Zustandes nötig gewesen wäre, um – als Freiwillige! – an einer strapaziösen Untersuchung über die Entwicklung einer künstlichen Bauchspeicheldrüse mitzuwirken: «Es ist körperlich sehr anstrengend, aber ich wurde sehr umfassend über alles informiert, wie es funktioniert, was das werden sollte. Schließlich war es also ein Glücksfall, daß ich zu diesem Zeitpunkt im Krankenhaus war, weil es sehr interessant war, abgesehen davon, daß ich körperlich völlig erschöpft war, weil man 48 Stunden lang nicht schläft, ich konnte mich nicht bewegen, in den Armen hatte ich lauter Nadeln, ich war nicht gerade frisch . . . Aber es war sehr interessant, ich habe eine ganze Menge dabei gelernt.» Tatsächlich berührt das Verhältnis, das sich so zwischen medizinischem Milieu und einem bestimmten Patienten-typus herausbildet, zutiefst die Identität des Kranken. Auf Durchsetzung seiner Unabhängigkeit von der Medizin bedacht, kann der Kranke, der sich selbst behandelt, zugleich Interesse und beinahe Befriedigung dabei finden, ihr privilegiertes Objekt zu sein. Zwar hütet er ängstlich seine Au-tonomie, und doch akzeptiert er die Definition seiner selbst als «schöner Fall», als erlesenes Material der medizinischen Praxis. Geht nicht sogar Gérard Briche bei der Entlassung aus dem Krankenhaus so weit, seinem behandelnden Ärzteteam eine Flasche Champagner zu schenken, «mit dieser Karte: ‹Überreicht vom ersten Versuchskaninchen der Station für die Einführung einer experimentellen Cortisonbehandlung›».[16] Aber am deutlichsten wurde diese Verlagerung der Bedeutung, die sie als medizin-isches Versuchsobjekt darstellte, nach innen bei einer fünfzigjährigen Frau, die an Diabetes und mehreren anderen Krankheiten litt, wenn sie auch immer darauf bestand, möglichst autonom zu bleiben und ihre Pflege selbst in die Hand zu nehmen. «Ich war ein äußerst interessantes Beobachtungsobjekt», erzählte sie mit einem gewissen Stolz über eine der zahlreichen Episoden ihrer Krankengeschichte, «man hat damals mein Blut nach London geschickt, nun ja, ich war das Versuchskaninchen, man hat mehrere Berichte über meinen Fall geschrieben, die in Fachzeitschrif-ten erschienen sind.» Noch bezeichnender ist ihr Schlußsatz: «Das ist die Geschichte meiner Krankheiten, die mich wirklich fasziniert; *ich finde, daß ich eine interessante Person bin* . . . nein, wirklich . . . und äußerstenfalls würde ich mich auch noch für eine fünfte Krankheit interessieren.»

Krankengruppen

Die Dimension der Gemeinsamkeit, die Zugehörigkeit zu einer «Kran-kengruppe» oder zu einem Zusammenschluß von Kranken, ist das zweite Charakteristikum, das dem sich selbst behandelnden Kranken seine Ori-ginalität verleiht und ihn zu einer neuen Persönlichkeit in unserer Kultur werden läßt. In Frankreich verbreiten sich solche Gruppen seit einigen Jahren; 1981 haben sie sich zu einem «Nationalen Bündnis von Nutznie-ßern des Gesundheitswesens» zusammengeschlossen, aber dennoch sind sie noch sehr selten. In den USA und in verschiedenen nordeuropäischen Staaten dagegen hat die Bewegung zur «gegenseitigen Hilfe» und «Selbst-hilfe»[17] bereits ein beträchtliches Ausmaß angenommen. Bei einer Anhö-rung der Weltgesundheitsorganisation (WHO) 1980 in Kopenhagen[18] wurde festgestellt, daß in den USA Selbsthilfegruppen für die 200 häufigsten Krankheiten, Behinderungen und Gesundheitsstörungen gegründet wurden, in denen sich 14 bis 15 Millionen Menschen zusammenschließen. In England zählt man etwa 200 Gruppen oder Zusammenschlüsse. Überall versammeln sich ihre Mitglieder zu Kolloquien und Konferenzen: die Zeitschrift ‹Autrement› organisierte im November 1981 ein französisches Treffen in Rennes; im Juli 1980 und im November 1981 wurden in Illinois Tagungen über verschiedene Themen abgehalten;[19] in Hamburg wurden vom 30. September bis zum 4. Oktober 1981 «Gesundheitstage» organisiert. Eine spezielle Literatur entstand,[20] ebenso wie Jahrbücher und Informationszentren. Die Weltgesundheitsorganisation ist daran interessiert, Forscher wollen Studien über solche Gruppen veröffentlichen. Ein gesellschaftliches Phänomen hat sich herausgebildet. Ist auch eine gesellschaftliche Bewegung im Entstehen?

Aber was bedeutet die Zugehörigkeit zu einer Krankengruppe oder -organisation zunächst einmal an der Basis? In diesem Buch haben wir die Dimension der Gemeinsamkeit der Krankheit, ein typisches Merkmal der Krankheit von früher, ausführlich behandelt; früher war die Krankheit selbst allgemein und schlug massenhaft zu. Heute dagegen soll Pflege und Umgang mit der Krankheit gemeinschaftsbildend sein und die Isolierung des Kranken durchbrechen, der in einer verschont gebliebenen Umwelt allein von ihr betroffen ist: «Am Anfang ist man wirklich ausgeschlossen, man fühlt sich vollkommen anders als die anderen . . . Ein gesunder Mensch kann einen Kranken nicht verstehen, man gehört wirklich zu einer Welt für sich», sagte zum Beispiel die nierenkranke Ministeriumsreferentin. Schwerpunkt der Motivation aller Mitglieder von Krankengruppen ist der Wunsch nach Kontakt, der Wunsch, die Einsamkeit aufzuheben. Der an multipler Sklerose erkrankte Taxifahrer, den wir im letzten Kapitel ausführlich zitiert haben, besuchte regelmäßig die monatlichen Sitzungen seiner Organisation: «Es ist ein Weg, um Kontakte zu knüpfen und sich mit Leuten, die unter denselben Bedingungen leben, zu unterhalten und sich etwas abzulenken.» Er war jedoch kaum integriert: die Gruppe, sagte er, sei für ihn eine Art Seniorenklub, in dem man Unterhaltung findet. Darüber hinaus war bei dem Vergleich, den er bei dieser Gelegenheit anstellte, die Distanzierung, das Gefühl des Unterschieds, stärker als die Annäherung: «Ich weiß, daß mir das die Möglichkeit gibt, mir zu sagen, daß nicht nur ich in dieser Lage bin, im Grunde, wenn ich die anderen ansehe, dann finde ich mich nach 15 Jahren mit dieser Krankheit gar nicht so sehr geschwächt. Letzten Endes bin ich noch ganz gut davongekommen.» Aber bei den meisten ist das emotionale Engagement intensiver, beherrscht von dem Wunsch nach der vereinten Unterstützung in einer «großen Familie» von Kranken. Die Frau des Soldaten weist auf die Versammlungen der Krankengruppe nach den Kursen zur Heimdialyse hin: «Man freut sich, andere Kranke zu treffen, mit denen man schon im Kurs war, gemeinsam eine kleine Mahlzeit zu essen, dann gibt es auch noch die Ausflüge, dazu hatte ich noch keine Gelegenheit, weil mein Mann nicht frei hatte, aber anscheinend war es großartig, wirklich ganz prima, so unter Kranken zu sein . . . letztendlich *bildet man eine große Familie,* und das ist wirklich gut, weil man am Anfang wirklich das Bedürfnis nach Unterstützung hat.»

Die Ministerialreferentin legte besonderes Gewicht auf die Tatsache, daß Kranke ähnliche Erfahrungen machen, die den anderen nicht zugänglich sind und allein schon Sympathie und Verständnis erzeugen: «Unter Kranken entsteht eine Art von Sympathie; jemand, der krank ist wie man selbst, der dasselbe empfinden kann, man versteht sich, das ist ganz normal; die Leute in der eigenen Umgebung, selbst wenn sie den größten Anteil nehmen, können sich doch nicht in die Lage eines anderen versetzen . . . während wir Kranken uns zusammenfinden, man macht dieselben Erfahrungen, das ist es.»

«Es gibt eine Solidarität unter Kranken, weil man dieselbe Art von Krankheit hat», sagte sie weiter. Mit diesem Begriff wird eine Haltung gegenseitiger Hilfe und aktiver Unterstützung sichtbar. Diese Haltung liegt auch etwa der Organisation «Leben wie zuvor» zugrunde, die 1975 in Frankreich von Frauen gegründet wurde, denen wegen einer Krebserkrankung eine Brust entfernt worden war und die Krankenhausbesuche bei frisch operierten Frauen machen. Es gehe darum, sagte 1980 eine achtundfünfzigjährige Frau, Mitglied dieser Organisation, «ihnen freundschaftliche Hilfe zu bieten, sie seelisch aufzurichten, *ihnen zu zeigen, daß man damit fertig werden kann,* daß man damit fertig wird, und dann kann man ihnen auch eine Menge kleiner Ratschläge geben, die man braucht, wenn man so verängstigt im Bett liegt und sich fragt: ‹Wie soll ich das machen.› Wir geben ihnen», fuhr sie fort, «eine Broschüre mit vielen Hinweisen, was man tun soll und was nicht . . ., man bringt ihnen auch eine sogenannte ‹Fassade› mit, das heißt, eine Tasche mit der Kunstfaser Dacron, die sie in den Büstenhalter tun können, damit man es nicht sieht. Außerdem geben wir ihnen Adressen, wo sie Prothesen bekommen können.» Diese Organisation läßt Frauen, die noch unter dem doppelten Schock der Krebserkennung und der Operation stehen, mit anderen Frauen zusammenkommen, deren Operation bereits einige Jahre zurückliegt. Andererseits versteht sie sich als «Bewegung der Anteilnahme, des Zuspruchs und des Beispiels» und lehnt es ab, medizinische Probleme anzusprechen: «Wir reden nicht über Medizin, davon verstehen wir nichts, wir sind keine Ärzte», versicherte das Mitglied, das wir interviewt haben. Ganz anders ist die Haltung der Mitglieder von Gruppen, die auf gegenseitige Hilfe bei medizinischen Problemen abzielen, wo es im wesentlichen um das Verhalten sich selbst behandelnder Patienten im tagtäglichen

Umgang mit ihrer Krankheit geht. Eine fünfunddreißigjährige Frau, die sich mit Hilfe ihres Mannes mit der Heimniere behandelte, erzählte, wie die Organisation in ihrer Heimatstadt im Süden Frankreichs funktionierte: «Es kommt vor, daß man sich gegenseitig anruft, weil man Schwierigkeiten hat, und man hilft, so gut man kann. Das kann ein Problem mit dem Apparat sein oder sonst irgend etwas, dann hilft man sich eben gegenseitig. Zum Beispiel Monsieur X hat neue Nadeln, und der Arzt sagt ihm: ‹Wenn du Y (den Mann dieser Frau, die Verfasserinnen) triffst, dann soll er es dir zeigen.› Mein Mann ist hingegangen, er hat ihm die Nadel eingestochen und es ihm gezeigt.»

Manchmal wird auch unter dramatischeren Umständen Hilfe geleistet, anstatt den Arzt zu rufen: «Monsieur X hat uns eines Morgens um drei Uhr angerufen, weil seine Punktierungen bluteten und er viel Blut verlor. Und seine Frau, die es gut meinte, wischte es ab, anstatt es abzubinden und zuzustopfen, und dabei blutete es noch mehr. Um drei Uhr morgens sind wir also beide losgefahren, um ihnen zu helfen. Wir haben getan, was wir konnten. Trotzdem haben wir den Arzt angerufen, der gesagt hat: ‹Sie machen das sehr gut, machen Sie nur so weiter.› Und wir sind auch zurechtgekommen, es gibt eine große Zusammengehörigkeit unter uns Dialysepatienten.»

Die zweiundfünfzigjährige Diabetikerin erklärte, wie die Mitgliedschaft in der Gruppe es ihr ermöglichte, ihre Selbständigkeit zu erlangen und die extreme Abhängigkeit von ihrer Schwester, die sie als «wahre Nabelschnur» empfand, zu durchschneiden. Als gefährdete Diabeteskranke, die häufig nächtliche Komas erlitt, lebte sie jahrelang in unmittelbarer Nähe zu ihrer Schwester, die sie ständig bemutterte. Dank der Unterstützung durch die Gruppe entwickelte sie allmählich genug Selbstvertrauen, um diese Abhängigkeit zu durchbrechen und ein flexibleres Hilfssystem aufzubauen, ein Netz von Freunden, die sie zu festgesetzten Zeiten anriefen, um nach ihrem Zustand zu fragen. Heute, sagte sie, «habe ich eine Art Überwachungsnetz, das aber einerseits für die Leute, die mich betreuen, als auch andererseits für mich so wenig einschränkend wie möglich ist».

Für diese Frau stellt die Gruppe, zu der sie gehört und die am Rande der ‹Association Française des Diabétiques› mit dem Ziel gegründet wurde, über die «psychosozialen Probleme des Diabetikers»[21] nachzudenken und sie zu erforschen, eines der wesentlichsten Mittel dar, um unabhängig zu werden und ihre Krankheit selbst bewältigen zu können. «Das hat mein Leben verändert», sagte sie, und außerdem: «Die Gruppenversammlungen haben für mich immer Vorrang.» Kategorisch lehnte sie das bei anderen Kranken vorherrschende Bild eines einfachen Klubs ab, in dem man sich trifft und seine Freizeit verbringt: «Manche Leute waren einmal da und sind nie wiedergekommen; das hat sie nicht gefesselt . . . Warum?

Viele kommen mit dem Ziel, sich ein bißchen bemuttern zu lassen oder hoffen vielleicht auf Küchenrezepte . . . Andere meinen, es gehe darum, unter Diabetikern zusammen auszugehen. Ganz und gar nicht, wenn wir zusammen ausgehen, dann um den Jahrestag unserer Gruppe zu feiern, oder man lädt sich gegenseitig ein, weil wir jetzt freundschaftlich miteinander verbunden sind, aber wir sind kein Reise- und Freizeitbüro . . . absolut nicht. Im Grunde ist das sicher sehr nüchtern, diese Gruppe ist kein Jux, aber es ist wirklich wahnsinnig interessant.»

Eine positive Identität

Die Gruppe ist für die Kranken daher das Mittel, sich in ihrer Haltung als sich selbst behandelnde Kranke zu bestätigen. Indem sie ihr Wissen mit anderen austauschen, erweitern und festigen sie es. So meistern sie ihren Zustand immer besser und bestätigen sich darüber hinaus in der positiven Identität, die sie sich schaffen konnten. Das ist nicht so einfach: wenn die befragten Personen uns auch oft gesagt haben, sie seien stolz darauf, so geworden zu sein, wie sie sind, so mußten sie, um das zu erreichen, doch zuerst das oft wenig erfreuliche Bild überwinden, das von den anderen auf sie zurückstrahlte. Als Kranke sind sie sich ihrer Einsamkeit schmerzlich bewußt; als Kranke neuen Typs spüren sie oft, daß sie anderen Angst einjagen. Der sich selbst behandelnde Kranke erscheint den anderen als in ein geheimnisvolles und etwas beunruhigendes Unternehmen eingespannt. Manchmal ist es die Behandlung selbst, die erschreckend wirkt. Die Frau des Soldaten, die sich zu Hause dialysierte, erzählte von den Reaktionen ihrer Umgebung, als sie vorschlug, es sich doch einmal «ansehen zu kommen»: «*Ich habe versucht, Freunde einzuladen, aber sie haben alle Angst.* Sie sagen: ‹O nein! Ich will kein Blut sehen. Oh la la! Wenn ich Blut sehe, falle ich in Ohnmacht.› Ich habe ihnen gesagt: Nein, kommt mich doch einmal am Abend besuchen, damit ihr ein bißchen seht, wie das ist. Doch viele sind nicht gekommen.»

Aber die Tatsache, daß der Kranke selbst ohne Gegenwart eines Arzts seinen Körper manipuliert und komplizierte Techniken anwendet, ist für andere beängstigender als jeder andere Aspekt; der Kranke nimmt daher sehr gut wahr, welches Gefühl von Fremdheit er anderen einflößt: ein anderer Kranker, zweiundvierzig Jahre alt, der sich zu Hause dialysierte, sagte: «Für manche Außenstehende, die nicht wissen, was eine Hämodialyse ist, *sind wir sozusagen Akrobaten;* ja, Akrobaten, zumindest für jemanden, der mit dieser Art von Behandlung nicht vertraut ist. Ich habe mehrmals gesehen, wie Freunden oder Verwandten schier die Augen aus den Höhlen gequollen sind, wenn man ihnen, ohne groß ins Detail zu gehen, erzählt, daß man sich hier, bei sich zu Hause, behandelt.» Die Gruppe erfüllt also die Funktion, dem einzelnen zu zeigen, daß er in seiner furcht-einflößenden Fremdheit nicht der einzige ist. «Das erste Mal, als ich in die Gruppe gegangen bin», sagte die zweiundfünfzigjährige Diabetikerin, «hatte ich den Eindruck, mich mit Marsmenschen zu treffen, und ich selbst war auch ein Marsmensch . . . diese Entdeckung anderer Marsmen-schen, das sprengt unsere Einsamkeit.»

Oft kann der Kranke, ausgehend von dieser Entdeckung, eine positive Identität entwickeln. Und daher können wir auch die zwiespältige, zu-nächst widersprüchlich erscheinende Äußerung verstehen, die wir im Laufe unserer Gespräche häufig gehört haben: «Ich bin kein Kranker», sagen die befragten Personen oft und drücken damit – abgesehen davon, daß ihre körperliche Erkrankung nicht erkennbar ist, was ihnen bei der heutigen Vorstellung von der Krankheit viel bedeutet – das Fortbestehen ihrer sozialen Integration, vor allem durch die Arbeit, aus.[22] «Wir Kran-ken», sagen sie jedoch ein paar Minuten später, oft mit einem gewissen Stolz. Denn zur «Welt der Kranken» zu gehören heißt dann nicht nur: ich habe die Pflege des eigenen Körpers selbst in die Hand genommen, son-dern auch, selbst mit Wissenschaft und Technik, deren symbolische Be-deutung in unserer Gesellschaft allen bewußt ist, stehe ich auf vertrautem Fuß; bis zu einem gewissen Grad beherrsche ich sie. Und manchmal heißt es auch, daß es dem Kranken gelungen ist, zu einem hochangesehenen Experten, dem Arzt, ein partnerschaftliches, ja sogar streitbares Verhält-nis aufzubauen.

Im letzten Fall wird die Identität des Kranken deutlich «offensiv»,[23] und manche Kranken legen großen Wert auf das Recht, Forderungen zu stellen und darauf, mit ihren verschiedenen Eingriffen eine Gegenmacht zu bilden. In Frankreich haben die Zusammenschlüsse von Kranken, außer einigen Gruppen von Krebskranken, die schmerzhaft mit den Grenzen der Medizin konfrontiert werden und sich daher parallelen Wegen zuwen-den,[24] selten diesen bewußt «alternativen» Charakter wie etwa in der Bundesrepublik; sie bleiben im Bereich der offiziellen Medizin. Aber sie ordnen sich ihr nicht auf dieselbe Weise unter. Typisch ist zum Beispiel der Fall des Diabetes. Die ‹Association Française de Diabétologie› wurde auf Anregung von Ärzten gegründet, aber zwei der befragten Kranken gehören zu einer Gruppe, die nicht gerade im Gegensatz zu ihr, aber doch immerhin mit unterschiedlichen Auffassungen entstanden ist. Diese Art von Gruppe möchte in absoluter Autonomie gegenüber der Ärzteschaft arbeiten. «Wir lehnen es kategorisch ab, daß ein Arzt zu uns kommt», sagte die zweiundfünfzigjährige Kranke. Dagegen will die Gruppe sich bei den Ärzten Gehör verschaffen; in der Tat fuhr sie fort: «Wir haben an Kolloquien und Seminaren teilgenommen, wir waren auf dem letzten Diabetes-Kongreß, und N. hat das Wort ergriffen, sie hat die Tatsache betont, daß es doch ziemlich traurig sei, daß man bis 1981 gewartet hätte, ehe man sich mit den Erfahrungen des Diabetikers befaßt habe. Nun, ich glaube, daß die Ärzte jetzt anfangen, uns zuzuhören.» Die junge Sekretärin war weniger optimistisch, was den möglichen Einfluß des Wissens von Kranken auf medizinische Auffassungen betrifft: «Wir haben Symptome bemerkt, die in keinem Buch stehen, und durch die Diskussion in der Gruppe haben wir auch mit dem Arzt darüber gesprochen; wenn man das macht, hat er den Eindruck, man wolle ihm in seinen Fachbereich hineinreden, das wird mehr oder weniger gut aufgenommen; es gibt dagegen auch andere, die einem zuhören und sagen, ‹Na so etwas . . .› *Aber wir haben nie erfahren, ob das als Idee aufgenommen wurde* und ob bei den internationalen Kolloquien etwas dabei herausgekommen ist, das erfährt man nie.» Aber sie beschrieb auch eine sehr positive Erfahrung von einer Diabetesstation für Kinder:[25] «Dort wurden wir zum Beispiel sehr gut von einem Professor aufgenommen, der ganz und gar einverstanden war, er hat eine Versammlung organisiert, er hat alle Studenten und das Krankenhauspersonal zusammengerufen, damit wir als Mitglieder der Gruppe und als Diabetiker sprechen konnten, und die Studenten haben ja noch keinerlei Erfahrung, daher haben sie eine ganze Menge Fragen gestellt; das Krankenhauspersonal hatte Erfahrung mit Kindern, daher wollten sie wissen, wie das für Erwachsene sei, schön . . . alle, die teilgenommen haben, fanden es sehr interessant.»

Die Kommunikation mit Fachleuten, der Versuch, die Erfahrungen der Kranken in die Entwicklung der medizinischen Überzeugungen einzubringen, ist übrigens nicht die einzige Art der Intervention, die sich diese Gruppe vorgenommen hat. Sie versucht auch durchzusetzen, daß die Sozialversicherung die Kosten für bisher nicht anerkannte Tests und Produkte erstattet. Hier ordnen sich diese Gruppen bewußt nicht mehr in den Kampf um die Anerkennung einer «Krankenkultur» und die Bestätigung eines legitimen Laiendisputs ein. Sie versuchen vielmehr, sich als gemeinsam Handelnde,[26] als Partner in die Verwaltung des Gesundheitssystems einzuschalten.

Das war auch die Absicht von Gérard Briche, als er die Notwendigkeit von Krankengruppen begründete, die ihre Erfahrungen zusammentragen, um «sich gegenseitig zu helfen, positiv in das Unternehmen Heilung einzugreifen»,[27] und dann auf ihrer «sozialen und gesundheitspolitischen Rolle» bestand, auf ihrem «Eingriff in die Wahl gesundheitlicher Optionen».[28] Solche Gruppierungen müßten, wie er weiter ausführte, «wenn sie ihre Lebensfähigkeit bewiesen haben, sehr schnell zu Verbrauchergewerkschaften werden. Nachdem sie als Band zwischen Kranken mit derselben Krankheit, als Ort des Austauschs mit anderen Gruppen gedient haben, erweitern sie ihre Anhängerschaft und vereinigen Nicht-Kranke, die von der sozialpolitischen Rolle der Gesundheit überzeugt sind, und Ärzte, die sie für ihre Ideen gewonnen haben. Sie könnten eine Macht

werden, die sich mit der Macht des Berufsverbandes messen kann.»[29]
Die «Krankengruppen» treffen sich also mit den kritischen Verbraucher-
initiativen, die ihre Wurzeln außerhalb der Medizin haben und zu der größeren Protestbewegung gegen die Konsumgesellschaft gehören, die sich
in Frankreich nach dem Mai 1968 herausgebildet hatte.

Die Nutznießer des Gesundheitswesens

Sie haben das umfassende Ziel, den Produktionstyp der Industriegesellschaften, ihre «Verschwendung» und ihren «prahlerischen Konsum» anzuprangern, der sich im Gesundheitswesen durch den «Medikamenten-
mißbrauch» manifestiert. Vor allem die Ökologiebewegung hat das
Überhandnehmen von Technologien und die chemische Umweltverschmutzung hervorgehoben und versucht, den Begriff und den Gebrauch
von «natürlichen» Produkten und von Verfahren zu propagieren, die
durch den Menschen beherrschbar sind. Im Bereich des medizinischen
Konsums haben diese verschiedenen Strömungen zu einer Vielzahl von
Praktiken und Organisationen geführt: die Zahl der «Bioläden», die «gesunde» und «natürliche» Nahrungsmittel anbieten, wächst, das Interesse
wendet sich wieder der Homöopathie und Akupunktur zu, zu denen
andere sogenannte «sanfte» Typen der Medizin kommen: Iridologie, Aro-
matherapie, Pflanzenheilkunde . . . In den Zeitschriften ‹Que choisir› und
‹50 millions de consommateurs› werden Umfragen und Tests über medizinische Produkte und Dienstleistungen veröffentlicht, der ‹Führer der
geläufigsten Medikamente› des Arztes Pradal[30] hat beträchtlichen Erfolg,
1972 wurde in Tours der erste «Gesundheitsladen» eröffnet, dem eine
Reihe weiterer folgten, und dergleichen mehr. All diese Initiativen setzen
sich zum Ziel, einer größtmöglichen Zahl von Menschen den Zugang
zum Wissen zu erleichtern, und wollen eine Bresche in die Macht schla-
gen, die die Fachleute aus der Monopolisierung des Wissens ziehen.

Aber nicht alle sozialen Schichten sind darin vertreten. Darüber hinaus
sind die Praktiken, die diese Bewegungen empfehlen, eindeutig der Le-
benslogik der oberen Mittelschichten zuzuschreiben: Lehrer, leitende
Angestellte und Techniker etwa, für die die Sparten des Konsums wie Ernährung, Kultur oder Medizin – die Angehörigen dieser sozialen Schichten
sind in der Tat am meisten «von der Medizin durchdrungen» – von besonderer Bedeutung sind.[31] M. Wieviorka hat gezeigt, wie der «consume-
rism (eine kritische Verbraucherhaltung, Anmerkung der Übersetzerin)
auf zwei verschiedene Weisen funktioniert, wobei die erste im Moment
die zweite verstärkt»;[32] einerseits das Aufgreifen von Skandalen, die die
öffentliche Meinung generell für das Thema Verbraucherschutz sensibili-
sieren und die Organisationen, die sich dieser Aufgabe widmen, aufwer-

ten; und andererseits das weitaus weniger populäre Bemühen, «andere», das heißt die Konsumgewohnheiten des neuen Kleinbürgertums, zu beschreiben und darüber zu informieren. ‹L'Impatient›, Monatsschrift für Schutz und Information von Nutznießern medizinischer Pflegeleistungen, wie der Untertitel präzisiert, trägt diesem doppelten Anspruch Rechnung; in ihrer ersten Nummer setzte die Zeitschrift sich zum Ziel, die Verbraucher über die verschiedenen existierenden Organisationen zu informieren, über ihre Rechte und die Mittel, sie durchzusetzen, aber auch «den Mißbrauch und die Skandale anzuprangern, deren Kosten die Kranken tragen und worüber die Presse zumeist schamhaft schweigt».[33] Aber einige Jahre später schrieb der Chefredakteur P. Clermont: «Dieser ausufernden Medikalisation konnten wir uns nur entgegenstellen. Aber nur auf der Ebene verbaler Kritik an Mißbräuchen und Täuschungen zu bleiben, erschien uns nicht als ausreichend. Um diesem Vordringen wirklichen Widerstand entgegenzusetzen, mußte man ihn in der Praxis verankern: man mußte *versuchen, den Leuten konkrete Mittel zu bieten, durch die sie ihre Gesundheit selbst in die Hand nehmen* und sich weigern können, alles in die Hände von ‹Spezialisten, die sich um alles kümmern› zu legen. Aus diesem Grunde haben wir uns den nicht institutionalisierten Formen der Medizin zugewandt.»[34] Vegetarismus, Yoga, Homöopathie, Heilpraktiker, «natürliche» Arzneimittel, Gymnastiken gegen bestimmte Krankheiten und unorthodoxe Mittel gegen Krebs sind Gegenstand zahlreicher Dossiers, die ‹L'Impatient› veröffentlicht hat.

Die Suche nach «etwas anderem», der Wunsch «anders» zu leben, steht in der Tat fast immer im Mittelpunkt der Pläne aller von uns befragten gesunden Personen, die an einer Gesundheitsgruppe oder -organisation teilnahmen, regelmäßig einen «Gesundheitsladen» besuchten und sich allgemeiner den Standpunkt einer Bewegung gegen die «ärztliche Macht» zu eigen machten. Sicher kann auch ein objektives Problem Anlaß für eine bestimmte Initiative sein: zum Beispiel, wie ein Kulturorganisator und Verantwortlicher einer Gesundheitsgruppe erzählte, die Tatsache, daß allgemein bekannt wird, wie wenig medizinische Einrichtungen es in einem alten Pariser Viertel gibt: «Im Viertel hier gibt es schon sehr lange eine Anzahl von Gruppen, die sich um die Gesundheit kümmern . . . Die Frage stand wieder auf der Tagesordnung, als die Ordensschwestern, die eine Ambulanz geführt haben, aufzuhören beschlossen; an diesem Punkt kam der Gedanke auf, Kontakt zu Ärzten zu suchen.» Aber von Anfang an gehörten diese Organisationen zu einer «alternativen» Richtung; es ging darum, ein andersgeartetes Verhältnis zwischen Medizin und ihren Nutznießern aufzubauen: «Und dann hatten wir auch Lust, etwas anderes zu machen, deshalb haben die Gruppen versucht, mit Ärzten ihrer Wahl eine Praxis zu eröffnen. Das ist das umgekehrte Vorgehen wie sonst üblich . . . Über eine Sache waren wir uns in der Gruppe immer einig: wir wollten Ärzte finden, die dieses Spiel mitmachen.» Nachdem die Organisation länger als ein Jahr bestand, behielt sie «ihre» Ärzte weiterhin im Blick, wobei der Gedanke einer Kontrolle nicht ganz ausgeschlossen war: «Wir diskutieren mit ihnen über ihre Arbeitsweise, ohne eine Kontrolle auszuüben, aber wenn die Angelegenheit zu unbefriedigend wäre, würde man ihnen schon sagen, daß es so nicht mehr hinhaut.»

Die angegriffene Gesundheit ihrer kleinen Kinder hat die junge Ehefrau eines leitenden Angestellten, die in einer der «neuen Städte» in der Umgebung von Paris lebt, zur Gründung einer «Gesundheitsgruppe» veranlaßt. Die junge Frau setzte die Motive auseinander, die sie und ihren Mann zu dieser Wahl bewogen: «Wir haben über die Sache nachgedacht: warum sind wir hierher gekommen, weil es eine ‹neue Stadt› war, weil wir dachten, hier könnten wir etwas anderes finden; daß man die Dinge in der Stadt selbst in die Hand nimmt.» Die Gründung dieser Gesundheitsgruppe, die zuerst ein Diskussionszirkel unter Frauen war und dann versuchte, bei der regionalen Gesundheitsbehörde DDASS und beim Stadtrat aktiv zu werden, entsprach diesem Wunsch, die Dinge selbst in die Hand zu nehmen: «Schließlich haben wir ein Papier entworfen, was wir für die neue Stadt alleş haben wollten, das haben wir unseren Abgeordneten vorgelegt: wir wollen in der neuen Stadt die Möglichkeit haben, eine andere Medizin zu wählen, Vorsorgeuntersuchungen, die Zahlung der Krankenkosten direkt durch die Versicherung, eine sanfte Medizin . . . Wir wollten ein städtisches Zentrum mit einer Leitung haben, bei der der Arzt Angestellter ist, und wo der Verbraucher ebenfalls ein Wort zu sagen hat.»

Aber in diesem Fall hat die Aktion der Gruppe zu keiner konkreten Verwirklichung geführt, und die junge Frau hat ihre Ambitionen auf die Lösung des Gesundheitsproblems ihrer Kinder zurückgeschraubt. Diese Lösung fand sie in einer «alternativen» Medizin, der Homöopathie. Letzten Endes konnte sie nur auf individueller Ebene «etwas anderes» machen. Das war 1979 auch bei der vierzigjährigen Logopädin der Fall, die ebenfalls mehreren Gruppen angehörte: «Zuerst habe ich den Arzt gewechselt, und nach einer gewissen Zeit wollte ich auch eine andere Medizin. Und als ich eines meiner Kinder, das eine Stirnhöhlenentzündung hatte, zum Homöopathen und Akupunkteur mitgenommen habe, hatte ich wirklich das Gefühl, alle Brücken hinter mir abzubrechen, und sagte mir: gut, du hast eine Wahl getroffen, die man kaum wieder rückgängig machen kann, nun ja, rückgängig machen vielleicht schon, aber auf jeden Fall eine sehr bedeutsame Wahl.» Auch eine junge Frau, die sich für eine andere Art von Geburt entschlossen hatte, suchte nach einer Alternative. Für die Geburt ihres Kindes wählte sie daher die «Lilas»:[35] «Die ‹Lilas› sind ein Ort, in dem man entbinden kann, nach welcher Methode man will.» «Außerdem», fuhr sie fort, «war es klar, daß ich mein Kind nicht im Krankenhaus oder irgendeinem anderen Entbindungsheim bekommen wollte.»

In den letzten Fällen unterscheidet sich das alternative Verhalten deutlich von dem der Kranken, die wir im vorhergehenden Kapitel zitiert haben und die, angesichts der Unsicherheit einer schweren Erkrankung, mit einer Haltung, in der sich eine «Wette» mit Angst und Hoffnung mischte, «etwas anderes» versuchten, ohne jedoch wirklich mit der offiziellen Medizin zu brechen. Hier dagegen wurde die Alternative, der Bruch an und für sich gefordert. Andererseits vollzog er sich in einem Kompromiß oder einem Zusammenschluß von individuellem Verhalten und gemeinsamer Aktion, der auch in den Krankengruppen vorkommt. Das Individuum wird von einer Gruppe unterstützt, aber was bei diesem alternativen Verhalten auf dem Spiel steht, bleibt zumeist individuell: «meine» Krankheit überwinden, die Bedingungen für «meine» Gesundheit wiederherstellen. Die Gruppen von «Nutznießern des Gesundheitswesens» drücken häufig eine gemeinsame Zentrierung auf das Individuelle aus.

Auch das Paradoxe wird gefordert und steht im Zusammenhang mit der ideologischen, ja eigentlich sogar politischen Dimension, nach der manche Mitglieder dieser Gruppen streben. Weil die Gesundheit individuell ist, ist sie politisch, formulierte Gérard Briche – der den gesamten Weg vom «entfremdeten» zum «sich selbst behandelnden» Kranken und zum aktiven Kämpfer durchlaufen hat – im wesentlichen in einem Artikel mit dem Titel ‹An der Kreuzung von Einsamkeit und Politik›.[36] 1979 erklärte ein dreiunddreißigjähriger Interviewpartner ebenfalls, warum es seinem Verständnis von Politik entsprach, daß er regelmäßig an den Aktivitäten des «Gesundheitsladens» im 10. Arrondissement teilnahm; Körper und Gesundheit, individuelle Realitäten, die «jeden betreffen», waren ihr eigentliches Anliegen: «Das hat alles mit Ideologie zu tun ... Ich würde sagen, daß auch etwas rein Politisches dabei ist, das heißt, das Aktivsein im Viertel ... gut, das ist das Hauptsächliche. Aber es gibt auch noch eine zweite Linie: man geht anders miteinander um ... aber im Grunde ist das alles für mich dasselbe: es gibt keinen Unterschied zwischen politischer Aktion im Sinne der Parteien und dem alltäglichen Kräftemessen ... Menschliche Beziehungen in Frage zu stellen, heißt für mich die Arbeit im Gesundheitsladen. Genau, das meine ich!» Wie mehrere andere legte er seinen Weg als politisch aktiver Mensch dar: «Ich gehöre zu diesen Achtundsechzigern, die hinterher schlecht gelebt haben ... die, abgesehen von einer Zeit, in der sie betäubt waren, realisiert haben, daß sie keine Lust mehr hatten, diesen ganzen Blödsinn mitzumachen, bei diesem ganzen Zeug wie politische Parteien und Organisationen.»

Vom anonymen Opfer der großen Seuchen, vom traditionellen Bild des «entfremdeten» und passiven Patienten zum Kranken, der sich selbst behandelt, als Beispiel für eine neue Persönlichkeit in unserer Kultur, zum Nutznießer als gemeinsamem Akteur im Gesundheitswesen und schließlich zum Aktivisten, für den der Körper die Grundlage einer neuen Art der politischen Aktion ist, scheint der «Kranke» einen langen Weg durchlaufen zu haben, der hinterfragt werden muß. In der Tat meinen wir, daß die Patienten von heute, außer bei akuten Erkrankungen oder in unmittelbarer Nähe zum Tod, selten ganz und gar passiv sind. Die «neuen Kranken» unterhalten zum Wissen und zur Erfahrung der Experten ein Verhältnis, das es in dieser Form bisher in unserer Kultur nicht gegeben hatte; die Bewegungen der Nutznießer sind die von Partnern im gemeinsamen Spiel um Probleme der Gesundheit.

Dennoch dürfen wir uns von den Worten dieser verschiedenen Akteure nicht täuschen lassen und sollten auch Grenzen aufzeigen: klar erschienen sie uns in den Gruppen von Kranken, die sich selbst behandeln. Niemand kann leugnen, daß für sie Bedeutsames auf dem Spiel steht, oder ihre tragische Dimension übersehen, die uns wieder auf die Realität des Todes und die ihm eigene Einsamkeit verweist. Andererseits scheint uns unbestreitbar, daß für den individuellen Körper des Kranken Aktionen im Gange sind, die bestimmte Ordnungsprinzipien des sozialen Lebens in Frage stellen: neue Kenntnisse werden gewonnen, andere Standpunkte werden den bisher gültigen gegenübergestellt, minimale, aber bezeichnende Veränderungen vollziehen sich in der Verteilung sozialer Rollen und in der «Mikrophysik der Macht». Der «neue Kranke» dagegen wird früher oder später immer wieder auf die Medizin zurückverwiesen.

Wir wollen vor allem Fragen über die eigentlich politische Dimension dieser Bewegungen stellen. Es ist richtig, daß in ihnen ein ganz spezifischer Typ einer aktiven politischen Haltung auftaucht, deren Zusammenhang mit dem Entstehen «neuer Mittelschichten» bereits unterstrichen wurde.[37] Aber einerseits ist die Bewegung der «Nutznießer des Gesundheitswesens» momentan im Rückgang begriffen, ihr Nachwuchs ist nicht gesichert. Von 1979/1980 an erlitten die Aktiven, die wir befragt haben, «schmähliche Niederlagen», wenn sie eine Aktion versuchen wollten, die außerhalb ihres gewohnten Umkreises lag. Die «Gesundheitsläden» haben kaum zu anderem geführt, als daß sie Treffpunkte immer derselben Mitglieder wurden, von Angehörigen der Mittelschichten, die bereits für Probleme der Gesundheit aufgeschlossen waren.

Mehr noch muß man sich Gedanken über den Sinn der Abgrenzungen machen, die von den Mitgliedern dieser Gruppen vorgeschlagen wurden, um ihre Aktionen zu bestimmen: vor allem über den Gegensatz zwischen dem «Individuellen», dem «Privaten» – Körper, Gesundheit und Krankheit gehören hierzu – und dem «Öffentlichen», dem «Gemeinsamen»,

um ein wirklich politisches Feld zu benennen. Ist nicht alles «Private»
dennoch vergesellschaftet? Übrigens muß man staunen, welche Umkehrung sich im Laufe von 15 Jahren zumindest auf sprachlicher Ebene vollzogen hat: 1968 versicherte man gern, es gebe nichts «Privates», da alles
politisch sei. Zu Beginn der achtziger Jahre investierte man viel zu sehr in
ein «Privatleben», dem man a priori, in manchmal beschwörenden Worten, einen politischen Wert beimaß.

Das Umbruchhafte der Praktiken mancher dieser Gruppen stellt ebenfalls ein Problem dar: wie innovativ sie auf kultureller Ebene [38] auch sein
mögen, ist es doch schwierig, darin ein potentielles Infragestellen des
Staates und der Gesellschaft zu sehen. Drücken sie nicht meistens vor
allem den völlig legitimen, aber keinesfalls revolutionären Wunsch nach
einer besseren Qualität der medizinischen Dienstleistungen aus? Und
schließlich, manche unserer Gespräche zeigen dies, steht der Ruf nach
Autonomie und Selbstbestimmung häufig und äußerst zwiespältig in Verbindung mit der Forderung nach einer Erweiterung der öffentlichen
Dienste und der Übernahme durch den Staat.

Aber man kann sich auch fragen, ob die Bewegung hin zu einer weniger von der Medizin geprägten Gesellschaft, die bei allen Gruppen eine
zentrale Rolle spielt, nicht ambivalent ist. Paradoxerweise kann sie mit
einer Überbewertung des Begriffs «Gesundheit» einhergehen, die zum
höchsten Wertmaßstab wird, weit über den Bereich des Organischen hinausgeht und als sicherste Metapher des Guten und des Glücks anerkannt
wird.

Diese Verschiebung erscheint deutlich bei Gérard Briche, wenn er
schreibt: «Die Information über den Krankheitszustand des neuen Kranken und das Bewußtwerden seines direkten Einflusses auf die Organisation und die gesundheitspolitischen Vorstellungen können aus ihm den
Kämpfer oder Botschafter einer umfassenden Auffassung der Gesundheit
als höchstem moralischem Wert unserer Zivilisation machen.» [39] Die Bemühung, die institutionalisierte Medizin zurückzudrängen, kann also mit
einem «neuen Gesundheitsbewußtsein» zusammenhängen, das Gesundheit zum Maßstab aller Wertvorstellungen erhebt, was ebenfalls viele
Fragen aufwirft. Auch bei dem jungen Interviewpartner, der regelmäßig
einen «Gesundheitsladen» besucht, ist dies zu beobachten, wenn er sagt:
«Die Gesundheit ist für mich alles, das ist die Hauptsache, sie ist es, die
mich leben läßt.» Das Mitwirken im «Gesundheitsladen», fährt er fort,
«ist etwas, das mit Verantwortung zu tun hat, mit Selbstverantwortung».
In diesem Falle sind Gesundheit und Körper wieder einmal Gegenstand
einer Sehweise, in der die Moral vorherrscht.

Die Pflicht zur Gesundheit

Diese Art Auffassung mündet heute in eine öffentliche Diskussion, die ihren Ausgang bei der Ärzteschaft, aber mehr noch bei Verwaltungsbeamten oder Politikern genommen hat. Dabei wird die Rolle individueller Verhaltensweisen beim Ausbruch von Krankheiten und bei der Erhaltung der Gesundheit besonders betont. «Ihre Gesundheit ist Ihre Sache», ist zum Leitmotiv von Versuchen geworden, jedem die individuelle Verantwortung für seine Gesundheit einzuhämmern, die durch vernünftiges Verhalten zu erreichen sei.

Diese Diskussion ist ambivalent, was ihre Ziele betrifft: in der Tat gründet sie sich auf die Ergebnisse epidemiologischer Untersuchungen, die die Risiken aufgezeigt haben, die mit bestimmten krankmachenden Verhaltensweisen verbunden sind, und die zugleich die Grenzen medizinischer Effizienz aufdecken; die Logik von Vorbeugemaßnahmen müßte also den Sieg über die Logik der Behandlung davontragen. Aber deutlich ist darin auch der Wunsch nach einer Verringerung der Gesundheitsausgaben zu lesen, und ausgehend davon kommt es dabei zu einer Neudefinition des «Rechtes auf Gesundheit». Bisher bedeutete dieses Recht die Reduzierung von Ungleichheiten beim Zugang zu medizinischen Dienstleistungen: um eine als unvorhersehbar betrachtete Krankheit zu behandeln, war es wichtig, die Möglichkeiten zu erweitern, bei einer medizinischen Infrastruktur Hilfe zu erlangen. Heute umfaßt das «Recht auf Gesundheit» die Verantwortung jedes Individuums, das sich angesichts krankmachender Wirkungen seiner Lebensweise gesundheitsbewußt verhalten soll. Eine gesundheitspolitische Erziehung müßte auf dieses Ziel hinarbeiten.

In diese Richtung deutete bereits 1966 der einleitende Bericht beim IX. Internationalen Kolloquium der Medizinischen Psychologie, der von Ärzten des Gesundheitswesens verfaßt worden war: es handelte sich darum, «eine Veränderung der Alltagsgewohnheiten herbeizuführen, einen neuen Lebensstil zu schaffen und, wenn wir es wagen würden, fast eine neue Moral. So könnten eine gesunde Säuglingspflege, ein ausgewogenes Leben, eine vernünftige Ernährungsweise und das Aufgeben oder die Reduzierung des Konsums bestimmter moderner Gifte wie Tabak oder Alkohol neue Erziehungsziele darstellen . . . denn es ist eine wahre psychologische Umwandlung, die so geschaffen werden muß.»[40] Einige Jahre später war der Eingriff in individuelle Verhaltensweisen eine bevorzugte Strategie geworden, um die Gesundheit zu verbessern, wie 1972 der Wirtschaftswissenschaftler V. Fuchs schrieb: «Der Zusammenhang von individuellem Verhalten und einer großen Zahl von Gesundheitsproblemen ist mehr und mehr offenbar geworden. Angesichts des Mangels an grund-

legenden Entdeckungen in der medizinischen Wissenschaft liegen die
größten Möglichkeiten zur Verbesserung der Gesundheit in einer verän-
derten Haltung der Menschen darin, was sie selbst tun oder lassen.»[41]

In Quebec hat diese Strategie bereits das Ausmaß einer regelrechten
Gesundheitspolitik angenommen. Die Pflicht zur Gesundheit verdrängte
mehr und mehr das Recht auf Krankheit. Der Soziologe Marc Renaud
legt dar, auf welche Weise durch den Begriff der Gesundheit die Gesamtheit unserer Erfahrungen und unsere alltäglichsten Verhaltensweisen neu
bewertet und umorientiert werden können: «Wenn man der Öffentlich-
keitsarbeit der Regierung und den Praktiken von Berufsgruppen glauben
kann, die sich nun zu Vorreitern der Vorbeugung machen, muß der ‹gute›
Staatsbürger der achtziger Jahre durch eine Reihe gesundheitspolitischer
Kriterien bestimmt werden. Dieser gute Bürger steht am Morgen auf,
wiegt sich und ißt das ausgewogene Frühstück, das die Ernährungswissenschaftler vorschlagen. Bei der Arbeit vermeidet er Spannungen, lehnt
die Zigaretten ab, die seine Kollegen ihm anbieten (oder noch besser, er
wird zum militanten Nichtraucher), nimmt sich eine gute Stunde Zeit
zum Mittagessen, bei dem er auf die Kalorien achtet und keinen Alkohol
trinkt, und wenn ihn wirklich einmal nachmittags der Hunger quält, ißt
er Obst, anstatt die zu fetten oder zu süßen Produkte zu kaufen, die in den
Automaten angeboten werden. Bei der Heimfahrt von der Arbeit achtet
er darauf, den Sicherheitsgurt anzulegen und sich im Stau nicht aufzu-
regen, und hält zumindest jeden zweiten Tag an einem Fitness-Center an,
um zu joggen. Sein Abendessen besteht ausgewogen aus Fleisch, Fisch,
Gemüse und frischem Obst. Bevor er sich für mindestens acht Stunden
schlafen legt, hört er leise Musik und macht die Entspannungsübungen,
die man ihm beigebracht hat. An den Wochenenden bemüht er sich
zusätzlich um Entspannung und körperlichen Ausgleich. Gelegentlich
unterzieht er sich den Vorsorgeuntersuchungen, die in seinem Fall erforderlich sind und die ihm der Arzt angeraten hat, der im Besitz einer voll-
ständigen Akte über seine Vorfahren ist.»[42]

Zweifellos waren in Quebec und noch mehr in Frankreich die Individuen und sozialen Gruppen für dieses neue Bild der «besten aller Welten»
zumeist nicht recht zu gewinnen. Manche dieser Sorgen wurden jedoch
um so leichter beherzigt, als sie sich auf die Erinnerung an einen traditio-
nell moralischen Disput stützen können: einen Disput, bei dem es um die
biologische Fehlleistung ging und der, selbst über jede spezifische Bedrohung wie die Syphilis hinaus, den Körper als bevorzugten Schauplatz der
Auseinandersetzung um Normen erachtete.

1960 und auch heute noch stoßen wir immer wieder auf Äußerungen,
die den «Mißbrauch», den «Exzeß» nicht nur aufgrund ihrer organischen
Folgen, sondern auf streng ethischer Ebene verurteilen. 1960 sagte ein
Postangestellter voller Mißbilligung: «Das Tier ist weniger anfällig für

Krankheiten als der Mensch; das Tier lebt weniger unmäßig als der Mensch, der Mensch übertreibt oft, das Tier gibt sich mit dem Notwendigen zufrieden; der Mensch giert nach Profit, er giert nach allem und hat Angst, daß er beim Genießen zu kurz kommt.» Noch 1979 gehörte für eine einundvierzigjährige Arbeiterin die Vorbeugung zur Lebensmoral: «Vorbeugung leistet auch jemand, der in seinem Haushalt, in seinem Leben vorsorglich ist. *Vorbeugen heißt, sorgsam mit etwas umgehen,* das heißt, auf viele Dinge zu achten. Wenn man darauf achtet, sparsam zu leben, nicht zuviel auszugeben, dann muß man auch wissen, daß man auf seine Gesundheit aufpassen muß.» Aber ein sechzigjähriger tunesischer Arbeiter, ebenfalls 1979 befragt, drückte besser als alle anderen eine traditionelle, normative Auffassung von der «Pflicht, gesund zu sein» aus: «Jeder tut, was er kann, um gesund zu sein und die Gesundheit zu erhalten, *weil es sich für den Menschen nicht schickt, krank zu sein.* Wenn jemand oft krank ist, dann stimmt irgend etwas nicht, die Kollegen schauen einen schief an, aber wenn man dagegen ganz gesund ist, wird man von allen geschätzt und geachtet.»

Bei den Angehörigen der Mittelschichten, die übrigens am stärksten von dieser Ideologie der «Pflicht zur Gesundheit» durchdrungen sind, ist die Sprache sicher weniger an Normen gebunden. Vor allem neigt man dazu, in dieser neuen Ethik die widersprüchlichen Behauptungen vom Wert der Norm und der Notwendigkeit der Kontrolle einerseits, des persönlichen Ausdrucks und der individuellen Entfaltung andererseits miteinander zu verbinden. Die Gesundheit ist eine Forderung der Gesellschaft, sie verlangt Mühe und Disziplin, aber sie ist auch Garant der freien persönlichen «Selbstverwirklichung» eines jeden. Ein asketisches Ideal verbündet sich mit Bestrebungen nach Befreiung und individuellem Genuß. Je nach Einstellung des einzelnen dominiert im Gespräch der eine oder der andere Pol. Bei einem jungen Lehrer aus der Umgebung von Paris, 1979 befragt, der sein ganzes Leben im Hinblick auf die Gesundheit organisierte, standen Anstrengung und selbst Askese obenan: «Man muß Tabak und Alkohol meiden, man muß Vollwertgetreide essen, man muß sich mit dem Fett einschränken und vor allem auf Fleisch verzichten. Mittlerweile weiß man, was nicht geht, was in der Ernährung schlecht ist, ich bin über dieses Thema sehr informiert, daher esse ich sehr einfach: Körner aus biologischem Anbau, Vollkornbrot, kaltgepreßtes Olivenöl, Meersalz, braunen Zucker, keinen Kaffee, nichts Aufputschendes, und wenn Kollegen bei mir sind, keine Zigaretten, keinen Wein, nur Apfelsaft. *So beugt man Krankheiten vor und stellt Gesundheit her,* indem man auf den Körper einwirkt.» Eine achtundvierzigjährige Sekretärin dagegen, im selben Zeitraum befragt, die sich zwar als «wachsam» bezeichnete, ging dennoch für das Vergnügen und die individuelle Freiheit «Risiken» ein. «Die Gesundheit hängt von persönlicher Wachsamkeit ab. Mein

Gott, man ist schließlich frei, jeder tut, was er will, folglich geht er Risiken ein oder nicht. Wenn ich zum Beispiel Lust habe, etwas zu essen, das nicht erlaubt oder nicht gesund ist, mich aber sehr verlockt, na schön, *das geht auf meine eigene Gefahr.* Gott sei Dank, diese Freiheit hat man noch, aber ich mache das in Kenntnis der Sache. Sehen Sie, mir ist bewußt, was mir möglich ist und was nicht, und ich gehe mein Risiko mit den Zigaretten ein, weil ich rauche.»

Aber manche Personen weisen derartige Versuche, jedem seine Verantwortung einzuhämmern, entschieden zurück. 1979 lehnte eine Verwaltungsangestellte sich auf: «Die Leute sind schon lustig, man soll nicht rauchen, man soll nicht trinken, aber schließlich raucht man, weil man genervt ist, man trinkt, wenn man ein bißchen deprimiert ist, und das ist ein Teufelskreis. Ich weiß, je nervöser ich bin, desto mehr rauche ich; je frustrierter ich mich fühle, desto mehr trinke ich. Man braucht sich nur auszuruhen, schon raucht und trinkt man weniger, weil man nicht so genervt ist. Also finde ich es total verrückt, den Leuten zu sagen: ‹Rauchen Sie weniger›; man sollte besser sagen: ‹Arbeiten Sie weniger.› Aber das sagt man nie.» Eine Postangestellte bestand auf der Tatsache, daß die wahren Verantwortlichkeiten anderswo liegen: «Ich mag die Art und Weise nicht, den Leuten die Schuld zuzuschieben, indem man ihnen sagt, ‹Sie sind für dieses oder jenes verantwortlich›, obwohl das überhaupt nicht wahr ist; man versucht ihnen das nur einzureden, um die viel bedeutenderen Verantwortlichkeiten zu verstecken. Man kann als Individuum versuchen, diesen ganzen chemisch fabrizierten Dreck nicht zu kaufen, aber diese Industrien, die das Zeug herstellen, haben schießlich eine weitaus größere Verantwortung.»

Sicher ist es kein Zufall, wenn manche Personen in diesem konfliktreichen Kontext den Gedanken einer nicht nur moralischen, sondern auch gesetzlichen Verpflichtung äußern, die unsere Verhaltensweisen hinsichtlich der Gesundheit steuern sollen. 1979 versicherte ein dreiundvierzigjähriger Arbeiter: «Man müßte den Leuten jedes Jahr einen Einschreibebrief mit der Androhung einer Geldstrafe schicken, damit sie gezwungen sind, einen Tag lang ins Krankenhaus zu kommen, wo man sie gründlich untersucht. Dadurch kann man bestimmte Sachen schon zeitig nachweisen.» Eine junge Lehrerin bedauerte, daß die medizinische Kontrolle am Arbeitsplatz keine strengere Verpflichtung ist, und wünschte sich, «gezwungen» zu werden: «Ich finde, eine medizinische Kontrolle am Arbeitsplatz oder auch für alle Leute sollte obligatorisch sein. *Es müßte wirklich ein Zwang sein.* Ich weiß, daß ich seit drei Jahren, die ich jetzt hier arbeite, nicht ein einziges Mal bei einer obligatorischen Untersuchung war. Bei meinen Kollegen hat man die Lunge geröntgt, ich habe nicht einmal das gemacht... Das war meine Schuld, ich hatte keine Lust, wieder nach Bondy zu fahren, während ich doch frei hatte. Deshalb wäre es mir recht, wenn das wirklich obligatorisch wäre.» Dieser Appell an das Gesetz und die Autorität des Staates läßt sicher eine gewisse Ernüchterung in bezug auf die Präventivmedizin erkennen, ob es sich nun um die Medizin im Betrieb oder in der Schule handelt, die als ungenügend und schlecht beurteilt werden. Aber zeugt er nicht auch vom Konflikt zwischen einem Bewußtsein der «Pflicht zur Gesundheit» – verstärkt durch Schuldgefühle gegenüber der Gesellschaft: Gesundheit ist teuer – und dem Gefühl der Schwierigkeit, sein eigenes Verhalten in vernünftige Bahnen zu lenken? Kann dieses Dilemma durch Zwang gelöst werden?

Die Anerkennung dieser möglichen neuen Ideologie der «Pflicht zur Gesundheit» bedeutet nicht, daß wir den Verzicht auf jeden Schritt zur Selbstverantwortung des Individuums oder sozialer Gruppen angesichts ihrer Gesundheit predigen wollten, ebensowenig wie den Verzicht auf jede Gesundheitserziehung oder jeden Versuch, die Gesundheitsausgaben zu verringern, deren Effizienz in der Tat nicht immer sicher ist. Dennoch muß man sich der Tatsache bewußt bleiben, daß entscheidende Wirkungen einer Gesundheitserziehung und Selbstverantwortlichkeit bisher keinesfalls gesichert sind.

Darüber hinaus muß man festhalten, wie zwiespältig der durchlaufene Weg vom «passiven Kranken» zum «verantwortungsbewußten Nutznießer» beinahe notwendigerweise ist. Wenn die Gesundheit eine zentrale Bedeutung erhält, für die sich jeder verantwortlich fühlt, kann Kranksein zu einer schweren Verfehlung werden, die – nach der in angelsächsischen Ländern berühmt gewordenen Analyse von Robert Crawford[43] – dem Opfer angelastet wird. Aber das hieße unter anderem auch zu übersehen, daß wir nicht alle die gleichen Trümpfe und Reserven haben, um unsere Verhaltensweisen in den Griff zu bekommen. In den Industriegesellschaften werden es sehr wahrscheinlich stets die Angehörigen der Mittelschichten, bereits aufgeschlossen für Probleme der Gesundheit, bleiben, die jede Informationskampagne über die vernünftige Beherrschung unserer Verhaltensweisen bezüglich der Gesundheit am besten nutzen können.

Und das hieße auch zu übersehen, daß es angesichts eines noch längst nicht erreichten gleichberechtigten Zugangs zur Behandlung und damit zur Gesundheit – ein Hilfsarbeiter lebt durchschnittlich immer noch acht Jahre weniger als ein leitender Angestellter – sicher nicht ganz zulässig ist, den größten Teil der Verantwortlichkeit für Krankheit individuellen Verhaltensweisen zuzuschreiben und ihre sozialen Determinanten entsprechend zu verschleiern. Und schließlich hieße das zu übersehen, daß die Krankheit auch eine Realität ist, die das Unbehagen des Menschen in seiner Beziehung zur Umwelt und zur Gesellschaft ausdrückt, und dieses Unbehagen kann nicht einfach durch eine «Verhaltensorthopädie», mit der man bestimmte Verhaltensweisen zurechtbiegt, aus der Welt geschafft werden.

Schlußwort

Im Laufe dieser Untersuchung haben wir gesehen, wie die Persönlichkeit des Kranken im Lauf der Zeiten erkennbar wurde und sich veränderte. Wir wollen hier nicht wiederholen, welche Etappen diese Entwicklung durchlaufen hat, aber wir betonen noch einmal, in welchem Maße jede Gesellschaft «ihre» Kranken hat. Eine gesellschaftliche Persönlichkeit ist der Kranke zumindest in doppelter Hinsicht. Wir wissen, welche Bedeutung die vorherrschende Pathologie einer Epoche für die Erfahrung der Krankheit und die Lage des Kranken hat. Die Krankheit ist gesellschaftlich in ihrer Art und ihrer Ausbreitung, die je nach Epoche und Gesellschaft differieren. Darüber hinaus hängen Lage und Identität des Kranken – der Platz, der ihm im gesellschaftlichen Bereich und im allgemeinen Bewußtsein eingeräumt wird – mit der Gesamtheit des Bedeutungssystems einer Gesellschaft zusammen, ebenso wie mit dem vorhandenen Wissen und den Pflegeinstitutionen.

Dennoch erstaunen in dieser historischen Entwicklung bestimmte Schemata und Begriffe durch ihre offenkundige Beständigkeit: der alte Gedanke des Schicksals zum Beispiel, der noch heute formuliert wird. Aber heute wird er nur noch sehr eingeschränkt geäußert: heutzutage beziehen sich fast nur Schwerkranke an der Schwelle des Todes auf ihn, für die er den letzten und zerbrechlichen Schutzwall gegen die überwältigende Angst darstellt. Die scheinbare Kontinuität darf uns nicht die tiefgreifende Entwicklung unserer Haltung verhüllen, die heute ganz entschieden auf medizinisches Handeln und Beherrschung des biologischen Schicksals gerichtet ist.

Zudem betraf das Schicksal früher die Allgemeinheit; heute sind es im Gegenteil quälend einsame Individuen, die sich von dieser Vorstellung betroffen fühlen. Die gleichen Abwandlungen unter einer scheinbaren Kontinuität können wir im Spiel der Begriffe «Sünde», «Schuld» und «Verantwortung» beobachten, die im Laufe der Jahrhunderte beim Ausbrechen von Krankheiten laut werden. Es ist das Fortbestehen bestimmter Normen, die immer noch neben «biologischem Unglück» Geltung haben, aber je nach den Weltanschauungen, zu denen diese Begriffe gehören, wird das Herausfallen aus der Norm anders formuliert und beurteilt. Die «Sünde», nach religiöser Auffassung Ursprung der Krankheit, trifft die menschliche Rasse insgesamt. Heutzutage trägt das Individuum die «Verantwortung» für seinen organischen Zustand, auch wenn die Gesundheit ein gesellschaftliches Kapital geworden ist.

In diesen beiden Fällen, aber auch im gesamten Werk haben wir also am Beispiel von Krankheit und Kranken miterlebt, wie sich die Beziehungen zwischen Allgemeinheit, Individuum und Gesellschaft neu gegliedert haben. Früher war die Krankheit eine Massenerscheinung, da sie die Menschen in großer Zahl erfaßte und den gesellschaftlichen Rahmen einer ganzen Stadt, manchmal sogar einer Provinz oder eines Kontinents erschütterte. Andererseits werden Krankheit und der Zustand des Kranken in Zusammenhang zu einer übersinnlichen Ordnung gebracht, die außerhalb sozialer Beziehungen steht. In diesem Zusammenhang wird der Kranke kaum als solcher identifiziert: er erscheint uns vor allem als Sterbender oder als Sünder. Heute trifft die Krankheit im Gegenteil ein bestimmtes Individuum in einer geschützten Umwelt, aber von Anfang an ist *die Krankheit für das Individuum eine soziale Lage geworden,* die Beziehungen zu dem, was wir die Gesellschaft nennen, erhalten neue Formen. Wir haben aufgezeigt, welchen Anteil an dieser Entwicklung die juristische Annäherung von «Krankheit» und «Arbeit» und die Sozialgesetze hatten, die ebenfalls an die Industrialisierung und die Entwicklung der Lohnarbeit gebunden sind.

Es wäre übrigens sinnvoll, über dieses erste Aufkommen des «kranken Individuums» nachzudenken, dem im Rahmen der modernen Konzeption vom Individuum ein Sozialstatus beigelegt wurde. Louis Dumont[1] etwa hat gezeigt, wie diese Konzeption mit der Herausbildung der Wirtschaft als eines autonomen Bereichs und mit der Bloßlegung des Gesellschaftlichen als solchem zusammenhängt, das nicht mehr einem außerhalb des Menschen befindlichen göttlichen Willen untersteht. Die Vorstellung von einem Individuum bildete sich daher wechselseitig mit einem Bewußtwerden der Regeln heraus, die die Beziehungen zwischen den einzelnen Individuen untereinander und zur Organisation der Gesellschaft bestimmen. Und tatsächlich sehen wir, wie sich in diesem Rahmen vom 19. Jahrhundert an die Persönlichkeit eines individuellen Kranken herausbildete, die durch ihre soziale Lage das Spiel der wesentlichen gesellschaftlichen Regeln enthüllte, da sie sich vor allem durch das Recht behauptete, eine der grundlegendsten Regeln abzuschütteln: der Arbeit und der Produktion.

Aber diese besondere Gestalt eines «Individuums», die der Kranke heute darstellt, drückt auch noch andere Aspekte unserer Beziehung zur Gesellschaft aus: denn strenggenommen ist sie es, die in der weitverbreiteten Auffassung von Krankheit als dem Produkt einer «Lebensweise», einer «schädlichen» Gesellschaft, die unsere eigentlich «gesunde» Natur angreift, in Frage gestellt wird. Diese Auffassung bringt die konfliktbeladene, ja sogar negative Beziehung zum Ausdruck, die wir zu einer von Verstädterung und Industrialisierung beherrschten Gesellschaft haben. Die Krankheit ist also Metapher einer Gesellschaft, die das Individuum selbst körperlich angreift; der Kranke ist ihr exemplarisches Opfer. Vielleicht ist dies eines der Themen, die – wenn auch unterschiedlich formuliert und in unterschiedlichem Ausmaß[2] – seit dem Ende des 18. Jahrhunderts am deutlichsten im herrschenden Denken fortbestehen.

Diese Vorstellungen, die heute in der öffentlichen Debatte des langen und breiten behandelt werden, bilden eine der ideologischen Grundlagen etwa der Ökologiebewegung, aber sie sind auch die Basis für die moderne Ablehnung der Medizin, die bei manchen Kranken zutage tritt.[3] Im letzteren Falle kennzeichnen die Auffassungen von der Krankheit die Rückkehr zu einer neuhippokratischen Theorie, nach der die «Natur» des Individuums, seine «Widerstandskraft», seine fundamentale «Gesundheit» die wesentliche Waffe gegen eine Aggression des Gesellschaftlichen darstellen, die durch das Eingreifen der Medizin nur noch verstärkt wird. Der Kranke, der in diesem Sinne auf alternative Therapien zurückzugreifen versucht, widersetzt sich, indem er seine Krankheit bekämpft, zugleich der Medizin und der modernen Gesellschaft, die die Medizin legitimiert und sich durch sie äußert. Wir verstehen nun, daß *die Medizin selbst, nicht nur die Krankheit, heute zur Metapher wird* und daß sich um sie herum, vor allem seit den letzten 20 Jahren, manche unserer wesentlichsten Fragen über das Werden unserer Gesellschaft herausgebildet haben.

Die Entwicklung der Institution Medizin ist zusammen mit der Verbindung von Krankheit und Arbeit zweifellos seit zwei Jahrhunderten einer der bestimmendsten Faktoren der Lage des Kranken von heute. Sie verleiht ihr ihren spezifischen Inhalt, und in diesem Buch haben wir zu zeigen versucht, wie die – traditionelle oder «neue» – Beziehung des Kranken zur Medizin zum Prototyp einer Beziehung zur Gesellschaft geworden ist, die übrigens immer konfliktreich ist. Aber wechselseitig dazu sind die Ausweitung und die vermehrte Macht der Institution Medizin – unter ihren beiden Hauptaspekten: die Weiterentwicklung der Wissenschaft und die Bewegung hin zur Spezialisierung und Professionalisierung – zu einem bevorzugten Ausdruck der sozialen Entwicklung geworden. Wenn wir darin oft die Macht dieser Institution sehen, so sehen wir doch noch öfter ihre Zwänge und Gefahren.

Ein Beispiel dafür kann man auch in den zugleich sozialen und ethischen Debatten sehen, die sich in den letzten Jahren um neue medizinische Techniken entwickelt haben und sich gegen alle Praktiken zu Wiederbelebung und künstlicher Lebenserhaltung ebenso wie gegen genetische Experimente richten. Unsere Unsicherheit in bezug auf die Weiterentwicklung der Wissenschaft – und wir kennen die grundlegende Rolle, die sie heute für die Zukunft unserer Gesellschaften spielt – wird so auf Medizin und Biologie übertragen. Das Dilemma, das in den im Vergleich zu früher ungleich stärkeren Eingriffen der Medizin und in Experimenten besteht, durch die Begriffe wie Leben, Tod, Individuum und Abstammung⁴ selbst in Frage gestellt werden, erstreckt sich vor allem auf soziale und ethische Fragen, die diese neuen Praktiken aufwerfen. Das Problem der wechselseitigen Rechte von Ärzten und Kranken oder Nutznießern läßt angesichts von Euthanasie oder verschiedener Möglichkeiten genetischer Eingriffe moralische Debatten wieder aufflammen, die wir gern als erledigt betrachtet hätten.⁵ Aber im allgemeinen Bewußtsein manifestiert sich andererseits das Gefühl für die Notwendigkeit, Entwicklungen zu kontrollieren, die uns mit einer nicht zu tolerierenden Unberechenbarkeit behaftet zu sein scheinen. Diese Entwicklung selbst scheint verknüpft zu sein mit einem verwerflichen Wunsch nach Macht über alles und jedes, fast mit einem Verstoß gegen die Naturgesetze. Während unsere Herrschaft über biologische Phänomene auf unermeßliche Weise zugenommen hat, ist gleichzeitig, vielleicht paradoxerweise, auch unsere Ablehnung von Unsicherheiten und Risiken gewachsen, die uns ebenfalls grenzenlos erscheinen. So ist die Medizin heute das Hauptgebiet, ja das Sammelbecken von Ängsten geworden, was die Zukunft des Menschen angeht.

Der Komplex Krankheit, Gesundheit und ihre Verwaltung durch den sogenannten Wohlfahrtsstaat stellt heute aber auch die Form der modernen Gesellschaften selbst und ihre Lebensfähigkeit in der Zukunft in Frage.

Jahrzehntelang hat sich die Sozialpolitik in den meisten Staaten in Übereinstimmung mit dem Wirtschaftswachstum entwickelt. Doch heute scheint vielen ein Widerspruch zwischen beiden zu entstehen. Die Wirtschaftskrise, ebenso wie die steigenden Gesundheitskosten, erlauben es nicht mehr, hört man mancherorts, weiterhin die gleiche soziale Sicherheit zu gewährleisten, die wir – wenn auch in unterschiedlichem Maße – im Alter, im Falle von Gebrechlichkeit, Krankheit oder Arbeitslosigkeit genießen. Erneut wird zwischen Fürsorge und Sozialversicherung unterschieden, zwischen Gesellschaften mit verschiedenartiger Produktivität und verschiedenartigem sozialen Schutz. Auch der Gedanke der Notwendigkeit eines sozialen Wandels kommt zum Ausdruck, der um eine gesteigerte Wertvorstellung vom Individuum kreist, von der wir aber dennoch keine klare Vorstellung haben. Auf der Ebene der Wertvorstellungen läßt die Debatte um die Kosten und die Entwicklung des Gesundheitswesens, das ein Kernstück des Wohlfahrtsstaates darstellt, erneut die in diesem Buch häufig konstatierten Widersprüche zwischen unserer Forderung nach Kostenübernahme einerseits, unserer Ablehnung einer «Fürsorgegesellschaft» und unserem Wunsch nach Freiheit andererseits zum Vorschein kommen; die Widersprüche zwischen der in jeder Gesellschaft notwendigen Verantwortung und Solidarität einerseits und dem Individualismus andererseits, der uns dahin bringt, die «Pflicht zur Gesundheit» als Maxime einer repressiven «besten aller Welten» abzulehnen.

Man kann daher die reale, aber auch die symbolische Bedeutung ermessen, die Kranke, Krankheit und Medizin künftig für uns haben werden. Die chronische Krankheit ist fast für jeden von uns eine sichere Zukunftsaussicht. Der Kranke ist eine eigenständige kulturelle Persönlichkeit und einer der gesellschaftlichen Akteure unserer Zeit geworden. Und um die Medizin und die Behandlung von Krankheit erheben sich Fragen, die Moral, Wirtschaft und die Zukunft der Wissenschaft ebenso wie die juristische Ausformung des Gesellschaftsvertrags betreffen.

Anmerkungen

Einleitung

1 Susan Sontag, Krankheit als Metapher, aus dem Amerikanischen von Karin Kersten und Caroline Neubaur, Frankfurt a. M. 1981.
2 Nach dem Titel eines Buches von Howard S. Becker, The other side. Perspectives on deviance, New York 1964.
3 Vgl. zur Analyse des Begriffs «profession»: Eliot Freidson, Profession of medicine. A study of the sociology of applied knowledge, New York 1970.
4 Zum Begriff der «Perspektive» siehe vor allem Howard S. Becker u. a., Boys in white. Student culture in medical school, Chicago 1961.
5 Claudine Herzlich, Santé et maladie. Analyse d'une représentation sociale, Paris/Den Haag 1969.
6 Serge Karsenty und Janine Pierret, Système de représentations du malade et relation avec son environnement hospitalier, Bericht des Centre de Recherche sur le Bien-Être (CEREBE) und des Centre National de la Recherche Scientifique (CNRS), Dezember 1974.
7 Janine Pierret, Représentations des insuffisants rénaux chroniques en hémodialyse itérative, Bericht des Centre de Recherche sur le Bien-Être (CEREBE), März 1975; Janine Pierret, Relations au corps et conduites de maladie, in: Ethnologie Française, 1976, Bd. VI, Nr. 3/4, S. 279–284.
8 Janine Pierret, Significations sociales de la santé, in: Marc Augé und Claudine Herzlich (Hrsg.), Le sens du mal, Paris 1983.
9 Dies war notwendig, da wir keinerlei empirisches Material über Geisteskrankheiten gesammelt hatten. Und andererseits haben Geisteskranke und Geisteskrankheit ihre spezifische Problematik, mit der sich bereits zahlreiche Arbeiten befaßt haben.

I. Die vormals absolute Herrschaft der Krankheit: die Epidemie

1 Paul Claudel, Verkündigung. Ein geistliches Stück in vier Ereignissen und einem Vorspiel, Hellerau 1913, S. 28 f.
2 Marcel Sendrail u. a., Histoire culturelle de la maladie, Toulouse 1980, S. 232.
3 Die Hervorhebung bei Gesprächszitaten und literarischen Zitaten stammen von den Autorinnen.
4 Jack London, Michael, der Bruder Jerrys, deutsch von Erwin Magnus, München 1974, S. 115 ff.
5 Georges Simenon, La mauvaise étoile, Paris 1938, S. 81 ff.
6 Samuel Pepys, Das geheime Tagebuch, herausgegeben von Anselm Schlösser, übertragen von Jutta Schlösser, Leipzig 1980, S. 300 f.
7 Samuel Pepys, Journal (1660–1669), Paris 1948, S. 185.

8 Samuel Pepys, Das geheime Tagebuch, a. a. O., S.306.

9 Ebenda, S. 319.

10 François René de Chateaubriand, Les mémoires d'outre-tombe, Paris 1946, S. 533.

11 Eugène Sue, Le Juif errant, Paris 1883, Nachdruck 1980, S. 77.

12 Ebenda, S. 78.

13 Giovanni Boccaccio, Das Dekameron, deutsche Übertragung von Karl Witte, München 1964, S. 22.

14 Samuel Pepys, Das geheime Tagebuch, a. a. O., S. 306.

15 Daniel Defoe, Die Pest zu London, übersetzt von Werner Barzel, München 1987, S. 215.

16 Eugène Sue, Le Juif errant, a. a. O., S. 79.

17 Marcel Sendrail u. a., Histoire culturelle de la maladie, a. a. O., S. 338.

18 Daniel Panzac, La peste à Smyrne au XVIIIᵉ siècle, in: Annales. Économies, Sociétés, Civilisations (Annales ESC) 1973, Nr. 4, S. 1071–1093.

19 Maxime Ducamp, Paris, ses organes, ses fonctions et sa vie dans la seconde moitié du XIXᵉ siècle, Paris 1894, S. 142 f.

20 Er schreibt: «Wie ist der Gemütszustand der Pestkranken? Welches Gefühl beherrscht sie . . .? Hierin liegen gegenwärtig unsere Lücken; wir haben nichts, um diesen Gemütszustand, diese Gefühle von innen kennenzulernen, uns fehlt das Tagebuch, die Chronik eines Kranken, eines wahrscheinlichen Opfers. Ich schreibe im Singular, aber eigentlich wünsche ich mir den Plural» (Bartolomé Benassar, Recherches sur les grandes épidémies dans le nord de l'Espagne à la fin du XVIᵉ siècle; Service d'Édition et de Vente des Publications de l'Éducation Nationale [SEVPEN], Paris 1969, S. 80).

21 Giovanni Boccaccio, Das Dekameron, a. a. O., S. 17 f.

22 Daniel Defoe (der jedoch kein direkter Augenzeuge ist) läßt uns die Stimme des Kranken vernehmen, der unvermutet bei einer Londoner Bürgersfamilie hereinschneit, weil er «morgen sterben» wird, und beschreibt, wie er auf das Entsetzen der Familie reagiert. «Der arme Mensch», sagt Defoe, «im Kopfe ebenso krank wie am Körper, stand die ganze Zeit ebenso still, als habe es ihm die Sprache verschlagen. Schließlich wandte er sich um und sagte: ‹Ach!›, mit aller scheinbaren Ruhe, die man sich vorstellen kann, ‹steht es so mit euch allen? Störe ich euch alle etwa? Nun, ich kann auch nach Hause gehen und dort sterben›» (Daniel Defoe, Die Pest zu London, a. a. O., S. 216).

23 Émile Erckmann und Alexandre Chatrian, Histoire d'un paysan, Paris 1962, Bd. 1, S. 17.

24 Bartolomé Benassar, Recherches sur les grandes épidémies, a. a. O., S. 23.

25 Bartolomé de Las Casas, Kurzgefaßter Bericht von der Verwüstung der Westindischen Länder, herausgegeben von Hans Magnus Enzensberger, Frankfurt a. M. 1966, S. 46.

26 Michel Vovelle, Vorwort zu Dominique Cier, Scènes de la vie marseillaise pendant la peste de 1720, Arles 1979.

27 Samuel Pepys, Das geheime Tagebuch, a. a. O., S. 301.

28 Samuel Pepys, Journal (1660–1669), a. a. O., S. 199.

29 Martin Nadaud, Léonard maçon de la Creuse, Paris 1976, S. 63 f.

30 Daniel Defoe, Die Pest zu London, a. a. O., S. 13.

31 Le Maréchal de Castellane, Journal (1804–1862), Paris 1895, zitiert nach René Baehrel, La haine de classe en temps d'épidémie, in: Annales. Économies, Sociétés, Civilisations (Annales ESC), 1952, Bd. 7, Nr. 3, S. 354.

32 Zitiert nach René Baehrel, La haine de classe, ebenda.

33 François René de Chateaubriand, Les mémoires d'outre-tombe, a. a. O., S. 536.

34 Zitiert nach René Baehrel, La haine de classe, a. a. O., S. 356.

35 Charles de Mertens, Traité de la peste. Contenant l'histoire de celle qui a règné à Moscou en 1771, Wien/Straßburg/Paris 1784.

36 Zitiert nach René Baehrel, La haine de classe, a. a. O., S. 356 ff.

37 Zitiert nach Jean-Noël Biraben, Les hommes et la peste en France et dans les pays européens et méditeranéens, 2 Bde., Paris 1975–1976, Bd. 2, S. 83.

38 Jean Froissart, La guerre de cent ans, ausgewählt und herausgegeben von André Duby, Paris 1964.

39 Daniel Defoe, Die Pest zu London, a. a. O., S. 43.

40 Ebenda, S. 29 f. Auch im mittleren Orient versuchte man mit Praktiken der Magie, die häufig eine volkstümliche Umsetzung religiöser Praktiken waren, gegen die Geißel zu kämpfen. Vor allem zahlreiche Gebete und rezitierte Beschwörungsformeln gegen die Pest basierten oft auf Koranversen. Vgl. dazu M. W. Dodd, The black death in the middle east, Princeton 1977.

41 Jean-Noël Biraben, Les hommes et la peste en France, a. a. O., Bd. 2, S. 18.

42 Daniel Defoe, Die Pest zu London, a. a. O., S. 72.

43 Vgl. dazu Mirko D. Grmek, Préliminaires d'une étude historique des maladies, in: Annales. Économies, Sociétés, Civilisations (Annales ESC), 1969, Nr. 6, S. 1476–1483.

44 Es gibt zwei rivalisierende Theorien über den Ursprung der Syphilis: laut der «Kolumbustheorie» soll die Krankheit im März 1493 von den Seeleuten des Kolumbus bei der Rückkehr von den Antillen nach Europa eingeschleppt worden sein. Nach der zweiten Theorie soll die Syphilis seit der Urgeschichte überall aufgetreten sein, man habe sie nur mit anderen Krankheiten wie etwa der Lepra verwechselt. Die Verfechter dieser Meinung führen zudem die Verwandtschaft mit anderen, nicht geschlechtlich übertragenen Formen von Treponematosen wie der «Pinta» in Lateinamerika an.

45 Libellus Josephi Grümpeckii de mentalugra, alias morbo gallico, o. O. 1884. Wir danken Claude Quetel dafür, daß er uns auf diesen Text aufmerksam gemacht hat.

46 Eustache Deschamps, Ballade DCCCLIII.

47 Journal de L'Estoile pour le règne de Henri IV, Bd. 2, herausgegeben und mit Anmerkungen versehen von André Martin, Paris 1958, S. 50.

48 Pierre Decourcelle, Les deux gosses, Paris 1896, S. 138.

49 Journal de L'Estoile, Bd. 2, a. a. O., S. 53, 124, 297, 338.

50 Jean-Pierre Goubert, Malades et médecins en Bretagne. 1770–1790, Paris 1974, S. 343.

51 Ebenda, S. 318.

52 François Lebrun, Les hommes et la mort en Anjou au XVIIe et XVIIIe siècles. Essai de démographie et de psychologie historiques, Paris 1975.

53 F. Destaing und A. Blaise, Le Général Typhus, in: La nouvelle Presse médicale, 1976, Bd. 5/1, S. 45–48.

54 Diese Meinung vertritt beispielsweise W. H. McNeill in seinem Buch «Le temps de la peste», Paris 1978, S. 194.

55 François Lebrun, Les hommes et la mort en Anjou, a. a. O., S. 123.

56 Ebenda, S. 114.

57 Lange Zeit blieb die Sterblichkeit bei Kindern, die einer Amme übergeben wurden (eine häufig geübte Praxis), besonders hoch. 1885 starben 27,5 % von 13 830 Pariser Kindern, die zu einer Amme in die Provinz gegeben wurden, bevor sie ein Jahr alt wurden. Zitiert nach G. Jacquemet, Les maladies populaires à Paris, in: L'haleine des faubourgs, Recherches, Nr. 29, Dezember 1977, S. 349–364. Zum Unterschied bei der Sterblichkeitsrate von Kindern aus der Arbeiterklasse oder von Bürgern vgl. Fernand Pelloutier, La vie ouvrière en France, Paris 1900, Nachdruck 1975, S. 257 ff.

58 François Lebrun, Les hommes et la mort en Anjou, a. a. O., S. 134.

59 Ebenda, S. 315.

60 Vgl. dazu etwa die Arbeiten von Philippe Ariès und Michel Vovelle, ebenso das bereits zitierte Werk von François Lebrun.

61 Robert Debré, L'honneur de vivre, Paris 1974, S. 253.

62 Maurice Genevoix, Trente mille jours, Paris 1980, S. 38.

63 Léon Frapié, La Maternelle, Paris 1904, S. 173.

64 Charles Marie de la Condamine, Mémoire sur l'inoculation de la petite-vérole, auf der Sitzung der Akademie der Wissenschaften vorgestellt am 24. April 1754, Paris 1754.

65 François René de Chateaubriand, Les mémoires d'outre-tombe, a. a. O., S. 336.

66 Ebenda, S. 344.

67 Ebenda, S. 345.

68 Honoré de Balzac, Die Menschliche Komödie, herausgegeben von Ernst Sander, München 1972, Bd. X: Der Dorfpfarrer, S. 670 f.

69 Journal de Marie Bashkirtseff, Paris 1887, Bd. 1, S. 11.

70 Émile Erckmann und Alexandre Chatrian, Histoire d'un paysan, a. a. O., Bd. 2, S. 477.

71 Ebenda, S. 482 ff.

72 Am 1. April 1717 schreibt sie an eine ihrer Freundinnen, Sarah Chiswell: «Was Krankheiten anbelangt, will ich Ihnen etwas erzählen, das bei Ihnen den Wunsch erregen wird, hier zu sein. Die Blattern, die bei uns so gefährlich und weit verbreitet sind, werden hier mittels der Pfropfung (Impfung), wie sie es nennen, ganz unschädlich. Gewisse alte Weiber machen sich ein Geschäft daraus, jeden Herbst im Monat September, wenn die große Hitze nachgelassen hat, die Operation zu verrichten. Die Familien befragen sich untereinander, ob jemand unter ihnen die Blattern haben will. Sie schließen sich zu Gesellschaften zusammen, und wenn ihrer genug sind, gewöhnlich fünfzehn oder sechzehn, dann kommt die alte Frau mit einer Nußschale voll Blatternmaterie von der besten Art. Gleich ritzt sie die, welche man ihr zeigt, mit einer großen Nadel (der Schmerz gleicht dem eines gewöhnlichen Ritzens mit der Nadel), steckt soviel Materie, wie auf den Kopf ihrer Nadel geht, hinein und verbindet die kleine Wunde mit einem hohlen Stück von einer Nußschale» (Lady Mary Montagu, Briefe aus dem Orient, herausgegeben von Georg A. Narciss, be-

arbeitet von Irma Bühler nach der Ausgabe von 1784, übersetzt von Gabriele Eckert, Stuttgart 1962, S. 127 f.).

73 Vgl. dazu N. D. Jewson, The disappearance of the sick-man from the medical cosmology. 1770–1870, in: Sociology, 1976, Bd. 10/2, S. 225–244.

II. Von der Schwindsucht zur Tuberkulose

1 Die Lungentuberkulose war nicht die einzige Form dieser Krankheit. Es ist bekannt, wie häufig im Mittelalter «Skrofeln» auftraten, die lange als spezifische Krankheit betrachtet wurden; die Erkenntnis, daß es sich hier ebenfalls um «Tuberkulose» handelte, bahnte sich erst gegen Ende des 17. Jahrhunderts an und wurde von René Laënnec bestätigt. Aber die Naturgeschichte der Krankheit zeigt, wie die Lungentuberkulose, die Schwindsucht, zunehmend überhandnahm. Zudem herrschte in der Entwicklung nach und nach die chronische Form, die über einen langen Zeitraum verläuft, gegenüber den akuten Formen wie der berühmten «galoppierenden Schwindsucht» vor.

2 Laut René Dubos höher als 500 pro 100 000 Einwohner (René Dubos, L'homme et l'adaptation au milieu, Paris 1973, S. 162).

3 «Unter den Ursachen für Tuberkulose kenne ich keine, die sicherer wäre als die traurigen Leidenschaften, vor allem, wenn sie sehr tief gehen und lange dauern» (René Laënnec, Traité de l'auscultation médiate, Paris 1826, Bd. II/3, Kapitel I, Artikel 4). Noch heute ziehen zahlreiche Ärzte und Analytiker bei der Tuberkulose die Rolle psychischer Faktoren in Betracht.

4 Während der ersten Jahrhunderthälfte wurden die Schwindsucht und allgemeine körperliche Zartheit regelrecht zur Mode. Gegen Ende des Jahrhunderts änderte sich diese Haltung. Maria Bashkirtseff spielt 1883 in ihrem Tagebuch darauf an: «Es scheint, daß zu einer gewissen Zeit es Mode war, brustkrank zu sein, und jeder Mensch gab sich Mühe, es zu scheinen, und glaubte es auch zu sein. Ach, wenn es auch bei mir bloß Einbildung wäre!» schrieb sie traurig, als sie an ihren eigenen Fall dachte (Tagebuch der Maria Bashkirtseff, aus dem Französischen von Lothar Schmidt, gekürzte Ausgabe, Frankfurt a. M. 1983, S. 412). In ihrer 1977 erschienenen Autobiographie erwähnte Agatha Christie ebenfalls, wie hochgeschätzt im 19. Jahrhundert eine «zarte Gesundheit» war; sie selbst konnte in ihrer Jugend die Nachwirkungen dieser Haltung erleben. Sie erzählt, wie ihre Großmutter sich etwa 1910, als körperliche Zartheit ihre hohe Bedeutung verloren hatte, immer noch bemüht, die Verehrer ihrer Enkelin von ihrer «Zartheit» zu überzeugen: «Als ich achtzehn war, kam es öfter vor, daß einer meiner Verehrer mich besorgt fragte: ‹Sind Sie sicher, daß Sie sich auch nicht erkälten? Ihre Großmutter hat mir erzählt, wie zart Ihre Gesundheit ist!› Empört beteuerte ich meine robuste Gesundheit, und das ängstliche Gesicht blickte wieder erleichtert. ‹Aber warum sagt Ihre Großmutter, Sie seien so zart?› Ich mußte erklären, daß Grannie nur ihr Bestes tat, um mich interessant zu machen» (Agatha Christie, An Autobiography, London 1977, S. 48 f.).

5 Franz Kafka, Gesammelte Werke, herausgegeben von Max Brod, Bd. 5: Briefe an Milena, Frankfurt a. M. 1952, S. 16.

6 Thomas Mann, Der Zauberberg, Frankfurt a. M. 1965.

7 Der Ausdruck stammt von Isabelle Grellet und Caroline Kruse, Histoires de la tuberculose. Les fièvres de l'âme. 1800–1940, Paris 1983.

8 Vgl. dazu etwa das Lehrbuch für Ärzte von Pierre Pruvost, Tuberculose pulmonaire, tuberculose des séreuses, Paris 1927.

9 Vgl. dazu J. Delarue, La tuberculose, Paris 1972. 1910 betrug die Sterblichkeitsrate in Frankreich 275 Tuberkulosefälle auf 100000 Einwohner. 1947 lag sie noch bei 89 auf 100000, aber 1953 nur noch bei 36 auf 100000.

10 Alphonse Boudard, L'hôpital. Une hostobiographie, Paris 1972, S. 53.

11 Vgl. dazu beispielsweise René Dubos, L'homme et l'adaptation au milieu, a. a. O., S. 225 f.

12 Franz Kafka, Briefe an Milena, a. a. O., S. 12.

13 «Zwei Geißeln: die Boches und die Tuberkulose», stand auf einem Plakat zu Beginn des Jahrhunderts.

14 Florimond David, Les monstres invisibles ou les maladies microbiennes selon Pasteur, Arras 1897, S. 8; zitiert nach Isabelle Grellet und Caroline Kruse, Histoires de la tuberculose, a. a. O.

15 P. Filassier, De quelques causes de décès à Paris de 1893 à 1912. Préfecture de la Seine, 1913, zitiert nach G. Jacquemet, Médecine et «maladies populaires» dans le Paris de la fin du XIXe siècle, in: L'haleine des faubourgs, Recherches, 1978, S. 359.

16 Pierre Decourcelle, Les deux gosses, Paris 1896, S. 616.

17 Ebenda, S. 620.

18 Victor Hugo, Die Elenden, übertragen von Edmund Th. Kauer, München 1963, S. 106.

19 Ebenda, S. 110.

20 Vgl. zu diesem Punkt Alain Cottereau, La tuberculose. Maladie urbaine ou maladie de l'usure au travail? in: Sociologie du Travail, 1978, Nr. 1, S. 192–224.

21 Léon und Maurice Bonneff, La vie tragique des travailleurs, Paris 1908, S. 17 f.

22 Ebenda, S. 11.

23 Fernand und Maurice Pelloutier, La vie ouvrière en France, Paris 1900, Nachdruck 1975, S. 159.

24 Ebenda, S. 256.

25 Vgl. zu diesem Punkt die neuaufgelegte medizinische Doktorarbeit von Victor Segalen, Les cliniciens ès lettres, Bordeaux, aus dem Jahr 1902, Nachdruck Montpellier 1980.

26 Wie sein Tagebuch bezeugt: Alphonse Daudet, La Doulou, Paris 1931.

27 Zitiert nach Victor Segalen, Les cliniciens ès lettres, a. a. O., S. 97.

28 «Der Roman hat die Studien und die Pflichten der Wissenschaft auf sich genommen», schreiben die Brüder Edmond und Jules Goncourt im Vorwort zu «Germinie Lacerteux», Paris 1864.

29 Michel Foucault, Die Geburt der Klinik. Eine Archäologie des ärztlichen Blicks, aus dem Französischen von Walter Seitter, München 1973, S. 207.

30 Vgl. dazu N. D. Jewson, The disappearance of the sick-man, a. a. O.

31 Als Analyse der Geisteskrankheit, die der unseren nahesteht, vgl. G. Lanteri-Laura, La chronicité dans la psychiatrie française moderne, in: Annales. Économies, Sociétés, Civilisations (Annales ESC), 1973, Nr. 3, S. 548–568.

32 Dies ist der Sinn der «Gesundheitsregister», die in Paris von 1894 an geführt werden.
33 Zur Professionalisierung des Arztes vgl. die Arbeiten von Jacques Léonard, insbesondere: La France médicale au XIXᵉ siècle, Paris 1978.
34 Léon Frapié, La Maternelle, Paris 1904, S. 156.
35 Vgl. zu diesem Punkt den bereits zitierten Artikel von Alain Cottereau, La tuberculose, a. a. O.
36 In «Una vita violenta», geschrieben am Ende der fünfziger Jahre, beschreibt Pier Paolo Pasolini auch einen Aufstand und einen Streik von tuberkulösen Krankenhauspatienten, die zu einer Konfrontation mit der Polizei führten. Der Konflikt wird deutlich als Klassenkampf dargestellt (Pier Paolo Pasolini, Vita Violenta, aus dem Italienischen von Gur Bland, München 1983).
37 Franz Kafka, Gesammelte Werke, herausgegeben von Max Brod, Bd. 9: Briefe 1902–1924, Frankfurt a. M. 1958, S. 159.
38 Tagebuch der Maria Bashkirtseff, a. a. O., Bd. 2, S. 293.
39 Franz Kafka, Briefe 1902–1924, a. a. O., S. 177.
40 Ebenda, S. 171.
41 Ebenda, S. 441.
42 Journal de Marie Bashkirtseff, a. a. O., Bd. 2, S. 330f. Hervorhebung von ihr selbst.
43 Ebenda, S. 167.
44 Franz Kafka, Briefe 1902–1924, a. a. O., S. 160.
45 Ebenda, S. 161.
46 Ebenda, S. 242.
47 Ebenda, S. 265.
48 Ebenda, S. 180.
49 Katherine Mansfield, Tagebuch 1904–1922, herausgegeben und übersetzt von Max A. Schwendimann, München 1979, S. 413f.
50 «Lieber Robert, nur das Medizinische, alles andere ist zu umständlich, dieses aber – sein einziger Vorteil – erfreulich einfach», schreibt er im April 1924 (Franz Kafka, Briefe 1902–1924, a. a. O., S. 479).
51 Franz Kafka, Briefe an Milena, a. a. O., S. 12.
52 Katherine Mansfield, Tagbuch 1904–1922, a. a. O., S. 298.
53 Ebenda, S. 212.
54 Ebenda, S. 224.
55 Ebenda, S. 417.
56 Journal de Marie Bashkirtseff, a. a. O., Bd. 2, S. 427. Hervorhebungen von ihr selbst.
57 Franz Kafka, Briefe 1902–1924, a. a. O., S. 304.
58 Katherine Mansfield, Tagebuch 1904–1922, a. a. O., S. 209.
59 Ebenda, S. 199f. Hervorhebungen von ihr selbst.
60 Journal de Marie Bashkirtseff, a. a. O., Bd. 2, S. 264.
61 Tagebuch der Maria Bashkirtseff, a. a. O., S. 325.
62 Katherine Mansfield, Tagebuch 1904–1922, a. a. O., S. 461.
63 Ebenda, S. 462.
64 Ebenda, S. 463.
65 Ebenda, S. 337.

66 Ebenda.
67 Ebenda, S. 463.

III. Zonen der Erinnerung und des Vergessens

1 Jean Reverzy, Œuvres, Paris 1977, S. 17–168.
2 In der Tat ist die Cholera nicht vom Erdball verschwunden. Der Zeitung «Le Monde» zufolge, die sich auf ein epidemiologisches Verzeichnis der Weltgesundheitsorganisation WHO stützt, sind noch sechzehn afrikanische und vierzehn asiatische Länder von dieser Krankheit betroffen.
3 Interviews aus dem Fernsehfilm «Une histoire de la médecine» von Marc Ferro und Jean-Paul Aron, 1978, Erster Teil.
4 Ebenda.
5 Ebenda.
6 Ebenda.
7 Ebenda.
8 Jean Giono, Der Husar auf dem Dach; Albert Camus, Die Pest; Thomas Mann, Der Tod in Venedig; Marcel Pagnol, Les Pestiférés. Zu den neuesten Werken zählt der Science-Fiction-Roman, der gemeinsam von einem Journalisten und einem Epidemiologen, Direktor des Gesundheitsamts zur Prävention von Krankheiten der Stadt New York, geschrieben wurde und eine plötzliche Pestepidemie in Manhattan beschreibt: Gwyneth Cravens und John S. Marr, The black death, New York 1977.
9 Antonin Artaud, Das Theater und sein Double, übersetzt von Gerd Henniger, Frankfurt a. M. 1969, S. 32 f.
10 Ebenda, S. 34.
11 Vgl. dazu weiter unten, Kapitel V.
12 Albert Camus, Die Pest, aus dem Französischen von Guido G. Meister, Frankfurt a. M. 1982.
13 Als literarische Werke, in denen die Lepra eine Rolle spielt, kann man «Verkündigung» von Paul Claudel und «Saint-Julien l'hospitalier» von Gustave Flaubert zitieren.
14 Vgl. «Le Monde» vom 5. November 1980, S. 15: «Six maladies tropicales à vaincre» («Sechs Tropenkrankheiten, die es zu besiegen gilt») von Claire Brisset.
15 Maurice Genevoix, Trente mille jours, Paris 1980, S. 37.
16 Von 1953 bis 1955 war die Kindersterblichkeit, die kurz nach Kriegsende bei 74,4% lag, auf 40,4% gesunken. Zwischen 1961 und 1965 sank sie weiter auf 24,4% und lag 1978 bei 10,6% (Auszug aus N. Guignon, La Situation démographique en 1977 et 1978, Collections de l'INSEE (Institut National de la Statistique et des Études Économiques), Série D, Nr. 77, S. 72).
17 Isabelle Grellet und Caroline Kruse, Histoires de la tuberculose. Les fièvres de l'âme. 1800–1940, Paris 1983.
18 «Es wird, vielleicht schon bald, der Tag kommen, an dem die Menschen von der Krankheit nur noch das angenehme Gefühl kennen, sich nicht mehr von ihr bedroht zu fühlen.» Zitiert nach P. Mainguy, La médecine à la Belle Époque, Paris 1981, S. 13.

IV. Die modernen Zivilisationskrankheiten

1 «Le Monde» vom 27. Januar 1982. Seit wir dieses Buch geschrieben haben, hat sich dieses Phänomen beträchtlich ausgeweitet und ist heute unter dem Namen AIDS bekannt.

2 Siehe vor allem Alain Cottereau, La tuberculose. Maladie urbaine ou maladie de l'usure au travail?, in: Sociologie du Travail, 1978, Nr. 1, S. 192–224.

3 Henri Hatzfeld, Du paupérisme à la sécurité sociale. Essai sur les origines de la sécurité en France. 1850–1940, Paris 1971, S. 32.

4 Irving K. Zola, Culte de la santé et méfaits de la médicalisation, in: Médecine et Société. Les années 80, 1981, S. 38.

5 Marc Renaud, Les réformes québécoises de la santé ou les aventures d'un État narcissique, in: Médecine et Société. Les années 80, 1981, S. 530.

6 Irving K. Zola, A question of invalidity, in: Santé, médecine et sociologie, Bericht des Centre National de la Recherche Scientifique (CNRS)/Institut National de la Santé et de la recherche Médicale (INSERM), 1978, S. 269.

7 Vgl. dazu Michel Vovelle, Mourir autrefois. Attitudes collectives devant la mort au XVIIe et XVIIIe siècles, Paris 1974, Kapitel IV.

8 Journal de la vie de S.A.S. Madame la Duchesse d'Orléans douairière, herausgegeben von Abbé É. Dellile, ihrem Privatsekretär, Paris 1822, S. 185 ff.

9 In Frankreich wurde das erste Krankenhaus für Krebskranke 1774 dank der Stiftung eines Priesters der Kathedrale von Reims, J. Godinot, gegründet, der eine beträchtliche Summe hinterließ, die zum Bau eines Krankenhauses für Krebskranke bestimmt war. Vgl. dazu René Ledoux-Lebard, La lutte contre le cancer, Paris 1906.

10 Susan Sontag, Krankheit als Metapher, aus dem Amerikanischen von Karin Kersten und Caroline Neubaur, Frankfurt a. M. 1981, S. 12.

11 Vgl. G. Jacquemet, Médecine et «maladies populaires» dans le Paris de la fin du XIXe siècle, in: L'haleine des faubourgs, Recherches, 1978, S. 350.

12 Zitiert nach Susan Sontag, Krankheit als Metapher, a. a. O., S. 8.

13 André Gide, Tagebuch 1889–1939, übertragen von Maria Schäfer-Rümelin, Stuttgart 1954, Bd. 3, S. 529.

14 Pascal Percq, Le dernier combat du ministre Segard, in: Les Nouvelles littéraires, Februar 1981, S. 22.

15 La santé publique et l'épidémiologie, Éditions de l'INSERM (Institut National de la Santé et de la Recherche Médicale), 1982, S. 23.

16 Gegenwärtig existieren verschiedene Arten von Angaben über die Morbidität: 1. Von Patienten öffentlicher Krankenhäuser werden die Diagnosen bei der Entlassung, einschließlich der Todesfälle, festgehalten; dagegen gibt es keine Statistik über die Morbidität in Privatkliniken. 2. Eine Marketinggesellschaft sammelt bei ausgewählten freiberuflich arbeitenden Ärzten die Krankheitsbilder, an denen ihre Patienten leiden. 3. Von 1951/1952 an werden in einigen Départements Register über Krebserkrankungen geführt. 1979 wurde beim Institut National de la Santé et de la Recherche Médicale (INSERM) ein Service Commun National über Morbidität und Sterblichkeit an Krebs in Frankreich gegründet. 4. Der Artikel L 293 ermöglicht es, auf der Ebene der Caisse Natio-

nale d'Assurance Maladie die Personen zu identifizieren, die Leistungen zur Kostenübernahme langer Krankheiten beziehen.

17 Annuaire des Statistiques sanitaires et sociales, 1981, Ministère de la solidarité Nationale, Ministère de la Santé. Documentation Française, 1982, S. 50. Diese Ergebnisse müssen jedoch modifiziert werden, da Zentren zur Krebsbekämpfung hier nicht miteingerechnet sind.

18 Über methodologische Fragen, die das Ausmaß der Morbidität betreffen, siehe Émile Lévy u. a., Économie du système de santé, Paris 1975.

19 G. Desplanques, La mortalité des adultes suivant le milieu social, 1955–1971. Collections de l'INSEE (Institut National de la Statistique et des Études Économiques), 1976, Série D, Nr. 44, S. 61.

20 M. H. Bouvier und N. Varnoux, Cancers et catégories socio-professionelles, in: La Santé Publique et l'Épidémiologie, Éditions de l'INSERM (Institut National de la Santé et de la Recherche Médicale), 1982, S. 25.

21 Brief vom 17. Mai 1849, zitiert in: Balzac et la médecine de son temps, Catalogue pour l'exposition de la ville de Paris, 5. Mai bis 29. August 1976.

22 Vgl. jedoch weiter unten, Kapitel VI.

23 Données sociales, Éditions de l'INSEE (Institut National de la Statistique et des Études Économiques), 1981, S. 153.

24 Bei diesem Begriff sind Lehrlinge, Hilfsarbeiter, angelernte Arbeiter und Facharbeiter eingeschlossen. Vgl. Statistiques technologiques d'accidents du travail, année 1979, Caisse Nationale d'Assurance Maladie des travailleurs Salariés (CNAMTS), Paris 1981, S. 17.

25 Ebenda.

26 Georg Groddeck, Das Buch vom Es. Psychoanalytische Briefe an eine Freundin, neu herausgegeben von Helmut Siefert, Frankfurt a. M. 1984, S. 116.

27 Wilhelm Reich, Die Entdeckung des Orgons II: Der Krebs, Frankfurt a. M. 1976, S. 220.

28 Ebenda, S. 209.

29 Leo N. Tolstoj, Der Tod des Iwan Iljitsch, in: Die großen Erzählungen, aus dem Russischen von Arthur Luther und Rudolf Kassner, Frankfurt a. M. 1961.

30 Fritz Zorn, Mars, München 1977, S. 132.

31 Ebenda, S. 134f.

32 Ebenda, S. 135. Man muß betonen, daß Fritz Zorn, als er einige Monate vor seinem Tod «Mars» schrieb, bei einem Psychoanalytiker in Behandlung war.

33 Susan Sontag, Krankheit als Metapher, a. a. O., S. 56.

34 «Rompre le secret», Antenne 2, 31. Mai 1982.

35 Claudine Herzlich und Janine Pierret, Une maladie dans l'espace public. Le sida dans six quotidiens français, in: Annales. Économies, Sociétés, Civilisations (Annales ESC), 1988, Nr. 5, S. 1109–1134.

V. Vom grauenerregenden Körper zum Körper als Sitz der Krankheit

1 Vgl. etwa M. M. Lock, L'homme machine et l'homme microcosme. L'approche occidentale et l'approche japonaise des soins médicaux, in: Annales. Économies, Sociétés, Civilisations (Annales ESC), 1980, Nr. 5, S. 1116–1136.

2 Giovanni Boccaccio, Das Dekameron, deutsche Übertragung von Karl Witte, München 1964, S. 14 f.

3 Zitiert nach Charles Carrière, Marcel Courdurié und Ferréol Rebuffat, Marseille, ville morte. La peste de 1720, Marseille 1968, S. 82.

4 Antonin Artaud, Das Theater und sein Double, übersetzt von Gerd Henniger, Frankfurt a. M. 1969, 21 f.

5 Daniel Defoe, Die Pest zu London, übersetzt von Werner Barzel, München 1987, S. 104 f.

6 Thukydides, Geschichte des Peloponnesischen Krieges, herausgegeben und übersetzt von Georg Peter Landmann, München 1973, Bd. 1, S. 150 f.

7 Daniel Defoe, Die Pest zu London, a. a. O., S. 78.

8 Jean de Joinville, Le livre des saintes paroles et des bons faits de notre Saint Roi Louis, ins moderne Französisch übersetzt von André Mary, Paris 1928, S. 105.

9 Vorwort zu «Les miracles de la Sainte Vierge», übersetzt und in Verse gefaßt von Gautier de Coincy, veröffentlicht von Abbé Poque, Paris 1858, S. 138.

10 Zitiert nach Michel Vovelle, Mourir autrefois. Attitudes collectives devant la mort au XVIIᵉ et XVIIIᵉ siècles, Paris 1974, S. 47 f.

11 Bibliothèque de l'Arsenal, fonds Bastille 57–83. Diese und die folgenden Augenzeugenberichte wurden von Daniel Vidal zusammengestellt. Miracles et convulsions jansénistes au XVIIIème siècle, Paris 1987.

12 Ebenda.

13 Louis Basile Carré de Montgeron, La vérité des miracles opérés par l'intercession de Monsieur de Paris et autres appelans, démontrés contre Monsieur l'Archevêque de Sens, 2 Bde., Utrecht 1737–1741, Bd. 2.

14 8ᵉ recueil des miracles opérés sur le tombeau et par l'intermédiaire de Monsieur de Paris, Paris 1734.

15 Abrégé de la vie de Monsieur Levier, prêtre habitué de la paroisse de Saint-Leu, in: Nouvelles ecclésiastiques, 29. 11. 1734.

16 Jean de Joinville, Le livre des saintes paroles, a. a. O., S. 109.

17 Daniel Defoe, Die Pest zu London, a. a. O., S. 112.

18 Journal de L'Estoile pour le règne de Henri IV, Bd. 3, herausgegeben und mit Anmerkungen versehen von André Martin, Paris 1960, S. 91.

19 Journal de L'Estoile pour le règne de Henri IV, Bd. 2, herausgegeben und mit Anmerkungen versehen von André Martin, Paris 1958, S. 161.

20 Zitiert nach Jacques Revel und Jean-Pierre Peter, Le corps. L'homme malade et son histoire, in: Jacques Le Goff und Pierre Nora (Hrsg.), Faire de l'histoire. Nouveaux objets, Paris 1974, S. 178.

21 Zitiert nach Michel Vovelle, Mourir autrefois, a. a. O., S. 90.

22 Vgl. dazu Anmerkung 13 dieses Kapitels.

23 3ᵉ recueil des miracles opérés au tombeau et par l'intermédiaire de Monsieur de Paris, Paris 1792.

24 Vgl. dazu Anmerkung 14 dieses Kapitels.

25 Yvonne Verdier, Façons de dire, façons de faire. La laveuse, la cuisinière, la couturière, Paris 1979, S. 43 f.

26 Les miracles de la Sainte Vierge, übersetzt und in Verse gefaßt von Gautier de Coincy, a. a. O.

27 Vgl. dazu Anmerkung 23 dieses Kapitels.

28 Edmond und Jules de Goncourt, Journal 1851–1863, Paris 1956, Bd. 1, S. 876.

29 Charles-Louis Philippe, Bübü von Montparnasse, deutsch von Camill Hoffmann, Stuttgart 1986, S. 42 f.

30 Edmond und Jules de Goncourt, La femme au XVIIIᵉ siècle, Paris 1862, Nachdruck 1982, S. 55.

31 Honoré de Balzac, Die Menschliche Komödie, herausgegeben von Ernst Sander, München 1972, Bd. X: Der Dorfpfarrer, S. 671.

32 Jean Starobinski, Vorwort zu Victor Segalen, Les cliniciens ès lettres, Bordeaux 1902, Nachdruck Montpellier 1980, S. 18.

33 Honoré de Balzac, Die Menschliche Komödie, a. a. O., Bd. VI: Ferragus.

34 Émile Zola, Nana, deutsch von Gerhard Krüger, München 1975, S. 606 f.

35 Thomas Mann, Der Zauberberg, Frankfurt a. M. 1965, S. 7.

36 Franz Kafka, Gesammelte Werke, herausgegeben von Max Brod, Bd. 9: Briefe 1902–1924, Frankfurt a. M. 1958, S. 177; vgl. weiter oben, Kapitel IV.

37 Katherine Mansfield, Tagebuch 1904–1922, herausgegeben und übersetzt von Max A. Schwendimann, München 1979, S. 199.

38 Franz Kafka, Briefe 1902–1924, a. a. O., S. 478.

39 Honoré de Balzac, Das Chagrinleder, in: Werke in zwei Bänden, Wien/München/Basel 1961, Bd. I, S. 212.

40 Franz Kafka, Briefe 1902–1924, a. a. O., S. 335.

41 Honoré de Balzac, Das Chagrinleder, a. a. O., S. 236.

42 Tagebuch der Maria Bashkirtseff, aus dem Französischen von Lothar Schmidt, gekürzte Ausgabe, Frankfurt a. M. 1983, S. 295.

43 Léon und Maurice Bonneff, La vie tragique des travailleurs, Paris 1908, S. 9.

44 Vgl. dazu weiter oben, Kapitel I.

45 René Allendy, Journal d'un médecin malade, Paris 1980, S. 21.

46 Ebenda, S. 62.

47 In medizinischen Abhandlungen über die Hämodialyse wird gesagt, sie mache sich lediglich durch einen leicht wächsernen Teint bemerkbar.

48 Alphonse Daudet, La Doulou, Paris 1931. Das Tagebuch wurde erst dreißig Jahre nach dem Tod des Schriftstellers veröffentlicht.

49 Ebenda, S. 39.

50 Ebenda, S. 40.

51 Ebenda, S. 46.

52 Alexander Solschenizyn, Krebsstation, Neuwied/Berlin 1968, S. 121.

53 Madame Marie de Sévigné, Lettres, Paris 1862–1868, Brief an ihre Tochter, Madame de Grignan, vom 16. November 1688, zitiert nach Michel Vovelle, Mourir autrefois, a. a. O., S. 98.

54 Jean-Jacques Rousseau, Die Bekenntnisse, übertragen von Alfred Semerau, München 1978, S. 246.

55 J.-C. Guyot u. a., L'hospitalisation. Le malade et le médecin traitant, Université de Bordeaux II, 1981, S. 219.

56 Ginette Raimbault und Radmila Zygouris, Corps de souffrance, corps de savoir, Paris 1976, Kapitel V, S. 97 ff.

57 Rheumatische Polyarthritis, Hepatitis und Schilddrüsenentzündung.

VI. Von den Ursachen zu den Bedeutungen

1 Walther Riese, La pensée causale en médecine, Paris 1950, S. 1.

2 Michel Foucault, Die Geburt der Klinik. Eine Archäologie des ärztlichen Blicks, aus dem Französischen von Walter Seitter, München 1973, S. 20.

3 Michel Foucault, Wahnsinn und Gesellschaft. Eine Geschichte des Wahns im Zeitalter der Vernunft, aus dem Französischen von Ulrich Köppen, Frankfurt a. M. 1969, S. 213.

4 Ebenda, S. 223.

5 Henry E. Sigerist, A history of medicine, 2 Bde., New York 1951–1961.

6 G. M. Foster, Disease Etiologies in non-Western medical system, in: American Anthropologist, 1976, 78/4, S. 773–782.

7 Vgl. dazu etwa Jean-Pierre Goubert, L'art de guérir. Médecine savante et médecine populaire dans la France de 1790, in: Annales. Économies, Sociétés, Civilisations (Annales ESC), 1977, Nr. 5, S. 908–926.

8 Michel de Montaigne, Essais, herausgegeben von Ralph-Rainer Wuthenow, Frankfurt a. M. 1976, S. 257.

9 Vgl. dazu etwa Jean-Pierre Peter, Les mots et les objets de la maladie, in: Revue historique, 1971, Nr. 499, und Jean Paul Desaive u. a., Médecins, climat et épidémies à la fin du XVIIIᵉ siècle, Paris 1972.

10 Journal de L'Estoile pour le règne de Henri IV, Bd. 2, herausgegeben und mit Anmerkungen versehen von André Martin, Paris 1958, S. 183.

11 Ebenda, S. 376.

12 Ebenda, S. 513.

13 Bartolomé Benassar, Recherches sur les grandes épidémies dans le nord de l'Espagne à la fin du XVIᵉ siècle, Service d'Édition et de Vente des Publications de l'Éducation Nationale (SEVPEN), Paris 1969, S. 45.

14 Lady Mary Montagu, Briefe aus dem Orient, herausgegeben von Georg A. Narciss, bearbeitet von Irma Bühler nach der Ausgabe von 1784, übersetzt von Gabriele Eckert, Stuttgart 1962, S. 127.

15 Louis Sébastien Mercier, Mein Bild von Paris, übertragen und herausgegeben von Jean Villain, Leipzig 1976, S. 37.

16 Charlotte Brontë, Jane Eyre, Leipzig 1963, S. 103.

17 Vgl. dazu J. Ehrard, La peste et l'idée de contagion, in: Annales. Économies, Sociétés, Civilisations (Annales ESC), 1957, Nr. 1, S. 46–59.

18 Giovanni Boccaccio, Das Dekameron, deutsche Übertragung von Karl Witte, München 1964, S. 13 f.

19 Journal de L'Estoile, Bd. 2, a. a. O., S. 513.

20 Ebenda, S. 183.

21 Michel de Montaigne, Essais, Livre III, XII, Paris 1588, Nachdruck 1965, S. 1025.

22 Journal de L'Estoile, Bd. 2, a. a. O., S. 113.

23 Bibliothèque de l'Arsenal, fonds Bastille 6884. Dieses Dokument wurde uns von Daniel Vidal übermittelt.

24 Vgl. dazu J. Ehrard, La peste et l'idée de contagion, a. a. O.

25 Zitiert nach Marc Augé, Théorie des pouvoirs et idéologie, Paris 1975.

26 Arthur Rimbaud, Briefe, Dokumente, herausgegeben von Curd Ochwadt, Reinbek 1964, S. 130.

27 Vgl. zu diesem Punkt Claudine Herzlich, Santé et maladie. Analyse d'une représentation sociale, Paris 1969, Erster Teil.

28 Louis Sébastien Mércier, Le Tableau de Paris, Bd. I, S. 6 f., zitiert nach Daniel Roche, Le peuple de Paris. Essai sur la culture populaire au XVIIIe siècle, Paris 1981, S. 51.

29 François Lebrun, Les hommes et la mort en Anjou au XVIIe et XVIIIe siècles. Essai de démographie et de psychologie historiques, Paris 1975, S. 188.

30 Siehe beispielsweise den «Traité des maladies les plus fréquentes et des remèdes propres à les guérir» von Jean-Adrien Helvetius, Conseiller du Roi, Médecin Inspecteur Général des Hôpitaux des Flandres, Paris 1739.

31 Bartolomé Benassar, Recherches sur les grandes épidémies, a. a. O., S. 45.

32 Zitiert nach François Lebrun, Les hommes et la mort en Anjou, a. a. O., S. 276.

33 Vgl. dazu weiter oben, Kapitel III.

34 Maurice Bonneff, Didier homme du peuple, Paris 1914, S. 289.

35 Vgl. dazu Mirko D. Grmek, Arnaud de Villeneuve et la médecine du travail, in: Yperman, Bulletin de la Société belge d'histoire de la médecine, Bd. VIII. 1961.

36 Siehe dazu Michel Valentin, Travail des hommes et savants oubliés. Histoire de la médecine du travail, de la sécurité et de l'ergonomie, Paris 1978, S. 23 ff. und 85 ff.

37 Vgl. ebenda, S. 79 ff. Siehe auch Arlette Farge, Les artisans malades de leur travail, in: Annales. Économies, Sociétés, Civilisations (Annales ESC), 1977, Nr. 5, S. 993–1006.

38 Man muß jedoch betonen, daß bei den Hygienikern der umfassendere Begriff «Elend» mehr als die Arbeit und die mit ihr verbundenen sozialen Beziehungen als einheitlicher Terminus dient.

39 Louis Sébastien Mercier, Mein Bild von Paris, a. a. O., S. 150.

40 Ebenda, S. 151.

41 Madeleine Reberioux, L'ouvrière, in: Jean-Paul Aron (Hrsg.), Misérable et glorieuse. La femme au XIXe siècle, Paris 1980, S. 59–78.

42 In: Alain Faure und Jacques Rancière, La parole ouvrière. Textes rassemblés et présentés. 1830–1851, 10/18, Paris 1976, S. 83.

43 Zitiert nach Roland Trempé, Les luttes des ouvriers mineurs français pour la création des caisses de retraite au XIXe siècle. Kolloquium «Développement et effets sociaux des politiques de la vieillesse dans les pays industrialisées», Paris, Juli 1981.

44 Zitiert nach dem Vorwort von Alain Cottereau zu Denis Poulot, Le sublime ou le travailleur comme il est en 1870 et ce qu'il peut-être: question sociale, Paris 1870, Nachdruck 1980, S. 23 f.

45 Vgl. dazu weiter oben, Kapitel III.

46 Léon und Maurice Bonneff, Les métiers qui tuent. Enquête auprès des syndicats ouvriers sur les maladies professionnelles, Paris o. J., S. 108; Hervorhebungen durch die Autoren selbst.

47 Vgl. dazu weiter unten, Kapitel X.

48 Zitiert nach Daniel Roche, Le peuple de Paris. a. a. O., S. 49.

49 John Powles, On the limitations of modern medicine, in: Social Science and Medicine, 1973, Bd. I, S. 1–30.

50 Ebenda, S. 12.

51 Lewis Thomas, Medicine in America, TV Guide, Dezember 1977, S. 25–26, zitiert nach L. Bozzini und Marc Renaud, Les réformes québécoises de la santé ou les aventures d'un État narcissique, in: Médecine et Société. Les années 80, 1981, S. 13.

52 Vgl. dazu weiter oben, Kapitel IV.

53 Franz Kafka, Gesammelte Werke, herausgegeben von Max Brod, Bd. 10: Briefe an Félice, Frankfurt a. M. 1960, S. 756.

54 Journal de l'Estoile, Bd. 2, a. a. O., S. 464.

55 Jean-Paul Aron (Hrsg.), Misérable et glorieuse, a. a. O., S. 15.

56 Jean-Paul Aron, Essais d'épistémologie biologique, Paris 1969, S. 187–203.

57 Michel de Montaigne, Essais, Paris 1588, Nachdruck 1965, S. 740.

58 Léon Frapié, La Maternelle, Paris 1904, S. 119.

59 In den sechziger Jahren fand der Anti-Alkohol-Slogan «Wenn die Eltern trinken, müssen es die Kinder ausbaden» einen gewissen Widerhall.

60 Henrik Ibsen, Gespenster, deutsch von W. Lange, Berlin 1906.

61 Michel de Montaigne, Essais, Paris 1588, Nachdruck 1965, S. 471.

62 René Descartes, Œuvres et lettres, Paris 1937, S. 1187.

63 Journal de l'Estoile, Bd. 2, a. a. O., S. 98.

64 Honoré de Balzac, Lettres à Madame Hanska, Bd. III: Mai 1847–1848, Paris 1971, S. 407.

65 Jean-Jacques Rousseau, Die Bekenntnisse, übertragen von Alfred Semerau, München 1978, S. 245.

66 Vgl. dazu weiter oben, Kapitel III.

67 Marcel Proust, Correspondance, Paris 1905, Bd. V, S. 88.

68 René Allendy, Journal d'un médecin malade, Paris 1980, S. 67.

69 Vgl. dazu weiter oben, Kapitel IV.

VII. Das Schicksal oder Krankheit ohne Kranke

1 Samuel Pepys, Das geheime Tagebuch, herausgegeben von Anselm Schlösser, übertragen von Jutta Schlösser, Leipzig 1980, S. 540.

2 Man kann der Ansicht sein, daß der symbolische Charakter der Tollwut viel zu der Bedeutung beigetragen hat, die den Entdeckungen Louis Pasteurs beigemessen wurde.

3 Journal de L'Estoile pour le règne de Henri IV, Bd. 2, herausgegeben und mit Anmerkungen versehen von André Martin, Paris 1958, S. 133.

4 Ebenda, S. 108.

5 Zitiert nach François Lebrun, Les hommes et la mort en Anjou au XVIIᵉ et XVIIIᵉ siècles. Essai de démographie et de psychologie historiques, Paris 1975, S. 314.

6 Vgl. dazu weiter unten, Kapitel XII.

7 Vgl. dazu Claudine Herzlich, Santé et maladie. Analyse d'une représentation sociale, Paris 1969, Kapitel II.

VIII. Die Last der Schuld: Sünde und Büßer

1 Der Brief des Paulus an die Römer, 5, 12, zitiert nach der Einheitsübersetzung der Heiligen Schrift, Stuttgart 1982.

2 Zitiert nach W. H. McNeill, Le temps de la peste, Paris 1978, S. 112.

3 Zitiert nach P. Hillemand und E. Gilbrin, in Marcel Sendrail u. a., Histoire culturelle de la maladie, Toulouse 1980, S. 395.

4 Blaise Pascal, Prière pour demander à Dieu le bon usage des maladies, Paris 1946, S. 110.

5 Ebenda, S. 114.

6 Ebenda, S. 115.

7 Ebenda, S. 119.

8 Ebenda.

9 Journal de L'Estoile pour le règne de Henri IV, Bd. 3, herausgegeben und mit Anmerkungen versehen von André Martin, Paris 1960, S. 187.

10 Journal de la vie de S. A. S. Madame la Duchesse d'Orléans douairière, herausgegeben von Abbé E. Dellile, ihrem Privatsekretär, Paris 1822, S. 193.

11 Zitiert nach Francis Jeanson, Montaigne par lui-même, Paris 1951, S. 79.

12 Charlotte Brontë, Jane Eyre, Leipzig 1963, S. 110f.

13 Das bezeugen beispielsweise die zahlreichen Handbücher zur Vorbereitung auf den Tod. Vgl. dazu Daniel Roche, La mémoire de la mort, in: Annales. Économies, Sociétés, Civilisations (Annales ESC) 1976, Nr. 1, S. 76–119. Auch François Lebrun berichtet, wie wichtig es den Bauern ist, einen Pfarrer verfügbar zu haben, der ihnen die letzten Sakramente gibt.

14 Journal de L'Estoile, Bd. 3, a. a. O., S. 163.

15 Ebenda, S. 187.

16 Ebenda, S. 163.

17 Ebenda, S. 213.

18 Ebenda.

19 Ebenda.

20 Journal de L'Estoile, Bd. 2, herausgegeben und mit Anmerkungen versehen von André Martin, Paris 1958, S. 464.

21 Vgl. zu diesem Punkt wie auch zur Gesamtheit dieser Problematik François Lebrun, Les hommes et la mort en Anjou au XVIIᵉ et XVIIIᵉ siècles. Essai de démographie et de psychologie historiques, Paris 1975, Kapitel XI und XII.

22 Ebenda, S. 295.

23 Robert Muchembled, La sorcière du village (XVᵉ–XVIIIᵉ siècle), Paris 1979, S. 42.

24 Nach dem Ausdruck, den Michel Vovelle gebraucht in: Mourir autrefois. Attitudes collective devant la mort au XVIIᵉ et XVIIIᵉ siècles, Paris 1974.

25 Ebenda, Kapitel IV: Le grand cérémonial, S. 79–116.

26 Ebenda, S. 89ff.

27 Ebenda, S. 89.

28 Ebenda.

29 Ebenda, S. 91f.

30 Ebenda, S. 92.

31 Ebenda, S. 94.

32 Ebenda, S. 95.

33 Ebenda, S. 101.

34 Ebenda.

35 Ebenda, S. 102.

36 Journal de Marie Bashkirtseff, Paris 1887, Bd. 2, S. 330.

37 Katherine Mansfield, Tagebuch 1904–1922, herausgegeben und übersetzt von Max A. Schwendimann, München 1979, S. 325 f. Hervorhebungen durch die Autorin selbst.

38 In der Literatur des 19. Jahrhunderts kam eine melodramatische, aber nicht mehr religiöse Version der Bestrafung durch Krankheit auf: Es ist nicht mehr Gott, sondern der richtende Mensch, der dem Bösen das Leiden bringt, das ihn züchtigt. Honoré de Balzac hat in seinem Roman «La Cousine Bette» das Beispiel gebracht, als der Brasilianer Montes eine «exotische Krankheit» (vielleicht die Syphilis) auf die schreckliche Madame Marneffe überträgt, die daran stirbt. Später nahmen die berühmtesten populären Romane genau dieses Schema auf. In den «Nouveaux mystères de Paris» von Aurélien Scholl ist das Vorgehen dazu angetan, den Leser mit Entsetzen zu erfüllen: Der «Richter» verletzt den «Bösen», den er bestrafen will, im Duell mit einem Schwert, das er in das Blut eines tollwütigen Hundes getaucht hatte. Der Verletzte bekommt die Tollwut, und der Richter erwürgt ihn nach dem alten Brauch ungestraft.

39 Fritz Zorn, Mars, München 1977, S. 135.

40 Ebenda, S. 132; vgl. dazu weiter oben, Kapitel IV.

IX. Der Geschädigte: der schuldige Körper

1 Marcel Proust, Briefe zum Werk, ausgewählt und herausgegeben von Walter Boehlich, Frankfurt a. M. 1964, S. 103.

2 Samuel Butler wurde für sein Buch durch den Prozeßbericht eines Diebstahls inspiriert, der damals in den Zeitungen erschienen war, und «ersetzte» das Delikt durch die Krankheit.

3 Gustave de Molinari, La Viriculture. Ralentissement du mouvement de la population, dégénérescence, causes et remèdes, Paris 1897, S. 50, zitiert nach L. Murad und P. Zylberman, La cité eugénique, in: L'haleine des faubourgs, Recherches, 1978, S. 429.

4 Oskar Panizza, Das Liebeskonzil, Darmstadt 1982.

5 Ebenda, S. 48.

6 Ebenda, S. 51.

7 Ebenda, S. 56.

8 Ebenda, S. 70 f.

9 Joris K. Huysmans, Gegen den Strich, deutsch von Hans Jacob, Zürich 1965, S. 185.

10 Ebenda, S. 188.

11 Patrick W. Lasowski, Syphilis, Paris 1982.

12 Vgl. zu diesem Punkt den Artikel von A. Corbin, Le péril vénérien et le discours médical, in: L'haleine des faubourgs, Recherches, 1978, S. 245–283.

13 Theodore Zeldin, Histoire des passions françaises, Paris 1978, Bd. I, S. 354.

14 Vgl. A. Corbin, Le péril vénérien et le discours médical, a. a. O., S. 251 ff.

15 Émile Duclaux, L'hygiène sociale, Paris 1902, S. 253.
16 Dies ist beispielsweise der Titel einer Vorlesung von Émile Coudert im Rahmen der «Société de Prophylaxie sanitaire et Morale», veröffentlicht 1904.
17 Alphonse Daudet, La Doulou, Paris 1931, S. 78. Der Titel «La Doulou» erscheint wie eine Zusammenziehung aus «Douleur» und «Lamalou».
18 Ebenda, S. 27.
19 Ebenda, S. 41.
20 Vgl. dazu weiter oben, Kapitel V.
21 Alphonse Daudet, La Doulou, a. a. O., S. 31.
22 Ebenda, S. 54.
23 Ebenda, S. 60.
24 Ebenda, S. 55.
25 Edmond und Jules Goncourt, Journal 1851–1863, Paris 1956, Bd. I, S. 553.
26 Edmond und Jules Goncourt, Tagebücher, übertragen und herausgegeben von Justus Franz Wittkopp, Frankfurt a. M. 1983, S. 392.
27 Edmond und Jules Goncourt, Journal 1851–1863, a. a. O., Bd. I, S. 558f.
28 Ebenda, S. 554.
29 Joris K. Huysmans, Gegen den Strich, a. a. O., S. 185.
30 Zitiert nach A. Corbin, Le péril vénérien et le discours médical, a. a. O., S. 248.
31 Zitiert nach ebenda, S. 249.
32 Eugène Brieux, Les avariés, Paris 1902, S. 56f.
33 Zu den bekanntesten zählen zum Beispiel André Couvreur, Les Mancenilles, Paris 1900, und Paul Bru, L'Insexuée, 1903.
34 Eugène Brieux, Les avariés, a. a. O., S. 187.
35 Ebenda, S. 187f.
36 Émile Duclaux, L'hygiène sociale, a. a. O., S. 246.
37 Ebenda, S. 245.
38 Ebenda, S. 248.
39 Ebenda, S. 263.
40 Ebenda, S. 261.
41 Eugène Brieux, Les avariés, a. a. O., S. 36.
42 Zitiert nach Patrick W. Lasowski, Syphilis, a. a. O., S. 12.
43 Edmond und Jules Goncourt, Tagebücher, a. a. O., S. 169.
44 Eugène Brieux, Les avariés, a. a. O., S. 11 ff.
45 Charles-Louis Philippe, Bübü von Montparnasse, deutsch von Camill Hoffmann, Stuttgart 1986, S. 82.
46 Alphonse Daudet, La Doulou, a. a. O., S. 41.
47 Zitiert nach Patrick W. Lasowski, Syphilis, a. a. O., S. 36.
48 Ebenda.
49 Charles-Louis Philippe, Bübü von Montparnasse, a. a. O., S. 42f.
50 Ebenda, S. 42.
51 Ebenda, S. 47f.
52 Anita Rind, Les maladies vénériennes. Informer et déculpabiliser, in: «Le Monde» vom 22. 12. 1976, S. 15.
53 Ein 1958 erschienenes Werk (Sicard de Plauzolles, Les maladies véneriennes.

Leur danger actuel et permanent, Paris 1958) zeigt deutlich ihren Rückgang und den Knick der Kurven am Ende der vierziger Jahre als Folge der Behandlung durch Antibiotika. Von 15 000 Fällen ansteckender Syphilis, die 1945 eingetragen waren, verringerte sich die Zahl beispielsweise auf weniger als 2000 im Jahre 1951. Aber seit 1956 steigt die Kurve wieder leicht an (1955 1156 Fälle, 1956 1452 Fälle), und dieses Phänomen verstärkt sich von den sechziger Jahren an. Heute schätzt man die Quote von «sexuell übertragbaren» Krankheiten in ganz Europa auf 10 bis 15 % pro Jahr.

54 Charles-Louis Philippe, Bübü von Montparnasse, a. a. O., S. 82.

X. Von der Untätigkeit zum Recht auf Krankheit

1 Guy Perrin, Pour une théorie sociologique de la sécurité sociale dans les sociétés industrielles, in: Revue Française de Sociologie, Juli–Sept. 1967, Bd. VIII, Nr. 3, S. 302.

2 Ebenda, S. 303.

3 Ebenda.

4 Siehe auch Jean-Jacques Dupeyroux, Sécurité sociale, Paris [5]1973, S. 30 f.

5 Guy Perrin, Pour une théorie sociologique, a. a. O., S. 303.

6 Charles Louis de Montesquieu, De l'esprit des lois, Buch XXIII, Kapitel 29, Paris 1966, S. 712.

7 Louis Sébastien Mercier, Mein Bild von Paris, übertragen und herausgegeben von Jean Villain, Leipzig 1976, S. 40.

8 Zitiert nach Guy Perrin, Pour une théorie sociologique, a. a. O., S. 303 und Jean-Jacques Dupeyroux, Sécurité sociale, a. a. O., S. 31.

9 Henri Hatzfeld, Du paupérisme à la sécurité sociale. Essai sur les origines de la sécurité en France, 1850–1940, Paris 1971, S. 193.

10 Friedrich Nietzsche, Sämtliche Werke, kritische Studienausgabe in 15 Bänden, München 1980, Bd. 5, S. 298 ff.

11 Henri Hatzfeld, Du paupérisme à la sécurité sociale, a. a. O., S. 26.

12 Karl Marx, Die Klassenkämpfe in Frankreich 1848–1950, in: Werke, Bd. 7, Berlin 1973, S. 9–107.

13 Henri Hatzfeld, Du paupérisme à la sécurité sociale, a. a. O., S. 188.

14 Ebenda, S. 327.

15 Zitiert nach Jean-Jacques Dupeyroux, Sécurité sociale, a. a. O., S. 257.

16 Maurice Bonneff, Didier homme du peuple, Paris 1914, S. 288 ff.

17 Vgl. zu diesem Punkt Rémi Lenoir, La notion d'accident du travail. Un enjeu de luttes, in: Actes de la Recherche en Sciences Sociales, April–Juni 1980, Nr. 32/33, S. 77–88.

18 René Allendy, Journal d'un médecin malade, Paris 1980, S. 62.

19 Ebenda, S. 67.

20 François René de Chateaubriand, Les mémoires d'outre-tombe, Paris 1946, S. 345.

21 André Gide, Tagebuch 1889–1939, übertragen von Maria Schäfer-Rümelin, Stuttgart 1954, Bd. 3, S. 278.

22 Pierre Dubois, L'absentéisme ouvrier dans l'indusrie, in: Revue Française des Affaires Sociales, April–Juni 1977, S. 35.

23 Jean-Charles Sournia, Ces malades qu'on fabrique, Paris 1977, S. 11. Hervorhebung durch den Autor.
24 N. Dodier, La maladie et le lieu de travail. Mémoire pour le DEA de sociologie,
   École des Hautes Études en Sciences Sociales (EHESS), (Masch.), Juni 1982.
25 Ebenda.
26 Ebenda, S. 102.
27 Vgl. dazu weiter oben, Kapitel VI.
28 Rapport sur les assurances sociales, S. 208.
29 Ebenda, S. 209.
30 Die Auroux-Gesetze von 1982 eröffnen den Comités d'Hygiène et Santé
   jedoch neue Perspektiven, da sie sie neu fassen und ihren Kompetenzbereich
   erweitern.
31 Jean-Claude Polack, La médecine du capital, Paris 1971, S. 9.
32 Sozialistisches Patientenkollektiv, Faire de la maladie une arme («Die Krankheit in eine Waffe umwandeln»), Paris 1973.
33 D. Anselme, La grève de Pennaroya, in: Guy Lorant u. a., Quatre grèves signi-
   ficatives, mit einem Vorwort von Fredo Krumnow, Paris 1972, S. 161.
34 Ebenda, S. 172.
35 Ebenda, S. 144. Hervorhebung durch die Verfasser des Protokolls.

XI. Behandelnder und Behandelter

1 Talcott Parsons, Structure sociale et processus dynamique. Le cas de la pratique médicale moderne, in: Éléments pour une sociologie de l'action, Vorwort
   und Übersetzung von F. Bourricaud, Paris 1955, S. 197–238.
2 Eliot Freidson, Profession of medicine. A study of the sociology of applied
   knowledge, New York 1970.
3 Robert Muchembled, La sorcière au village (XVᵉ–XVIIIᵉ siècle), Paris 1979.
4 Jean Froissart, Chroniques, mémoires et autres documents, ausgewählt von
   Jean Yanoski, Paris 1886, S. 197 f.
5 Vgl. dazu Michel Vovelle, Mourir autrefois. Attitudes collectives devant la
   mort au XVIIᵉ et XVIIIᵉ siècles, Paris 1974, Kapitel IV: Le grand cérémonial.
6 Ebenda, S. 190.
7 Madame de Genlis, Mémoires inédits sur le XVIIIᵉ siècle et la révolution française depuis 1756 jusqu'à nos jours, Paris o. J., Bd. 1, Buch II, S. 49 ff., zitiert
   nach Michel Vovelle, Mourir autrefois, a. a. O., S. 189.
8 François René de Chateaubriand, Les mémoires d'outre-tombe, Paris 1946,
   S. 353.
9 Michel de Montaigne, Essais, Paris 1588, Nachdruck 1965, S. 743.
10 Auszug aus Maurice Henry-Coüannier, Saint François de Sales et ses amitiés,
   Paris 1962, zitiert nach Michel Vovelle, Mourir autrefois, a. a. O., S. 50.
11 Vgl. zu diesem Punkt die Arbeiten von Jacques Léonard, zum Beispiel: La
   médecine entre les pouvoirs et les savoirs, Paris 1981.
12 Verschiedene Autoren (etwa Jacques Léonard) haben aufgezeigt, daß eine nicht
   unbeträchtliche ärztliche Philanthropie existierte, aber das Thema des «Armen-
   arztes» geht weit über die oft eingeschränkte und berechnende Wohltätigkeit
   der meisten praktischen Ärzte hinaus.

13 Am Ende des 19. Jahrhunderts taucht in der Literatur die Figur des Arztes auf, der lange Stunden am Krankenbett sitzt und dessen Gegenwart allein die Familie bereits tröstet. Vgl. dazu etwa Émile Zola, Une page d'amour, Paris 1878, Nachdruck 1973, S. 52 ff.

14 Vgl. dazu weiter oben, Kapitel IX.

15 Luc Boltanski, Prime éducation et morale de classe, Paris 1969.

16 Jules Romains, Knock ou le triomphe de la médecine, Stück in drei Akten, Paris 1923.

17 J. B. Pontalis, Une idée incurable, in: Nouvelle Revue de Psychoanalyse, L'idée de guerison, 1978, S. 6. Jules Romains schrieb: «Man gebe mir einige Millionen neutraler, unbestimmter Individuen. Meine Rolle ist es, sie zu bestimmen, sie einer medizinischen Existenz zuzuführen» (Jules Romains, Knock ou le triomphe de la médecine, a. a. O., S. 135).

18 Vor den Umfragen zum «Medizinischen Konsum» von 1960 verfügte man in diesem Punkt nur über wenige Daten, ausgenommen die Zahl der Ärzte. Trotz einiger Divergenzen zwischen den Autoren kann man sich für das Jahr 1900 auf die Zahl von 15 000 Ärzten einigen; eine Zahl, die übrigens im Vergleich zu 1870 (16 000) etwas gesunken ist (nach Jacques Léonard, La médecine entre les pouvoirs et les savoirs, Paris 1981). 1921 waren es nach einer Zählung des Innenministeriums 20 700, 1931 25 000, 1938 28 600 (nach F. Mace-Kremp, La profession médicale. Sa situation économique et sociale en France de 1920 à 1940, Thèse de Droit [Masch.], Paris 1958). Jacques Léonard gibt auch einige Hinweise zur Entwicklung der Krankenhauspflege am Ende des 19. Jahrhunderts: von 1871 bis 1911 stieg die Zahl der Krankenhäuser um 30 %, die Zahl der Einweisungen um 39 %, die Zahl der behandelten Kranken um 31 % (Jacques Léonard, La médecine entre les pouvoirs et les savoirs, a. a. O., S. 303). Einen Hinweis liefert auch die Tatsache, daß die Zahl der Versicherungsmitglieder von 850 000 im Jahre 1870 auf zwei Millionen im Jahre 1898 stieg (ebenda, S. 306).

19 Dies zeigen beispielsweise die Debatten innerhalb der Ärzteschaft zur Zeit der Abstimmung über das Sozialversicherungsgesetz 1928–1930. Die Ärzte befürchteten vor allem, daß eine medizinische Behandlung, die für alle zugänglich sei, ins Gewöhnliche herabgezogen und damit schlecht bezahlt würde, sie diskutierten lange über den möglichen «Mißbrauch» medizinischer Hilfeleistungen.

20 Jules Romains, Knock ou le triomphe de la médecine, a. a. O., S. 59.

21 Rose L. Coser, Un chez-soi hors de chez soi, in: Claudine Herzlich (Hrsg.), Médecine, maladie, société, Paris 1970, S. 74.

22 Vgl. dazu Talcott Parsons und Renée C. Fox, Illness, therapy and the modern urban American family, in: Journal of Social Issues, 1952, Bd. 8, S. 31–44.

23 Die soziologische Literatur über den Begriff «Profession» ist beträchtlich, aber wir verstehen ihn hier im Sinne von Eliot Freidson: Kompetenz auf der Basis eines spezialisierten Wissens, gesellschaftliche Delegierung sozialer Aufgaben (wie Medizin oder Recht) an Mitglieder einer Gruppe, die diese Tätigkeit autonom verwaltet (Eliot Freidson, Profession of medicine. A study of the sociology of applied knowledge, New York 1970).

24 Ivan Illich, Némésis médicale, Paris 1975.

25 Gérard Briche, Furiculum Vitae. Chronique hospitalière d'un lupus, Paris 1979, S. 333.

26 Michel de Montaigne, Essais, a. a. O., S. 743.

27 Jean-Jacques Rousseau, Die Bekenntnisse, übertragen von Alfred Semerau, München 1978, S. 256.

28 Eliot Freidson, Profession of medicine, a. a. O.; außerdem: Professional dominance, New York 1970.

29 Leo N. Tolstoj, Der Tod des Iwan Iljitsch, in: Die großen Erzählungen, aus dem Russischen von Arthur Luther und Rudolf Kassner, Frankfurt a. M. 1961, S. 42.

30 Ebenda, S. 43.

31 Eine ältere angelsächsische Untersuchung zeigt die beständige Neigung der Ärzte, die Kenntnisse ihrer Kranken zu unterschätzen (L. Pratt u. a., Physicians views on the level of medical information among patients, in: American Journal of Public Health, 1957, Nr. 47, S. 1277–1283).

32 Darin muß man die Spur einer langen Geschichte sehen. Man weiß, daß Spitäler für die Allgemeinheit seit ihrer Gründung im 12. Jahrhundert für die Armen lange Zeit eher ein Ort des Eingesperrtseins und der gesellschaftlichen Kontrolle waren als therapeutische Einrichtungen. Davon findet man in älteren Texten zahlreiche Belege, auch bei bürgerlichen Augenzeugen. Am Vorabend der Revolution schreibt Louis Sébastien Mercier: «Wie grausam ist doch die Wohltat unserer Hospitäler! Wie trügerisch und tödlich dieser Köder, wie mörderisch die Hilfe, die sie zu bieten vorgeben! Wer in ihren Mauern stirbt, stirbt tausendmal trauriger und schrecklicher, als wer zwar im Elend, doch unter dem eigenen Dach sich selber überlassen bleibt und die Natur gewähren läßt. Hôtel-Dieu – das Haus Gottes! Man wagt es tatsächlich, diese Stätte so zu nennen! Welch unmenschliche Verhöhnung der Qualen, die darin erlitten werden!» (Louis Sébastien Mercier, Mein Bild von Paris, übertragen und herausgegeben von Jean Villain, Leipzig 1976, S. 187). Noch 1930 schrieb André Gide in seinem Tagebuch, daß das Krankenhaus für die Armen immer noch ein Ort des Mißbrauchs und schlechter Behandlung sei: «Em. und Mademoiselle Zaglad sprechen von den Spitälern und den skandalösen Mißbräuchen, die dort vorkommen, der schlechten Ernährung der Kranken, den Durchstechereien, den Vergünstigungen, den kleinen Erpressungen, die Wärter und Pflegerinnen an den hilflosen Kranken verüben. Wer aber auf solche Mißstände öffentlich hinwiese, gösse Wasser auf die Mühlen der Linksparteien und daher werde so oft geschwiegen. Danach scheint die Angst vor dem Spital, die man so häufig im Volk antrifft, leider nur zu berechtigt» (André Gide, Tagebuch 1889–1939, übertragen von Maria Schäfer-Rümelin, Stuttgart 1954, Bd. 3, S. 262). Dieses Entsetzen finden wir tatsächlich in Augenzeugenberichten aus dem einfachen Volk, zum Beispiel in jenem anonymen Text aus der Zeit um 1850, in dem ein kämpferischer Arbeiter sagt, was Tod im Spital bedeutet: «Wenn er hier stirbt, erfährt der Arbeiter ein trauriges Los, denn wenn er zu einer Stunde stirbt, in der keine Besuche stattfinden, ist er allein, ohne seine Familie um sich, die ihn im letzten Augenblick so sehr trösten könnte, er sieht um sich nur die kalten oder neugierigen Gesichter der Ärzte, die kaltblütig die letzte Krise des Kranken beobachten, er hört manchmal den Spott, der den Schrecken seines Todes-

kampfes noch verschlimmert, und haucht seinen letzten Seufzer aus, während er eine Gesellschaft verwünscht, die ihm ein solches Schicksal bereitet.» (Alain Faure und Jacques Rancière, La parole ouvrière. Textes rassemblés et présentés, 1830–1851, 10/18, Paris 1976, S. 362 f.)

33 Für Frankreich kann man sich beziehen auf Yannick Lemel und André Ville-neuve, Les consommations médicales des français. Quelques résultats de l'en-quête santé 1970–1971, Collection de l'INSERM (Institut National de la Santé et de la Recherche Médicale), 1977, Nr. 57. Für die USA siehe R. Andersen, O. Andersen und J. Lion, Two decades of health services, Cambridge/Massa-chusetts, 1977.

34 Antoinette Chauvenet, Médecines aux choix, médecine de classe, Paris 1978. Zur Frage der unterschiedlichen Nutzung des Gesundheitswesens vgl. dazu A. Letourmy und Janine Pierret, Inégalités sanitaires et inégalités sociales, Bericht des Centre de Recherche sur le Bien-Être (CEREBE), Mai 1982, vor allem das zweite Kapitel des ersten Teils.

35 Von diesem Gespräch berichtete uns Professor J. C. Guyot von der Universität Bordeaux.

36 Norman Cousins, La volonté de guérir, Paris 1980.

37 Dieser Ausdruck stammt von Arnold van Gennep, Manuel de folklore français contemporain, Paris 1972, S. 106.

XII. Von der Selbstbehandlung zur Pflicht zur Gesundheit

1 Gérard Briche, Furiculum Vitae. Chronique hospitalière d'un lupus, Paris 1979, S. 335. In den angelsächsischen Ländern sind zahlreiche soziologische Ar-beiten über die Problematik chronischer Erkrankungen erschienen, die man-che unserer Analysen bestätigen (vgl. dazu beispielsweise Fred Davis, Passages through crisis. Polio victims and their families, Indianapolis 1963; Marcella Z. Davis, Living with the multiple sclerosis. A socio-psychological analysis, Illinois 1973; Anselm Strauss, Chronic illness and the quality of life, Saint-Louis 1975).

2 Vgl. dazu A. Hervouet, Le diabète insulino-dépendant. Deux idéologies médi-cales, deux modalités thérapeutiques, deux attitudes du malade, Mémoire de DEA-EHESS (École des Hautes Études en Sciences Sociales), (Masch.) 1980.

3 Zum Zeitpunkt der Umfrage (1974) unterzogen sich die Kranken drei Dialyse-sitzungen pro Woche, die durchschnittlich acht Stunden dauerten. Heute sind diese Sitzungen beträchtlich kürzer.

4 In manchen Fällen entspringt diese Weigerung dem Wunsch, eine deutliche zeitliche (die Zeit der Sitzungen) und räumliche (die Dialyse findet im Kran-kenhaus statt) Trennlinie zwischen der Krankheit und ihrer medizinischen Behandlung einerseits und ihrem Familien- und Berufsleben andererseits zu ziehen. Dieser Wunsch, durch diese Trennung ein «normales Leben» zu führen, bedeutet jedoch keine Weigerung, sich behandeln zu lassen. Zudem liegt die Behandlung bei der «self-dialyse» (die vor allem in der Zeit nach 1974 ent-wickelt wurde), das heißt, bei der Dialyse, die der Kranke selbst in einem Krankenhaus vornimmt, ebenso «in den Händen» des Kranken wie bei der Heimdialyse.

5 Michel de Montaigne, Tagebuch einer Badereise, aus dem Französischen von Otto Flake, Stuttgart 1963, S. 263 f.

6 Gérard Briche, Furiculum Vitae, a. a. O., S. 299.

7 Ebenda, S. 282.

8 Ebenda, S. 285.

9 Ebenda, S. 218.

10 Ebenda, S. 289.

11 Ebenda, S. 329.

12 Ebenda, S. 258.

13 Renée C. Fox, Red carpet treatment, in: Renée C. Fox, Experiment perilous. Physicians and patients facing the unknown, Glencoe, 1959.

14 Die ersten Patienten mit transplantierten Nieren oder einem fremden Herzen sind natürlich die Paradebeispiele dieser «medizinischen Stars».

15 Gérard Briche, Furiculum Vitae, a. a. O., S. 337.

16 Ebenda, S. 329.

17 Alf Trojan, ein deutscher Forscher, der die einzige systematische Untersuchung über französische Gruppen durchgeführt hat, bemerkt, daß es im Französischen keine Entsprechung für den Begriff «self-help» gibt. Er sieht darin eine der Ursachen für die geringere Entwicklung dieses Phänomens in Frankreich (Alf Trojan, Groupes de santé. The users' movement in France, Paris 1982).

18 Self-help and health. Report on a WHO consultion, OMS (Organisation Mondiale de la Santé), ICP HED O 14, 6484 B, 1981.

19 Der «erste nationale Selbsthilfe-Workshop für Epileptiker» fand im Juli 1980 an der Northwestern University in Illinois statt. Im November 1981 wurde ein Seminar über das Thema «Hospital and self-help/mutual aid groups. The developing relationships» organisiert.

20 «L'Impatient» in Frankreich, in den USA beispielsweise das «Medical self-care magazine».

21 Die Kranke erzählt, wie diese Gruppe entstanden ist: «Es ist eine phantastische Gruppe, die vor ungefähr drei Jahren gegründet wurde, von einem diabeteskranken Jungen, der an die ‹Association française des Diabétiques› geschrieben und darum gebeten hat, seinen Brief zu veröffentlichen: ‹. . . Wir wollen eine Arbeits- und Forschungsgruppe über die psychosozialen Probleme des Diabetikers gründen – soziale Eingliederung, Alltagsleben, Beziehungen zur Umwelt, Autonomie und Abhängigkeit; Themen und die Art des Vorgehens werden kollektiv während der Sitzungen vereinbart. Wenn Sie interessiert sind, können Sie mit mir Kontakt aufnehmen; ich wäre Ihnen sehr dankbar, wenn Sie diesen Aufruf in der Zeitung der Association veröffentlichen würden.› Es hat eine Weile gedauert, aber endlich ist der Brief dann erschienen. Nun, und ich las die Zeitung normalerweise nicht, weil ich sie langweilig fand. Und eines Tages las ich dann doch zumindest die Leserbriefe, das war immer am interessantesten – und ich habe diesen Aufruf gelesen: Ich bin sofort ans Telefon gestürzt.»

22 Vgl. dazu weiter oben, Kapitel V.

23 In dem Sinne, wie Alain Touraine diesen Begriff in «Les deux faces de l'identité» verwendet, in: P. Tap (Hrsg.), Identité collective et changements sociaux, Paris 1980, S. 25.

24 Vgl. dazu etwa den Artikel von Martine Tourolle, Cancer. Le langage de la dissidence, in: Autrement. La santé à bras le corps, Semptember 1980, Nr. 26, S. 103–110.

25 Zu der Kluft zwischen Diabetologie für Kinder und für Erwachsene vgl. A. Hervouet, Le diabète insulino-dépendant. a. a. O.

26 Im Januar 1982 berichtete die Presse von einem «Streik» (Unterbrechung der Behandlung für einen Tag) von chronischen Nierenkranken, die in einer Privatklinik in der Pariser Gegend mit der Hämodialyse behandelt wurden: Sie protestierten gegen die schlechten Behandlungsbedingungen und die ungenügende Qualität der Pflege.

27 Gérard Briche, Furiculum Vitae, a. a. O., S. 342.

28 Ebenda, S. 340.

29 Ebenda, S. 342.

30 Henri Pradal, Guide des médicaments les plus courants, Paris 1974.

31 Monique Dagnaud und Dominique Mehl, Profil de la nouvelle gauche, in: Revue française de science politique, April 1981, Nr. 2, S. 372–393.

32 Michel Wieviorka, L'État, le patronat et les consommateurs, Paris 1977, S. 245.

33 «L'Impatient», November 1977, Nr. 1, éditorial, S. 3: «Quand les patients s'impatientent.»

34 P. Clermont, «L'Impatient», dénoncer l'OPA (Offre Publique d'Achat) sur les corps, in: Autrement. La santé à bras le corps, a. a. O., S. 180.

35 Das «Entbindungsheim der Lilas», eines der ersten, in dem die «schmerzlose Geburt», später die «sanfte Geburt» nach der Methode F. Leboyers praktiziert wurde. 1976/1977 drohte aufgrund des finanziellen Defizits die Schließung des Heims. Das Personal und die Nutznießer mobilisierten sich, um für das Heim den Status einer «Privatklinik» zu erhalten, der den «Lilas» das Weiterbestehen ermöglichen sollte.

36 Gérard Briche, Au carrefour du solitaire et du politique, in: Autrement. La santé à bras le corps, a. a. O., S. 11–20.

37 Vgl. dazu Monique Dagnaud und Dominique Mehl, Profil de la nouvelle gauche, a. a. O.

38 Diese Bewegungen nehmen übrigens, zumeist ohne es zu wissen, manche der Themen der amerikanischen Anarchistenbewegung und stärker noch der deutschen Lebensreform-Gruppen vom Ende des 19. Jahrhundets wieder auf: Wesentlich war für diese der Gedanke einer Reform des privaten Alltagslebens, vor allem der Ernährung, der Hygiene und körperlicher Praktiken. Träger dieser Reformen waren kleine, dezentralisierte Gruppen, die im allgemeinen aus den Mittelschichten stammten. Ziel war eine Rückkehr zur Natur, begleitet von Kritik an der städtischen Industriegesellschaft.

39 Gérard Briche, Furiculum Vitae, a. a. O., S. 344 f.

40 P. Coudray, M. Cerisé und P. Fréour, L'Information médicale du public, aspects psychosociaux, Einleitung zum IX. Internationalen Kolloqium medizinischer Psychologie, Paris 1966, S. 84.

41 Viktor R. Fuchs, Health Care and the United States economic system, in: Milbank Memorial Fund Quarterly, Nr. 50, S. 211–237.

42 L. Bozzini und Marc Renaud, Les réformes québécoises de la santé ou les aventures d'un État narcissique, in: Médecine et Société. Les années 80, 1981, S. 529.

43 Robert Crawford, You are dangerous to your health. The ideology and politics of victim-blaming, in: International Journal of Health Services, 1977, Bd. 7, Nr. 4, S. 663–680.

Schlußwort

1 Louis Dumont, Homo aequalis. Genèse et épanouissement de l'ideologie économique, Paris 1977. Vgl. dazu auch Marcel Gauchet, De l'avènement de l'individu à la découverte de la société, in: Annales. Économies, Sociétés, Civilisations (Annales ESC), 1979, S. 451–463.

2 Wir haben betont, daß diese Konzeption am Ende des 18. Jahrhunderts vor allem von Ärzten vertreten wurde, insbesondere von den Autoren medizinischer Topographien.

3 Manche Krankengruppen, vor allem von Krebskranken, fußen eben auf dieser Weigerung, aber wir verfügen in unserem Material über kein Beispiel. Erstaunlich sind auch die Verweigerungen medizinischer Behandlung, die vor einigen Jahren noch unvorstellbar gewesen wären. So fand im Dezember 1982 das Urteil des Berufungsgerichts von Nancy lebhaftes Presseecho, das einem vierzehnjährigen Mädchen das Recht zusprach, die medizinische Behandlung, die in ihrem Fall (ihr Rückenmark war unvollkommen entwickelt) eigentlich nötig gewesen wäre, abzulehnen. Der Stationschef des Krankenhauses verlangte durch Vermittlung des Jugendrichters eine Wiederaufnahme der Behandlung, die das junge Mädchen unter Berufung auf ihre Lebensqualität unterbrochen hatte. Sie zog eine «weniger aggressive» Behandlung vor, die ein praktischer Arzt anwandte. Das Berufungsgericht, das ihr Recht gab, billigte diese Ablehnung einer Medizin, die als zu aggressiv empfunden wurde, und bestätigte das Recht des jungen Mädchens, so zu überleben, wie es wollte, ja sogar über Leben oder ihren Tod zu entscheiden.

4 Das ist beispielsweise bei der künstlichen Befruchtung mit dem Samen von anonymen Spendern der Fall.

5 In den USA wurde zu diesen Problemen eine neue Disziplin, die «Bioethik», gegründet, zahlreiche Konferenzen und Debatten fanden statt, die Zahl der Veröffentlichungen stieg, während gleichzeitig spezialisierte Institute aufgebaut wurden. Diese neue Disziplin versammelt vor allem Philosophen, Juristen und Theologen, die bei der Begegnung mit biologischen und medizinischen Problemen die Möglichkeit gefunden haben, ihre Problemstellungen zu erneuern.

Erläuterungen medizinischer Fachausdrücke
erstellt von Dr. med. Michael Stolberg

Herzkranzgefäße, mit Herzversagen, schweren Herzrhythmusstörungen u. ä. 79–81, 120, 142, 235

Herzschrittmacher – kleines einpflanzbares Gerät, mit dem die Herztätigkeit bei zu langsamem Herzschlag oder anderen Herzrhythmusstörungen durch elektrische Reize künstlich normalisiert wird 67

HIV – Abkürzung für Human Immunodeficiency Virus; Erreger der → AIDS-Krankheit 90

Homöopathen – behandeln im Gegensatz zu den → Allopathen Krankheiten nach dem Ähnlichkeitsprinzip mit stark verdünnten Arzneien, deren Gabe beim Gesunden Veränderungen bewirkt, die denen der Krankheit ähnlich sind (z. B. verdünnte fiebererzeugende Mittel gegen Fieber) 246, 247, 249, 269–271

Hormone – Botenstoffe zur Regulierung körperlicher Funktionen 85, 86

Hygiene, hygienisch – Lehre von krankheits- und insbesondere ansteckungsverhindernden Maßnahmen und Verhaltensregeln 18, 28, 30, 35, 41–43, 49, 71, 130, 132, 133, 141, 142, 146, 147, 185, 192–195, 201, 225, 233

Insulin – von der Bauchspeicheldrüse erzeugtes Hormon, das die Aufnahme von Zucker in die Organe regelt; sein Mangel führt bei der Zuckerkrankheit zu einer Vermehrung des Zuckers im Blut 73, 122, 252–254

Iridologie – Irisdiagnostik; aus dem 19. Jahrhundert stammende Lehre von der Möglichkeit, Krankheiten aus Veränderungen der Regenbogenhaut des Auges zu erkennen 269

Ischias – auch Ischialgie; Schmerzen im Hüftbereich mit Ausstrahlung in den Oberschenkel bei einem Bandscheibenschaden und bei Einklemmung oder andersartiger Schädigung des Ischiasnerven 213

Kantharidenpflaster – blasenziehendes Hautpflaster mit gepulverten Spanischen Fliegen (Kanthariden) als Wirkstoff; altes Heilmittel 231

Karbunkel – oberflächliche Eiterbeule 102

Kardiologe – Arzt für Herzkrankheiten 235

Kardiotokogramm – Ableitung der Herzströme des Embryos durch die Bauchwand der Schwangeren 120

Kardiovaskuläre Krankheit – Erkrankung von Herz und großen Blutgefäßen (Herzinfarkt, Schlaganfall u. ä.) 79

Karzinom → Krebs, der vom Gewebe der Haut oder der Organe ausgeht

Katarrh – Erkältung; entzündliche Erkrankung der oberen Atemwege mit Absonderung von → seröser Flüssigkeit 33, 129

Ketoazidose – Stoffwechselentgleisung vor allem bei schwerer Zuckerkrankheit mit stark vermehrter Entstehung saurer Stoffwechselprodukte im Körper 122

ketonämisches Koma – Bewußtseinsverlust bei schwerem Verlauf der Zuckerkrankheit mit Anhäufung von schädlichen Stoffwechselprodukten (Ketonen, z. B. → Azeton) im Blut 255

Keuchhusten → Pertussis

Kindbettfieber – schwere fieberhafte Erkrankung von Frauen im Wochenbett, ausgelöst durch Krankheitserreger, die im Verlauf der Geburt in die Gebärmutter eingebracht wurden; früher eine der Haupttodesursachen bei Frauen im gebärfähigen Alter 133

Kinderlähmung (Polio[myelitis]) – ansteckende Erkrankung von Rückenmark und Gehirn, oft mit bleibenden Lähmungserscheinungen 59, 60, 64, 72, 109

Kolik – Schmerzanfall durch krampf-